普通高等教育“十一五”国家级规划教材

烹饪卫生与安全学

（第三版）

蒋云升　主编

中国轻工业出版社

图书在版编目（CIP）数据

烹饪卫生与安全学 / 蒋云升主编. —3 版. —北京：中国轻工业出版社，2025. 3

普通高等教育“十一五”国家级规划教材

ISBN 978-7-5019-6713-1

Ⅰ. 烹… Ⅱ. 蒋… Ⅲ. 烹饪－食品卫生－高级学校－教材 Ⅳ. R155

中国版本图书馆 CIP 数据核字 (2008) 第 171677 号

责任编辑：史祖福　　责任终审：唐是雯　　封面设计：锋尚设计

版式设计：王培燕　　责任校对：李　靖　　责任监印：张　可

出版发行：中国轻工业出版社（北京鲁谷东街 5 号，邮编：100040）

印　　刷：三河市万龙印装有限公司

经　　销：各地新华书店

版　　次：2025 年 3 月第 3 版第 19 次印刷

开　　本：720 × 1000　1/16　印张：25.75

字　　数：378 千字

书　　号：ISBN 978-7-5019-6713-1　　定价：49.00 元

邮购电话：010-85119873

发行电话：010-85119832　010-85119912

网　　址：http://www.chlip.com.cn

Email: club@chlip.com.cn

250383J1C319ZBQ

出 版 说 明

自《烹饪卫生与安全学》（第二版）出版至今，已有将近5年了，在这期间，本学科领域发生了许多重大变化，如《餐饮业和集体用餐配送单位卫生规范》、《食品卫生监督量化分级管理制度》等一批新的卫生法规颁布实施，另外，《烹饪微生物学》已从本学科中分出，并成功地编写了单独的教材及实验教程。

与前两版教材相比，本版修订内容主要有以下几个方面：

（1）重新界定了食品卫生与安全的概念，增加了食品安全风险评估的方法，以及实现本课程能力培养目标的途径。

（2）在“餐饮食品生物性危害及其控制”方面，试将原来按疾病类别（第一版）或污染物性质（第二版）分类阐述改为按病原生物、病媒生物的体例进行阐述，使章节设置更加优化。在阐述病原生物时，精简调整了微生物基础，增加了预测微生物、微生物风险评估、寄生虫基础的内容。食物中毒方面增加了事故判定、烹饪杀菌作用的内容，使其更符合有关事故排查能力及关键点控制能力的培养目标。食源性疾病控制方面新增了管圆线虫、禽流感等相关内容。对教学过程中经常作为选修的内容则整理成表格形式，以节省篇幅。

（3）原“餐饮食品公害性化学毒物及其控制”改为“餐饮食品物理化学性危害及其控制”，增加了物理性危害及其控制一节，使教材中有关危害分析的内容更加完善。将第二版中“使用化肥引起的污染”整合到环境污染物中，“饲料添加剂污染”整合到禁用物品控制中，新增加了金属铝、孔雀石绿、苏丹红、丙烯酰胺、反式脂肪酸、吊白块、甲醇、甲醛、硼砂等学科热点研究内容，化学毒物风险分析及案例分析的内容得到充实。

（4）在“烹饪原料卫生与安全”阐述方面，着重在相关内容的课程分工方面作了较细致的界定，精简了各种储藏条件对腐败菌生长影响、原料腐败的生化过程、菌群变化与化学防腐剂应用等与“烹饪微生物学”有关的内容，删除原料的品种、品质、商品等级等与“烹饪原料学”有重叠的部分，以及原料采购、验收、储藏过程中有关人员与设备要求等与厨房管理课程有交叉的部分内容，充实了食品保鲜用栅栏技术、各类禁用食品及其鉴别、检验合格印章标志、采购索证制度的内容，增补了大米、面粉、粉丝卫生质量判定方法，以及果蔬易腐性分析与安全的内容。

（5）“烹饪初加工工艺卫生与安全”方面，增加了动物福利要求及对病健鸡、注水鳖、违禁水发制品、二次冻结制品的鉴别方法。在洗涤除菌、冷冻抑菌、腌制防腐等内容的阐述上，与“烹饪微生物学”作了较好的分工，对一些初加工制品的品质判定内容作了更新，对初加工中毒物的控制进一步作了提炼。

（6）“烹饪工艺卫生与安全”方面，将调味品、香辛料、食用油脂、食品添加剂卫生的内容调整到烹饪原料卫生一章中，使本章各节内容更显紧凑。将厨房卫生内容前置，新增食品处理区和专间卫生要求。增设厨师卫生与厨具卫生一节内容，将厨师的卫生从原冷菜卫生中分离，并把职业病预防纳入厨师的卫生中，而将刀、电、火的安全并入厨具卫生。在调味品控菌作用、各类热加工杀菌作用、面点发酵控菌作用方面，同样与烹饪微生物学中相关内容作了精细分工。

（7）在“餐饮服务卫生与安全”一章中，将原分餐制与就餐安全改为备餐、分餐的卫生与安全，原餐饮服务的卫生改为餐桌服务的卫生与安全、桌外服务的卫生与安全两节，增加了自助餐、茶艺茶点、咖啡厅、酒吧间服务及各类特色服务与送餐服务卫生的内容，更符合行业发展多元化的特点，还增加了与餐具卫生、餐厅卫生相关的法律法规与应用知识。

（8）在“餐饮企业卫生管理”方面，调整了卫生管理员的相关规定、企业卫生管理计划和 HACCP 实施的内容，增加了餐饮业食品卫生监督量化分级管理内容。

（9）在实验项目方面，以卫生理化检验为主体，新设置了 6 个与食品及环境卫生质量检验有关的项目，根据与“烹饪微生物学”课程分工要求，不再设置微生物检验内容。

（10）对每章的学习目的、主要内容、小结、习题及参考文献、附录也作了适当调整。

在本教材申报教育部普通高等教育“十一五”国家级规划教材的过程中，得到扬州大学旅游烹饪学院和中国轻工业出版社领导的支持指导，入选后得到中国轻工业出版社专项教材出版基金和扬州大学教材基金资助，为本教材的出版质量提供了保证。

在组织修订的过程中，得到烹饪界长辈学者季鸿崑教授的指导和关怀，特别是他在本教材（第二版）所作的序言中提出“苟日新，日日新，又日新”的要求，勉励我们时刻关注本学科领域的新动态、新进展，确保了新版教材在不到 5 年的时间内如期与读者见面。

对扬州大学李华（副主编）、南宁职业技术学院梁敏、河北师范大学刘晶芝、黄山学院陶卫平、北京联合大学许荣华、中国烹饪协会桑健、承德职业技术学院王红梅、常熟理工学院崔竹梅、上海农林职业技术学院王桂霞、扬州大学董杰、曹晖、陈剑、黄玉军、许惠卿、杨海荣、扬州商务高等职业技术学院冯刚、扬州市广陵区卫生监督中心徐浪、扬州辐照中心曹宏编委与参编人员的共同努力与支持，表示衷心感谢，还要对张文娟在电子稿成稿与校稿过程中付出的辛劳表示感谢。

希望广大同行、同学及朋友们一如既往地关心本教材的建设，将使用过程中的意见、建议反馈给我们，以不断改进。

扬州大学　蒋云升

目　　录

第一章　烹饪的食品卫生与安全学意义

［**学习目的**］　了解烹饪卫生与安全的历史与现状，烹饪卫生与安全学在烹饪高等教育中的地位和作用。

［**主要内容**］　食品卫生与安全的概念，古代食品卫生与现代食品安全科学的区别，烹饪在食品卫生质量控制中的作用，烹饪卫生与安全学的任务。

第一节　人类对食品卫生与安全的认识

一、食品卫生与安全的概念

食品是指各种供人食用或饮用的成品和原料以及按照传统药食兼用但不以治疗为目的的物品。食品具有三项基本功能：① 营养功能：提供人体所需的各种营养素；② 感官功能：满足人群不同的嗜好和食欲要求；③ 生理调节功能：调节人体生理代谢，改善健康。而这些功能的发挥，必须以食品的卫生与安全为前提条件。

卫生意即保卫生命，是指保护人体的健康，预防疾病。食品卫生（Food hygiene）是指为防止食品在生产、加工、运输、储藏、销售等环节被有害物质污染，使食品有益于人体健康所采取的各项措施。食品安全（Food safety）是指食品按原定用途进行制作和食用时不会使消费者受到损害的一种担保，它是个综合概念，涵盖了食品的卫生、质量、营养等相关内容。由于食品安全与人类生存权紧密相连，在世界上无论是发达国家还是发展中国家，它都是企业和政府对社会最基本的责任和必须作出的承诺。食品安全既包括生产安全，也包括经营安全；既包括结果安全，也包括过程安全；既包括现实安全，也包括未来安全。

食品安全与食品卫生这两个概念的主要区别：① 范围不同：食品安全包括了种植、养殖等环节，而食品卫生通常不包括这两个环节；② 侧重点不同：我国传统的食品卫生侧重的是结果安全，即对产品作卫生指标限值规定，而食品安全更强调整个食品生产过程的安全。

食品安全又有绝对安全与相对安全之分。绝对安全是指食品应绝对没有危害，它是食品安全的一种最高境界，但实际上人类的任何一种饮食消费，总是存在着某些风险，绝对安全或者零风险是很难达到的。相对安全是指食品在可以接受的危险度下正常消费，而不会造成对健康的损害。

食品是否安全与下列因素有关：① 环境因素：如生产地的大气、土壤、水体质量；② 人为因素：如农户对农药、化肥的施用，养殖企业对饲料添加剂、兽药、渔药的使用，加工单位添加的食品添加剂是否合理；③ 技术因素：包括监测技术、加工技术的先进性，配套设备的水平；④ 消费因素：食用方式是否合理、得当；⑤ 管理因素：如对食品质量的分析检测频率，对违法行为处罚的力度与威慑力，食品安全信用体系、溯源管理、预警系统的建立等。可见，只有从农田到餐桌实施全程质量控制，才能保证食品的卫生与安全。

食品卫生与安全关系到每家每户，但与餐饮业的关系则更为密切，因为现在进饭馆、食堂的人越来越多。许多劳动者一天至少有一餐是在饭馆、公共食堂或饮食摊位吃的。这些进餐的地方只要在制作食物时有一处出了差错，就会影响到一大批人，而过去在家庭里如发生类似的情况，只会涉及少数人。烹饪属于食物链的终端技术，在防止病从口入、确保消费安全上起到决定性作用。因此，搞好餐饮业的食品卫生与安全工作，不仅是企业自身顺利经营的需要，在和谐社会建设中还具有十分重要的社会意义。

食品卫生与安全学是一门研究食品中可能存在的、威胁人体健康的有害因素及其预防措施，提高食品卫生质量，保护消费者安全的科学。人类依赖食品得以生存，但是这些食品从种植到收获，从生产加工到储运销售，各个环节都可能存在某些不利因素，使有害物质（污染物）进入食品，导致食品污染（Food contamination）（见表 1－1）。人体接触污染物后，可以表现为急性中毒、感染，也可以表现为亚急性或慢性的病害如致癌、致畸、致突变。所有这些，已引起了人们的广泛关注和重视。

表 1－1　食品污染物类别

种类	污染物举例	举　例
微生物	a 食物中毒病菌及其毒素	沙门菌、金黄色葡萄球菌、肠毒素
	b 食源性传染病病菌、病毒	炭疽杆菌、肝炎病毒
	c 霉菌毒素	黄曲霉毒素
寄生虫	a 寄生虫虫体	猪囊尾蚴
	b 寄生虫虫卵	蛔虫卵
化学物	a 残留的农药、兽药与激素	DDT、氯霉素、瘦肉精
	b 容器、包装材料溶出物	Pb、Zn
	c 违法的添加剂	吊白块
	d 放射性物质	^{137}Cs
	e 有毒化合物	PAHs、*N*－亚硝基化合物、氯丙醇

二、古代人对食品卫生的认识

饮食能给健康带来益处，也能带来害处，对饮食可能造成人体健康损害甚至死亡的认识，最早可追溯到人类的起源。早在上古时期，先民们主要依靠捕猎和采集野果维持生命，此时认识到有些动植物是有毒的，可致人中毒甚至死亡，为此人类在鉴别食物有毒与无毒方面作出了辛勤的探索，有“神农尝百草”之说。

距今100多万年前，北京猿人发明了火。烹饪起源于火，用火烹调吃熟食，这是人类进行杀菌杀虫的早期实践。

夏商周时期，青铜器广泛用作食品容器，因此经常发生铅中毒事件，这一时期又出现了炼丹术，即将含汞物质炼成兼具治疗和强身健体功能的丹药，经常引发中毒事件。当时的人们已能控制一定卫生条件而制造出酒、醋、酱等发酵食品，还出现了腌制、烟熏、自然风干、冷冻等食品保存技术，在周代的医生中设有食医，分管食品卫生和食疗。周代还专门设有“凌人”掌管食品冷藏防腐工作。食盐、食醋、天然香料、天然中草药等抑杀菌物质的应用也随之开始。

春秋时期，著名教育家孔子很重视食品卫生教育，提出“鱼馁而肉败不食，失饪不食”，意即禁止食用腐败变质的鱼、肉类食品，以及半生不熟、未经彻底灭菌的食品。当时还很重视食品容器具卫生，提出“食不共器”。

隋唐时期，人们从丰富的生活实践中，已掌握了不少食源性疾病的知识。隋·巢元方《诸病源候论》说到“六畜自死及著疫死者皆有毒”。唐·孙思邈《千金要方》归纳出“原霍乱之为病也，皆因饮食，非关鬼神”，以及“犬春月多狂不任食”，提示加强对狂犬病的预防。唐·陈藏器指出“河豚肝及子有大毒，无药可解”。可见当时已经有了大众化的食品卫生宣传活动。唐朝时期制定的《唐律》规定了处理腐败食品的法律准则，如“脯肉有毒，曾经病人，有余者速焚之，违者杖九十；若故与人食，并出卖令人病者徒一年；以故致死者，绞”，对违法经营者具有巨大的威慑力。

元代忽思慧《饮膳正要》提出“诸物品类有根本性毒者，有无毒食物成毒者，有杂合相是、相恶、相反成者”，对食物有毒的原因进行了理论分析。元代的餐饮业已开始使用“筯纸”，相当于今天的餐巾纸，用于维护筷子的清洁。

明清时代对食品卫生的认识较以前有较大的进步。清代顾仲《养小录》提出“饮食之道，关于性命，治之之要，唯洁唯宜”，这是对食品卫生与人类健康关系的高度概括。清代袁牧的《随园食单》专设“洁净须知”一节，论述了厨房清洁卫生制度，指出“闻菜有抹布气者，由其布之不洁也；闻菜有砧板气者，由其板之不净也；良厨先磨刀，多换布，多刮板，然后治菜；至于口吸之烟灰，头上之汗汁，灶上之蝇蚁，锅上之煤烟，一沾入菜中，虽绝好烹庖，人皆掩鼻而过之矣。”表明对餐饮业卫生管理的要求，已比较全面具体。

我国古代劳动人民在长期的生产与生活实践中，逐步形成了提倡食品卫生，防止“病从口入”的积极思想，已成为我国古代灿烂文化的重要组成部分。但由于受科学水平的限制和封建社会制度的影响，这些文化遗产都只能属于古典食品卫生学范围，不能直接用来建立现代食品卫生与安全科学。

三、食品卫生与安全科学的建立与发展

现代食品卫生与安全科学的建立，是从19世纪Pasteur发现食品腐败变质与微生物作用之间关系，以及Liebig食品成分分析法的建立开始的，食品化学、食品微生物学等学科逐渐成为食品卫生与安全科学的重要基础学科。

在我国，解放前由于食品资源的匮乏，食品卫生与安全很难得到保证。1949年中华人民共和国成立后，在中国共产党的领导下，通过大力开展爱国卫生运动，为食品卫生工作开拓了广阔的道路。

新中国成立50多年来，先后颁布了食品卫生管理办法、规范、程序、规程、条例、规定等单项法规100多个，食品卫生标准近500个，以及一系列与之配套的地方法规。在规范食品卫生安全的基本法《中华人民共和国食品卫生法》、《中华人民共和国食品安全法》基础上，逐步形成了较完善的餐饮行业卫生管理法律体系，如《餐饮业食品卫生管理办法》、《餐饮业和集体用餐配送单位卫生规范》、《学校食堂与学生集体用餐卫生管理规定》、《饮食业建筑设计规范》等。

加入WTO后，我国餐饮业积极引进和推广ISO质量认证和食品危害分析和关键控制点（Hazard analysis and critical control point，HACCP）管理系统，促进了食品安全和质量保证，使食品卫生领域突发性事件的监测、预警及应急处理更具有可执行性。

现在我国的食品卫生与安全科学无论是学科建设、学术进展都已达到了一个新的高度。国家和地方不断加强对行业的食品安全依法管理，在近年内餐饮业的食品卫生管理工作在解决一个又一个新问题中得到迅速发展。

第二节　烹饪和食品卫生与安全的关系

中国烹饪是植根于中国5000年文明，融合多民族饮食文化于其中的公认的最受欢迎的烹饪与技艺系统。我国有关烹饪意义的最早文字记载为：“炮生为熟，令人无腹疾，有异于禽兽”。可见经过烹制，食物由生变熟后，起到了预防疾病的作用。其防病作用机理，用现代科学理论解释，就是指烹饪对控制食品中的毒物含量起着决定性作用。

一、烹饪在食品卫生质量控制中的作用

从卫生与安全角度看，只要烹饪的温度、时间等参数控制得当，就可以发挥杀菌、杀虫、灭酶以及降解毒物、减少污染作用，提高食品的安全性和卫生质量。

（一）烹饪具有杀菌、杀虫作用

烹饪原料多数带有各种各样的细菌、病毒、寄生虫及其虫卵，如果不注意烹调熟处理，吃了就容易发生食物中毒、传染病、寄生虫病。经过加热熟处理，只要原料中心温度达到80℃以上并维持一段时间，病菌、病毒、虫体就大多被杀死。

20世纪70年代以前，在饮食业很少用冰箱冷藏烹饪原料，肉类在室温下（25℃）放不了几小时就要发臭，炊事人员巧妙地控制着这种腐败现象，他们将大块肉作简单的刀工处理改成小块后，迅速进行熟处理或半熟处理，从而减少了腐败菌数量，食品的安全就有了保证。我国民间用食盐腌制加工成咸肉、咸鱼、咸菜，用熏烟加工腊肉，通过“调味”抑制腐败菌生长，从而延长了这些食品的保藏期限。

（二）烹调可以降解毒物，减少化学性污染

烹饪原料多数来自动物、植物。粮食、蔬菜在生长过程中可能被污染或残留（从土壤中得到）农药、黄曲霉毒素，某些食品本身含有天然毒性物质。化学性毒物有的熔点、裂解温度不高，在烹调过程中容易发生破坏，如六六六农药（有机氯农药的一种）在煎炸1h后可降解90%以上。有的则化学性质相对稳定，加热不易破坏，如黄曲霉毒素，但烹调时作加碱处理可以有效地破坏这些毒物的化学结构，使食物变有毒为无毒，有利于饮食安全。

过去一些传统的烹调做法，如香肠、肴肉的煸炒、煎炸可能生成致癌物亚硝胺（*N*－亚硝基化合物），但如选择蒸煮等不以油脂作为传热媒介的烹调方法，就可因温度较低而避免亚硝胺的生成。又如肉、禽的烤制，过去多用煤炉、果木挂炉进行，由于燃料的不完全燃烧，以及与原料肉的直接接触，会使食品受到多环芳烃的污染。现多改用电热炉、红外线炉烤制，使食物中这类有毒物含量大大降低。

这里需要指出，烹饪对毒物的控制是辨证的，烹饪得当可以去除毒物，而如烹饪不当则会产生新的毒物。没有良好的食品卫生安全知识与素养，是难以胜任当代烹饪工作的。作为餐饮业生产经营者尤其是卫生管理员，要确保顾客的健康，就必须从确保食品安全入手去制定规章制度，选择符合食品卫生安全要求的烹调方法和合理的烹饪加工流程，建立各类原料、半成品、成品的质量控制技术，才能真正做到使顾客吃得放心。

二、烹饪过程中的食品卫生要求

（一）烹饪原料与工艺卫生要求

烹饪原料从剖宰、分割、选择、洗涤、切配、烹调到装盘、销售、存放各个环节，都要遇到许多卫生安全问题，如原料是否符合食品安全法和食品卫生标准规定的要求，洗涤对原料的除菌效果，切配用刀、板、布的卫生要求，烹调加工过程中毒性成分和微生物的去除效果，以及餐具卫生、环境卫生，从业人员个人卫生等，可以说食品卫生是贯穿于整个烹饪过程中的。

（二）食品保藏与服务卫生要求

食品种类多样化是我国烹饪的一大特色，食品保鲜在餐饮业始终是一项应置于首位的工作。成功的餐饮业（包括快餐业）不仅应将食品原料和半成品在冷链下实行完全地储藏保鲜，而且食物制备的各个环节，对其温度、时间的控制，都应尽量加以量化，并纳入企业卫生计划，以便于系统管理。对多种多样的食品，无论是动物性、植物性食品，还是包装食品，也不论是烹饪原料还是半成品、成品，都要建立确切的保藏期限，这是餐饮业卫生管理的主要内容，同时也是餐饮食品在卫生方面的最基本的要求。

我国宴席长期以来多人聚餐，烹制成的烤鸡、扒鸭整只装盘上桌，讲究整体造型，现在从疾病控制与就餐安全角度应实行分餐制，其分餐操作在餐厅进行，这要求分餐人员具有无菌化操作意识，避免二次污染。生鱼片往往在顾客入座后才加入调味杀菌剂，因而必须控制其作用浓度、作用时间与作用效果。烹饪人员与服务人员合理分工及密切配合，才能确保消费者的饮食安全。

可见，餐饮业食品卫生质量控制涉及采购、验收、保管、烹调、服务、消毒等多个部门和人员，它要求餐饮业卫生管理员运用系统控制原理处理好企业人员、物资、设备、设施与各个部门的多重关系。

第三节　烹饪卫生与安全学及其学习方法

一、烹饪卫生与安全学的概念

烹饪卫生与安全学（Culinary hygiene & safety）是一门新兴的边缘学科，它运用食品卫生安全基础理论、基本原理，从餐饮业加工和经营食物的实际出发，研究与烹饪有关的影响食品卫生安全质量的各种因素和控制措施，以保护食用者的健康。烹饪卫生与安全学是食品卫生与安全科学的一个分支学科，也是烹饪科学的重要组成部分。

二、烹饪卫生与安全学研究的内容和方法

（一）研究内容

学习、研究烹饪卫生与安全学，就是要从烹饪工作的实际出发，为使烹饪产品符合食品卫生标准要求，设法寻找各种有害物质进入食品的途径，采取相应的预防措施和去除方法，并在此基础上制定出卫生管理制度和卫生工作计划，从而为增进消费者的健康服务，为企业经营成功服务。烹饪卫生与安全学研究的内容应包括三个方面。

1. 食品卫生与安全基础知识

食品卫生与安全基础知识包括食品生物性污染危害分析及其控制，食品化学性污染风险分析及其控制，食物中毒、食源性传染病、寄生虫病及其预防及有关的食品安全与卫生法规。它为研究烹饪过程中的卫生问题和餐饮业卫生管理作必要的知识铺垫。

2. 烹饪原料与工艺的卫生安全

烹饪原料与工艺的卫生安全包括烹饪原料的卫生与安全、烹饪工艺的安全性，如原料的卫生质量检验、合理存放方法，使用过程中可能出现的卫生问题及处理；

原料初加工过程中的卫生要求，各种烹调方法对有害因素的作用效果及其评价；确保烹饪制品卫生安全的措施。它是烹饪卫生与安全学这一学科的精髓。

3. 餐饮业卫生管理

此部分内容从餐饮业卫生管理的作用、卫生管理组织机构入手，阐明从事卫生管理应遵循的法律法规，卫生管理工作应接受的监督指导，卫生工作计划的制订与实施，餐饮业卫生管理质量认证，它为烹饪的卫生要求在餐饮业落到实处服务。

（二）研究方法

随着研究的问题性质的不同，烹饪卫生与安全学的研究方法也有所不同。这些方法从总体上可归结为实验研究方法和调查研究方法。前者如食品卫生感官检验、食品卫生微生物检验、食品卫生理化检验、兽医卫生检验、食品安全性毒理学试验、转基因食品评价试验，后者如食物中毒调查办法、食源性疾病临床诊断方法、餐饮业食品卫生调查方法，而 HACCP、风险性评估则为综合性研究方法。

1. HACCP 方法

HACCP 方法是指对食品安全危害予以识别、评估和控制的系统化方法。

危害指对健康有潜在不利影响的生物性、化学性或物理性因素或条件。危害分析是指通过收集和评估有关的危害以及导致这些危害存在的信息资料，以确定哪些危害对食品安全有重要影响及需要解决的一个调查研究的过程。其中有可能发生的使消费者不可接受的严重的健康危害称为显著危害。生产中可能对食品产生生物性、化学性或物理性危害的环节或步骤称为控制点。可将某一项食品安全危害防止、消除或降低至可接受水平的控制点称为关键控制点。通过一系列提问来判断一个控制点是否是关键控制点的组图称为关键控制点决策树。与关键控制点有关的各种预防措施所必须满足的标准称为关键限值，它代表了确保能够生产出安全产品的操作界限。通过观察和测量来评价某关键控制点是否受到控制，并做准确的记录供审核使用的过程称为监控。与关键限值不一致时造成偏差，针对关键控制点上的关键控制限值所出现的偏差而采取的行动称为纠偏措施。

HACCP 的步骤可概括为：

（1）危害分析　分析引起这些危害的各方面原因和途径，根据危害特征将食品进行分类，确定风险程度的类别，以及必须采取哪些相应的措施才能减少安全隐患；

（2）确定关键控制点　关键控制点可能是生产过程中任何一个对食品的安全质量构成威胁的环节，控制住了该环节就能够消除危害或将危害降低至可接受程度；

（3）确定关键限值　这些控制限值通常是各种工艺参数如浓度、温度、时间、水分活度、pH 等，必须制定出相应控制限值和适宜的检测方法；

（4）建立监控系统　根据关键控制点监测到的数据作出判断，为以后采取相应的措施提供佐证，对失控的加工过程提出预警；

（5）建立纠偏措施　有效的纠偏措施应做到对某个关键控制点是否发生偏差

做出迅速的判断，对产生的偏差立即采取措施；

（6）建立验证程序　确认 HACCP 系统有效运行的验证程序包括考察所有的行动是否严格按照事先制定的 HACCP 计划运行，所确定的关键控制点和相应的关键限值是否恰当，纠偏措施是否有效，各项记录是否完整保留以及对关键控制点的监测记录进行审核；

（7）建立文件和记录保存系统　建立有效的规章制度，保存危害分析的报告、HACCP 计划、制定计划的依据、HACCP 过程中涉及的各方面的数据记录等资料，保证其可追溯性。

HACCP 的步骤见图 1－1。

2. 食品安全风险评估

由食品中一种危害所引起的对健康产生不良效果的可能性以及反映这种效果严重程度的函数称为风险。预计摄入量水平对人群产生危害作用的可能性称为风险定性。由有害物确定、有害物定性、剂量－反应评估和风险定性步骤所组成的科学评价过程称为风险评估，它是一种系统地组织科学技术信息及其不确定度，用于回答有关健康风险的特定问题的方法。它要求对相关信息进行评价，并且用模型作出推论。风险评估的目标是通过选择和实施适当的措施，尽可能有效地控制食品污染的风险，从而保障公众的健康。

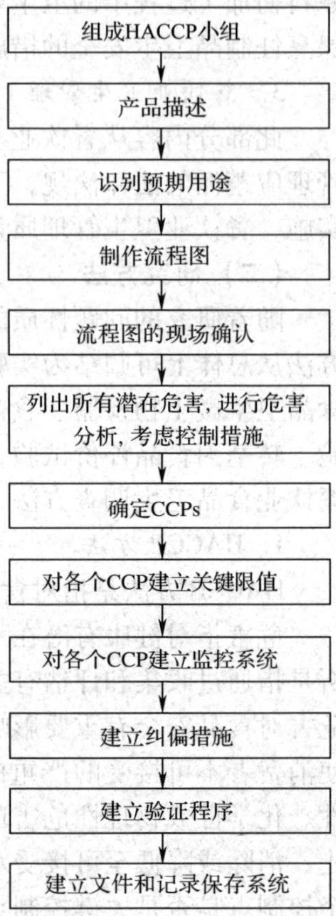

图 1－1　HACCP 的步骤

有人把风险分析比作评价食品安全的第三次浪潮，这三次浪潮是：① 良好卫生操作规范在生产和初加工阶段降低微生物危害分布和浓度的优质方法；② HACCP，即预先识别并控制危害；③ 风险分析，集中于人类摄入微生物危害的后果和整个食物链中危害发生的情况。

三、烹饪卫生与安全学在专业教育中的地位和作用

烹饪加工是食品加工的一种形式。所有烹饪制品都必须符合食品卫生的基本要求，即在提供人类营养素之前，首先必须对人体健康无毒无害。研究烹饪科学和烹饪技术，都必须以烹饪卫生与安全学的理论来指导。

（一）烹饪专业教育现状

在日本，烹饪也叫调理，在日本食品卫生法规中专设调理师法，规定必须学习食品卫生学、公共卫生学、卫生法规三门卫生学课程。美国烹饪院校在设置食品卫生学课程基础上，还开设紧急医疗方案课程。

我国烹饪教育中，现有中等职业学校均开设了“饮食营养卫生”课程。我国

劳动与社会保障部规定烹饪职业技术培训教育由应会和应知两部分构成，应知即应掌握的烹饪理论，“营养卫生学”是五门必修课之一。这为学习烹饪卫生与安全学打下了一定基础。

我国烹饪教育在高职高专层次方面，1986 年国内贸易部提议烹饪专业须开设烹饪卫生学。1993 年以来，我国在一些有条件的高校相继设置了“烹饪与营养教育”本科专业，开设的相关课程包含食品卫生与安全基础、烹饪微生物学、烹饪卫生与安全学、食品卫生检验等。2006 年起扬州大学在营养与食品卫生学硕士点设置烹饪卫生与安全方向。2004 年起，我国实施餐饮业职业经理人资格证书考试，其中《食品卫生与安全》为必考科目，每年考试人次在 1 万人以上。可喜的是全国的旅游管理类各高职院校近年来也都开设了烹饪卫生与安全学、烹饪营养学等课程，表明随着国家对食品安全的高度重视，烹饪卫生与安全学及其相关学科的教育工作已普遍受到人们的重视。

（二）烹饪卫生与安全学对学生能力培养的作用

通过学习烹饪卫生与安全学课程，大学生将获得一系列专业技能，如食品鲜度判定能力，易腐性比较能力，防腐保鲜技术与质量控制能力，有条件利用有毒动植物的安全加工能力，食物中毒事故的排查能力与预防控制技术，鲜活原料宰杀过程中的检疫能力，烹饪工艺技术的优化与毒物控制能力，特色生食品的加工能力，餐具消毒技术，餐饮业卫生监督技术，卫生工作计划制定能力，企业卫生宣传教育与培训技能，先进的卫生管理技术等。通过实验教学与社会实践，还将获得食品卫生质量评价的实验技能和初步的科学研究能力。

为了实现这些能力目标，应当规范实验过程的组织与要求，开放实验室，组织课外科技兴趣小组，让学生参与实验准备，开设综合性、设计性实验，加强实验技能考核，联系卫生监督所等校外基地，以及毕业论文指导，课外科技作品制作研究，建立起学生应用能力培养体系，重视实验教学对本课程教学质量和人才综合素质的影响，重视大学生创新能力的培养。

四、烹饪卫生与安全学学习方法

（一）勤记

为学好烹饪卫生与安全学，课堂上要勤记录，要善于做课堂笔记。教师在课堂上，以一定的速度讲授理论知识，学生要逐步学会用简练的文字在笔记本上快速地记下有关定义、基本原理、基本要求、结论。如果用图表或者多媒体课件讲授，学生应记下图中要阐明的学术观点和表中一些指标值的变化规律。如果用补充的案例讲授，学生还应记下案例的主要情节，事故的起因、与烹饪有关的错误操作、防范措施和建议。

（二）勤练

以教材各章后的习题为线索，在通读教材的基础上，找出教材中相应的答案内容或有关原理，参考课堂笔记及有关文献，结合自己对已有专业知识的领会水平，条理清楚地概括出习题的答案，力求认真及时完成。从而加深对课堂讲授内容的理解。

（三）勤想

在学习食品腐败变质及其控制、食源性疾病及其预防，以及餐饮业卫生管理内容时，要把自己置身于餐饮企业采购员、验收员、保管员、医生或保安人员、卫生管理员或经理位置上，通过案例分析、卫生调查，思考已经出现的卫生问题，分析出现这些问题的原因，从而寻找出解决问题的综合性措施。

（四）勤用

上好实验课，做好实验报告，对培养学生初步的动手能力是必要的。有条件的学生还可以在教师指导下，利用暑假去当地卫生监督所或食品企业质检科，开展以食品卫生检验为主题的课程实习，以强化实验技能。

为了提高对食品卫生感官检验的判断能力，应经常利用周末主动去农贸市场，向市场找课题。也可以进实习饭店，在有经验的管理人员带领下，从事食品验收、储藏、加工环节的卫生管理实习，以及餐具消毒、灭鼠灭虫的卫生实践。

对今后有志于从事烹饪教育的大学生，要在教师指导下学习教案编写、教学组织方法，主动于毕业前去中等技术学校或职业中学进行试讲练习，在实践中不断修炼自己，提高自己运用业务知识的能力。

高年级大学生还应主动取得任课教师帮助，深入实验室，从事某个科研项目的研究工作，通过查新，不断更新知识结构，力争毕业前发表一篇有实验数据的学术论文或学位论文。

烹饪卫生与安全学不是一门纯实验技术科学，这是由卫生工作的社会实践性所决定的。烹饪专业大学生既要有充分的实验技术科学基础，又要能熟悉了解社会，分析生产实践中的食品卫生措施。唯有这样，才能学好烹饪卫生与安全学和烹饪科学。

本章小结

人们对食品卫生与安全的认识分古代、现代两个阶段。古代食品卫生知识是我国灿烂饮食文化的重要组成部分。而现代食品卫生与安全学则是以食品微生物学、食品分析化学为基础建立起来的。我国的食品卫生安全学科是在新中国成立以后，通过设立卫生机构、开展爱国卫生运动，制订食品卫生标准、食品卫生检验方法，颁布实施食品安全法和卫生规范，逐步地建立和发展起来的。

随着我国人民生活水平的提高，餐饮业得到了蓬勃发展，我国传统的烹饪技术已逐渐发展成一门现代烹饪科学技术。烹饪卫生与安全学就是在食品卫生安全学和烹饪科学各自发展和互相渗透的背景下诞生的一门新兴学科。它是烹饪科学的重要组成部分，也是食品卫生安全学的一个新的分支。

烹饪卫生与安全学以食品卫生安全基本理论、基本原理为指导，分析研究烹饪过程中的各种卫生安全问题与控制对策，以及为确保达到食品卫生标准要求而实施的餐饮业卫生管理计划，从而为增进消费者的健康服务。

研究烹饪卫生与安全学要处理好相关知识与能力的关系，要掌握正确的学习方法和研究方法。要养成主动学习、积极实践的良好学风。

习　题

1. “民以食为天，食以安为先”，你是怎样理解这一观点的？
2. 影响食品安全的因素有哪些？
3. 烹饪的食品卫生与安全学意义表现在哪几方面？试举例说明。
4. 学习烹饪卫生与安全学，对从事烹调加工和企业管理工作有什么意义？
5. 何谓 HACCP？概述其一般步骤。
6. 怎样学好烹饪卫生与安全学？
7. 名词解释：食品卫生、食品安全、食品污染、食品安全风险评估。

第二章 餐饮食品生物性危害及其控制

［**学习目的**］ 掌握各类病原生物污染食品的途径、烹饪的作用和控制措施，对细菌性食物中毒应能分析其事故起因。了解病媒生物的控制措施，了解转基因食品存在的安全问题。

［**主要内容**］ 餐饮食品生物性污染物的类别、对人体健康的危害性、在烹饪制作过程中的控制措施；食物中毒、食源性传染病与寄生虫病的预防；病媒生物对食品的污染与控制；转基因食品的安全性。

餐饮食品的生物性危害来自细菌、病毒、真菌、寄生虫类病原生物，以及具有传播病原作用的病媒生物两大方面。

病原生物常由食物或水作为载体，引发消化道疾病，如食物中毒、食源性传染病、食源性寄生虫病。但病原体进入人体消化道以后，是否必然发病，其病害的程度如何，是由病原生物本身的毒力、感染的数量和人体的免疫力等多种因素所决定的。懂得这些病原生物的分布特点、危害作用、预测与风险评估，食源性疾病的事故起因、应急处理与疾病控制，以及相关法律知识，其目的是防止食物中毒事故的发生和食源性传染病、寄生虫病的流行，确保餐饮业食品生产经营的顺利进行，为消费者的饮食安全服务。

第一节 病原生物基础

了解病原生物生长规律与控制措施，便于阐述它们与食品安全的关系，为食源性疾病控制与风险评估打下基础。

一、细　　菌

（一）细菌的形态结构

细菌是一种单细胞微生物，单个的细菌只有在显微镜下放大1000倍才能看得见。细菌个体形态分为球菌、杆菌和螺旋菌（见图2－1）。

细菌根据实验条件下染色结果，分为革兰阳性菌和革兰阴性菌。

如果细菌是以群体形式存在则称为菌落，肉眼也可以看得见。一个菌落通常要有上千万个细菌组成。

细菌的结构有一般结构和特殊结构之分（见图2－2）。

一般结构是指所有细菌都具有的细胞结构，如细胞壁、细胞膜、细胞质、核质。

细菌的基本形态	排　列	代表菌
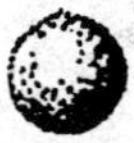 球菌	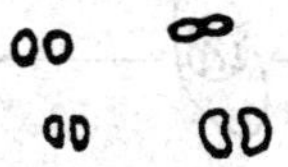	肺炎链球菌 淋病奈瑟菌 脑膜炎奈瑟菌
		四联球菌八叠球菌
		化脓性链球菌
	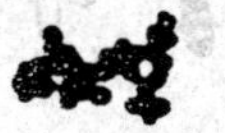	葡萄球菌 微球菌
 杆菌		多数的杆菌
		流感嗜血杆菌 百日咳鲍特菌
		梭状芽孢杆菌
	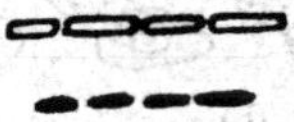	芽疽杆菌 枯草杆菌
	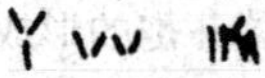	白喉棒状杆菌 结核分枝杆菌
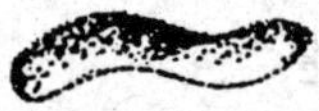 弧菌、弯曲菌	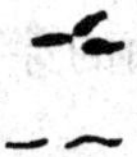	霍乱弧菌 副溶血弧菌 幽门螺杆菌
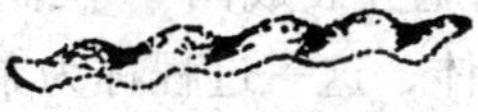 螺菌、螺旋体	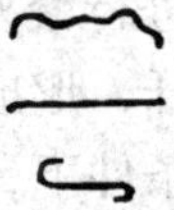	鼠咬热螺菌 钩端螺旋体 梅毒螺旋体

图 2－1　细菌的形态

另一些细菌除具有以上结构外，还有荚膜、鞭毛、芽孢等一般细菌所没有的结构，这些结构称为细菌的特殊结构。

某些细菌在其生活史的一定阶段，由于外界环境不利于其生长繁殖，细胞质脱水浓缩，在菌体内形成一个圆形或椭圆形的内生孢子，称为芽孢。菌体未形成芽孢之前称为繁殖体或营养体。能否形成芽孢是由该菌的遗传特性所决定的。芽孢是细菌生长所处的休眠时期，不需要营养物质，但它对高温、低温、干燥和化学物质的抵抗力，要比细菌体本身强大得多。有的芽孢可以存活几十年。一旦芽孢所处的外界环境有利，则芽孢又可以发芽长出细菌体，而恢复繁殖力和产毒力（见图2－3）。

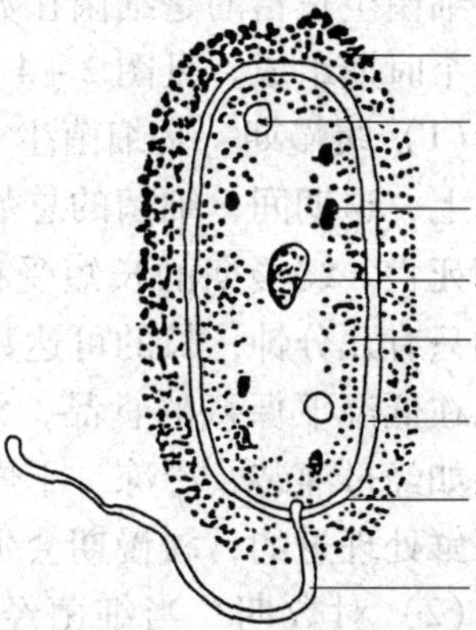

图 2－2　细菌细胞的结构

1—荚膜　2—液泡　3—颗粒
4—核质　5—细胞质　6—细胞质膜
7—细胞壁　8—鞭毛

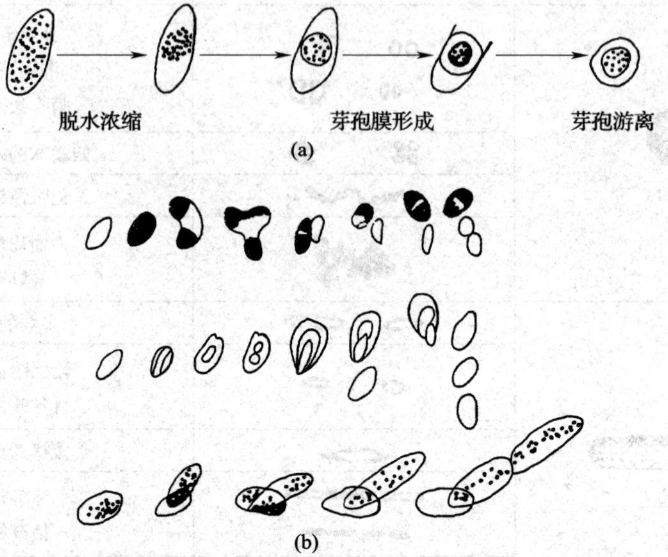

图 2－3　细菌芽孢的形成与出芽

（a）芽孢形成的过程　（b）芽孢的出芽，依次为中央出芽、末端出芽、斜出发芽

现代食品杀菌技术多以杀灭肉毒梭菌的芽孢为基准加以构建。

（二）细菌的生长

细菌是无性繁殖的，即以细胞分裂进行繁殖，一个母细胞分裂成两个子细胞，称为一分为二或裂殖。两个子细胞分离开，形成两个新的菌体，这一过程称为繁殖一代，所经历的时间称为代时。在理想条件下，细菌繁殖一代只要 20min。

1. 细菌的生长曲线

细菌生长指的是细菌在数量上的增多而不是体积上的增大。细菌理论生长曲线由四个时期组成，见图 2－4。

（1）缓慢期　是细菌生长的开始期。细菌活动开始加强，但数目不见增加。事实上，这期间，细菌的总数还可能有所下降，因为可能有一部分细菌不能适应环境而死亡。缓慢期的长短受很多因素的影响，短的只有几分钟，长的可达数日、数周甚至数月。在低温下保藏的食品，缓慢期就会延长。食品如经过灌装、冷冻、干燥脱水、辐照、化学保鲜处理过的，缓慢期会延长。

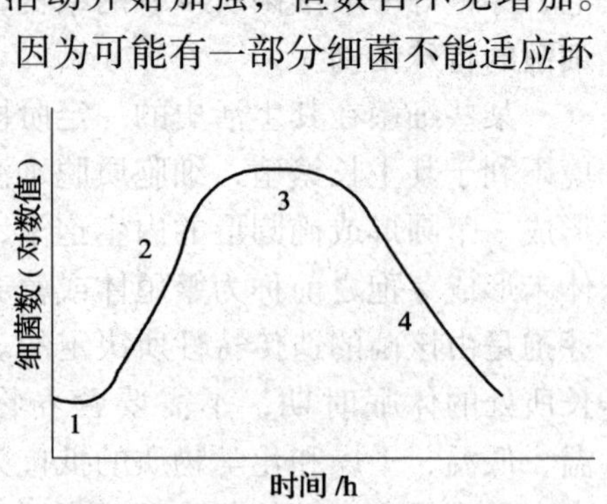

图 2－4　细菌理论生长曲线图

1—缓慢期　2—对数期

3—稳定期　4—衰老期

（2）对数期　当细菌经历前一阶段适应环境后，就以最快速度进行繁殖，缓慢期也就结束。对数期是细菌生长的第二阶段。在此期间，细菌的增代时间最短，细菌数呈对数增加。如增加数用时间为坐标，则出现直线上升

图形。此期细菌的生长代谢最旺盛，菌体形态及生理最为典型。对外界环境的作用也比较敏感。

（3）稳定期　在此阶段细菌不再增加，因为营养物质逐渐耗尽，某些代谢物质的积累以及其他外界因素的作用都会使细菌生长受到限制，使得新生的细菌数与死亡的细菌数大体平衡，活菌数没有增减，细菌总数保持稳定。此期细菌的芽孢开始形成，代谢产物如外毒素等逐渐产生。一旦细菌在食物中的繁殖达到了稳定期，食品在形状、味道、颜色和结构方面一般都变得不能为人接受了。

（4）衰老期　在此期，细菌繁殖越来越慢，死亡率越来越高，死菌数超过活菌数，生长曲线随时间呈直线下降。细菌的生理代谢活动逐渐趋于停止。但是如果不能做到完全消灭细菌，最终会使一些细菌残留下来，开始另一轮循环。

细菌的生长曲线是建立食品保藏期限、预测模型的基础。

2. 细菌生长的控制

食品中细菌生长繁殖的影响因素是多方面的，如食品的种类、食品所提供的营养条件、食品所处的外界环境条件、食品的加工方法、共存于食品中的细菌种类等，但最重要的是温度、湿度、酸碱度、氧气条件。

（1）温度　温度对细菌的影响很大。一般情况下，细菌对低温的敏感性没有对高温敏感性那样显著。在低温条件下，细菌一般并不死亡，只是其新陈代谢活动降低，然其活力仍存在，当温度升高后，仍能恢复正常的生命活动，但也有少数细菌在低于其最低温度时死亡，同时也有少数细菌则能继续缓慢生长。而在高温情况下，细菌不但停止生长且易死亡，主要是由于高温使细菌的蛋白质和酶发生变性。

根据细菌对温度要求的不同，可分为嗜冷菌（－28～20℃）、嗜温菌（20～45℃）和嗜热菌（45～60℃）。正常引起人体疾病的病原菌往往都是嗜温菌，其生长的适宜温度基本与人类体温及人类生命活动的适宜环境温度相似。美国卫生部把7～60℃定为危险温区。因此原料储存、初加工、端送给客人都应当缩短在危险温区中停留的时间。餐饮食品必须趁热供应或者迅速冷却，绝对不能存放于温热环境，以免出现安全隐患。

（2）湿度　描述湿度的物理量有水分活度（A_w）、相对湿度及含水量等，食品中的湿度可以用几种方法来降低：

物理干燥法：经过干燥的食品因 A_w 降低，故相对于未干燥的食品，其保存时间要长。

冷冻干燥法：食品在冰冻状态下，因其形态已变成固体，故水分不能被细菌所利用。水只有在液态时才能被细菌利用。

将糖或盐加入食物中可使水分析出，从而降低 A_w。

（3）酸碱度　酸碱度的标准量称为 pH，从 1～14。低于 7 的是酸性，高于 7 的是碱性，恰好为 7 的为中性。绝大多数细菌适宜在 pH 7.2～7.4（中性略偏碱）

环境中生长，水果和发酵食品如泡菜、酸奶、发酵香肠等酸碱度偏低，足以阻止绝大多数病原菌的活动。食醋本身具有杀菌作用，可以作凉拌菜的配料。酸性饮料如柠檬汁则只要封装良好就可以长期保藏。

(4) 氧气 各种细菌需要氧气的情况不一样。需氧菌需要游离氧，厌氧菌须在没有游离氧的情况下才能生长良好，兼性厌氧菌则无论在有游离氧或没有游离氧的环境中都能繁殖。对食品可使用抽真空包装（去除游离氧）、气调包装（增加氮气含量，减少氧分压）来加工储藏食品。

人们常将温度、湿度、酸碱度、氧气、抗菌剂或防腐剂等控制细菌生长的理化因素称为栅栏因子，将这些栅栏因子综合考虑，构建形成的食品安全技术称为多靶栅栏技术。

3. 细菌的死亡

用来表示细菌和其他微生物死亡的指标有：

(1) D值 D值是指在一定温度下加热使活菌数减少90%，即减少一个对数周期所需要的时间。

(2) Z值 Z值指缩短90%致死时间（或减少一个对数周期）所需要升高的温度（℃）

(3) P值 P值是在70℃时的时间。在70℃加热2min，可以杀灭几乎全部的繁殖体。

(4) F值 F值是温度为121.1℃加热杀死一定数量微生物所需要的时间。

这些指标可用于微生物预测和风险评估。

二、霉　　菌

（一）霉菌的形态结构

霉菌是丝状真菌的通俗名称，意即“发霉的真菌”。它们往往在潮湿的气候下大量生长，长出的丝状体即菌丝，俗称霉毛，肉眼可以看到，许多菌丝交织在一起形成霉斑、霉点。它们的孢子漂浮在空气中并大量存在，可以传播到食品中。

霉菌的菌丝比细菌大几倍到几十倍。霉菌的许多菌丝在培养基或媒介中生长，形成霉菌的菌落。因菌丝粗而长，形成的菌落较疏松，呈绒毛状、絮状或蜘蛛网状。菌落表面常出现不同的结构和色泽特征（见图2-5）。

霉菌的孢子是指脱离母体后能发育成新个体的单细胞或细胞的繁殖体。虽然霉菌的菌丝碎片也能繁殖，但在正常自然条件下，真菌主要还是通过孢子来进行繁殖的。

霉菌在食品中大量生长繁殖，带来霉腐味，引起食品色、香、味、形等感官性状恶化、营养价值降低或失去，发生腐败变质，甚至还带有霉菌毒素，这种现象称为食品的霉变或霉腐。每年全世界平均至少有2%的粮食因发生霉变而不能食用。我国有的省份一年内粮食由于霉变损失达4.5亿kg。但在全球范围内，对食品的

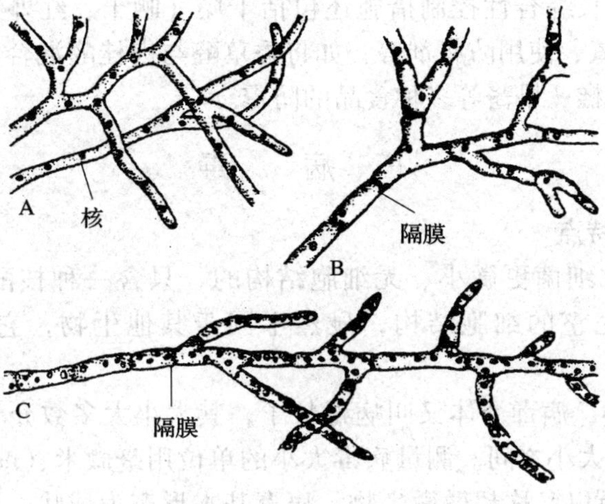

图 2－5　霉菌的结构

A—无隔多核菌丝　B—有隔单核菌丝　C—有隔多核菌丝

安全构成威胁的则是霉菌霉素及其在食品中的残留问题，霉菌霉素是一类结构稳定的致癌物，也能引起急性食物中毒。

食品中常见真菌有曲霉属（*Aspergillus*）、青霉属（*Penicillum*）、毛霉属（*Mucor*）、根霉菌（*Rhizopus*）、镰刀菌属（*Fusarium*）。曲霉、青霉易产生致癌性真菌毒素，对人体健康带来更大的危害。镰刀菌的某些种类可以引起小麦、水稻等产生病害，有些还是人和动物的致病菌。

（二）影响霉菌生长的因素

（1）湿度　水分对营养物质的吸收是必需的，霉菌生长只限于潮湿的环境中。许多霉菌在相对湿度 95% ~100% 的条件下生长良好。当相对湿度降至 80% ~85%，霉菌生长缓慢甚至停止。霉菌所需的水分活度（A_w）比细菌和酵母菌略低，但 A_w 降至 0.7 以下，一般霉菌也不能生长。粮食中含水量如在 17% ~18%，则是霉菌繁殖与产毒的理想条件。

（2）温度　一般真菌的最适生长温度为 20 ~28℃，小于 10℃和大于 30℃时生长显著减慢。在 0℃几乎不生长，但个别品种能耐低温，能在冰冻条件下生长而引起冷藏肉类的腐败。

（3）氧气　大多数霉菌是严格的需氧菌，而大多数酵母则能借助无氧呼吸（发酵）获得能量。

（4）酸碱度　霉菌适宜在 pH 4 ~6 的食物中生长。霉菌的营养要求较低，只要有糖及少量氮、无机盐即可，因此极易在含糖的饼干、面包、粮食类食品上生长。

（三）霉菌的控制

绝大多数真菌不耐热，因此可以用将食品置于 60℃加热 10min 的方法予以杀灭。

食品中霉菌生长综合性控制措施还包括干燥（晒干、红外线干燥、使用吸湿剂等）、低温、隔氧、使用防腐剂等，如将香草醛与肉桂醛混合制成的防腐剂适用于蛋糕、糕点、年糕、果酱等多种食品的防霉。

三、病　毒

（一）病毒的特点

病毒是一类比细菌更微小、无细胞结构的、只含一种核酸的活细胞内的寄生物。因为没有完整的细胞结构，显然不同于其他生物，它具有以下突出的特点。

（1）个体极小　病毒个体又叫病毒粒子，其大小大多数介于最小细菌的大小和最大蛋白质分子大小之间。测量病毒大小的单位用毫微米（nanometere）或称纳米（nm）表示。所以又称超微微生物。病毒基本形态为球状、杆状、蝌蚪状及多边形等。

（2）无细胞结构　病毒是仅由核酸和蛋白质外壳组成的有生命特征的核蛋白颗粒，故病毒又叫分子生物，见图2－6。

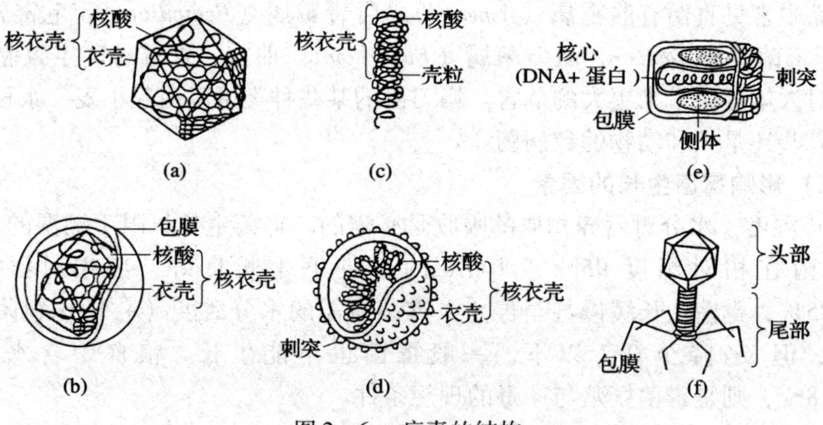

图2－6　病毒的结构

（a）、（b）20面体立体对称　（c）、（d）螺旋对称

（e）、（f）复合对称　（a）、（c）裸病毒

（b）、（d）包膜病毒　（e）痘类病毒　（f）噬菌体

（3）严格寄生　病毒只有在活寄主细胞中才表现生命活动，是严格的专性活细胞寄生生物。

病毒的复制是指病毒粒子侵入细胞后到子代病毒粒子中释放出来的全过程。病毒向寄主细胞提供遗传信息，通过寄主细胞的合成作用进行复制，一旦病毒攻击了一个活细胞，它就能迫使那个活细胞复制出病毒，待细胞破裂后，新的病毒又能去攻击别的健康的活细胞，形成新的病毒粒子（见图2－7）。病毒在活体外只保留着在适宜条件下感染寄主的潜在能力。

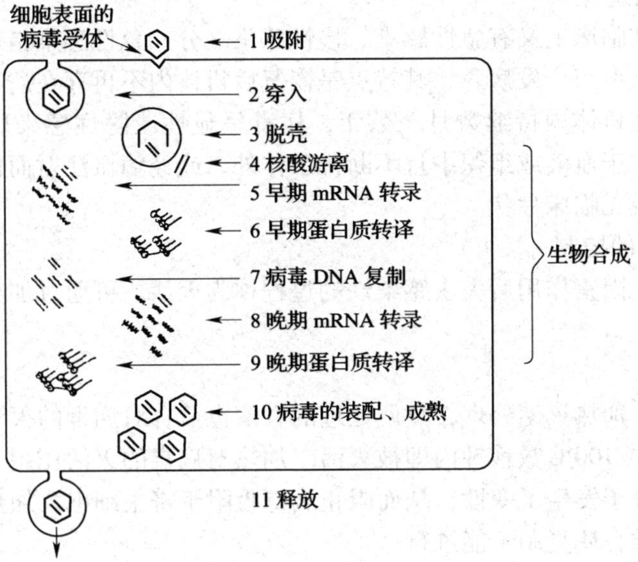

图 2－7　病毒的复制过程

（二）病毒的传播与人体的感染

1. 传播途径

病毒的入侵途径决定感染的发生与发展。自然条件下，呼吸道、消化道、皮肤的黏膜是病毒入侵机体的三大重要门户。

病毒入侵呼吸道后，一般在呼吸道停留一个短时间，然后扩散至其他部位；有的病毒则仅在呼吸道局部增殖引起疾病。

通过消化道感染的病毒在消化道消化时，被胆汁溶解破坏，从而失去活性。多数食源性传染病即通过粪－口途径引起消化系统疾病。

一些病毒可通过注射、咬伤或机械等损伤皮肤后侵入引起感染。另一些病毒通过胎盘或产道直接由亲代传播给子代，这种方式在其他微生物中很少见。其中有些病毒如乙型肝炎病毒，可引起新生儿早产、先天畸形或死胎。

2. 人体的感染

病毒进入宿主易感细胞内引起感染的结果，取决于病毒与宿主两者力量的对比。病毒侵入寄主体后，因病毒的种类、毒性和机体免疫力等不同，可表现为不同的感染类型。

（1）隐性感染　病毒进入机体后，不表现为临床症状的称为隐性感染。可能因为病毒毒性较弱或机体防疫能力较强，结果使病毒不能大量繁殖，不致造成细胞组织的严重损伤。也可能因病毒不能最后侵入到靶细胞，故不表现或极少表现临床症状。但隐性感染的机体仍有向外界传播病毒而成为传染源的可能性。

（2）显性感染　病毒在寄主细胞内大量增殖引起细胞破坏、死亡达到一定数量，产生机体组织损伤；或者毒性产物积累到一定程度时，机体表现为明显的临床症状，称为显性感染。

病毒感染在临床上又有急性感染、慢性感染之分。急性感染指病程在数日至数周的感染，潜伏期短、发病急，其特点是恢复后机体内不再存在病毒。但另一些病例中，病毒可在机体内持续数月至数年，病毒呈显性或隐性感染后，并未完全清除，可持续存在于血液或组织中且不断排出体外，或经输血注射而传播，患者仅表现出轻微症状或无临床症状。

（三）病毒的控制

病毒受理化因素作用后失去感染性的过程称为灭活。可通过加热、辐照及药剂处理进行。

1．加热

一般来说，加热灭菌处理，烹调处理的方法也适合对病毒的灭活。大多数病毒在60℃ 30min或100℃数秒钟内即被灭活。加热对病毒的灭活作用，主要是由于构成病毒的蛋白分子发生了变性，从而阻止病毒吸附于寄主细胞。加热也能破坏病毒复制所需的酶类，使复制不能进行。

2．辐照

辐照近年来广泛应用于食品的灭菌处理，γ射线以及紫外线都能使病毒灭活。γ射线能使病毒蛋白和核酸分子中的化学键发生断裂，使病毒受到破坏。紫外线易被病毒的核酸分子吸收，使核酸发生结构改变，抑制核酸的复制，因而导致病毒灭活。

3．药剂

病毒对化学物质的抵抗力一般较细菌强，可能是因病毒缺乏酶之故。

（1）脂溶剂　一些病毒的外表含脂质成分，易被乙醚、氯仿、丙酮等有机溶剂溶解，使病毒失去吸附宿主细胞的能力，乙醚的破坏作用最大。

（2）酚类、醛类、酸碱类消毒剂　酚为蛋白变性剂，能除去或破坏病毒的蛋白质部分的结构，可作为病毒的消毒剂，如1%～5%的苯酚溶液，可使许多病毒灭活。甲醛能破坏病毒的感染性，使病毒核酸变性。大多数病毒在pH 6～8的范围内比较稳定，而在pH 5.0以下或pH 9.0以上迅速灭活。一般常用酸性或碱性消毒剂消毒污染病毒的器具，如1%～3%盐酸溶液浸泡消毒。

（3）氧化剂、卤素及其他化合物　病毒对这些化学物质都很敏感，如过氧化氢、高锰酸钾、漂白粉、碘和碘化合物均为有效的病毒灭活剂。70%甲醇和乙醇均能使大多数病毒灭活。过氧乙酸、次氯酸盐等对肝类病毒均有较好的消毒作用。

（4）中草药　一些中草药如板蓝根、大黄、贯众等对某些病毒有一定的抑制作用。

四、寄　生　虫

在自然界里，有些虫体不能独立生活，一定要暂时地或永久性地寄居在其他动物或人体内或体表，获取营养，分泌毒素，交配产卵，并多随粪便排出后又通过食物传播给其他健康人。这些虫体称为寄生虫，被寄生的人或动物称为宿主。由寄生虫的寄生所引起的人体疾病，称为寄生虫病。

（一）寄生虫类别

寄生虫分绦虫、吸虫、线虫、原虫等类。绦虫属于扁形动物门（Platyelminthes）绦虫纲（Cestodea）。吸虫属于扁形动物门（Platyhelminthes）吸虫纲（Trematoda）。线虫属于线性动物门（Nemathelminthes）。原虫属于原生动物亚界（Subkingdom protozoa）。人们常讲的蠕虫主要包括绦虫、吸虫和线虫。

（二）寄生虫的生活史

寄生虫通常有幼虫和成虫两个生长阶段。由成虫产幼虫、幼虫发育为成虫，或者成虫产卵、卵发育为幼虫及成虫，构成寄生虫的生活史。在寄生虫寄生的宿主中，成虫寄生的宿主称为终宿主或者末宿主、限定性宿主，幼虫寄生的宿主称为中间宿主。一些寄生虫幼虫寄生的宿主有两个，其中幼虫早期寄生的宿主称为第一中间宿主，幼虫晚期寄生的宿主称为第二中间宿主。寄生虫也可能被不作为终宿主的动物吃下，虽不发育但长期存在，当被终宿主吃下即发育为成虫，则这类动物称为转运宿主或者保虫宿主。

寄生虫的生活史可概括为如下几种类型：

1. 直接感染型

肠道成虫产卵或卵囊→粪便→水、新鲜蔬菜、水果→食用→肠道直接感染→成虫。如隐孢子虫、异尖线虫、贾第虫、肠阿米巴原虫。

2. 一个宿主型

肠道成虫产幼虫→粪便（幼虫）→蔬菜→第一动物食用→肠道吸收→血液→肌肉（包囊）→第二动物食用→肠道→成虫。其特点是幼虫和成虫都寄生于同一类动物为宿主的体内，如人体或者猪、鼠等，但不同种动物间可以发生交互感染，如旋毛虫。

3. 一个中间宿主型

这个中间宿主可能是蜗牛、贝壳类或哺乳动物。

（1）以蜗牛为中间宿主型　肠道或肺中成虫产卵→粪、痰排出（卵）→水体（幼虫）→蜗牛（幼虫）→水体→水生植物，人食用带虫的蜗牛、水或植物→肝脏→成虫，见于部分吸虫、线虫。如肝片吸虫等。

（2）以贝类为中间宿主型　肠道成虫产卵囊→粪便（卵囊）→水体→蛤、牡蛎、蚌（卵囊）→食用→肠道→成虫。如隐孢子虫。

（3）以哺乳动物为中间宿主型　人肠道成虫产卵→粪便（卵或卵囊）→蔬菜→猪、牛食用（卵或包囊）→肠道→肌肉（幼虫或原虫）→人食用→感染→肠道→成虫。如绦虫，弓形虫。

4. 两个中间宿主型

（1）以蜗牛、水生动物为中间宿主型　肠道或肺成虫产卵→粪便、痰中释放→在水体（幼虫）→第一中间宿主蜗牛（幼虫）→离开蜗牛→水体→进入第二中间宿主蟹、虾、小龙虾、鱼→人食用→成虫。见于吸虫类。

（2）以哺乳动物为中间宿主型　肠道或肺成虫产卵囊→粪便→蔬菜→第一中间宿主猪食用→感染猪肉→第二中间宿主猫食用→猫粪卵囊→蔬菜→人食用→肠道或肺→成虫。如弓形虫。

（三）寄生虫的危害

寄生虫病以慢性病较多，急性病较少，可以以幼虫、虫卵等特定形式侵染人体。寄生虫能使人体致病的原因有以下四种。

1. 机械损伤

因其吸吮、刺入、钩附、移行、胀大、咬破等作用，使宿主的组织或细胞损伤毁坏，出现出血、炎症等。

2. 夺取营养

寄生虫从寄生部位吸取蛋白质、碳水化合物、矿物质、维生素等营养物质，使宿主出现营养不良、消瘦、贫血等症状。

3. 分泌毒素

有很多寄生虫和细菌相似，能产生毒素，引起宿主机体全身病理反应或局部炎症、组织坏死或增生。

4. 造成栓塞

有些寄生虫的卵或幼虫能栓塞微血管、胆管、肝管，在重要微血管被阻塞后，宿主可能死亡，或器官发生功能障碍。特别是寄生于重要器官如眼、脑、心、肾等组织，能造成功能障碍，甚至危及生命。

（四）控制

1. 加强肉类食品检验

剔除带虫肉，禁止生产经营含有致病性寄生虫的食品。

2. 食品的合理加工

（1）烟熏　热烟熏制能够杀灭异尖线虫，但在冷熏条件下则会存活。

（2）腌制　传统的腌制方法加工咸肉可杀死带绦虫。

（3）发酵　发酵性干香肠、火腿由于低 pH、低 A_w 联合作用也能灭活原虫和蠕虫的幼虫。

（4）烹调　对于感染阶段的寄生虫可以用适当的烹调热处理杀灭虫体和虫卵。微波烹调对肉和鱼中的寄生虫都并不可靠，因为加热不均匀和存在冷点可能有寄生虫存活。引起食源性寄生虫病的直接和最危险的方式是生吃肉、鱼类食品如生吃小牛肉、白斩鸡、生鱼片、清蒸海螺、生鸡蛋等，生吃蔬菜也是一个重要途径。

（5）冷冻　在 -17℃条件下冷冻 20d 可破坏猪肉中的旋毛虫，在 -20℃条件下冷冻 7d 可冻死鱼中的异尖线虫。

（6）辐照　辐照能破坏生鲜食品中的寄生虫，0.5 ~ 0.7kGy 低剂量辐射可损伤幼虫，但 5 ~ 7kGy 大剂量才能杀死肉中的所有旋毛虫。0.1 ~ 0.15kGy 的辐照剂量能杀死鱼中的吸虫包囊，但原虫卵囊完全灭活却需要 5kGy。

(7) 水洗　通过洗刷生鲜蔬菜和水果可除去卵囊、包囊和寄生虫虫卵，但难以彻底除尽一些带叶蔬菜和草莓上的寄生虫虫卵。

3. 生活史靶向控制

找出寄生虫生活史上的薄弱环节，有针对性地使用驱虫药治疗，对粪肥作无害化处理，对宿主动物加强养殖防疫管理，减少动物废弃物对水体的污染，对水体消毒，妥善处理野生动物，破坏生活环，达到预防寄生虫病的目的。

第二节　食物中毒及其控制

一、食物中毒概述

食物中毒的发生与市场和经济状况、卫生知识普及程度、食品卫生监督监测力度、食品卫生法贯彻情况、食品从业人员修养有着直接的关系。

(一) 食物中毒及其共同特点

健康人吃下正常数量外观呈可食状态的有毒食物所引起的中毒，称为食物中毒（Food poison）。食物中毒在临床上以急性胃肠炎为主要症状，无传染性。

食物中毒按毒物种类和性质的不同，可以分为细菌性食物中毒、真菌性食物中毒、有毒动植物中毒、化学污染物中毒、酸败油脂中毒五大类。含有有毒有害物质并引起食物中毒的食品称为中毒食品，其在外观上与正常的食品没有明显差异，人体进食量也与平时相同。这与下列情况有所区别：① 吃下不可食状态的食品引起的中毒；② 吃下非正常数量食品所致的急性胃肠炎；③ 个别人吃了某食物而发生的变态反应性疾病；④ 有毒物质通过非经口途径进入机体后产生某些反应；⑤ 经食物感染的肠道传染病和寄生虫病都不属于食物中毒。

食物中毒有其共同的特点：

(1) 潜伏期较短　从有毒食物进入人体到最初症状出现的这一过渡期称为潜伏期。细菌性食物中毒往往在食用食物后突然发病，短时间内可能有大量病人发生。

(2) 症状相似　症状是指发生疾病时表现出来的异常状态。中毒病人的症状可因吃进有毒食物的多少，以及体质的强弱而轻重不同。但同种细菌或细菌毒素引起的中毒，病人都有相似的临床表现，最常见的为急性肠胃炎，如腹痛、腹泻、恶心、呕吐等。

(3) 有共同的饮食史　病人都是由于吃了同一种或几种有毒食品或带菌食品而发生的。往往在一个饭店、一个食堂、一个地区在同一时期内或一餐中吃了有毒食物后，有时在间隔一定时期后，同时有许多人陆续发病。而未进食过有毒食品、带菌食品的人不发病。

(4) 流行呈暴发性　在饮食业中食物中毒的发生，来势凶、时间集中、发病率高，少的几十人，多的数百人，甚至上千人，都是突然发病。这是因为每张餐桌上都可能供应有同一种有毒的或带菌的食品造成的。

（5）不直接传染　一般无传染病流行时的余波。只要及时送病人抢救治疗，并停止供应、进食有毒食品，发病率就可以得到迅速控制。

（二）食物中毒事故的报告制度与调查控制

（1）食物中毒的报告制度　发生食物中毒或者疑似食物中毒的单位和接收相关病人进行治疗的单位，应当及时向所在地人民政府卫生行政部门报告发生食物中毒事故的单位、地址、时间、中毒人数、可疑食物等有关内容。

（2）食物中毒的调查与控制　接到报告的单位应当采取下列措施：① 组织卫生机构对中毒人员进行救治；② 对可疑中毒食物及其有关工具、设备和现场采取临时控制措施；③ 组织调查小组进行现场卫生学和流行病学调查。

对中毒食品或者有证据证明可能导致食物中毒事故的食品，可以采取下列临时监控措施：① 封存造成食物中毒或者可能造成食物中毒的食品及其原料；② 封存被污染的食品用工具及用具，并责令进行清洗消毒；③ 为防止和控制食物中毒事故扩散，责令企业收回已售出的中毒食品或者有证据证明可能导致食物中毒事故的食品；④ 经检验，属于被污染的食品予以销毁，未被污染的食品予以解封。

食物中毒发生后，餐饮业应当采取下列相应措施：① 立即停止生产经营活动；② 协助卫生机构救治病人；③ 保留中毒食品或者有证据证明可能导致食物中毒事故的食品及其原料、工具、设备和现场；④ 配合卫生行政部门进行调查，按卫生行政部门的要求如实提供有关材料和样品；⑤ 落实卫生行政部门要求采取的其他措施。

餐饮业管理人员应根据生产情况展开中毒原因的调查研究。调查内容包括：

① 原料从采购、运输、储存、初加工、烹调、熟制品的存放，直到销售和消费的每一个环节，包括原料和制品的质量，运输工具和包装有无可能带来污染；

② 储存条件（如温度及时间等）、加工和烹调方法（如加热温度、时间）及烹调加工后有无再污染的可能；

③ 食物剩余和保存情况；

④ 检查货仓、冷冻库、厨房和餐厅卫生情况、操作规程和卫生制度执行情况；

⑤ 检查厨师、服务员等接触食品的工作人员的健康状况，有无呼吸道感染和化脓性皮肤病，以便从中发现中毒原因和污染源。

企业最后应根据调查资料进行整理和总结，掌握食物中毒发生规律，制定出更加严格的卫生制度，确定今后的预防措施。

（三）食物中毒事故的判定与技术处理

1．食物中毒事故的判定

食物中毒的诊断主要以流行病学调查资料及病人的潜伏期和中毒的特有表现为依据，实验室检验是为了确定中毒的病因而进行的。

流行病学是研究疾病在人群中分布、探讨病因及拟订预防对策的科学。流行病学调查是流行病学研究的一种重要方法，通过调查以查明疾病在人群中发生频率和分布特点的变化。食物中毒的流行病学调查以中毒的共同特点为依据，调查包括发病地点、发病时间、发病人数、使用食品及加工状况等内容。

对病人潜伏期长短的了解，有助于判断引起食物中毒的细菌的类型。某些类型的细菌引起的食物中毒有较长的潜伏期（多达 2d），其他类型的则较短（2h）。潜伏期长短还取决于引起食物中毒的细菌的数量。如食物被某种细菌严重污染，它所引起的食物中毒的潜伏期会更短。

临床表现也常叫做临床症状，可以是局部症状，也可以是全身性症状，通过临床表现可进一步分析致病机理及推断病因，拟定急救方案和预防措施。食物中毒患者的诊断由食品卫生医师诊断确定。

实验室检验或者称为实验室诊断，是按照国家标准食品卫生检验方法（微生物学部分）进行的，由采样、增菌、分离与产毒培养、菌体检测与毒素鉴定、致病性试验组成。食物中毒的确定应尽可能有实验室检验资料，但由于其他技术、学术上的原因而未能取得实验室诊断资料时，可判定为原因不明食物中毒。必要时可由 3 名副主任医师级食品卫生专家进行评定。

食物中毒事件的确定由食品卫生监督检验机构完成。

2. 食物中毒事故的技术处理

事故的技术处理包括对病人、中毒食品、中毒场所的处理。对病人应采取紧急处理，停止食用中毒食品。采取病人标本，以备送检。对病人的急救治疗主要包括催吐、洗胃、清肠以及对症治疗和特殊治疗。对中毒食品应封存并保护现场，追回已售出的中毒食品，作无害化处理或销毁。对中毒场所应采取消毒处理。

（四）食物中毒及相关疾病的法律责任

造成食物中毒的单位要承担一定的法律责任，情节轻微的要承担罚款等经济责任；造成严重事故的要追究刑事责任和民事赔偿责任。我国食品卫生法规定：

- 违反本法规定，生产经营不符合卫生标准的食品，造成食物中毒事故或者其他食源性疾患的食品，没收违法所得，并处以违法所得 1 倍以上 5 倍以下的罚款；
- 违反本法规定，生产经营不符合卫生标准的食品，造成严重食物中毒事故，或者其他严重食源性疾患，对人体健康造成严重危害的，或者在生产经营食品中渗入有毒有害的非食品原料的，依法追究刑事责任；
- 违反本法规定，造成食物中毒事故或者其他食源性疾患的，或者因其他违反本法行为给他人造成损害的，应当依法承担民事赔偿责任。

我国民法规定的民事赔偿包括医疗费、误工工资费、营养补助费、丧葬费、遗属抚恤费。

（五）与食物中毒有关的留样要求

留样的目的是一旦发生食物中毒事件，便于取样分析。《餐饮业和集体用餐配送单位卫生规范》第三十五条规定：配送的集体用餐及重要接待活动供应的食品成品应留样；留样食品应按品种分别存放于清洗消毒后的密闭容器内，在冷藏条件下存放48h以上，每个品种留样量不少于100g。

下面依次阐述细菌、霉菌引起的食物中毒，化学毒物、有毒动植物和酸败油脂类食物中毒将在第三章“餐饮食品物理化学性危害及其控制”中讨论。

二、细菌性食物中毒

据我国30个省市自治区食物中毒统计资料分析，细菌性食物中毒占各类食物中毒的首位，发生起数占各类食物中毒起数的50%左右，中毒人数占总中毒人数的60%左右。一旦发病，就会造成多方面的损失。

（一）细菌性食物中毒概述

细菌性食物中毒一般发生于每年的5～10月。由于气温高、湿度大，最利于细菌的滋生繁殖。另外，此时期内人体防御能力较低，也是造成细菌性食物中毒的诱因。细菌性食物中毒发病急，多为集体发病，在吃下被污染食物后呈急剧暴发性发病。如能及时抢救，一般病程短，恢复快，病死率低。

1. 细菌性食物中毒发生必须具备的条件

细菌性食物中毒的发生必须同时具备下列5个条件。

（1）细菌源　生食品、食品制作人员、老鼠、苍蝇、蟑螂等昆虫和动物、尘土、不洁抹布等都属细菌污染源。

（2）细菌进入食品　加工生熟不同的两种食物使用同一块案板，或其他厨房用具，两次加工期间未彻底洗净，生料上的细菌就会进入到熟食品上。操作人员的手在接触某一细菌源（如鼻、嘴、头发、污染的餐具）之后未洗手又去接触熟食品，细菌就会随手转移到未受污染的食品中。食品不加盖、抹布一布多用等都属错误的操作方法，都会带来细菌性污染。昆虫叮爬也会带来污染。

（3）食品适合细菌生长　导致食物中毒的细菌最可能在下列食品中生长：肉类、禽类及其制品，汤料，肉汁，炖肉、炖鱼，调味汁，奶、奶油，蛋制品。通常不易滋生病原菌的食品有：①酸性食品　如泡菜、柑橘类水果；②高盐食品　如咸肉、咸鱼、咸菜；③高糖食品　如果浆、蜂蜜；④油脂食品　如食油、黄油、多脂鱼类；⑤干燥食品　如饼干、京果粉等。

（4）食品在温热条件下放置一段时间　当人体吃下含少量食物中毒病菌的食品后，一般不生病，一个健康的成年人吃下大约100万个细菌才会生病。细菌数量与毒素之间几乎呈比例关系。食品中细菌数由1000个/g增至100万个/g，在25～27℃条件下需3～5h。

（5）吃下被细菌污染的食品　食品在放置过程中未经冷藏，致使病菌繁殖到足以引起中毒的数量，食用前又未经彻底加热，或即使加热而未能破坏细菌产生的毒素，最后导致中毒。

2. 细菌性食物中毒的类型

细菌性食物中毒按发病机理可分为感染型、毒素型、混合型三种类型。

(1) 感染型　由于人体食入含有大量活菌的食物而引起中毒。致病菌在肠道内继续生长繁殖，引起消化道感染，产生胃肠道症状。某些致病菌死亡裂解后释放内毒素，刺激体温调节中枢引起体温升高等症状。常见的感染型食物中毒病原菌有沙门菌属，变形杆菌属、致病性大肠杆菌等。

(2) 毒素型　某些致病菌（如葡萄球菌）污染食物后繁殖并产生能引起急性胃肠炎反应的肠毒素（Enterotoxin)，人体随污染食物食入大量细菌肠毒素而发生中毒。肠毒素激活小肠黏膜细胞上的腺苷酸环化酶或鸟苷酸环化酶，使细胞内环－磷酸腺苷（CAMP）或环－磷酸鸟苷（CGMP）浓度升高，促使肠黏膜上皮细胞分泌功能亢进，肠腔内电解质与水分大量潴留而呕吐腹泻。常见的毒素型食物中毒有葡萄球菌肠毒素和肉毒梭菌毒素食物中毒。

(3) 混合型　某些污染食物的致病菌被人体食入后，既能侵入肠黏膜，引起肠黏膜的炎性反应，又能产生肠毒素，引起急性胃肠道症状，如副溶血性弧菌食物中毒。这类病原菌引起的食物中毒是致病菌对肠道的侵入及与其产生的肠毒素的协同作用引起，因此其发病机制为混合型。

3. 细菌性食物中毒的常见原因

(1) 生熟交叉污染　如熟食品被生的食品原料污染，或被与生的食品原料接触过的表面（如容器、手、操作台等）污染，或接触熟食品的容器、手、操作台等被生的食品原料污染。

(2) 食品储存不当　如熟食品被长时间存放在 10～60℃之间的温度条件下（在此温度下的存放时间应小于 2h)，或易腐原料、半成品食品在不适合温度下长时间储存。

(3) 食品未烧熟煮透　如食品烧制时间不足，使食品加工时中心温度未达到 70℃。食品未烧熟煮透的原因很多，主要是：① 大块食品烧煮时间过短，如大块肉、大肉圆、百叶包肉、整禽等，容易造成外熟内生；② 油炸食品尤其是外表拌有面粉的食品如面拖鱼、面拖肉块等，裹面粉油炸后形成的外壳，影响了热的传导，容易造成外焦内生；③ 大批食品一次大锅烧煮，未充分翻动，火力不均匀，往往使中心和上层部分的食物半生半熟；④ 追求食品质地细嫩，如炒猪肝、白斩鸡、炒蛏子、煎荷包蛋等，炒的时间过短，没有炒熟；⑤ 时间紧迫，匆忙开餐；⑥ 烹调前未彻底解冻，烹饪热量消耗在余冰上等原因。

(4) 从业人员带菌污染食品　从业人员患有传染病或是带菌者，操作时通过手部接触等方式污染食品。

(5) 再加热不当　经长时间储存的食品食用前未彻底再加热至中心温度 70℃以上。

(6) 食用生食品　进食未经加热处理的生食品。

餐饮业食物中毒事故的发生原因见表 2－1。

表 2-1 食物中毒等疾病按餐饮业事故发生的原因分类

类别	原因	举例
初加工不当	一些烹饪原料，本身绝大多数部位可食，但一些部位有毒，不能食用，在初加工过程中必须去除。如未除净，那么即使按常规烹调方法烹制，最后吃下食物还会使人生病	牲畜有毒腺体中毒、河豚鱼中毒、血液毒鱼类中毒、发芽马铃薯中毒、白果中毒
烹煮不当	一些疾病由于食品烹煮不彻底引起，加热的时间和温度不够，未能灭活病原体或破坏毒性成分	四季豆中毒、鲜黄花菜中毒、豆浆中毒、葡萄球菌性中毒、蜡样芽孢杆菌性中毒、旋毛虫病、蛔虫病、病毒性肝炎
调味不当	调味不透或误用调味品	生食水产品引起副溶血性弧菌性中毒，误用亚硝酸盐为食盐引起中毒，误用桐油为食用油引起中毒
成品或原料污染	食具容器不卫生，病人或带菌者接触，空气飘尘降落，鼠、虫、鸟闯入，交叉污染，成品受污染后食用引起生病	各类细菌性中毒，结核、痢疾、伤寒等传染病，铅、锌溶出物中毒
误食	一些食源性疾病属于误食引起。在加工前对原料稍加鉴别，生病的可能性就较小	误食毒蘑菇、误食海产毒鱼中毒等

4. 细菌性食物中毒的预防与疾病控制

预防细菌性食物中毒的措施，多围绕隔离细菌源与防止二次污染、调节温度与时间的组合延缓细菌生长、消灭病原体三方面加以构建。

(1) 避免污染　即避免熟食品受到各种致病菌的污染，如避免生食品与熟食品接触、经常性洗手、接触直接入口食品者还应消毒手部，保持食品加工操作场所清洁，避免昆虫、鼠类等动物接触食品。

(2) 控制温度　即控制适当的温度以保证杀灭食品中的微生物或防止微生物的生长繁殖。如加热食品应使中心温度达到70℃以上。储存熟食品，要及时热藏，使食品温度保持在60℃以上，或者及时冷藏，把温度控制在10℃以下。

(3) 控制时间　尽量缩短食品存放时间，不给微生物生长繁殖的机会。熟食品应尽快吃掉，食品原料应尽快使用完。

(4) 控制加工量　食品的加工量应与加工条件相吻合。食品加工量超过加工场所和设备的承受能力时，难以做到按卫生要求加工，极易造成食品污染，引起食物中毒。

(5) 清洗和消毒　这是防止食品污染的主要措施。对接触食品的所有物品应清洗干净，凡是接触直接入口食品的物品，还应在清洗的基础上进行消毒。一些生食的蔬菜水果也应进行清洗消毒。

（二）常见细菌性食物中毒

1. 沙门菌食物中毒

（1）疾病特点　沙门菌是无芽孢的兼性厌氧细菌，属杆菌类（见图2－8）。

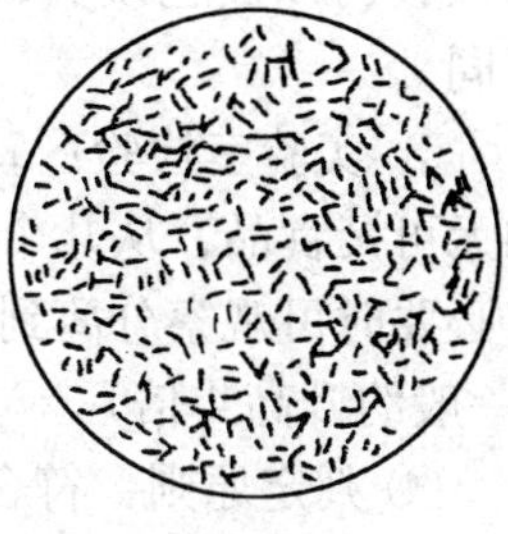

图2－8　沙门菌的形态

由沙门菌（*Salmonella*）引起的食物中毒在我国内地发生的细菌性食物中毒中最为常见，是一种感染性中毒。沙门菌中毒常见症状包括恶心、呕吐、腹泻，全身发热，这些症状可能是内毒素对肠道壁的刺激引起，重症病人应用抗菌药物治疗。

（2）中毒食品　沙门菌主要来源于肠道，如分布于家畜、家禽的肠道，也可污染其他组织，但这些动物并没有任何污染的症状。对于新鲜的家禽肉，这种微生物污染问题长期无法解决。如用于烧烤的新鲜子鸡中，70%带有沙门菌。鸡肉的污染与屠宰时拉断肠管的操作有关。沙门菌可以通过蛋壳上的粪便污染，从蛋壳上的细缝和母鸡感染的卵巢而进入蛋内。虽然沙门菌可能存在于带骨肉组织中，但多数原因是加工人员在处理食品过程中的交叉污染所引起。操作人员通过指尖传递的沙门菌能存活数小时，并能进一步污染食品。

沙门菌也可以从人、猴子、猪、牛、青蛙、乌龟和鸡的体内分离出。厨房害虫如鼠、蟑螂、苍蝇也会带菌。引起沙门菌中毒的代表性食物有肉类、禽类、蛋类、熏鱼、生沙拉。豆制品和糕点有时候也引起中毒。

（3）烹饪的杀菌作用　只要把食物彻底烹煮过，再快速冷却，就可以预防沙门菌性食物中毒。沙门菌不耐热，只要用通常的烹调方法就可以杀死。

（4）案例分析　某食堂在端午节供应凉拌兔肉，食者进餐后不久，陆续出现腹痛腹泻等。中毒患者共计131人，患病率为67.9%，未食用凉拌兔肉者未发病。临床表现：患者主要表现为腹痛、腹泻、发热、头痛、恶心、呕吐。其中有5例出现明显脱水症。体温多在37.5～39℃之间。腹泻为黄色水样便。最短潜伏期为6h，最长为22h，多数为8～12h。病人经补液、抗菌素治疗后，大多于1～2d内康复，无一例死亡。实验室检查结果：从病人粪便及剩余凉拌兔肉中检出沙门菌。证实此次中毒为一起由沙门菌引起的食物中毒。引起此次中毒的兔肉是前一日由附近酒店买来的，酒店工作人员已将煮熟的兔肉及内脏与生兔肉混放于同一容器内，说明此熟兔肉已存在污染沙门菌的可能。食堂购回后盛放的容器很脏，且储藏于密闭的卫生状况较差的环境中达10h之久，致使污染的沙门菌大量繁殖。加之食用前未经高温处理，只用开水焯了一下。据检验，这次中毒主要是兔肉特别是兔内脏污染了大量沙门菌，而食用前未进行彻底高温灭菌所引起。

（5）事故判定

① 流行病学特点：中毒食品多为动物性食品。中毒患者均食用过动物性食品，

出现的临床症状基本相似，潜伏期多为 4 ~48h。

② 临床表现：主要症状有：恶心、头晕、头痛、寒战、冷汗、全身无力、饮食不振，呕吐、腹痛、腹泻、腹胀、发热，重者可引起痉挛、脱水、休克等。急性腹泻以黄色或黄绿色水样便为主，有恶臭。以上症状可因病情轻重而反应不同。

③ 实验室检验：a. 从可疑食品、病人吐泻物中检出血清型别相同的沙门菌。如无可疑食品，从几个病人呕吐物或者腹泻便中检出血清型别相同的沙门菌；b. 有必要时可观察分离到的沙门菌与病人血清的凝集效价，恢复期应比初期有所升高（一般约升高 4 倍）。

④ 判定原则：符合上述流行病学特点和临床表现，实验室检验符合上述要求，如可疑食品、病人吐泻物中均未检出，可用食品中检出的沙门菌与病人血清作凝集试验进一步证实。

（6）疾病控制　预防沙门菌食物中毒的措施如下。

① 防止污染：严禁使用病死畜禽作为烹饪原料，防止生熟交叉污染和食品行业人员带菌污染。

② 控制繁殖：肉类食品应置于 10℃以下的低温处储存，应配备冷藏设备，并按照食品低温保藏的卫生要求储存食品。

③ 杀灭病原体：对可能带菌的食品，在食用前使用加热灭菌法是预防沙门菌食物中毒的关键措施。

2. 致病性大肠杆菌食物中毒

（1）疾病特点　大肠杆菌是埃希菌属（*Escherichia*）细菌的俗称，其形态往往比沙门菌稍微粗短些（见图 2 -9）。

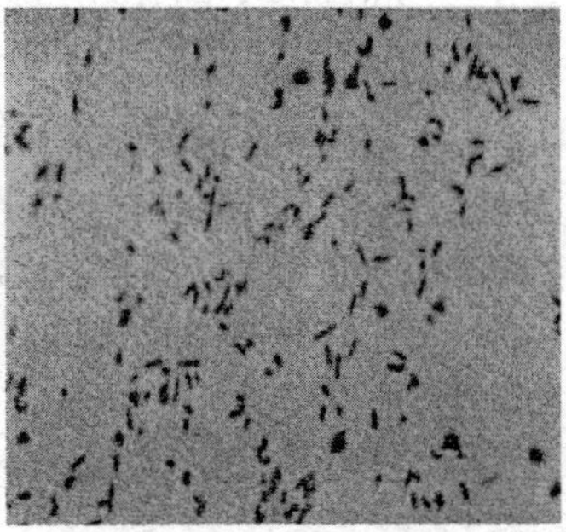

图 2 -9　大肠杆菌的形态

有几种大肠杆菌是无害的，是人畜肠道中的常见菌，还能合成维生素 B、维生素 K、叶酸供人畜利用，它产生的大肠杆菌素可抑制某些病原菌在肠道内繁殖。但也有些大肠杆菌携带产毒基因或产生肠毒素引起腹泻，严重的会有类似霍乱或痢疾的症状。产毒性或致病性的大肠杆菌可在被感染的病人的粪便中找到，由病人与食品直接接触所传播，也可经空气或水传播。

致病性与非致病性大肠杆菌不能从形态上区分，只能从抗原性质不同加以区分。大肠杆菌有 O、K、H 三种抗原。O 抗原为菌体抗原，是细胞壁上的糖、类脂、蛋白质复合物；K 抗原为菌体表面抗原，如荚膜、菌毛，其成分是多糖；H 抗原为鞭毛抗原，成分是蛋白质。各抗原有多种，以阿拉伯数字表示。

大肠杆菌 O157: H7 为肠出血性大肠杆菌（*Enterohaemorrhagic*，*E. coli*），产生肠毒素，造成肠出血，有 10% 可发展为肾出血。主要症状是突发性腹痛，并危及肝、肾。在小儿中常导致溶血性尿毒综合征，威胁生命。

（2）中毒食品　大肠杆菌属人畜粪便中的正常菌群，受粪肥灌溉的蔬菜普遍带菌，水质受粪便污染的可能性也较大；畜禽屠宰过程中割破肠管会使肉中带菌；鸡蛋刚生下即受到污染；厨师接触生的原料后手上细菌还可能向熟食品转移。

（3）烹饪的杀菌作用　大肠杆菌菌体不耐热，通常的烹调方法就可以杀死。但其肠毒素有不耐热性肠毒素（LT）和耐热性肠毒素（ST）之分，不耐热性肠毒素对热不稳定，60℃加热30min即被灭活；耐热性肠毒素对热稳定，100℃加热30min不被破坏，仍然保持其活性，被该毒素污染的食品原料即使经烹制成熟，仍有引起食物中毒的风险。

（4）案例分析　1996年，在日本发生大规模大肠杆菌性出血性结肠炎流行，大肠杆菌O157：H7食物中毒9451人，死亡12人。这是由一所小学午餐中的白萝卜引起的，以后通过粪便引起交叉污染。许多食物都可以发病，如生或半生的肉、奶、汉堡包、果汁、发酵肠、酸奶、蔬菜等，由于病势迅速扩展，全世界都受到震惊。1997年韩国也有同种疾病流行。这种疾病的潜伏期8～24h不等。

（5）事故判定

① 流行病学特点：常见中毒食品为各类熟肉制品及冷荤食品，其次为蛋及蛋制品，乳制品等食品。多发生于3～9月，潜伏期8～44h。

② 临床表现症状一般轻微，因菌型不同出现不同程度的胃肠道症状。

③ 实验室检验：a. 从中毒食品、患者吐泻物中均检出血清型别相同的大肠杆菌；b. 侵袭性大肠杆菌应进行豚鼠角膜试验，产肠毒素大肠杆菌应进行肠毒素测定。

④ 判定原则：符合上述流行病学特点、临床表现、实验室检验要求。

（6）疾病控制　目前针对这种毒素尚无有效的治疗方法，主要预防措施是不吃生食，在致病性大肠杆菌产毒前将其消灭。

3. 副溶血性弧菌食物中毒

（1）疾病特点　副溶血性弧菌（*Vibrio parahaemolyticus*）为分布极广的一种近海嗜盐性弧菌，常呈弧状、杆状、丝状等多形性。菌体一端有鞭毛，能活泼运动，无芽孢，兼性厌氧。副溶血性弧菌形态见图2－10。

副溶血性弧菌引起的食物中毒，潜伏期2～48h不等，但通常是在吃了受感染的食物后10～20h出现症状。主要症状为腹痛、腹泻、呕吐、发热、发冷、胃痉挛等。一般2～5d后痊愈。

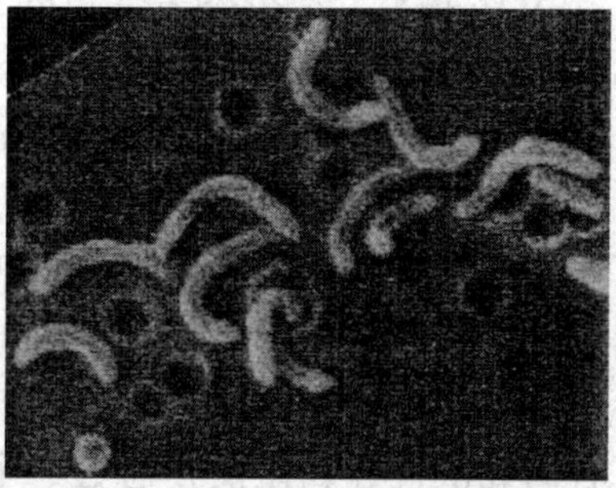

图2－10　副溶血性弧菌的形态

（2）中毒食品　副溶血性弧菌主要分布于海水及沿海淡水中。常可在海洋生物及海水中找到，能使人的红细胞发生溶血而致病。在沿海地区的夏秋季节，常因食用大量被细菌污染的海产品引起食物中毒。在非沿海地区则常由食用带菌的腌菜、腌鱼、腌肉等腌制食品发生中毒。

副溶血性弧菌的繁殖速度极快，繁殖一代仅需 8min 左右。如刚捕捞的新鲜乌贼，其污染菌数仅 10～100 个/g，在 30℃2h 或 37℃1.5h，菌数可达 1×10^4 个/g。在短时间内，凭人们的感觉还未发现鲜度下降以前，鱼体上已有大量的细菌了。一般发病的菌量在 100 万个即可发病。那么如果人吃了 100g 含菌数为 1×10^4 个/g 的乌贼，食物中毒就可能发生了。

副溶血性弧菌食物中毒过去在日本报道最多，主要与多数人食用生鱼片有关。

（3）烹饪的杀菌作用　副溶血性弧菌不耐热，带菌原料经过适当烹调即可杀死。蒸煮时需加热 100℃30min。将海产品冷冻可以减少副溶血性弧菌感染的机会。

餐饮业依靠食醋杀菌和低温冷却来控制水产品细菌数，加工生食的海蜇皮等凉拌菜时应先洗净后再在开水中烫几分钟，加入食醋浸渍时间达 10min，然后再加其他调料拌食。

对生鱼片目前主要依靠芥末酱来杀菌。将生鱼片包装后辐照灭菌，再冷藏，是目前最有效的措施。

（4）案例分析　某厂职工食堂国庆前夕从沿海购回冻带鱼数百公斤，储存于食堂保管室。当时气温达 26℃ 左右。该食堂第二天午饭加餐，主要菜肴除清蒸带鱼外，还有蒸肉和两种炒肉菜。食用清蒸带鱼后，造成 201 人中毒发病，食用蒸肉和炒肉的未见发病。统计最早发病是下午 5：00，高峰集中在晚上 8：00～12：00。临床主要表现为上腹部和脐周围阵发性绞痛，严重腹泻，多为水样便，少数为血水便，最多的一日可达十次。大多有发热，体温在 37.5～39.5℃，部分病人有恶心、呕吐，经补液、抗菌素治疗痊愈，病程一般 2～4d。经调查，这次中毒发生的原因如下。

① 存放不当：采购回的冻带鱼直接在当时 26℃ 左右室温中放置达 20h，致使鱼的质量不新鲜，使细菌迅速繁殖，短时间内可达到致病数量。

② 加工不当：在烹调过程中未能蒸熟蒸透，每盒重约 4kg 的带鱼，仅蒸上气后就立即取出；此加温过程未能杀死鱼肌肉组织中存在的病原菌，尤其是盆中间的鱼块。

③ 生熟不分：将盛装生鱼的大搪瓷盆未清洗消毒又用来盛放蒸过的熟鱼，造成二次污染，导致发生食物中毒。现场采集剩余清蒸带鱼，粪便标本，经市卫生监督所做细菌学检验，证实为一起副溶血性弧菌食物中毒。

（5）事故判定

① 流行病学特点：主要引起中毒的食品为海产品（鱼、虾、螃蟹、贝类等及其制品）和直接或间接受到污染的其他食品，食物中毒多发生于夏、秋季。

② 临床表现：发病急，潜伏期短，主要症状为腹痛、腹泻（大部为水样便，重者为黏液便和黏血便）恶心、呕吐、发热，其次尚有头痛、发汗、口渴等症状。

③ 实验室检验：a. 从中毒食品、食品工具、患者腹泻便、或呕吐物中检出生

物学特性或血清型别一致的副溶血性弧菌；b. 动物（小鼠）试验具有毒性或与患者血清有抗体反应。

④ 判定原则：符合上述流行病学特点和临床表现，实验室检验符合第一项要求。有条件时做第二项。

(6) 疾病控制

① 防止污染：生熟食品分开保存，防止生熟食品及其容器具的交叉污染，带菌者及手的污染。准备生食的食品决不能用海水来冲洗。

② 控制细菌繁殖：海产食品及其熟食品应低温储藏，最好不超过2d。因为副溶血性弧菌在10℃以下即不能繁殖，2～5℃即停止生长。

③ 杀灭病原体：厨房烹调鱼、虾、蟹、贝类等海产品应烧熟煮透，防止外熟里生，剩菜食用前应回锅煮透。

4. 金黄色葡萄球菌肠毒素中毒

(1) 疾病特点　金黄色葡萄球菌（*Staphylococcus aureus*）呈球形，不形成芽孢，繁殖时排成葡萄串状（见图2－11）。

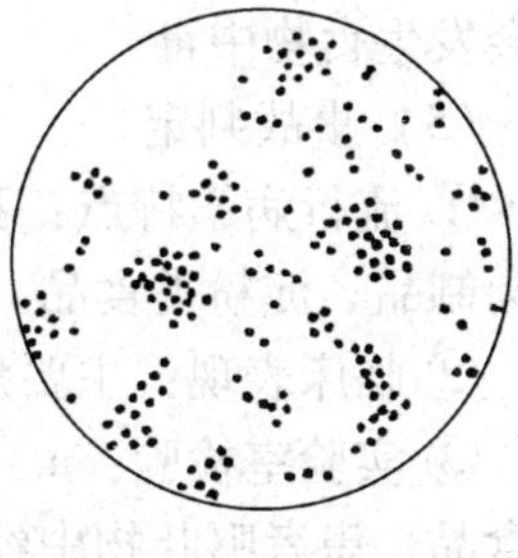

图2－11　金黄色葡萄球菌的形态

金黄色葡萄球菌对外界抵抗力较强。在有氧或无氧的环境下皆可存活，多数情况下产生黄色或金色色素，是一种致病性细菌。金黄色葡萄球菌本身不耐热，但它产生的肠毒素却较为稳定而不会被破坏。葡萄球菌的肠毒素是种蛋白质，它不会改变食物的色、香、味。

从食入带有毒素的食物到发病，一般为2～4h，主要症状为恶心，剧烈反复呕吐，上腹部剧烈疼痛，腹泻和水样便，体温一般正常。极个别人因剧烈吐、泻可造成脱水而虚脱或循环衰竭。病程1～2d，愈后良好。

(2) 中毒食品　金黄色葡萄球菌广泛存在于空气、土壤、水中及一些物品上，人和动物的皮肤表面以及天然孔和腔道如鼻腔、咽喉中，粪便、毛发、伤口部位带菌数会很高。在貌似健康的人群中，有20%是这种菌的带菌者。食品在烹调之后一经与带菌者接触即被污染。

引起金黄色葡萄球菌食物中毒的食物有奶、肉、禽、蛋、鱼及其制品。经常发生的是奶油蛋糕、奶茶、荷包蛋、糯米凉糕、凉粉、高蛋白食品制作的剩菜、布丁、鸡蛋沙拉、奶酪等，以及一些冷食和稍微加热的食品。

金黄色葡萄球菌是化脓性球菌之一，化脓部位常常是食物中毒病原的发生地，如疮疖、痈、痘、急性呼吸道感染，口腔鼻腔炎症的患部，患有乳房炎的乳牛的乳，带有化脓性感染的牲畜肉。操作人员在工作间隙不经意抓骚、掏鼻、扣耳后，未经消毒接触直接入口食品，易造成病菌传播。

(3) 烹饪的杀菌作用　用加热的方法很容易地将葡萄球菌杀死，但肠毒素比细菌体更能够抗热，能在100℃沸水中存活30min以上。因此，虽然食物中没有活细菌，但有葡萄球菌产生的毒素仍能使食物有毒。葡萄球菌与其他食物中毒病原菌相比，还能在更高浓度的含盐食品中生长。

（4）案例分析　在一所小学的小卖部里，多数日子牛奶蛋糊是和布丁一起供应的。由于牛奶蛋糊很容易制作，一个新工作人员被派去做这一工作。他上午8时开始工作，一天早晨，在他没有别的急事要做时，就开始做蛋糊。到8：30，他放下蛋糊让它冷却，又接着去做另一件工作，后来他突然想起他在蛋糊里是否加了糖，于是就用没有洗涤的同一把匙子又取了一点尝了尝，结果他觉得很满意，糖已经加够了。然后他将蛋糊拿出厨房，中午12：15重新加热，于12：30作午餐供应。当天下午就有几个孩子感到恶心，并有剧烈的腹痛和腹泻。到下午5：30所有吃过蛋糊的孩子都病了，疾病确诊为致病性葡萄球菌食物中毒。

分析事故的原因表明，已经在嘴里放过的匙子未经洗净绝不能再去接触食物。否则葡萄球菌由嘴、匙子传播到食物上。只要食物在较高温度下放置一段时间，细菌就会生长、繁殖，并产生毒素。如果食物仅稍微热一下，毒素不会被消灭，吃了就会发生食物中毒。

（5）事故判定

① 流行病学特点：我国最常见的中毒食品为乳及乳制品、蛋及蛋制品、各类熟肉制品、淀粉类食品。其流行病学特征为起病急，潜伏期一般在2～4h。

② 临床表现：主要症状为恶心，反复剧烈呕吐、腹痛、腹泻等。

③ 实验室检验：a. 从中毒食品中直接检出肠毒素，并确定其型别；b. 从中毒食品、患者呕吐物中经培养分离出金黄色葡萄球菌，菌株经肠毒素检测证实在不同样品中检测同一型别肠毒素；c. 从不同患者吐泻物中检出金黄色葡萄球菌，其肠毒素为同一型别。

④ 判定原则：符合上述流行病学特点和临床表现，实验室检验符合其中一项者，即可判断葡萄球菌食物中毒。

（6）疾病控制　对金黄色葡萄球菌肠毒素中毒的预防，初看起来似乎不大可能，因为它几乎无处不在，其实还是有办法的，控制方法如下：

① 加强对人员的管理，病人和颜面、手部化脓或患上呼吸道感染者不能作为生产经营人员，应从食品生产经营系统中暂时调离，应当禁止有皮疹、感冒、腹泻或有伤口者处理食物；

② 食物尽量加盖，减少空气源性污染；

③ 食物应低温保藏、缩短存储时间，以防止肠毒素的产生。

5. 肉毒梭菌毒素食物中毒

（1）疾病特点　肉毒梭状芽孢杆菌简称肉毒梭菌（*Clostridium botulinum*），是一种厌氧菌，它在厌氧条件下（如在密封的罐头中）生长得最好。它是一种梭状杆菌，有芽孢（见图2－12）。芽孢对热、酸有极强的抵抗力。它所产生的毒素称为肉毒毒素（Botulinus toxin），是现今已知的毒素中毒性最剧烈的一种。被人食用后，产生神经麻痹症状。例如一茶勺纯肉毒毒素（4g）可以杀死40万到50万人，1g可以杀死10万人，一滴可以杀死5000人。

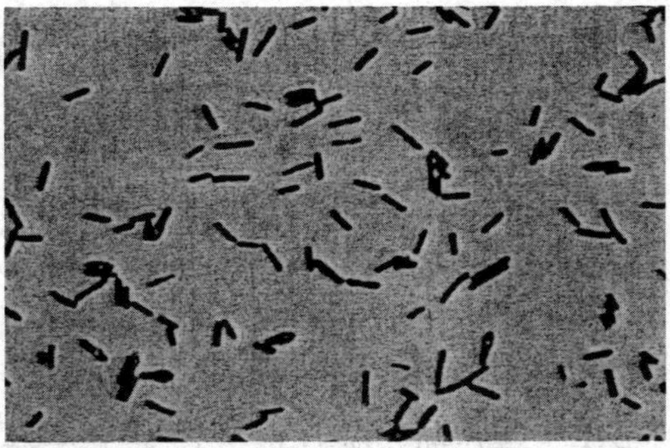

图 2－12　肉毒梭菌的形态

肉毒梭菌食物中毒潜伏期一般为 1～7d。肉毒毒素中毒时引起运动神经麻痹、脑神经麻痹，却无常见的呕吐、腹泻等症状。发病初期症状为头晕头疼口干，继而吞咽困难，咽喉肌和膈肌麻痹，丧失反应能力。严重者在 3～10d 内因呼吸困难及心肌麻痹而死亡。如果患者得以幸存，麻痹状态可能延续 6～8 月。本病病死率高达 50%。

（2）中毒食品　肉毒梭菌为腐生菌，广泛分布于土壤和动物粪便中以及植物和水体中，借其芽孢可以长期存活。污染食品后，在适宜条件下（无氧，18～30℃）可以大量繁殖并产生毒素。

引起中毒的食品多因受到带菌的土壤、尘埃或受到粪便污染所致。世界各地也因饮食习惯、膳食组成、制作工艺的不同而有差异。如美国常见于家庭自制的蔬菜和水果罐头，欧洲常见于腊肠、冷熏鱼类制品，日本、前苏联常见于发酵型生鱼制品。在我国多由植物性食品如臭豆腐、豆豉、豆酱、面酱等家庭式作坊自制发酵食品引起，也见于肉类和其他食品，如罐头、腊肉、熟肉等。

（3）烹饪的杀菌作用　肉毒梭菌能产生芽孢，这种芽孢能经受普通的烹煮而存活下来。但肉毒毒素并不耐热，100℃ 10～20min 可完全破坏。罐头食品的杀菌工艺都是以杀灭肉毒梭菌芽孢为基准，因此一般市售罐头食品是没有风险的。亚硝酸钠对杀灭肉毒梭菌有特效，国际上许多国家都允许香肠、火腿等肉制品中加入适量的亚硝酸钠。

（4）案例分析　某年春节前夕，有一户农民，因食用家庭自制豆豉佐餐，2d 后全家人均出现头晕、头痛、全身乏力、食欲不振。以后出现视力模糊，复视，眼球震颤等中毒症状。其中一青年人因食入量多，发病最快，症状也最严重，还出现了吞咽困难，上肢无力及运动失调等。据调查，该户农民食此豆豉时，仅在饭锅上蒸片刻后，将煮好的大白菜与此豆豉拌在一起食用。病人经及时抢救治疗，6 例病人于两周内先后痊愈。实验室检查：中毒发生后，立即采集剩余豆豉和病人粪便等标本进行检验，结果证实此次发病为肉毒毒素中毒。

事故原因分析如下：

① 黄豆蒸煮后，在自然环境中冷凉，在存放的容器和环境中，有可能遭受肉

毒梭菌污染。

② 黄豆经蒸熟，加盖发酵后装罐密封，放入阴暗的保管室内使其自然发酵，给污染的肉毒梭菌提供了适合的基质（豆制品）和缺氧的环境，使细菌大量生长繁殖并产生毒素。

③ 该污染豆豉，食用前未经彻底加热，致使其中形成的大量毒素未被破坏，结果造成进餐者发生肉毒毒素中毒。

（5）事故判定

① 流行病学特点：中毒食品多为自制发酵豆谷类制品，其次为肉类和罐头食品；中毒多发生在冬、春季，潜伏期一般在1~7d，病死率较高。

② 临床表现：主要症状有头晕、无力、视力模糊、眼帘下垂、复视、张口困难、咽喉阻塞感、饮水发呛、吞咽困难、呼吸困难、头颈无力、垂头等，患者症状轻重程度和出现范围可能有所不同。

③ 实验室检验：从中毒食品中检出肉毒毒素，并确定其型别。

④ 判定原则：符合上述流行病学特点和临床表现，实验室检验要求。如中毒食品未能采到，可采集患者粪便或血液进行检测。

（6）疾病控制　加热不够的罐头食品容易引起肉毒毒素中毒。餐饮业不可向客人提供家庭自制的罐头食品。酸度低的食品（如豆类、水果、蘑菇等）、加热不够的熏鱼、发酵食品也都是可能引起肉毒毒素中毒的食品。

对肉毒梭菌毒素食物中毒最有效的预防方法还是彻底加热，用亚硝酸盐加工腌肉也有杀菌作用。应重点加强食品生产过程中的卫生监督。如果发现罐头已膨胀（又称胖听）、有气味或内装食品腐败者，严禁食用，绝对不可有侥幸心理。稍有可疑处，就要经过较长时间的煮沸才能食用。

6. 蜡样芽孢杆菌食物中毒

（1）疾病特点　蜡样芽孢杆菌（*Bacillus cereus*）是一种连锁状杆菌，像梭菌一样，条件不利于生长时能形成芽孢（见图2－13），但不同的是它是需氧菌，有氧才能生长。这类食物中毒发作很突然，而且往往又很快，但大多数情况下不会使人致死。蜡样芽孢杆菌可产生肠毒素，引起毒素性食物中毒。肠毒素又有呕吐毒素和腹泻毒素两种。症状为呕吐、腹痛，部分人腹泻。

（2）中毒食品　蜡样芽孢杆菌分布于土壤和水中，其芽孢通常出现于谷物中，特别是大米和玉米粉中，香料中也存在。食品在加工、运输、储藏、销售等各个环节均易受到自然界病菌的污染、不洁容器炊具的交叉感染，食品从业人员的操作污染。受污染的食品如放在较高温度处，芽孢发芽形成繁殖体，迅速繁殖并产生耐热毒素，食前不加热或加热不彻底，就可能引起中毒。

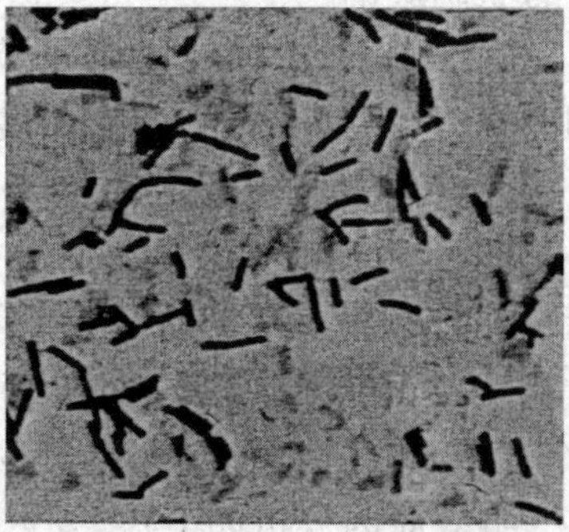

图2－13　蜡样芽孢杆菌的形态

引起中毒的食品种类繁多，我国主要为米饭、米粉，少数为肉类和豆类食品。引起中毒的食品，除米饭有时微黏，入口不爽或稍带异味外，大多数食品感官正常，无腐败变质现象。

（3）烹饪的杀菌作用　借助加热不易消灭蜡样芽孢杆菌的芽孢，它能经受大多数蒸煮过程而存活下来。芽孢不能繁殖，但如果食物慢慢地冷却，或在供应前保持温热一段时间，芽孢就会出芽，形成繁殖体，并在这种温度下迅速繁殖，产生毒素。繁殖体不耐热，100℃20min 即可灭活。呕吐毒素耐热，126℃90min 不被破坏，常在米饭类食品中形成。腹泻毒素不耐热，45℃30min 或 56℃5min 均被破坏，它可在多种被污染的食品中形成。

（4）案例分析　某学校食堂将隔夜的剩饭约 15kg，倒入刚煮熟的大米饭中（约 20kg），将其混匀后，即售给学生作午餐。有 70 位学生吃过此混合饭。吃后约 0.5～2h，连续有 8 人先后出现恶心、呕吐、四肢无力、腹痛、部分出现腹泻，发病者体温都不高。经医院及时救治，中毒者都痊愈出院。经卫生防疫站检测诊断为蜡样芽孢杆菌食物中毒。

中毒原因如下：

① 米饭易污染蜡样芽孢杆菌，而该食堂卫生条件较差，给细菌污染提供了有利条件；

② 当时正值夏季，气温较高，近 30℃，剩饭并未充分加热处理，仅与刚蒸熟的大米饭混合，这不仅起不了杀灭细菌的作用，反而使污染的细菌大量繁殖产毒造成食物中毒事故。

（5）事故判定

① 流行病学特点：引起中毒的食品多为剩米饭、米粉、甜酒酿、剩菜、甜点心及乳、肉类食品。引起中毒食品常因食前保存温度较高（20℃以上）和放置时间较长，使食品中的蜡样芽孢杆菌得到繁殖。

② 临床表现：a. 呕吐型：以恶心、呕吐为主，并有头晕、四肢无力、潜伏期较短（一般为 0.5～5h）。b. 腹泻型：以腹痛、腹泻为主，潜伏期较长（一般为 8～16h）。

③ 实验室检验：a. 中毒食品中蜡样芽孢杆菌菌数测定，每克食品中一般 $\geqslant 10^5$ 个；b. 中毒病人呕吐物或粪便中检出的蜡样芽孢杆菌与中毒食品检出的菌株，其生化形状或血清型必须相同。

④ 判定原则：符合上述流行病学特点和临床表现，实验室检验符合上述两项之一即可判定。

（6）疾病控制

① 防止污染：在食品加工、运输、储存和销售过程中避免尘埃和空气等自然污染。

② 控制繁殖和产生毒素：各种食品必须注意在冷藏条件下作短时间存放。剩饭及其他熟食品在食用前必须充分加热后再吃，加热要保证 100℃20min。

引起食物中毒的细菌种类还有很多，见表2-2。

表2-2　　　　　　　　　　其他细菌性食物中毒

病　原	污染源	中毒食品	烹饪的杀菌作用	疾病控制
肠球菌（*Entrococci*）	粪便、土壤、污水、人类带菌者	熟肉、奶及奶制品	加热容易消灭细菌	重点防止熟肉制品的二次污染
小肠结肠炎耶尔森菌（*Yersinia enterocolitica*）	粪便、污水、鼠类	牛奶、肉类、豆腐、海产品、生制速冻食品等	加热容易消灭细菌，4℃下可存活18个月，能耐受7% NaCl。产生的耐热性肠毒素在121℃30min不被破坏	防止二次污染；蒸煮；巴氏灭菌；水处理；冷藏食品食前彻底加热
变形杆菌（*Proteus*）	粪便、人类带菌者	肉类、水产类、蔬菜、豆制品、凉拌菜、剩饭剩菜	加热容易消灭细菌	防止带菌者污染及二次污染；食品低温保藏
河弧菌（*Vibrio fluvialis*）	海水、港湾水	海产品、被海产品污染的熟食品	加热容易消灭细菌；能耐受8% NaCl生长良好	海产品熟食；防止容器具交叉污染
创伤弧菌（*Vibrio vulnificus*）	近海海水、内陆咸水湖	海产软体动物特别见于牡蛎	加热容易消灭细菌	食用熟的甲壳类、贝壳类海产品
气单胞菌（*Aeromonas*）	淡水、土壤，冷血动物、温血动物，健康人和腹泻病人的粪便，带菌者	熟肉类、淡水产品类	加热容易消灭细菌；对醋渍敏感，对酒醉、食盐腌制不敏感	淡水产品烧熟煮透；加工熟肉制品前手消毒；防止交叉污染
类志贺邻单胞菌（*Plesioonas shigelloides*）	粪便、淡水	淡水鱼、畜禽肉，淡水污染的海产品	加热容易消灭细菌	同气单胞菌
空肠弯曲菌（*Compylobacter jejuni*）	带菌粪便，污染的水源，带菌者	动物性食品、牛奶及其制品	加热容易消灭细菌	婴幼儿食品、奶类食品避免污染，接触生肉的器具应消毒
产气荚膜梭菌（*Clostridium perfringens*）	灰尘、空气、生肉、未洗过的蔬菜，带菌者	各种肉盘菜如炖肉、肉汁、肉汤、肉饼	能形成芽孢，芽孢在沸水中存活1～3h，因此在烹煮过程中不能将它消灭。加热100℃能立即灭活肠毒素	熟肉低温放置者迅速降温，剩余食品食前再加热应彻底，防止带菌者接触食品，防止交叉污染

三、真菌性食物中毒

霉菌毒素（Mycotoxin）是某些霉菌在其所污染的食品中产生的有毒代谢产物。目前已知的霉菌毒素已有200种左右。一种霉菌毒素往往可以由多种霉菌产生，这种霉菌产毒的不专一性与细菌产毒有很大不同。霉变大米呈黄色故称“黄变米”，曾在日本引起大型食物中毒的暴发，从黄变米中同时分离出黄绿青霉、橘青霉和岛青霉等多种霉菌。

不同霉菌毒素对人体毒性作用不同，按其毒性作用的性质可分为肝脏毒、肾脏毒、神经毒、致皮炎物、细胞毒及性激素样作用等。如黄变米中的黄绿青霉毒素损害神经系统功能、橘青霉毒素损害肾脏功能、岛青霉毒素损害肝、肾及心血管功能。

霉菌产毒往往只限于少数产毒霉菌，而产毒菌种中也只有一部分菌株产毒。被霉菌毒素污染的食物，有时表观上并无霉变迹象，但随食物被人体摄入后，其中毒表现是多种多样的，如急性中毒、慢性中毒、致癌、致畸、致突变等。

我国历史上曾发生过的典型霉菌毒素中毒有霉变甘蔗中毒、赤霉病麦中毒、黄曲霉毒素中毒等。

（一）霉变甘蔗中毒

甘蔗是现榨果汁的原料，但如发生霉变，则有中毒甚至死亡的风险。

1. 疾病特点

甘蔗发生霉变主要是由于甘蔗在不良的条件下长期储存，如过冬，导致微生物大量繁殖所致。霉变甘蔗质地较软，瓤部的色泽比正常甘蔗深，一般呈浅棕色，闻之有霉味，其中含有大量的节菱孢霉及其毒素3－硝基丙酸，后者对神经系统和消化系统有较大的损害。

2. 案例分析

霉变甘蔗中毒流行于我国河北、河南、山东、山西等省，1972～1987年共发生183起，中毒人数828人，死亡78人。

3. 事故判定

（1）流行病学特点　中毒食品为霉变甘蔗，中毒多发生在2～4月。潜伏期短者10min，长者十几个小时。重症病人多为儿童，严重者1～3日内死亡，幸存者常留有终生残废的后遗症。

（2）临床表现　主要症状有呕吐、头昏、视力障碍，眼球偏侧凝视、阵发性抽搐、抽搐时四肢强直、屈曲、内旋、手承鸡爪状、昏迷。

（3）实验室检验　从可疑中毒样品中分离节菱孢。从可疑中毒样品中测定3－硝基丙酸。

（4）事故判定　复合上述流行病学特点和临床表现，从中毒变质甘蔗中分离节菱孢及3－硝基丙酸。

4. 疾病控制

不买、不吃霉变甘蔗，不用霉变甘蔗加工现榨果汁。为了防止甘蔗霉变，储存的时间不能太长，同时注意防冻、防捂，并定期进行感官检查。

发生中毒后应尽快洗胃、灌肠，以排除毒物，并对症治疗。目前尚无特效疗法。

（二）赤霉病麦与霉变玉米中毒

我国很早就知道赤霉病麦可引起人畜中毒。1960 年以后，全国特别是长江流域各省均有赤霉病麦、病玉米中毒报告，中毒病的发生往往与麦谷类赤霉病的流行有关。

1. 疾病特点

麦类、玉米等谷物被镰刀菌侵染引起的赤霉病是一种世界性病害，它的流行除了造成严重的减产外，还会引起食物中毒。

从赤霉病麦中分离到的主要菌种是禾谷镰刀菌（无性繁殖期的名称，有性繁殖期的名称叫玉米赤霉），赤霉病麦中的主要毒素是单端孢霉烯族化合物（Trichothecenes）中的脱氧雪腐镰刀菌烯醇（Deoxynivalenol，DON）、雪腐镰刀菌烯醇（Nivalenol，NIV）和玉米赤霉烯酮（Zearalenone），这些毒素对热稳定，一般的烹调方法不能将它们破坏而去毒。

单端孢霉烯族化合物的主要毒性作用为细胞毒性、免疫抑制和致畸作用，可能有弱致癌性。其中脱氧雪腐镰刀菌烯醇中毒时，主要引起呕吐，故也称呕吐毒素。猪和牛等家畜摄食被玉米赤霉烯酮污染的谷物或饲料引起动物雌性激素综合征。主要表现为阴道和乳腺肿胀、子宫肿大和外翻，严重情况下发生子宫脱垂等。

赤霉病多发生于多雨、气候潮湿地区，在全国各地均有发生，以淮河和长江中下游一带最为严重。

2. 案例分析

1987 年印度克什米尔地区报道了一起霉面粉制造的面包引起的食物中毒，224 人食用面包，97 人中毒，病人有腹痛、咽喉刺激、血便、呕吐等症状。24 份面包样品中有 12 份检出脱氧雪腐镰刀菌烯醇，检出量 0. 35 ~8. 38mg/kg。

3. 事故判定

（1）流行病学特点　中毒食品为赤霉病麦、霉变小麦、霉变玉米等，赤霉病麦食物中毒多发生在麦收季节（5 ~7 月），霉变小麦、霉变玉米食物中毒可发生于任何季节。潜伏期一般 0. 5 ~2h，短者 10 ~15min，长者 4 ~7h。

（2）临床表现　主要症状有胃部不适、恶心、呕吐、头痛、头晕、腹痛、腹泻等症状，还可有无力、口干、流涎，少数患者有发热、颜面潮红等。

（3）实验室检验　可疑中毒谷物中检出呕吐毒素。

（4）事故判定　复合上述流行病学特点和临床表现，实验室检验须从中毒食品中检出赤霉病麦或呕吐毒素。

4. 疾病控制

① 去除或减少粮食中的病粒、毒素；

② 加强生产和储藏期的防霉工作，包括选用抗霉品种、使用杀真菌剂、及时脱粒晾晒降低水分、勤翻晒及通风等；

③ 制订粮食中毒素的限量标准，加强粮食的卫生管理。

（三）黄曲霉毒素中毒

在我国一些地区，黄曲霉毒素污染较严重。结合我国目前食品霉菌毒素污染的实际情况，应采取防霉去毒及食品中霉菌毒素含量监测等综合性措施。

1. 疾病特点

黄曲霉毒素（Aflatoxin）是由黄曲霉和寄生曲霉产生的一类代谢产物。具有极强的毒性和致癌性。黄曲霉毒素耐热，一般在烹调加工的温度下破坏很少。在280℃时，发生裂解，其毒性可被破坏。紫外线对黄曲霉毒素有低度破坏性。

黄曲霉毒素主要作用于肝脏，出现中毒性肝炎，中毒症状为食欲差、呕吐、发热，接着出现黄疸、腹水、下肢浮肿，甚至死亡。黄曲霉毒素持续摄入所造成的慢性毒性，其主要表现是生长障碍，肝脏出现亚急性或慢性损伤及致癌作用。我国及部分亚非国家的肝癌流行病学调查资料发现，凡肝癌发病率高的地区，人类食物中黄曲霉毒素污染也较严重，实际摄入量也较多。

2. 中毒食品

黄曲霉毒素主要污染粮食和油料作物，例玉米、花生、花生油。大豆中产毒量较低，原因之一是大豆受黄曲霉侵染后能激发产生大豆保卫素，抑制毒素的形成。

我国长江沿岸以及南方高温、高湿地区的粮油及其制品黄曲霉素污染严重。据调查，玉米、花生污染率分别可达47.2%和41.7%，最高含量可达1000μg/kg以上。食用油中花生油的污染较多，个别样品最高含量达1000μg/kg以上。而华北、东北和西北地区食品受污染较少。

3. 案例分析

印度西部的Gujarat和Rajastan两个邦的许多村庄暴发了因食用严重污染黄曲霉素的玉米引起的中毒性肝炎，共有397人中毒，106人死亡，病死率高达26.7%。主要症状为发热、呕吐、食欲不振、黄疸，严重者出现腹水、下肢浮肿、肝大、脾大。往往突然发生死亡。尸体解剖病理检查，见肝胆管增生。从7例病人中有2例查出血中有黄曲霉毒素B_1。食用病人的玉米中检出黄曲霉毒素B_1的含量为6.25～15.6mg/kg，平均含量为6.0mg/kg。

4. 疾病控制

（1）去毒　黄曲霉毒素具有耐热性，我国试验使用以下去毒方法。

① 挑除霉粒：除去小颗粒（皱缩的和极硬的颗粒），去除不易剥开的和褪色的果实，手工拣除变色的果实或用电子设备挑拣等，是去除污染的有效办法。

② 碾轧加工：大米中毒素常集中于表层，含毒糙米经碾轧加工，可降低黄曲

霉毒素含量，精度高则去毒效果好。

③ 脱胚去毒：将玉米研磨成3～4mm碎粒，加清水浸泡，每天换水3～4次，连续浸泡3d，有较好的去毒效果。

④ 加水搓洗：洗淘大米时用手搓洗，随水倾去悬浮物，反复5～6次，可除去部分毒素。

⑤ 烘烤加热：在食品加工过程中，一些黄曲霉毒素会受到降解，如有报道花生在烘烤过程中，有近50%的黄曲霉毒素发生了改变，以至于再也检测不出黄曲霉毒素。炒花生能部分去除，但不能完全去除黄曲霉毒素。

⑥ 加碱去毒：对玉米通过加碱制作成玉米薄饼食品可有效地减少受污染玉米的黄曲霉毒素的浓度。这种食品制作方法是世界一些地区（包括拉丁美洲一些国家）常用的方法。一些黄曲霉毒素很可能在碱水浸泡过程中被浸出，另一些则无疑是受碱的化学作用而起变化。但如加工严重污染的玉米，这种过程仍不足以保证食品的安全性。

⑦ 精深加工：油料果实经榨油后，大部分的黄曲霉毒素在油料的残渣中。在粗制植物油中剩下的少量黄曲霉毒素在用作肥皂原料时除去，肥皂原料是碱性提炼步骤的副产品。其余的微量黄曲霉毒素在脱色提炼步骤中去除，进而得到不含黄曲霉毒素的精制油。通常用花生制作花生酱和用坚果生产果仁糖果均可明显减少黄曲霉毒素的污染。其他一些化学方法如用氨或过氧化氢处理粮食或饲料以及花生蛋白提取物（食品添加剂的一种）的方法，以及采取物理去除污染与化学去毒相结合的方法。

（2）防止污染　花生、玉米收割后迅速干燥。尽可能避免昆虫性损害（因为昆虫会带入霉菌孢子造成早期污染），隔离受污染与未受污染的食品，以及加强毒素的监测。

我国制订了食品中黄曲霉毒素的限量标准，如玉米、花生仁、花生油、玉米及花生仁制品（按原料折算）≤20μg/kg；大米及其他食用油≤10μg/kg；其他粮食、豆类、发酵食品≤5μg/kg。

（四）其他霉菌毒素中毒

与食物中毒关系密切的其他霉菌毒素见表2－3。

表2－3　　霉菌毒素与带毒食品

毒素类别	产毒真菌	带毒食品	危害作用
赭曲霉毒素（Ochratoxin）	赭曲霉、纯绿青霉	谷物、大豆、咖啡豆、可可豆、玉米和小麦	肾病、致癌作用
展青霉素（Pautulin）	扩展青菌、荨麻青霉、棒曲霉和巨大曲霉	粮食、苹果、山楂及其制品如果汁、果酱、果酒、罐头、糖果	急性、亚急性毒性作用，也具有致癌、致畸和致突变性，还具有细胞毒性，降低免疫功能

续表

毒素类别	产毒真菌	带毒食品	危害作用
串珠镰刀菌素（Moniliformin，MF）	串珠镰刀菌	玉米等粮食谷物	心肌劳损、心室颤动、心脏停搏
伏马菌素（Fumonisins）	串珠镰刀菌	玉米	促癌作用，动脉粥样硬化
链格孢霉毒素	链格孢霉	高粱、玉米、小麦、油菜子、向日葵子、苹果和番茄	食物中毒

第三节　食源性传染病及其控制

在人类食品中，来自动物源性的食品占有重要比例，是人类营养的重要来源。动物往往由于在生活过程中感染疫病，致使在其肉、奶、蛋中带染某些病原生物，并可能污染水体、灌溉的蔬菜及水生动植物等，如果缺乏食品卫生知识、加工烹调与饮食习惯不当，会引发传染病的流行。历史上的许多瘟疫多与此类疾病有关。

一、食源性传染病的特点

1. 食源性传染病传播的条件

传染病在人群中发生、发展和转归的过程称为流行过程。传染病在人群中流行必须具备传染源、传播途径和易感人群三个基本条件。

（1）传染源（Infection sources）　传染源是指体内有病原体生长繁殖并能向体外排出的人和动物。包括病人、病原体携带者、患病或带病原体的动物。病人是传播疾病的主要传染源，特别是非典型性病人。病原体携带者往往不易察觉，它们停止排泄病原菌之前，不应去做加工食品的工作或其他直接接触食品的工作。如属无法避免时，应重视洗手消毒。

（2）传播途径（Route of transmisson）　传播途径是指病原体从传染源体内排出，再侵入易感者所经过的途径。常见传播途径有：经空气、飞沫和尘埃传播；经水、食物和苍蝇传播；日常生活接触传播；虫媒传播；经血液、体液和血制品传播；经土壤传播。

（3）易感人群（Susceptible population）　易感性是指人群对某种传染病的易感程度。人群的易感性决定于该人群的免疫能力，人群免疫能力低，易感性就高，该人群为易感人群。为了提高人群免疫力，降低易感性，在疫区或进入疫区前必须接种相关疫苗。

传染病流行过程中三个基本环节的联系见图 2－14。

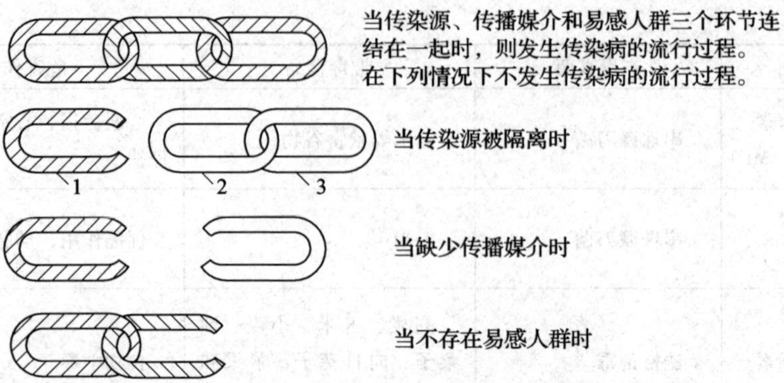

图 2-14　传染病流行过程中三个基本环节的联系示意图

1—传染源　2—传播媒介　3—易感人群

传染病根据传染源不同可分为人体传染病、动物传染病、人畜共患传染病三类。所谓人畜共患意既可由动物传染给人，或人传染给动物，也可能同一种病菌在人与人之间传播，也可以在动物与动物之间传播。需注意的是由于病原生物的可变性和易变性，疾病性质也会发生变化，如禽流感、猪链球菌病过去分明属于动物病，现在已成为公认的共患病。

人畜之所以能共患同一种疾病，一方面是因为人和动物的排泄物共同污染了饮用水的水源，另一方面又由于这些排泄物被作为肥料散播到耕种的土地上而导致了疾病的传播。

世界上已证实的人畜共患病约有 400 多种，随着对疾病和病原认识的加深，其数目还将不断增加。国内资料表明共有人畜共患病 196 多种，其中细菌病 53 种，病毒病 36 种，寄生虫病 91 种。人畜共患病感染给人的途径是多方面的，计调查通过食物传播的人畜共患病占半数以上。

食源性传染病也常称为消化道传染病，包含可能使人通过饮食感染的各种动物病、人病，也包括以食品作为传播途径的人与动物共患性疾病，因而预防这类疾病比预防食物中毒任务要艰巨得多。

食源性传染病与细菌性食物中毒流行特征的区别见表 2-4。

表 2-4　　　食源性传染病与细菌性食物中毒流行特征的区别

类别	食源性传染病	细菌性食物中毒
病原体	病毒、细菌	细菌
致病原因	少量病原体	大量活菌或其毒素
传播途径	饮水、食物、餐具、日常用具或手等	食物
临床症状	潜伏期比较长，一般呈烈性经过，有隐性感染	潜伏期较短，呈中毒表现，多见于急性胃肠炎症状，无隐性感染
流行特点	可发生接触感染，人与人之间能传染，在发病流行曲线上有余波	无接触感染，病人与健康人之间不直接传染，当停食有毒食物，流行很快中止

2. 食源性传染病的法治管理

我国历来重视对传染病的法治管理，颁布了《中华人民共和国传染病防治法》、《中华人民共和国动物防疫法》，《国家突发公共卫生事件应急预案》、《重大动物疫情应急条例》以及进出口动植物检疫、生猪屠宰管理条例、肉品卫生检验规程等相关法律法规。我国法律规定餐饮业人员上岗前，必须先取得健康证，凡患有痢疾、伤寒、病毒性肝炎等消化道传染病、活动性肺结核、化脓性或者渗出性皮肤病，不得参加接触直接入口食品的工作。

3. 防治重大传染病的原则

对重大疫病的防治应本着防重于治的原则，预防为主，采取综合性的预防措施。控制和扑灭疫情应采取早、快、严、小的原则，做到及早发现和诊断判定；快速处理疫情、及时隔离病畜病禽；严格封锁疫区、扑杀病畜病禽，将疫情控制在最小范围内。

二、细菌性传染病及其控制

（一）炭疽

1. 疾病特点

炭疽杆菌（*Bacillus anthracis*）引起的人畜共患传染病称为炭疽（Anthrax）。该菌主要从皮肤侵入引起皮肤坏死，形成焦痂、溃疡、脓肿和毒血症，也可引起肺和肠的病变。

炭疽杆菌是一种需氧性芽孢杆菌（见图 2－15）。在形成芽孢前对外界（日光、热、化学消毒剂等）抵抗力低下，但形成的芽孢具有很强的抵抗力，高温不能灭活，在动物尸体及其污染的环境和泥土中能存活多年。

2. 病原对食品的污染

可能患病的动物有牛、马、羊、骡、猪、犬等，以草食动物多见。接触病畜肉或血液、皮、毛、畜舍周围空气均可感染。食入带菌的畜肉、奶或被污染的其他食品，可引起发病，轻者有急性肠炎、腹泻、呕吐、腹痛及水样便，重者形成类炭疽（与家畜病况相似），并有生命危险。

3. 疾病控制

① 对病畜应焚烧后深埋，或处死消毒后深埋。

② 对宰杀动物的从业人员应确保没有伤口。

③ 对带有炭疽芽孢的物品经$^{60}Co-\gamma$ 射线辐照需 40kGy 剂量处理才能灭活。

（二）结核病

1. 疾病特点

结核杆菌（*Mycobacterium tuberculosis*）是一种很细小的分枝状杆菌（见图 2－16）。由结核杆菌引起的人畜共患的慢性传染病称为结核病，它是一种古老的疾病，曾经是流行广泛、死亡最多的疾病之一，民间多称为“痨病”。结核病在人群集居的地方都可能存在和发生传播，现在仍是重要的传染病。可经过呼吸道、消

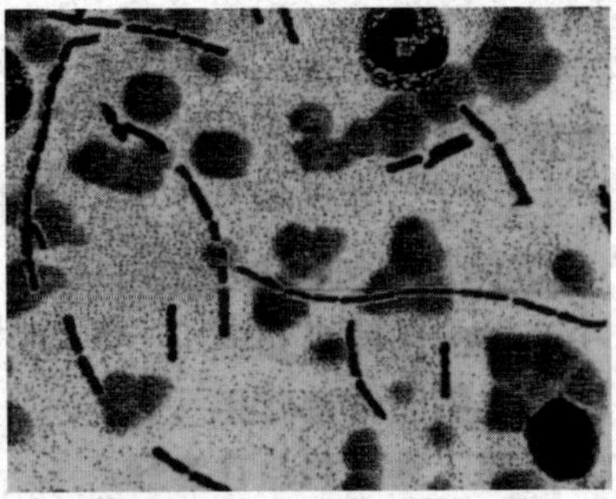

图 2－15　炭疽杆菌的形态

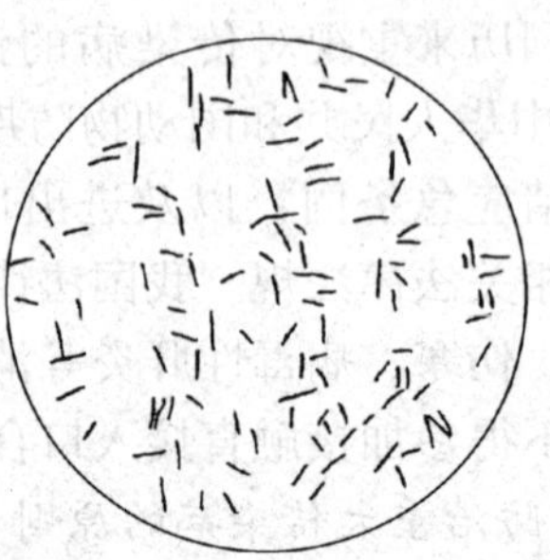

图 2－16　结核杆菌的形态

化道等途径进入人体，侵入全身器官，造成肺、肠、胃、淋巴结多种组织的结核病，尤以肺结核占多数。结核杆菌耐干燥，在干燥痰中能存活 2 ~8 个月。

肺结核临床表现以疲乏无力、食欲减退、午后微烧、面部红晕、夜间盗汗、咳嗽为主要特征。

2. 病原对食品的污染

细菌病的传染源是病人和病畜。病菌可由飞沫或痰液通过空气经呼吸道传播疾病，还可通过病人用过的餐具、用具及与病人共餐、进食被结核杆菌污染的食物而感染。人也可能通过食用未经消毒的结核病病牛的肉或牛奶而引起。

3. 疾病控制

① 对活动性肺结核患者或痰中排菌者，应立即调离食品制售工作，尽早隔离治疗。临床症状消失后，可恢复一般工作，但不能从事直接入口食品的制售及餐具消毒工作。对反复治疗两年以上痰中仍排菌者，则应调离食品企业。

② 对牛奶实施巴氏灭菌。

③ 对婴儿接种卡介菌（一种结核杆菌的疫苗）。

④ 开展宣传教育，如确定全国结核病防治日等。

（三）布氏菌病

1. 疾病特点

由布氏菌（*Brucella*）所引起的疾病又叫波浪热，是以长期发热、关节疼痛、肝脾肿大为特征的慢性人畜共患传染病。布氏菌病流行于世界各地，在我国内蒙古、新疆、黑龙江等地呈季节性流行。

布氏菌形态见图 2－17。

2. 病原对食品的污染

人多因食用病畜的生奶、奶制品或生的、半生的病畜肉类而引起发病。

3. 疾病控制

① 对病畜肉加强卫生检验，作高温处理或盐腌处理。布氏菌不耐热，60℃20min即死亡。

② 对牛奶进行巴氏灭菌即可。

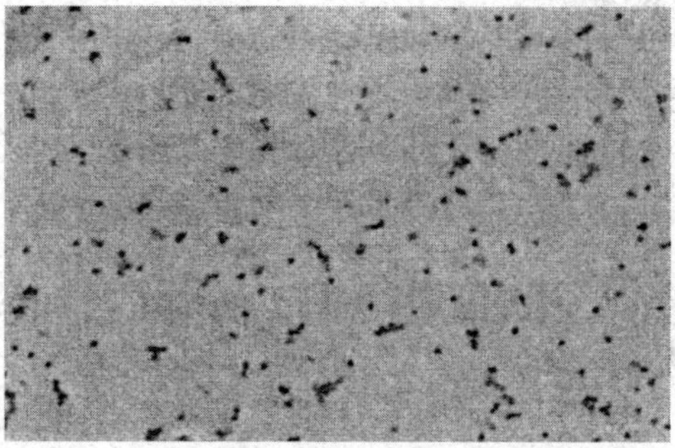

图 2－17　布氏菌形态

③ 对牛群注射疫苗，以防止这种疾病在牛群中传播和人体生病。

（四）李斯特菌病

1．疾病特点

单核细胞增生性李斯特菌（*Listeria monocytogenes*）所引起的疾病在临床上以单核细胞增生为特征。本病可经消化道感染，也可经眼结膜、破损皮肤发生接触性感染，还可经呼吸道感染及昆虫传播。不同人群可分别引起脑膜炎、败血症、心内膜炎、皮炎等剧烈症状，属人畜共患病。

单核细胞增生性李斯特菌形态见图 2－18。

2．病原对食品的污染

李斯特菌广泛分布在土壤、水中，易感动物包括人、其他哺乳动物、禽类、鱼类和甲壳动物，尤其牛、兔、犬、猫最为易感。这种细菌的特点是低温下能生长，在 4～6℃的冰箱中还能繁殖。因此，放在冰箱中的食品，或经冷藏运输的食品，如有此菌存在，它们都可生长并使人致病。1988 年世界卫生组织调查发现，此菌可以通过水源、食品原料、厨房食物制作中任何一个环节的污染传播给人类，但主要的食品有四种：牛奶及牛奶制品、牛肉、蔬菜与沙拉、海产品。

李斯特菌在 60℃10min 可杀死，但食品中的李斯特菌对蒸煮过程抵抗力较大，因此，蒸煮不能作为从食品中除菌的有效手段。李斯特菌在－20℃可存活一年，因其能在极端环境下生存，常被称做“超级细菌”。对速冻食品实施核辐照灭菌，可以彻底杀灭病原体。

3．疾病控制

防止李斯特菌病最有效的办法是不食用生牛奶、生肉和由污染原料制成的食品。HACCP 和其他加工操作管理措施对企业原料潜在污染源的控制也有效。

（五）痢疾

1．疾病特点

病原为痢疾志贺菌（*Shigella dysenteriae*），其形态见图 2－19。

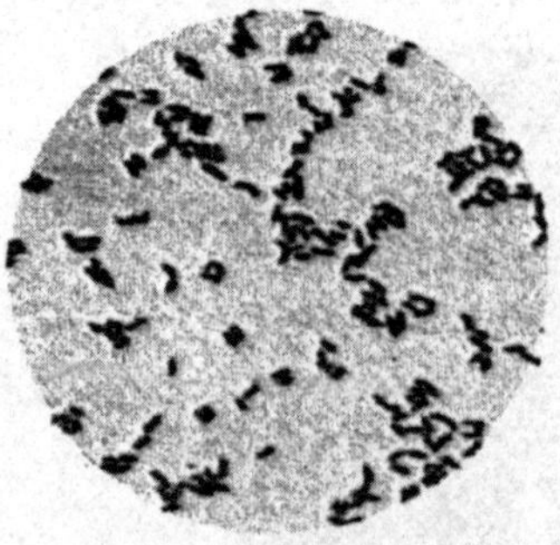

图 2－18　单核细胞增生性李斯特菌的形态

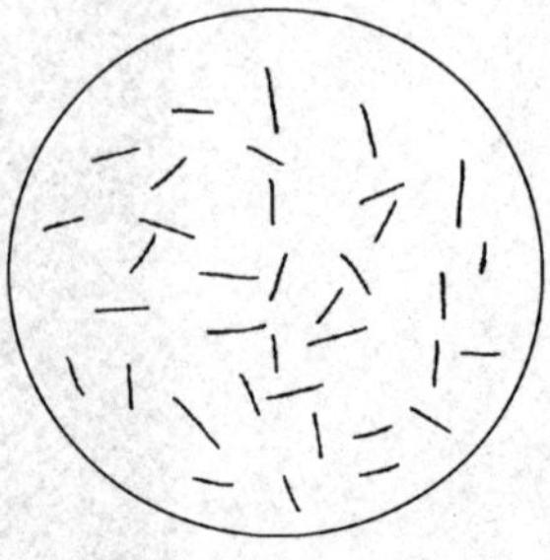

图 2－19　痢疾志贺菌的形态

痢疾随食物和水等经口感染而引起。其主要表现是腹泻、腹痛、里急后重、排黏液脓血便，可伴有发热及全身中毒症状。急性期一般数日即愈。少数病人因治疗不彻底，可转为慢性。

2. 病原对食品的污染

痢疾志贺菌仅寄生在人的身上，因此如果发生细菌性痢疾，那一定是有人在某个时期携带细菌的结果。带有痢疾志贺细菌的食品制作者上厕所后没有洗手就去接触食物，使食物污染，可能引起事故。另外，如果厨房里有了苍蝇等害虫，也可能会将细菌从感染的排泄物传播到食品上。

3. 疾病控制

将食物加热、冷冻，从业人员应遵守卫生规章制度，扑灭苍蝇，用卫生方法来加工食品。

（六）霍乱

1. 疾病特点

霍乱弧菌（*Vibrio cholerae*）可引起霍乱，这种疾病对人体危害严重。本病发病急、传播快，是亚洲、非洲大部分地区人群腹泻的重要原因，属国际检疫的传染病。其症状为十分严重的腹泻和呕吐，结果会导致病人脱水。霍乱病人死亡率很高。

霍乱弧菌形态见图 2－20。

2. 病原对食品的污染

本病通常由污染的水传播。但有时也由食物传播，如鲜鱼、鲜贝以及水果、蔬菜。苍蝇是重要的传媒。

3. 疾病控制

前往那些流行霍乱的国家的所有旅行者必须注射霍乱疫苗，并要求每 6 个月注射一次。

此外，由鼠疫耶尔森氏菌（*Yersinia pestis*）引起的鼠疫、念珠状链杆菌（*Streptobacillus moniliformis*）引起的鼠咬热，猪丹毒杆菌（*Erysipelothrix rhusiopathiae*）引起的人体类丹毒等都是可以通过食品传播的人畜共

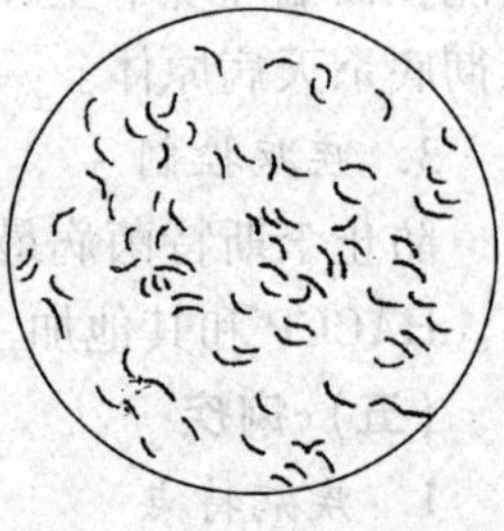

图 2－20　霍乱弧菌的形态

患细菌性传染病，这些传染病也应受到重视。

三、病毒性传染病及其控制

目前已知的人类病毒有300多种，资料表明，此数目正急剧上升。但与食品有关对人类构成致病性的只是其中的一小部分。有人将病毒分为以下几类：呼吸道病毒、肠道病毒、肝炎病毒、痘类病毒、疱疹病毒、虫媒病毒、狂犬病毒。根据病毒的特点以及发生食源性疾病的感染途径，重点应注意甲型肝炎、肠道病毒感染等病毒食源性传染病的预防和控制。

病毒可以通过各种方式进入到食品中。在动物屠宰或谷物收割时就已经含有的病毒，这种病毒污染被认为是原发性的。而食品在加工储藏或者销售期间出现了病毒，则属于继发性的。预防或消除病毒的方法根据污染的类型和方式而有所不同。可出现原发性污染的食品包括肉类（尤其是牛肉）、牛奶、贝壳类和蔬菜。另一些食品在屠宰或收获时并不含病毒，但在到达消费者手里以前继发性地污染了病毒，这种污染是通过昆虫与污染的表面及污染的水接触，或通过传染上病毒的人加工食品等引起。

从食品原料中得到的病毒类型取决于产品的性质，在一定程度上取决于原发性或继发性病毒污染的种类。动物性食品容易被各种不同的病毒污染，一些病毒能在食品加工后存活下来，并且最终出现在成品中。

根据病毒与食品卫生关系，可将病毒分为如下三种类型。

（1）感染动物但不感染人的病毒　如鸡新城疫病毒、鸭瘟病毒、猪瘟病毒、牛瘟病毒、小鹅瘟病毒等，这类病毒虽然对人类的健康无直接危害，但能引起农牧业经济损失和畜禽的病变。

（2）来源于动物体且能感染给人的病毒　如口蹄疫病毒、狂犬病病毒、禽流感病毒、SARS病毒（一种冠状病毒的新种，由猫科动物引起人体非典型性肺炎，具有致死性）。这类病毒引起的疾病即人畜共患病，它是本学科重点研究的对象。

（3）来源于人类，但可感染动物的病毒　这类病毒往往较少单独存在，而通常是在人类、牛、家禽中分离到相似类型的病毒，例如可以从人传染到牛，在实验条件下反过来也能得到同样的证实（即牛传染给人），这种交叉传播方式常常使疾病难以控制。

（一）甲型肝炎

1．疾病特点

甲型肝炎是由甲肝病毒（*Hepatitis A Virus*，HAV）经肠道引起的最常见的急性传染病。甲型肝炎病毒是种球形颗粒。甲型肝炎患者在发病前2周和发病后1周从粪便中排出HAV的数量最多，HAV经口进入人体后，经肠道进入血液，引起病毒血症，经过1周后才到达肝，随即通过胆汁排入肠道并出现在粪便之中。

甲型肝炎在临床上分黄胆型和无黄胆型。潜伏期15～45d，平均30d，早期症状为发热、乏力、恶心、厌食及呕吐，食欲不振，部分病人有腹胀或腹泻。病人多有肝脏肿大与压痛。无黄疸者病情较轻，容易康复。

甲型肝炎病毒对外界的抵抗力较强，能耐受60℃1h，但于100℃加热1min可全部灭活。甲型肝炎病毒主要通过消化道传播，水源或食物被污染时可造成暴发性流行。据估计摄入10～100个病毒颗粒就可造成疾病。

2. 病原对食品的污染

常见的污染食品为冷菜、水果和果汁、乳制品、蔬菜、贝类和冷饮。其中水、沙拉和贝类是最常见的污染源。

3. 案例分析

上海市1988年因食用毛蚶引起甲型肝炎暴发性流行，病人30余万人。主要原因是食用未熟透的贝类。沿海居民喜食毛蚶、蛏子、蛤蜊等贝类，食用时仅用开水烫一下，然后就剥开贝壳，取出贝肉，用酱油、麻油、米醋等调料蘸食。这种食法味道固然鲜美，但由于贝类尚处于半生不熟状态，有些病毒未被杀灭，从而导致疾病。

甲肝病毒在自然界环境中和其他生物体中不能生长繁殖，但是可以较长时间生存，并有较强的传染性。贝类水生动物养殖在沿海滩涂，靠滤水进行呼吸和摄取腐殖质为生。一旦水域受到甲肝病人排泄物或呕吐物的污染，甲肝病毒就会在贝类肝脏内浓缩积聚，其浓度要比水中高出数百倍。

4. 疾病控制

预防措施主要为切断传播途径、控制传播源，加强饮食、饮水、环境卫生包括粪便的管理，养成良好的个人卫生习惯。餐饮从业人员可主动接受甲肝病毒疫苗的免疫接种，以增强免疫力。

（二）乙型肝炎

1. 疾病特点

乙型肝炎的病原体为乙型肝炎病毒（*Hepatitis B Virus*，HBV），疾病的主要表现为慢性肝炎，并可发展为肝硬化和肝癌。

乙型肝炎病毒的结构分为包膜与核心两部分。包膜上的蛋白质即乙型肝炎表面抗原（HBsAg）。核心部分含核心抗原（HBcAg）和e抗原（HBeAg），是病毒复制的主体。对这些抗原体系的检测，可作为诊断乙型肝炎疾病及预后的一个标记。

乙型肝炎病毒对外环境抵抗力很强，对低温、干燥、紫外线均有耐受性。在60℃环境4h仍然稳定，经100℃20min或120℃高压蒸汽加热15min才能灭活。

病人、病毒携带者是乙型肝炎的传染源。可经血液和日常生活密切接触等传播。有资料表明，在急慢性乙肝患者或HBsAg携带者唾液中，排毒率一般高达25%～50%，家庭成员与病人共用的牙具、茶具等日常生活用品可以间接传播。人体对病毒性肝炎普遍易感，感染后可产生免疫力，但各型肝炎病毒之间无交叉免疫。

2. 病原对食品的污染

蔬菜瓜果在生长过程中，被带病毒的粪肥灌溉，食用前冷拌生食而未经加热处理，即可引起感染。食品受苍蝇叮爬，接触污水或未消毒的手，病毒可向食品中转移。餐饮业餐具共用，不履行消毒程序，病人接触的餐具盛装的菜肴、面点可能会受污染。病人与健康人共同进餐时，未实行分餐制，筷勺混用，病毒可经病人的筷勺转移入餐桌食品中，健康人进食即引起感染。健康人的手接触病人用过的计算机键盘、电话机、门把手、水龙头后未消毒直接手抓食品，均可导致媒介中的病原污染食品。

乙型肝炎传播途径概括如图2-21所示。

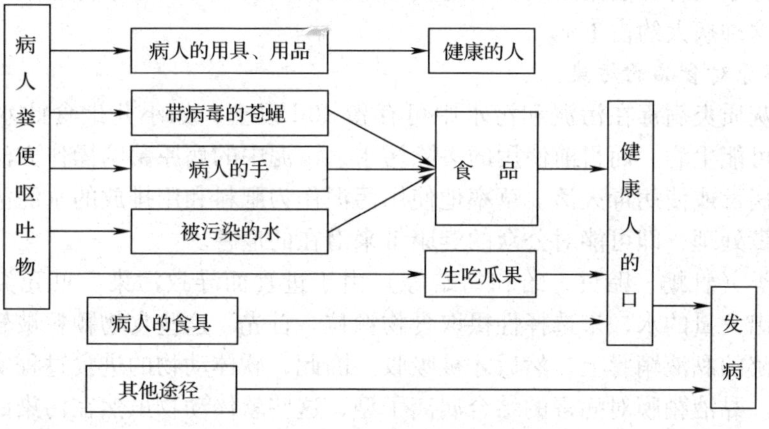

图2-21 乙型肝炎病毒传播途径

3. 疾病控制

（1）加强对传染源的管理　认真贯彻对餐饮从业人员的定期体检制度，做到早发现、早诊断、早隔离。对急性病人应隔离治疗，基本治愈后观察半年。慢性肝炎待治愈后继续观察一年。观察期间不得参加直接入口食物加工和食具的消毒工作，待HBeAg呈阴性才可恢复原工作。对无症状HBsAg携带者应加强卫生宣传，要注意个人卫生，防止自己唾液、血液和其他分泌物污染周围环境及感染他人；所用餐具、剃刀、牙刷等生活用品应与他人分开。

（2）切断传播途径　要严格执行餐具消毒制度。被污染的餐具，必须在开水中煮沸20min以上。较大型宾馆、饭店有条件使用洗碗机等设备，洗涤与消毒可同时进行，应做好消毒后的保洁措施，避免二次污染。规模中等及小型餐馆可采取煮沸、蒸汽或化学药物消毒法。

实行分餐进食制，开展卫生知识宣传，改革传统的不良饮食习惯，提倡使用一次性快餐盒。多人共餐时设置公筷公勺。

（三）脊髓灰质炎

1. 疾病特点

脊髓灰质炎病毒（*Poliovirus*）属肠道病毒的一种。引起的脊椎灰质炎也叫小儿麻痹症，可引起终身残疾，危害较大。传染源是病人和无症状感染者。密切的生活接触是主要传播途径，感染者的粪便可污染饮水、食物，它们是传播病毒的中间途径。

婴儿在出生后几个月内，血液中存在来自母体的抗病毒抗体，在近1岁时降到最低点，但随着年龄的增长，显性或隐性感染的结果，血液中的抗体阳性率不断升高，抵抗力增强。

病毒侵入机体后，定位于咽部或回肠的淋巴组织，患者可以从粪便和呼吸道排除病毒。病人一般无症状（占90%），少部分患者（4%～8%）仅表现为上呼吸道炎、胃肠功能紊乱或流感性症状。部分人出现头痛、呕吐、颈部和背部强直等症状。当病毒累及脊髓前角灰质，引起脑颅神经核的病变时，导致神经细胞支配的肌肉瘫痪，这种病人约占1%。

2．病原对食品的污染

脊椎灰质炎病毒在污泥和污水中可存留10d以上，如小儿生食此水灌溉的蔬菜，就有可能生病。而目前使用的去除污水、污泥中的病原菌的操作方法还不能有效地排除病毒或使病毒灭活。草率地使用污泥作为肥料和用排放的水灌溉而不进行适当的消毒处理，即可能对公众的健康带来潜在的危害。

贝壳类（牡蛎、贻贝、蛤和鸟蛤等）由于进食而导致污染。贝壳类软体动物通过过滤出大量的水，来选择性摄取食物颗粒。首先，这些食物颗粒被软体动物吸附在所分泌的黏液鞘膜上，然后才被吸收。因此，软体动物的进食过程实际上也吸取了病毒。黏液鞘膜对病毒的结合属离子型，这些软体动物虽然在污染的海水中生存的时间不长，但足够可以造成严重的污染。贝类的消化系统（带毒部分）位于贝类的中心部位，经常规焖煮、油煎、烘烤、汽蒸后如烹制不透，仍有病毒残存。

3．疾病控制

现在已有预防小儿麻痹症的糖丸疫苗。我国20世纪末已基本消灭这类疾病。

（四）禽流感

自2003年以来，人类因感染禽流感引起死亡的恶性事件接连发生，震惊了全世界。

1．疾病特点

流行性感冒简称流感，是指由正黏病毒科的流行性感冒病毒引起的人群中快速传播的卡他热性流行病。流感是人类、马、猪和各种禽类的多种自然感染和疾病的病因，通常侵害上呼吸道。在我国，流感在人群的大流行已有多次，在猪、马群中也有暴发流行。2003年以来流感在禽类中频频发生暴发流行并使人感染发病，全球死于禽流感的人数已超过100人。

流感病毒有三个不同的抗原型，即A、B、C三型。其中B型、C型仅能对人致病，A型可对人、马、猪、禽致病。禽流感病毒具有A型抗原，属于A型流感病毒，其表面有两种糖蛋白，一种为血凝素（H），另一种为神经氨酸酶（N），由于这两种糖蛋白经常发生变异，因此，根据糖蛋白变异的情况，H分为H_1～H_{15}

十五个不同的型别，N 分为 $N_1 \sim N_9$ 九个不同的型别。A 型禽流感各亚型毒株对禽类的致病力是不同的。

禽流感（Avian influenza，AI）是由禽流感病毒引起的一种家禽和野禽的高度接触性传染病，又称真性鸡瘟或欧洲鸡瘟。按病原体类型的不同，禽流感可分为非致病性禽流感、低致病性禽流感、高致病性禽流感三类。非致病性禽流感不会引起明显症状，仅使染病的禽鸟体内产生病毒抗体。低致病性禽流感可使禽类出现轻度呼吸道症状，食量减少，产蛋量下降，出现零星死亡。高致病性禽流感最为严重，发病率和死亡率均高，感染的鸡群常常全军覆没。历史上高致病性禽流感都是由 H_5 和 H_7 引起的。但并非 H_5 和 H_7 都是强毒。而 N 亚型似乎与毒力无关。近年引起人体感染的大多为 H_5N_1 亚型，也有 H_7N_3、H_7N_7 亚型等。

2. 病原对食品的污染

病禽、带毒禽是主要的传染源。鸭、鹅等家养水禽和野生水禽在本病传播中起重要作用，候鸟也可能起一定作用。

禽流感的传播方式有感染禽和易感禽的直接接触和与病毒污染物的间接接触传播两种。可以直接通过接触活的禽类动物、可能的污染禽类产品传播，但禽流感病毒可在污染的禽肉中成活很长时间，可以通过污染食品如冻禽肉进行传播。

禽流感病毒主要存在于病禽或感染禽的消化道和呼吸道，也存在于病禽的所有组织中，如血液、蛋中，食用污染的蛋是危险的。

禽流感在鸭类中除了经粪便—水—口传播途径外，口—水—口也是主要的传播途径。病毒在37℃粪便中存活6d，4℃粪便中存活35d，因此，普通的食品保藏方法对病毒的损伤不大。

禽流感的发生无明显的季节性，但常常以冬春季气温较低时多发。

3. 案例分析

自2003年12月以来，截至2004年11月14日，全球感染禽流感病毒126人，其中越南92人，而全球共有64人死于禽流感，越南就有42人。为此，越南政府发动了一场规模空前的防治禽流感战役。2004年10月以来，越南禽流感疫情死灰复燃，至2004年11月已蔓延至10个省市，病死或被扑杀家禽达3.3万只。越南卫生部最新确认，自2003年首次出现禽流感至今，越南共有92人被确认感染了禽流感病毒，其中42人死亡。但未发现人际传染。

4. 疾病控制

（1）剔除病禽　人大多数在宰杀、煺毛、分割、准备烹饪家禽的过程中与病毒接触。对病死禽鸟切莫食用。

（2）烹饪卫生　良好的卫生操作实践可以避免病毒以食品传播该病毒。生鲜肉与熟食品避免混放，防止交叉污染；不要用同一个案板或刀具切生鲜肉与熟食品；接触生鲜肉后一定要洗手；不吃生蛋；肉类烹调温度70℃以上。

（3）饮水卫生　候鸟、野鸟带毒比例较高，在池塘、水田栖息的过程中，其排泄物可以污染水源和环境。如果人接触了被污染的水源，如直接用湖水洗菜，再去吃生菜，就有可能接触到病原。对此，应对被污染的环境尽可能进行消毒。

（4）消灭病媒生物　食品加工场所严禁小鸟、苍蝇、老鼠进入。

（5）增强免疫力　注意加强锻炼、预防流感侵袭，减少与病禽、病人接触机会，避免到疫区旅行；接种人用禽流感疫苗以预防流感。

（五）口蹄疫

1．疾病特点

口蹄疫（Foot and Mouth Disease Virus）指牛、羊、猪等偶蹄动物的一种急性接触性传染病，以口腔、脚趾出现破溃性水泡为特征。人感染后可出现与家畜相似的疾病，在唇、舌部出现水泡，皮肤上水泡多见于手指、足趾、鼻、脸部，严重者可并发胃肠炎、神经炎、心肌炎及引起死亡。

口蹄疫病毒是种球状颗粒，对外界的抵抗力很强，在饲料、饲草、皮毛、土壤中可保持传染性达数周至数月。但对高温、酸、碱均较敏感，阳光直射60min或煮沸3min即可灭活。

2．病原对食品的污染

人可经食肉引起感染。口蹄疫病毒在腌肉中可存活3个月，在骨髓中的病毒可生存半年以上。

3．疾病控制

最重要的是加强肉食品检验检疫，一经发现即扑杀、销毁、消毒，采取封锁隔离等措施。当前许多国家都有疫苗，一些国家已消灭此病，要严防从国外传入。

（六）冠状病毒病（非典型性肺炎）

1．疾病特点

非典型性肺炎（Atypical pneumonias）是由冠状病毒（*Cornavirus*）的一个变种引起的，病原体与流感病毒有亲缘关系，已发现野生动物果子狸带有该病毒。2002年11月~2003年5月，我国（广东、香港、北京、山西等地区）以及加拿大、印度、泰国等全球40多个国家相继发生，症状以发热、干咳、少痰为主的非典型性肺炎，重症者因呼吸困难引起死亡。

所谓非典型性肺炎又叫SARS病，是相对于肺炎链球菌或双球菌引起的典型肺炎而言的。其症状、肺部体征、血相相对没有典型肺炎感染那么明显。

2．病原对食品的污染

该病虽属呼吸道疾病，但其传播途径主要是密切接触，而餐饮业的宴会、集中聚餐以及烹调师加工野生动物如果子狸等都是可能接触病毒的一个途径。由于该病毒可经空气传播，故还应注意空气卫生。

3．疾病控制

对病人要严格实行早隔离、早治疗、不陪护、不探视，对非典疑似病人及早进行疫苗注射。空气用紫外线照射或用过氧乙酸喷雾与熏蒸。地面、物品、痰盂用含氯消毒剂浸泡消毒。餐饮业为预防疾病，应严格遵守《野生动物保护法》，对未经检验可能携带病源的野生动物禁止采购、加工。尽可能提供分餐服务及送餐服务。

（七）疯牛病

1996 年英国首先发生“疯牛病”的消息，震惊了全世界。

1. 疾病特点

疯牛病又名“牛海绵状脑病”，是一种发生在牛身上并能传染给人类的中枢神经系统疾病。它由一种朊病毒感染引起。它也可以感染人类，使之患克－雅氏病。克－雅氏病在 1957 年至 2003 年，美国、日本均有发病报道。为两位科学家克罗伊菲尔德和雅可布所发现。英国在 1996 年发现 17 名患者，平均年龄 30 岁，最小的仅 15 岁。

此病具有很大的危险性，由于潜伏期长，一般数年至十几年，且无自觉症状，难以早期诊断。临床上主要表现为痴呆症，脑内的灰质和白质逐渐消失，脑子变成海绵状，脑功能消失。这些病变难于逆转，死亡率几乎为 100%。

2. 病原对食品的污染

患者都是因与患病牛、羊接触或食用病牛、羊肉及其制品有关。特别是一些国家的牛饲料加工工艺中允许使用牛、羊等动物的内脏和肉作饲料，致使此病迅速蔓延，传染给人类。

3. 案例分析

2007 年 1 月 25 日，奥地利克恩滕州政府农业官员 25 日证实，该州一头 11 岁的花斑牛疯牛病检验结果呈阳性。这是奥地利迄今发现的第六例疯牛病。据奥地利新闻社报道，病牛已被屠宰和焚烧。报道指出与病牛相关的产品没有进入食物链，因此不会对消费者构成威胁。这头病牛是由一个家庭养牛户从当地购买的，在被检验出患疯牛病之前没有任何症状。克恩滕州政府官员认为，由于疯牛病不通过接触传染，因此不需对这个养牛户饲养的其他数十头牛进行处理。这头病牛的后代中有 5 头牛此前已被屠宰，但它们的疯牛病检验结果均为阴性。

4. 疾病控制

加强检疫，对疑似病例及时上报，禁止从疫区进口牛肉及制品。这类国际上近年流行的传染病，要给予足够的重视。

（八）狂犬病

狂犬病俗称疯狗病，由狂犬病病毒（*Rabies virus*）引起的一种人畜共患病。自古以来即在世界各地存在。目前还有不同程度发生。

狂犬病病毒是一种子弹形或试管型病毒。天然情况下对此病最易感的是犬、狼、猫、鼠。病毒存在于患病动物的神经系统及唾液中。主要由疯犬、疯狼等咬伤人和其他动物而传播。还有非咬伤性的传播途径，人和动物都有经呼吸道、消化道感染的病例。所以，对患狂犬病死亡的动物一般不应剖检，更不允许剥皮食用，只能全部销毁。

由于此病导致中枢神经系统受到感染，脑、脊髓受到严重损害，一旦发病即使有最好的医护条件，还是难免丧失生命。所以，对被狂犬咬伤的人，除处理伤口外，还应立即作免疫注射，以使其免疫力产生于发病之前，可能免于受害。因为病毒在接种部位的肌肉细胞中增殖并存留一定时间后才入侵神经系统，故疫苗及时补种，可起到预防的效果。餐饮业加工的狗肉应有产地防疫证明和兽医卫生检验合格印章。

（九）其他病毒病

随着人们外出旅游观光机会的增加，宠物养殖和野生动物家养化的普及，一些动物源性疾病可能通过职业性接触及饮食而引起传播。随着食品进出口贸易量增加，一些疾病早已在我国得到控制，但还有新输入的可能，加上还有一些蚊传虫媒病毒的存在，可以说，预防病毒性疾病的任务还很艰巨，只有常抓不懈，严格控制传染源及切断传播途径，才能确保一方平安。这些病毒性疾病可能传播给人的方式见表2－5。

表2－5　其他可能出现的病毒病

病名	涉及的主要动物	地理分布	可能的传播媒介或传染给人的方式
猿猴疱疹	猴类	全世界	咬伤、职业性接触
牛痘	牛	全世界、特别是有天花的地方	接触
羊口疮	绵羊	全世界	职业性接触
猴痘	人以外的灵长类	西部非洲、南美洲	接触性感染
水疱性口炎	猪、牛、马、啮齿类动物	北美和南美洲、印度、尼日利亚	接触和昆虫（蚊、蝇）叮咬
出血热	啮齿动物	阿根廷、玻利维亚、欧亚大陆北部	接触啮齿动物的排泄物和分泌物
呼肠弧病毒感染	哺乳动物	全世界	食入
猫抓热	猫	全世界	抓伤或创伤
裂谷热	绵羊、山羊、牛	非洲	蚊叮，与尸体或新鲜肉接触
流行性乙型脑炎	野鸟、猪、马	亚洲、太平洋诸岛	蚊叮
加利福尼亚脑炎	松鼠、金花鼠	美国西部和中部	蚊叮

由于动物源性疾病可能以各种方式传播给人，而人类对这些疾病缺乏认识，它们在人与人之间因职业接触可能快速传染开来，一旦流行，对人身安全和经济建设常常造成不可估量的损失。作为餐饮经营人员，过去盲目追求生猛海鲜，常常在制作食物时片面追求味感质感，偏信师傅的经验，忽略杀菌灭毒效果，形成了餐桌风险，现在更应围绕“卫生、营养、科学、合理”去建立食品经营的新理念。

第四节　食源性寄生虫病及其控制

寄生虫通过食品感染人的原因有很多，如国际旅行、饮食多样化、食品全球化等，感染的结果严重威胁人类身心健康。由于食品中的寄生虫常常不被注意，因此对食品安全构成的威胁就更大。

一、绦虫的危害及其控制

绦虫的发育经历卵、蚴、成虫3个阶段。绦虫虫体分节或者不分节，缺少口和消化管，多数雌雄同体，有的幼虫期有纤毛，均营寄生生活。

猪、牛、鱼是某些绦虫的主要宿主。绦虫的卵可以存在于施肥蔬菜中，或用污染的水源清洗引起带染。人摄入带卵食品后孵化出蚴，穿过肠道、游走到肌肉、脑和身体其他部位，再形成包囊，出现疼痛及丧失劳动力，引起严重后果。在肉和鱼肉内可能含有绦虫的幼虫——蚴，人也可因吃下活的带蚴包囊的肉后，在人的肠道中发育为成虫，造成肠梗阻及全身消瘦。

（一）带绦虫和囊尾蚴病

1. 疾病特点

带绦虫有两种：无钩绦虫，见于牛；有钩绦虫，见于猪。带绦虫是成虫，其幼虫叫囊尾蚴或简称囊虫。我国北方地区长期以来以去绦灭囊作为卫生防疫的一项主要任务。

猪囊尾蚴（*Cysticercus cellulosae*），肉眼可见白色、绿豆大小半透明的水泡状包囊，约20mm×11mm大小，包囊一端为乳白色不透明的头节。有大量囊尾蚴寄生的猪肉，乍一看就像是米粒，故一般俗称为“米猪肉”或“痘猪肉”。而牛囊尾蚴（*Cysticercus bovis*）则须经放大才能看到。

带绦虫扁长如带状，结构分为三部分：头节、颈节、尾节，尾节由妊娠节片一节一节地连成，每个节片内含虫卵多达数万个，具有感染性（见图2-22）。

人因生食或食用未煮熟的“米猪肉”被感染，进入小肠，囊壁破裂，头节伸出，吸附于肠壁，经2~3个月发育为成虫即绦虫。人即出现绦虫病症状：贫血、消瘦、腹泻或便秘。成虫可长期寄生，有的长达25年以上。在人粪便中能不断排出虫卵。

人由于食用被粪便污染（带有妊娠节片）的食物和水，可患囊尾蚴病，虫体随血流寄生于皮下组织、四肢、颈背部肌肉等处，引起肌肉痛痒，四肢乏力。

2. 带虫食品

虫卵被猪牛吞食后，在肌肉组织中形成囊尾蚴，称这种带虫动物患有囊虫病。寄生部位在肌肉侧肌、腰肌、咬肌、舌肌、膈肌等部位，寿命为3~10年。

本病感染源为病人，影响疾病流行的因素：

① 饮食习惯中喜食生干牛肉或未煮熟猪肉者易感染；

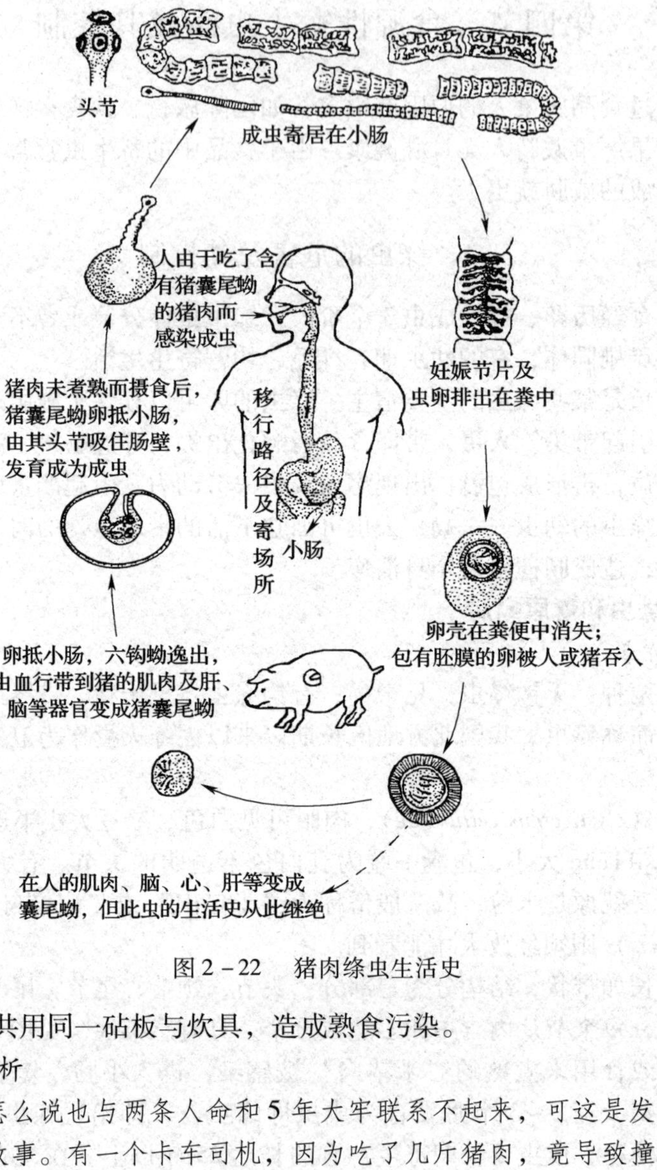

图 2－22　猪肉绦虫生活史

② 生熟菜共用同一砧板与炊具，造成熟食污染。

3. 案例分析

一块猪肉怎么说也与两条人命和5年大牢联系不起来，可这是发生在我们现实生活中的真实故事。有一个卡车司机，因为吃了几斤猪肉，竟导致撞死两人、重伤一人，自己坐5年大牢的悲剧，还得了个很难根治的脑囊虫病。

原来，该司机在自由市场上很便宜地买到一块猪肉，熟人见了说他买的肉是米猪肉，他不相信，照样拿回家吃。这位司机以前没有见过米猪肉，也不知道其危害，全家人还吃得挺香的。半年后，他在自己的大便中发现一节一节面条状的白虫子，以后，他全身的皮下、肌肉里又长出了一个个囊肿，因身上的囊肿不疼不痒，他也就没有去医院医治。谁想到，这小小的囊虫在他大脑里安家落户，引发了癫痫病，在一次出车运货途中，造成他神志不清，双目失明，卡车像发疯的野兽一样向行人冲去，造成了当场撞死两人、重伤一人的悲剧。后经交通管理部门和法医鉴定，事故原因是司机患有脑囊虫病，突发癫痫所致。

4. 疾病控制

做好采购原料肉的检疫检验工作。因囊尾蚴在 -10℃储存 72h 死亡，应搞好畜肉冷藏工作。肉类彻底烹调，容器具生熟专用，可以预防囊虫病的发生。

（二）阔节裂头绦虫病

阔节裂头绦虫病是我国近年来新出现的罕见的食源性寄生虫病，如患者因生食淡水鱼，吞食活泥鳅而被感染。

1. 疾病特点

阔节裂头绦虫（*Diphyllobothrium latum*）是一种鱼类绦虫。本病呈地方性流行，人是主要的终末宿主，成虫附着于人体小肠黏膜上。虫体末端的孕卵节片中的虫卵排放到粪流中，进入水体。其生活过程要求有两个中间宿主和一个终末宿主。其中第一中间宿主是各种桡足虫类淡水甲壳动物，通常为剑水蚤属和镖水蚤属。第二中间宿主是各种广泛的淡水鱼类，如狗鱼、河鲈、小鲈、江鳕、湖红点鲑、鳗鲡、鲴鱼和白鱼。

本病分布呈世界性。感染后许多人并不显现症状，也有出现恶心、疲劳、腰区疼痛、眩晕、四肢麻木、体重减轻，严重者并发贫血症。

2. 带虫食品

河鲈和刺鱼等小型鱼类采食感染的桡足虫，再被大型食用鱼类吞食后，裂头蚴穿过其肠道，并移行至各部组织内。鱼类在少量幼虫寄生时可能不受损害，大量幼虫则可引起消瘦、腹膜炎、内出血甚至死亡。如果这些鱼的制品如肌肉、肝脏或鱼子未经充分加热、冷冻处理，人食用后即被感染。据报道犹太人特别容易感染，这是因为，犹太人在调制一种鱼馔（加香料的碎鱼肉）时，需品尝生的或略微烫煮的样品，以判定调味是否适宜的习惯。在犹太的家庭妇女和厨师中均有发生感染。但如果进食充分煮熟的鱼馔，就不会感染。

在有进食生的、腌制的或生渍的鱼子或淡水鱼的国家也可出现高度感染。生的、腌制的或家庭熏制的鱼类是西方国家的常见菜肴，在这些国家都将生鱼子奉为珍馐美味。在日本和南美洲，用柑橘汁调味的生鱼也是一味受大众欢迎的食品。

一些地方性流行区还可运出感染的鱼类，凡是销售这些鱼类的地区，就都有可能发生感染。

除人外，许多食鱼哺乳动物往往也可发生感染并成为保虫宿主。这些动物包括家犬、猫、狼、狐、熊、豹、美洲狮、水貂和家猪以及海象、海鸥等。

对采用不能杀死幼虫的方法调制鱼肴，是人体发病的最主要因素。鱼类运输和储藏时采用的各种冷藏方法，都不足以预防感染。据证实，存储在冰块中的鱼类体内的幼虫，仍可保持感染力超过 40d。来自地方性流行区的鱼类，必须冷冻至 -10℃经 24 ~48h，才能保证杀灭幼虫。烹煮时，鱼体内温度必须达到 56℃持续 5min。只用盐水简略地泡渍鱼类的习俗，并不足以杀死幼虫。在不能维持高温的条件下熏制鱼类，幼虫仍然可能存活。一些人习惯用柠檬汁泡渍鱼类，泡渍时间低于

24～48h，还是可以传播疾病的。

3．疾病控制

在疾病流行区开展宣传教育，改变进食或品尝未充分加工鱼类的饮食习惯。鱼品宜深度冷冻或熟制后出售。其他措施包括改善生活污水处理，及个体的驱虫治疗。

二、线虫的危害及其控制

线虫的特征是虫体具三胚层，不分节，左右对称，体腔缺间皮膜，称为原体腔，虫体呈丝状、发状或者圆柱状，横切面圆形。大多数雌雄异体，雌虫常较雄虫长，营寄生生活或者自由生活。线虫有卵生或胎生两种繁殖方式，卵生有卵、幼虫、成虫三个环节构成，胎生只有幼虫、成虫两个环节。

常见食源性寄生线虫有旋毛形线虫、管圆线虫、异尖线虫、蛔虫、钩虫等。一些线虫如蛔虫只有简单的生活史，并不要求中间宿主；有些如旋毛形线虫、异尖线虫先在肉中形成包囊，当人吃下带包囊的肉后，在人体内发育成成虫。而管圆线虫则有两个中间宿主。

（一）旋毛形线虫病

我国旋毛虫病患者达2000万，他们大多喜食烤肉、涮肉、凉拌生肉等。

1．疾病特点

旋毛形线虫（*Trichimella spiralis*）简称旋毛虫，是一种细小的线虫，长3～4mm，成虫和幼虫可寄生于同一宿主体内，如人体及猪、狗、猫、鼠等几十种哺乳动物（见图2－23）。

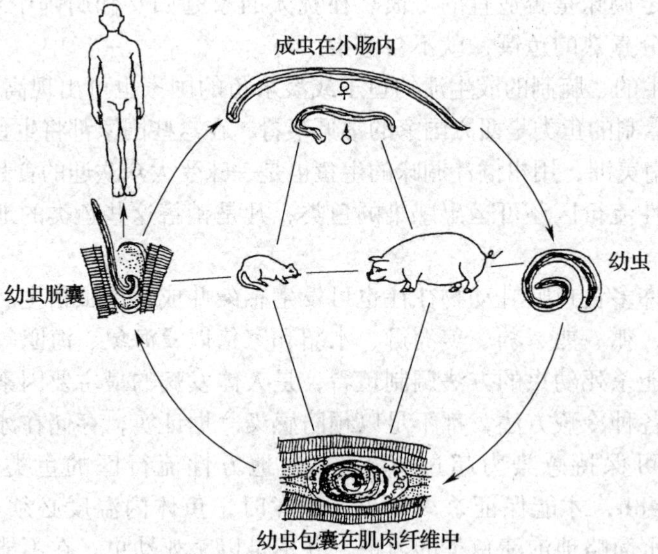

图2－23　旋毛虫生活史

旋毛虫病是由旋毛虫寄生于人体骨骼肌所致的一种人畜共患病。有肌肉剧烈疼痛、乏力、发热等症状。

人（或动物）吞食含有活的旋毛虫包囊的肉类后，包囊被胃液消化，幼虫脱囊而出，发育为成虫，从幼虫发展为成虫只需要 2d。每条成虫又可产幼虫 200～500条。这些幼虫随血液循环到达身体各器官，但仅到达横纹肌的幼虫才继续发育，在感染后 1 个月内在其周围形成梭形包囊。幼虫平均寿命为 5～10 年。

2. 带虫食品

旋毛虫幼虫包囊对外界抵抗力较强，熏烤、腌制、暴晒等加工方法制作的香肠、腌肉等肉制品常不足以杀死幼虫。－12℃冷藏可耐受 57d 不死。但在 70℃时包囊可被杀死。肉中心达到 82℃的烹调法均是安全的。

旋毛虫的宿主范围很广，包括家畜和野生动物百余种，导致疾病难于根除。

我国云南少数民族地区居民常将生猪肉剁碎或切成肉丝，拌以作料调味后生食，易造成感染。一种称为“过桥米线”的食品是将生猪肉浸入热油汤中加工的，食后可引起感染。

3. 疾病控制

① 加强对猪肉、狗肉等畜肉的卫生检验。

② 禁食野生动物。

③ 肉食品提倡熟食。

④ 加强灭鼠，以有效预防疾病。

（二）管圆线虫病

管圆线虫病又名嗜酸性粒细胞增多性脑膜脑炎，是广州管圆线虫幼虫（*Angiostrongylus cantonensis*）侵袭人体中枢神经系统而引发的疾病。广州管圆线虫是由中国学者在广东的鼠肺部首先发现并命名。2003 年 12 月昆明有 8 人因吃生螺片而感染广州管圆线虫病。2006 年 6 月至 2006 年 8 月，北京居民因食用未煮熟的福寿螺暴发广州管圆线虫病，发病达 70 余例。

1. 疾病特点

该病的潜伏期 3～36d。少数患者在进食福寿螺的螺肉数小时后即有腹痛、恶心，有些病人的首发症状为发热、打喷嚏等类似感冒的症状，出现皮肤丘疹。如寄生于人脑脊液，会出现急性剧烈头痛、发热、颈项强直，少数人出现面瘫及感觉异常，如麻木、烧灼感等，一种病例可有瘫痪、、嗜睡、昏迷，甚至死亡。幼虫还可经皮肤侵入动物体内。

2. 带虫食品

管圆线虫的中间宿主主要有虾、蟹、螺、蟾蜍、蛙、某些蜗牛等。一些地方大量繁殖了福寿螺，所以现在福寿螺已经成为重要的中间宿主。福寿螺学名桶瓶螺，外形像苹果，所以又称苹果螺。它原产于南美洲亚马逊河流域，20 世纪 80 年代初引入中国广东省饲养。福寿螺曾是家庭、饭店餐桌上的美味佳肴。

被污染的水、蔬菜也有可能引起食用者感染（见图 2－24）。

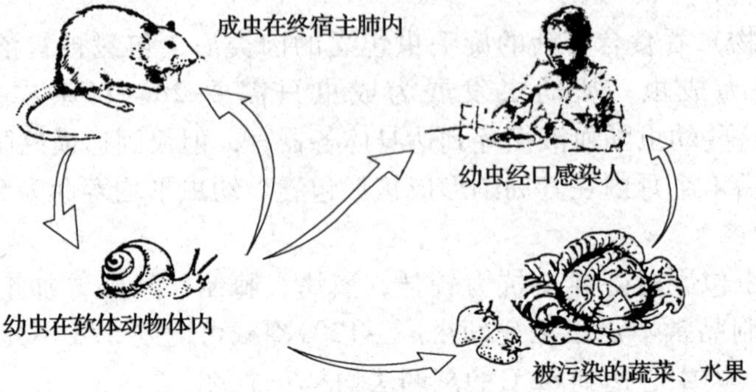

图 2－24　管圆线虫生活史

3. 案例分析

2006 年 6 月 24 日上午，北京友谊医院热带病研究所，医生与往常一样在专家门诊看病。一名 34 岁的男性病人引起了医生的注意。“他最明显的症状是皮肤疼，不用碰都会很疼，颈部僵硬。和他聊天时发现，其他三个和他同在一家酒楼吃过饭的人有两人有同样症状。问是否吃了螺肉，患者说确实吃过福寿螺。”根据患者临床表现和实验室检查，临床诊断为嗜酸细胞增多性脑膜炎。

北京市西城区卫生监督所 8 月 11 日接到群众举报后开始介入此事。“一开始，酒店不承认用的是福寿螺，说是海水螺。”调查人员先停止了酒店所有凉拌螺肉的销售，然后去友谊医院，结果发现得这种寄生虫病的人数日渐增加，而且都吃过这家酒店的凉拌螺肉，两家分店都有问题。于是对此事立案调查，对原料和加工过程的调查成为重点。

最开始，加工这道菜的厨师长和经理极力否认用了福寿螺，说用的是甲螺。甲螺属海螺，其生长环境中不可能有广州管圆线虫。在和酒店董事长诚恳谈话后，第二天，酒店方提交了一份报告：“酒楼一直用海水螺制作‘凉拌螺肉’和‘香香嘴螺肉’，由于客人投诉说海螺肉大小不一，5 月 20 日左右酒店开始改用福寿螺。”该酒楼办公室主任也指出，最开始凉拌螺肉用的是海螺，卖价 68 元一盘。试菜一周后，消费者反馈，菜味道不错，就是价钱贵了点。于是，酒楼开始改用福寿螺，以 38 元一盘的价格备受欢迎。”

但是，厨师否认加工过程中存在问题。“他们坚持说水开后，福寿螺在沸水中煮了 20min。”“理论上说，福寿螺以及其他淡水产品，如果加工加热至熟透，即可杀死隐匿其中的管圆线虫等寄生虫幼虫，保证食用安全。如果真像厨师所说，在沸水中煮了 20min，不可能出现寄生虫致病的事。”接到报告当天下午，市卫生监督所的分管局长和调查人员一起到酒店现场询问，“这一次，厨师承认沸水开锅后只煮了 3～5min”。

福寿螺包括一些淡水螺肉，如果煮 20min 左右，肉会变硬，没有原来那么脆。

煮一个多小时，肉又会变软。酒楼既想让螺肉好吃又要节约时间，自然容易出问题。

4. 疾病控制

① 不食用生鲜或者未经彻底加热的螺、虾、蟹、蛙、鱼，尤其是福寿螺在吃之前要做好清洁工作，高温煮熟。

② 生食蔬菜要洗净，不喝生水。

③ 从事螺肉加工的厨师要做好皮肤防护工作。

④ 加强灭鼠，消灭终宿主。

（三）异尖线虫病

1. 疾病特点

异尖线虫病是一种由于摄入生的或半生不熟的含有简单异尖线虫（*Anisakis simplex*）虫蚴的鱼而引起的肠道疾病。它能穿透胃肠道组织引起腹痛和过敏，并且难于诊断。本病最早发生于1960年，荷兰一个病人因生食鲱鱼引起肠梗阻小肠切除，在切除小肠段发现了异尖线虫的幼虫（见图2-25）。20世纪80年代中期，此病在欧洲曾一度引起恐慌。

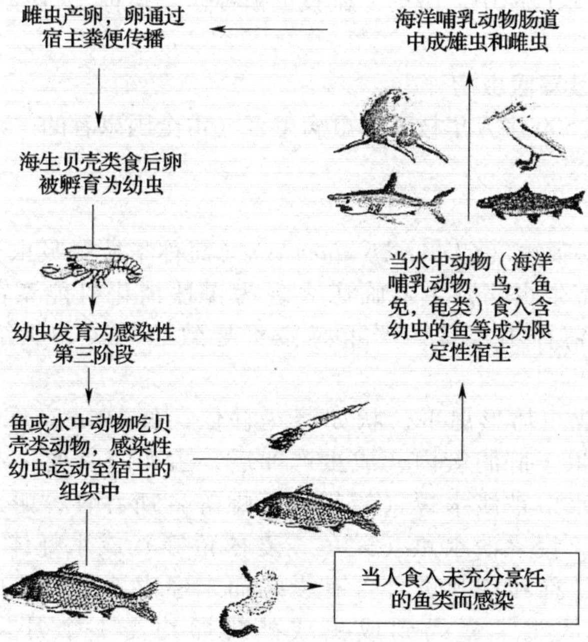

图2-25　异尖线虫生活史

2. 带虫食品

异尖线虫的宿主主要是海生温血哺乳动物如海豹、海豚和海象，幼虫可经鱼苗进入鳕鱼、大比目鱼、青鱼、鲑鱼、鲭鱼等鱼体内。

近年来，餐桌上经常可见吃生的或者半生的海鱼片，价格还不菲，不少人还以吃生鱼片为时尚。我国宁波市对部分菜场和饭店出售的海鱼检查结果63条海鱼中18条被检出，有1条海鱼体内分离到129条异尖线虫幼虫，最少的查到1条。

日本、西欧和拉丁美洲的太平洋沿岸地区，因习惯于食用生的或者半熟的（腌渍、酒醉、烟熏、冷冻）章鱼、墨鱼、三文鱼而生病。

3. 疾病控制

① 将鱼烹熟后食用，60℃10min可消灭感染性幼虫。

② -20℃24h可冻死虫体。

③ 捕获的及购买的海鱼应尽快处理，以减少幼虫移行进入肌肉的机会。

三、吸虫的危害及其控制

吸虫的特点是虫体不分节，有口和消化管，多数为雌雄同体，成虫均为脊椎动物体外或体内寄生虫，发育史直接或间接。重要的吸虫有中华分枝睾吸虫、肝片形吸虫、血吸虫、姜片吸虫、并殖吸虫等。

吸虫通常有两个或更多宿主，有些存在于水生蔬菜或用污水洗涤的食物中，有些存在于鱼或蛤等水产品中。历史上血吸虫被称作“瘟神”，使数百万人死亡，对此应引起高度重视。

（一）中华分枝睾吸虫病

我国广东省有500多万华枝睾吸虫病患者（占全国患者的一半），他们大多是“鱼生”追捧者。

1. 疾病特点

由中华分枝睾吸虫（*Clonorchis sinensis*）（简称华枝睾吸虫）寄生在人体肝内胆管所引起的寄生虫病，主要临床表现为慢性消化机能紊乱，肝肿大，上腹隐痛，疲乏及精神不振等。严重感染可导致胆管炎、胆结石以致肝硬化等症。

华枝睾吸虫成虫体形扁平，状如葵花籽仁，长10~25mm，宽3~5mm，褐红色，成虫寄生于肝胆管内，成虫产卵后，虫卵随粪便一起排出体外。虫卵在池塘或溪沟水中被淡水螺（沼螺、豆螺等）所吞食，孵出毛蚴，发育成尾蚴，逸出螺体，侵入淡水鱼（鲩鱼、麦穗鱼等）或水虾体内形成囊蚴。人或哺乳动物如猫、狗和猪等进食含有囊蚴而未经煮熟的鱼或虾后，即被感染（见图2-26）。从感染囊蚴到成虫成熟排卵约需1个月。成虫寿命可达20~30年。

2. 带虫食品

华枝睾吸虫病感染源为人以及猫、狗、猪及鼠等动物。人的感染主要是由于吃了没有煮熟的含有华枝睾吸虫囊蚴的淡水鱼（或虾）所引起。由于鱼体中的囊蚴对调味品的抵抗力较强，在15%的食盐水内可存活5h，但对热的抵抗力较差，含囊蚴1mm厚的鱼肉片投入98℃热水中1s囊蚴即死亡，2~3mm厚的鱼肉片中的囊

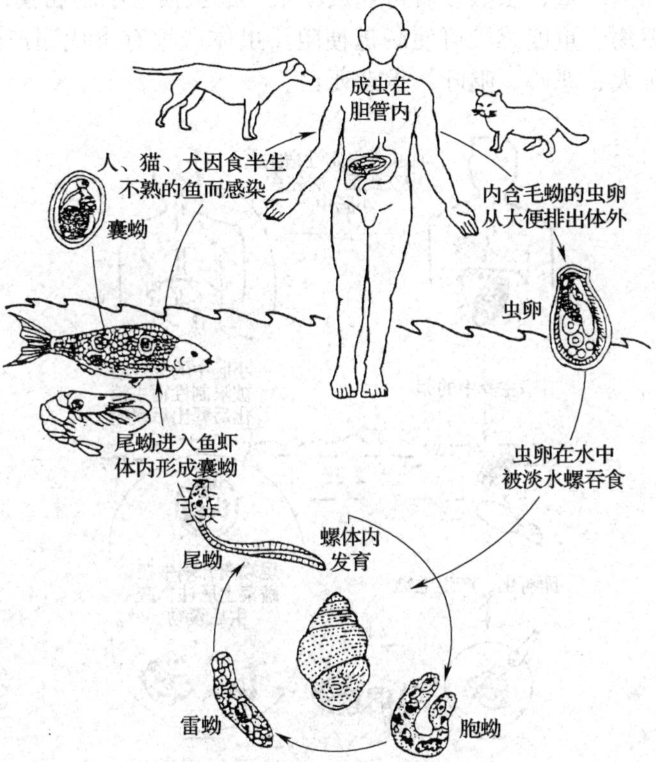

图 2－26　中华分枝睾吸虫生活史

蚴，在 70℃热水中 8s 死亡。因此在烤、烧、炒、煎食鱼时，如果温度不够、时间不足或鱼肉过厚，囊蚴不致全部杀死，食后也能感染。

3．疾病控制

① 改变不良的饮食习惯，不吃生鱼、生虾、生螺及未煮熟的鱼虾类。

② 生熟食具要分开，避免囊蚴污染食品。

与本病相似的还有一类疾病——血吸虫病，由血吸虫（*Schistosoma*）引起的具有致死性的人畜共患寄生虫病，其中间宿主为小泡螺、扁卷螺和钉螺（或叫锥螺），螺蛳是其生活史中不可缺少的部分。该病虽经皮肤引起感染，但这些带蚴的螺蛳具有感染性，不能食用，应引起足够的重视。我国许多地方的卫生防疫部门都专设血吸虫病防治办公室，已研制出多种化学杀钉螺剂，以预防疾病的发生。

（二）姜片吸虫病

1．疾病特点

姜片吸虫病由布氏姜片吸虫（*Fasciolopsis busti*）引起，是人体最大的寄生吸虫，体长 30～70mm，寄生于小肠（见图 2－27）。猪是主要的保虫宿主。本虫在猪和人体内发育过程与肝片形吸虫相似，成虫在人体小肠内经 3～4 个月发育成熟。人体感染有时相当严重，虫数多者可达数千个。成虫损害小肠黏膜，其附着处的肠壁可形成深层溃疡，重度感染可使肠道梗阻。虫体产生有毒代谢产物，引起腹痛、脸部浮肿，肝肿大、恶心、呕吐，重者死亡。

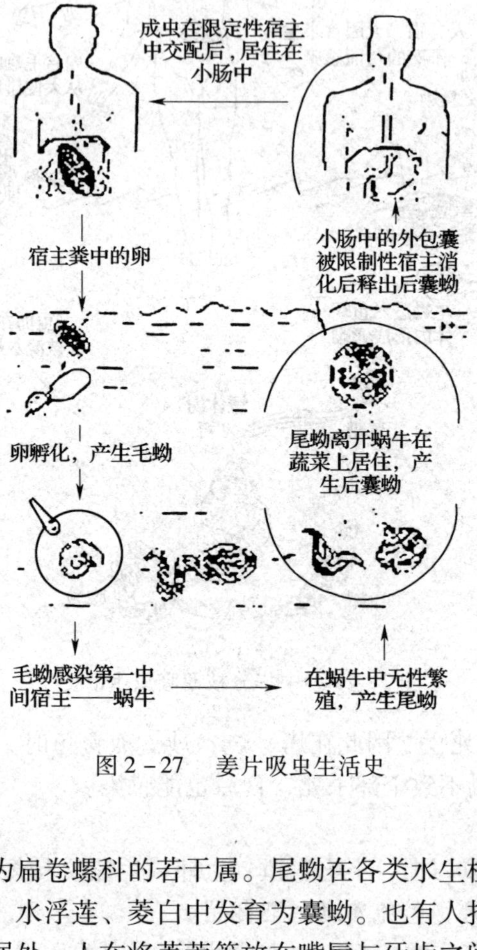

图 2-27　姜片吸虫生活史

2. 带虫食品

本病的中间宿主为扁卷螺科的若干属。尾蚴在各类水生植物的块茎、球根和果实特别是荸荠、水菱、水浮莲、菱白中发育为囊蚴。也有人报告认为荷叶和水百合也可以作为囊蚴的寄居处。人在将荸荠等放在嘴唇与牙齿之间剥食过程中吞食了游离的囊蚴而获感染。

3. 疾病控制

① 不生食水生植物。

② 粪肥作无害化处理。

四、原虫的危害及其控制

原虫的特点是虫体由单一细胞组成，这个细胞具有一切生活机能，包括代谢和生殖。原虫个体比细菌大，结构复杂，大多数对抗生素不敏感。存在于水中的原虫，可能是受到含虫卵的人或动物粪便污染造成，用污水浇灌蔬菜，使这些寄生虫附着在其表面，或成为感染的来源。一些原虫非常特殊，仅存活在一种动物中。有些则存在于人和动物中，人可能是其宿主，作为人畜共患病，对人类健康带来重大危害。肉类食品常见的原虫有弓形体、住肉孢子虫、隐孢子虫、球虫等，而分布于蔬菜、饮水中的则有阿米巴原虫、贾第鞭毛虫等。

（一）弓形体病

1．疾病特点

由龚地弓形虫（*Toxoplasma gondii*）引起的人畜共患寄生虫病。该虫体最早见于鸟体中，以及啮齿动物的脾和肝中，后发现可存在于患先天性脑水肿的11月龄婴儿的视网膜中，从而引起人们的重视。

终宿主猫及其他猫科动物肠道内的弓形虫产生卵囊随粪便排出。一次性排粪可排出数百万个卵囊，连续排1～2周，卵囊可在潮湿环境，水或土壤中生存数月，而使各种动物和人感染（见图2－28）。

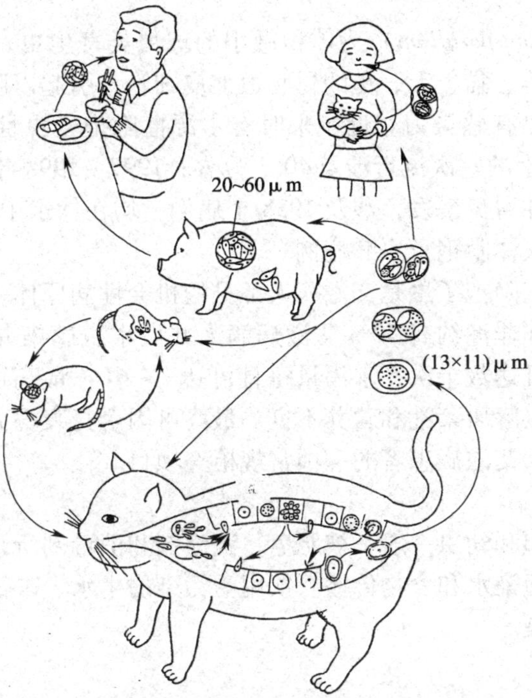

图2－28　弓形体生活史

人感染弓形体后，常以无症状为常见，但通过胎盘感染可引起妊娠母体自发性流产、早产或死产，以及新生儿发热、脑积水、脉络视网膜炎以及斜视、失明等残疾。

2．带虫食品

蟑螂、苍蝇可将猫粪中卵囊传播污染人类食物。

牛、羊、猪、鸡骨骼肌以及心、肺、肝、胃出现弓形体包囊，它是弓形体的幼虫形式，呈圆形，囊中的虫体数目可由数十至数千个，包囊直径可达 50～60μm。

人通过食肉引起感染。人也可以通过食入被猫粪卵囊所污染的食物引起感染。法国人有食用未煮透牛肉的习惯，而引起弓形体病高度流行，还与进食未煮透的汉堡肉饼有关。

肉中包囊不能被胃消化酶破坏，4℃能存活 68d。经加热 50℃30min 或 56℃10～15min 后，丧失活力；冰冻和干燥作用相似，虫体在 -14℃24h 失去活力。

3. 疾病控制

① 防止昆虫进入食物作业区域。

② 不让孕妇吃食生肉，或养猫。

③ 加强肉品卫生检验。

（二）隐孢子虫病

1. 疾病特点

隐孢子虫（*Cryptosporidium*）为体积微小的球虫类寄生虫，广泛寄生于人和多种哺乳动物如牛、羊、猫、犬、兔的胃肠道上皮细胞，引起以腹泻为主的疾病。动物排出的卵囊对人也有感染力。近年来时有水源性隐孢子虫性腹泻暴发流行的报道。1993 年美国发生的一次流行涉及 40.3 万人；1997～1998 年美国各地上报了 10 次水源性隐孢子虫性胃炎暴发，涉及 1938 个病例，均在饮水中查出隐孢子虫卵囊。我国南京等地也有人体隐孢子虫病病例。

值得关注的是，隐孢子虫是艾滋病人常见的机会性病原体，感染后常常危及患者的生命。在欧洲和非洲约有 50% 艾滋病病人并发本虫感染并引起腹泻。常表现为霍乱样水泻，每日达数十次，水泻量每日可达 3～6L，最高可达 17L，由此可造成患者严重脱水，电解质紊乱和营养不良，最终可因全身衰竭而死亡。目前国外已将检查隐孢子虫列为艾滋病患者的一项常规检查项目。

2. 带虫食品

隐孢子虫的虫卵和幼虫一般不被肥皂、洗涤剂和消毒剂所杀死。很容易通过病人的粪便、尿液、污染水和食物传播。饮用受污染的生水、未消毒牛奶、生菜和沙拉类凉菜会引起感染。

3. 疾病控制

① 防止水源、食物受病人病畜粪便中卵囊污染。

② 注意个人卫生和食品卫生，减少与病畜、宠物接触，是预防本病流行的基本措施。

③ 对于免疫功能低下的人群，尤其是艾滋病人要加强保护，所喝水应加热 65～70℃30min 以杀灭卵囊。

④ 饮用牛奶要彻底消毒。

其他较常见的寄生虫及其带虫食品见表 2-6。

表 2-6　　一些常见寄生虫及其带虫食品

寄生虫	宿　主	带虫食品	疾病控制
孟氏裂头蚴 (*Sparganum mansoni*)	第一中间宿主淡水跷足虫，第二中间宿主蝌蚪，终宿主猫、犬、狐等肉食动物，人是第二中间宿主和转输宿主	蛙肉、蛇肉、猪肉以及鸟肉、鼠肉	饮用水消毒；肉类煮透以杀死全部裂头蚴；猫、犬粪便作无害化处理
蛔虫 (*Ascaris*)	人、猪、马、牛、犬、猫、小家鼠、鼬鼠、蝰蛇	蔬菜	不食生菜和未洗净的瓜果，勤洗手
十二指肠钩虫 (*Ancylostoma duodenale*)	人、犬、猪、猫	蔬菜的茎、叶	蔬菜加工前须经过充分洗涤，旺火烹调，不生食
肾膨结线虫 (*Dioctophyma remale*)	中间宿主龙虾，终宿主人和多种食肉动物如水貂、犬、狼、虎、熊、猫等，转输宿主食鱼动物、麝鼠	淡水鱼如犬鱼、鲈鱼、鲷鱼、赤梢鱼等，及蛙和泥鳅	鱼、蛙、泥鳅、龙虾均应烧熟煮透，避免生食
棘颚口线虫 (*Gnathostoma spingerum*)	第一中间宿主剑水蚤，第二中间宿主淡水鱼，许多鸟类、哺乳类、鱼类、甲壳类动物吃下第二中间宿主后成为转输宿主，终宿主是食肉、食鱼动物	淡水鱼、肉如蟹、鱼、喇蛄、蛇、龟、蛙、鸡、鸭、鼠、猪的肉等	不食生的淡、咸水鱼类，禽类、肉类也必须煮透；鱼类用浓醋浸渍应达到 5.5h
海洋无饰线虫 (*Anisakis marina*)	中间宿主鲱鱼，终宿主为海洋哺乳动物如海豚、灰海豹、鲸等	鲱鱼、海豚、鳕鱼、鲑、鲐和毛鳞鱼	生鱼充分腌藏和深度冷藏；鱼类熟食，焚毁内脏
肝片形吸虫 (*Fasciola hepatica*)	中间宿主两栖椎实螺，终宿主为人和草食哺乳动物	生拌的芹菜或莴苣叶	水生植物洗净并提倡熟食；动物肝脏烹调前割破胆管压出虫体
卫氏并殖吸虫 (*Paragonimiasis westermani*)	第一中间宿主淡水螺，第二中间宿主蟹、喇蛄或虾，终宿主人或哺乳动物	醉蟹、腌蟹，蟹酱、喇蛄酱、喇蛄豆腐，生水，野猪及鼠肉	虾、蟹、螺熟食；饮水卫生；对野猪肉加强检验
住肉孢子虫 (*Sarcocystis*)	中间宿主草食动物，终宿主可能是肉食和杂食动物	猪、牛、羊肌肉及鼠类、鸟类、爬虫类和鱼类	肉类烹调彻底灭活病原体；对原料肉卫生检验

第五节　食源性病原生物的风险评估

一、餐饮食品病原生物危害的分类

根据引起疾病的严重程度，对病原生物危害进行分类，这对开展餐饮食品微生物风险评估十分有用。ICMSF 2000 年推荐的分类如下：

第一类：由食物中毒微生物引起的症状缓和、无生命危险、无后遗症、通常病程较短者，包括蜡样芽孢杆菌，大肠杆菌（ETEC、EPEC），金黄色葡萄球菌，副溶血性弧菌，非 O_1 型和非 O_{139} 型霍乱弧菌。

第二类：有严重危害、引起残疾、无生命危险、较少有后遗症、病程中等者，包括空肠弯曲杆菌、大肠杆菌、肠炎沙门菌、鼠伤寒沙门菌、志贺菌、甲型肝炎病毒、单核细胞增生李斯特菌、小球隐孢子虫、小肠结肠炎耶尔森菌、圆孢子虫。

第三类：对一般人群危害严重、有生命危险、有慢性后遗症、病程长者，包括布氏菌、肉毒梭菌、肠出血性大肠杆菌（EHEC）、伤寒沙门菌、副伤寒沙门菌、痢疾杆菌、黄曲霉毒素、O_1 型和 O_{139} 型霍乱弧菌等。

第四类：对有限人群危害严重、有生命危险、有慢性后遗症、病程长者，包括空肠弯曲杆菌 O_{19}、C 型产气荚膜梭菌、甲型肝炎病毒、小球隐孢子虫、创伤弧菌、单核细胞增生李斯特菌、肠致病性大肠杆菌（EPEC）、婴儿肉毒梭菌。

二、餐饮食品病原生物控制的设计

（一）病原生物来源分析

餐饮食品病原生物的一般来源为原料、人员、空气和水、设备。

（1）原料　进入餐饮业的原料所带微生物菌相可通过选择良好的超市、供应商，要求质量证书和温度监控等方法加以控制。

（2）人员　据估计大约每 50 个员工中有 1 人能在排泄物中检测出 10^9 个/g 的致病菌，而不出现任何临床症状。不良的个人卫生习惯如便后不洗手也会使手指甲中带有 10^7 个致病菌。对车间人员走动要加以控制。要将低风险区如原料储藏、称量、混合和加工区与高风险区如加工完成后的食品区加以隔离。

（3）环境（空气和水、设备）　要经常监测水的微生物质量，一旦水被食源性病原菌污染，将会造成严重的危害。

（二）病原生物控制的设计

1．餐饮食品病原生物的源头控制

保证食品安全的最重要措施是防止食品原料的污染。列入，防止布氏菌污染牛奶可以通过对动物采取适当的健康措施来实现（如动物接种疫苗）；用清洁水灌溉是减少甲型肝炎传播的重要方法。防止病原生物污染并非总是可行，土壤里包含成千上万的细菌、病毒、原生动物，因此一些潜在的病原生物常依附在植物、动物和鱼类等高等生物体上，成为它们的附生成分。

2. 餐饮产品设计和加工对病原生物的控制

在许多地方，炎热和潮湿的天气常是霉菌生长和毒素产生的原因。不当的加工步骤（例如运输、储藏、分销、配制）也可能增加污染的水平。应用食品技术是阻止食源性疾病的必要措施，在控制病原菌的同时，多数技术也可以抑制微生物的繁殖，因此经常从这两方面来确保食品安全和延长食品货架期。

从对病原生物的预防、减少（消灭）、控制污染的作用，可将食品技术分为3组：

① 提高食品安全性的技术　例如减少食品中存在的污染；

② 将污染控制在安全限度内的技术　例如阻止微生物生长或者产生毒素；

③ 防止加工期间或加工后期污染的技术　如食品的无菌包装。

实际上，为达到某一目标，经常结合使用两种或两种以上的技术，例如鲜牛奶经巴氏消毒提高安全性，然后经无菌包装保证产品不被二次污染。

控制微生物生长以及安全危害的传统方法包括冷冻、热烫、巴氏消毒、灭菌、包装（或罐装）、腌制、糖渍、防腐剂的使用。对物理学方法（热处理、冷冻），只要加工时成活的病原菌控制在允许范围之内并且加工后没有二次污染，食品就安全了。对化学方法（腌制），只要化学物质持续在食品中保持活性，就能有效控制食品污染。

三、餐饮食品病原生物的预测

预测食品病原生物学是结合病原生物学、数学、统计学等学科，通过建立模型来描述和预测病原生物在特定环境条件下的生长和消亡规律的科学。动力学模型用来模拟病原生物生长的范围和速率，概率模型用来预测给定事件（如芽孢的形成）发生的可能性。

用于预测病原生物成活和生长的模型有可能成为食品生产中用于评价、控制、记录和保证食品安全的一套完整、有力的工具。

预测食品病原生物学可以开发定量评估食品生产风险专家系统。其主要目的在于用数学方法描述微生物体在特定条件下在食品中的生长情况。

病原生物生物生长预测模型有3个水平：

① 一级模型：描述病原生物数量随时间变化的情况；

② 二级模型：用于表示一级模型参数随环境条件改变而变化的情况；

③ 三级模型：将上述两种模型相结合，计算在不同环境下病原生物行为的专门系统。

预测模型可应用于HACCP和病原生物风险评估，还可用于评估风险概率和确定食品病原生物危害。应用预测模型可以确定加工工艺参数的阈值和种类，建立CCP_S临界限值。

四、餐饮食品病原生物的风险评估

随着食品加工技术、食品配送的改变，新的食源性病原菌的出现，都会改变食源性疾病的流行。食品国际贸易的增加会加重病原的跨国界交叉传播，食品贸易的全球化和自由化有许多益处，提供了许多机会，同时产生了新的风险，病原可以从起源地传播到上千里以外的地方。所以要求有新的战略来评估和管理食品安全风险。

（一）食品病原生物风险分析的一般构成

风险分析的模式就是从潜在食物中毒的角度对食品加工、配送及消费中的食品危害变化进行评估。作为一个管理工具，它能为政府部门确定合理的保护水平并建立保证安全食品的供应指南提供服务。同时，也可作为食品经营企业利用它来评估加工中的变化对微生物影响的风险缓解策略。

风险分析由风险评估、风险管理、风险交流三大部分组成。

1．风险评估

风险评估是系统客观地评价所有属于食源性危害可用信息的过程，这一过程可以定性或者定量风险。风险评估要求采用科学的方法获取信息，并透明地实施已经确定的科学步骤。但是在风险评估中很难获得足够多的科学信息，因此结论中必然含有不确定性因素。

2．风险管理

参照风险评估结果，权衡政策的选择，如有必要，选择和执行适当的控制措施和调控措施，这个过程可以控制或者避免风险的发生。风险管理可以通过加工处理的卫生化、HACCP 规程的实施、标准或规格的设置等方法来实现。

3．风险交流

在风险评估者、风险管理者、消费者和其他相关团体中进行的有关风险、风险管理的信息和意见的交流，这一过程可将风险告知他人。风险交流为公众提供了食品危害及其在一般大众和特定人群中有关风险的专业性、科学性回顾，也为企业和消费者提供了减少、阻止和避免食品危害的信息。

风险分析的组成见图 2－29。

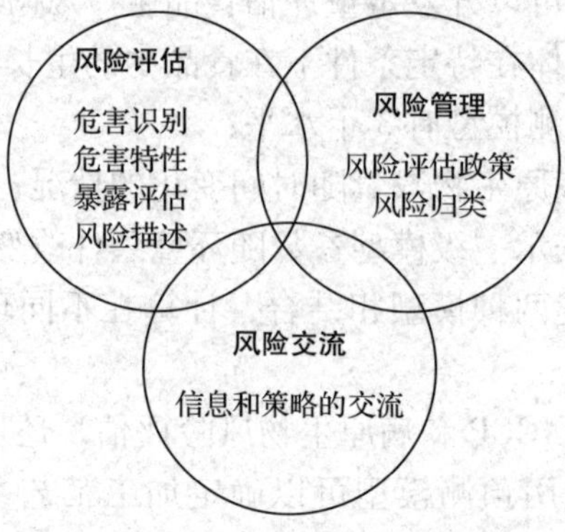

图 2－29　食源性病原生物风险分析的一般构成

（二）病原生物风险评估的目的、特点与原则

食源性疾病的风险是一个综合描述，即病原菌通过摄入暴露的可能性和暴露导致感染疾病的可能性，以及其后发生疾病程度直至死亡的可能性，但是整个过程是不断发生变化的。这种风险可以定量到以人为基数的感染率上，即每 10 万人口中每年或每餐可能感染、生病或死亡的人数。同时，这种风险有利于确定从农场到餐桌全过程中哪个环节造成了食源性疾病的增加，及建立有效的措施减少食源性病原菌的风险，形成风险缓解策略。

1. 病原生物风险评估的目的

风险评估有两个目的：

（1）将风险量化到一个消费特定食品的特定人群　如果数据充分，可根据特定消费时间和消费量（膳食量和频率）时的污染频率和水平的风险，以及适当的剂量反应关系，将其转化为公众健康考虑的暴露量。

（2）确定降低健康风险水平的策略和措施　通过对食品生产、加工、储藏的过程模型化，并改变食品链，确定食品生产中对食品安全至关重要的步骤，对其进行控制，采取干预措施，从而大大地降低食源性疾病的发生。

通过开展食品生物性风险评估，鉴定由于微生物污染引起疾病或死亡可能性的风险，评估食品生产和加工中的变化对风险的影响，有助于开发食品标准，最终建立 HACCP 的关键控制点。

2. 病原生物风险评估的特点

食品生物性风险评估是一个新的科学领域，它具有以下特点：

（1）危害识别　识别的内容是确认病原体。识别的依据来源于疾病暴发的调查或流行病学研究中关于食源性疾病的证据。

（2）暴露评估　暴露评估是指对食用的危害物的量进行的评估，内容包括消费食品中病原菌分布和浓度的确定，根据微生物消亡动力学模型或基础监测数据等，调查某一特定环节，确定加工过程的变化对风险的影响。

（3）危害特性　危害特性是指危害的作用以及可能的剂量评估。将来源于志愿者研究、动物模型、暴发调查的数据，用于评估不同污染水平的影响。剂量评估则通过预先确定的模型进行。

（4）风险描述　以疾病发生或者死亡的概率表达风险评估，如食品中的一部分、每 10 万人中的可能发病人数等。

病原生物风险评估流程见图 2－30。

3. 病原生物风险评估的原则

风险评估是为了评定特定人群感染病原菌引起的疾病的风险，并了解其影响因子。进行微生物风险评估时，应坚持以下原则：

① 微生物风险评估应该建立在科学的基础之上；

② 风险评估与风险管理中间应职能分离；

③ 微生物风险评估应按照结构化方法进行，即危害识别、暴露评估、危害特

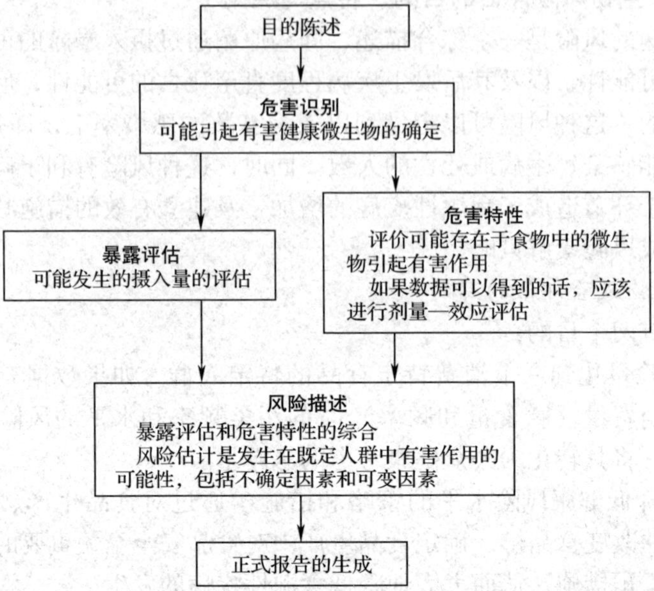

图 2-30　病原生物风险评估流程图

性、风险描述；

④ 微生物风险评估应清晰阐明其目的，包括将要形成的风险估计的形式；

⑤ 透明地进行微生物风险评估；

⑥ 任何限制性条件如资金、资源、时间等应明确，并描述可能的结果；

⑦ 风险估计应当包括不确定性的描述，以及风险评估过程中将在哪个环节产生不确定性；

⑧ 数据和数据收集系统应尽可能地保持高质量和高准确性，并将不确定性最小化；

⑨ 微生物风险评估应当清楚地考虑到食品中微生物的生长、生存和死亡动力学，以及人体消费后的效应以及潜在传播性之间的关系；

⑩ 只要可能，一段时间之后，应通过比较单一的人体疾病数据，对风险进行重新估计，当获得新的相关信息时，应对微生物风险进行二次评估。

（三）病原生物风险评估的方法

下面以熟制鸡肉沙门菌的风险评估为例，简述病原生物风险评估的方法。

熟制鸡肉工艺：原料肉在 10℃ 存放 48h，然后经 60℃ 烹制 3min，食用前再在 10℃ 存放 72h。

1. 烹制之前原料鸡肉中沙门菌的数量

原料鸡肉中沙门菌的数量随污染水平而不同，从 75% 样品未检出到 1% 样品每克鸡肉 100 个细菌。设肉的 pH 为 7.0，NaCl 含量为 0.5%，烹制之前 10℃ 存放 48h 过程中沙门菌生长的数量可由生长曲线模型得到。

2. 烹饪（60℃3min）对鸡肉中沙门菌数量的影响

60℃的热力致死时间（D 值）是 0.4min，热处理对沙门菌数量的影响可由以下方程计算：

$$\lg(N) = \lg(N_0) - (t/D)$$

式中：N 表示热处理后微生物数量（cfu/g）；N_0 表示初始微生物数量（cfu/g）；t 表示热处理时间（min）；D 表示热力致死时间（lg（cfu/g）/min）。

3. 食用前鸡肉 10℃存放 72h 后沙门菌的数量

同样可由预测的生长曲线模型估计储藏后食用前熟鸡肉中的沙门菌的数量。

通过确定每个初始人群沙门菌的水平和后续生长情况，可以估计特定消费人群可能摄入沙门菌的数量。1% 鸡肉样品中每克含有 100 个沙门菌，则感染的概率（P_i）为 4.1×10^{-8}/g，这就意味着每 10kg 食品中存活的细菌数少于 1 个，因此在这种储存条件下，熟制鸡肉的沙门菌风险是最小的。

第六节 病媒生物的危害及其控制

在所有的多细胞生物中，昆虫甚至比人类还要古老。昆虫的寿命极短，繁殖力极强，进化的速度较快，数量惊人。现在已知大约有 70 万种昆虫，其中有 3000 种会给人类带来危害，如蟑螂、跳蚤、虱子、马蜂、苍蝇、螨虫、白蚁等。人类的定居生活也使鼠类如影随形地朝夕相处。

一、蟑螂的危害及其控制

1. 种类

蟑螂是餐饮食品服务设施内最为普遍的一种害虫，也叫蜚蠊（Blattaria）。蟑螂分为两大类，一类生活在野外，全世界有 3000 多种，我国有 200 多种，它们与食品卫生的关系不大。另一类叫家栖蟑螂，生活在人类活动场所里，全世界已经发现的家栖蟑螂有 16 种，我国发现的有 7 种，常见的是美洲大蠊（Perlaneta americana）、德国小蠊（Bletalla germanica）、日本大蠊（Blatta orientalis）。蟑螂的一生分为卵、幼虫、成虫三个时期。

2. 生活习性

蟑螂一般喜欢生活在阴暗、温暖、潮湿又有食物和水的场所。根据上海等地的调查，德国小蠊喜欢栖息在各种缝隙里，管道周围的孔隙，各种橱柜和墙面及护墙脚和地板之间的窄缝，裂开的墙缝、炉灶周围等场所，都是它们生活的地方。美洲大蠊也喜欢栖息在缝隙孔穴中，比德国小蠊更喜欢潮湿、温暖环境，能侵入餐饮业主要加工或制备区域、储存区、办公室和生活区中，它在饭店中尤为普遍，几乎所有房间从地板到天花板的各个角落都可能发现其存在。在辽宁等省存在较多的是日本大蠊，它们主要生活在食堂和厨房的缝隙里，食品和餐具柜的缝隙里，以及食品库房、垃圾箱和煤箱里。

家栖蟑螂一般都在夜里出来活动，活动的高峰时间在半夜之后，天亮前就都停止活动隐藏起来。如果哪里在白天看见蟑螂活动，那么可以判断那里的蟑螂太多了。

蟑螂是一种杂食性的昆虫，能吃各种食品及下脚料、动物饲料、垃圾、粪便、痰液、鼻涕、血液、动物尸体等。其中最喜欢吃的是带有香味的含糖食品和各种发酵食品。

3．疾病媒介的作用

蟑螂在吃食物时边吃边有排便习惯，同时分泌出一种油气样臭味，因而经蟑螂爬过的食物和餐具会留下难闻的气味，一爬就令人厌恶。蟑螂能传播疾病，是许多细菌性和病毒性食源性疾病的传播媒介。蟑螂身上往往带有沙门菌、痢疾志贺菌、绿脓杆菌、霍乱弧菌，以及脊髓灰质炎病毒等50多种不同的病原微生物。蟑螂的体液和粪便一旦进入食品，能造成人体的过敏反应，发生哮喘和过敏性鼻炎等。在某些情况下，蟑螂还能啃咬尼龙塑料以及纤维板、电线等物品，带来经济损失和安全隐患。

4．控制

在餐饮业，一旦蟑螂孳生繁殖起来，要想消灭很不容易。因而首先应防止蟑螂入侵，由于蟑螂是一种一年四季都有的害虫，因而防治工作要求常抓不懈。具体地说：收藏好食物，对散落和残留的食物、用过的餐具、厨房的污水、砧板上的肉屑等，都要及时处理；保持环境整洁，清除垃圾杂物；及时修复破损的墙壁和设施，堵塞抹平缝隙和洞穴；对新进入的货物，特别是杂物、食品及容器，要仔细检查，看看有没有蟑螂或蟑螂卵鞘，如果发现应及时采取措施。

检查是否有蟑螂侵入的最简便方法之一是进入黑暗的生产或储藏区中，并立即拉开电灯观察。蟑螂体内分泌特殊油气味物质，这一特性也能帮助检查是否有蟑螂存在。还应观察检查地点是否有蟑螂的粪便存在，蟑螂所到之处都会发现其粪便排泄物，它们的粪便很小，近似球形，呈黑色或褐色。

除实施卫生操作外，还可采用化学药剂消灭蟑螂。要先进行调查，确定蟑螂的种类、危害范围和程度、它们栖息隐蔽的场所。将溴氰菊酯配制成1/10000～5/10000浓度，每平方米喷洒10～20mL。或者用0.5%二氯苯醚菊酯酒精液，每平方米喷洒6mL。最好配备针流型喷头，将药液直接插入缝隙中喷洒。也有使用二嗪农、氯蜱硫磷、拟除虫菊酯类杀虫剂。任何杀虫剂都应严格按照标签说明使用。

还有使用毒饵杀虫的方法，这种方法的成功率主要取决于饵料的引诱力。以新鲜面包、红糖、炒面粉、玉米粉或花生等为基础，拌入3%的敌百虫或2%的敌敌畏及硼砂，制成片状粗糙小粒状、糊状或水剂毒饵，应使用专用的毒饵投放器。

一种市售产品叫做灭蟑粉笔，其制作方法是把普通粉笔浸泡在一定浓度（1%溴氰菊酯）的药液中，待浸透后取出阴干待用，有时也在外表面用火棉或石蜡封住。在蟑螂经常活动、取食的场所或缝隙周围用药笔划成若干道封锁带，划线多少根据密度而定。我国民间还有粘捕、诱捕等方法可供选用。

需要指出的是，将化学防治与卫生操作结合起来，控制蟑螂的效果最佳，也最经济。蟑螂约在5℃的环境中就不活动了，因此，对食品进行冷冻储藏能减少蟑螂的侵入。

二、苍蝇的危害及其控制

苍蝇是比蟑螂危害性更大的昆虫，其种类繁多。目前全世界已定名的超过35000种，新的品种还在不断被发现。我国至少有1300种。苍蝇的结构可分为头、胸、腹三部分。头部呈球形或半球形，有一对触角，是其敏锐的感觉器官。头下方有一个口器，这个口器平时折叠起来，当舔吸食物时又伸展开来。苍蝇的胸部背侧有不同的光泽、斑纹和颜色。胸部下方生有三对足，足的末端是苍蝇特有的“爪垫”，其上常常分泌黏液，当它们到处爬行的时候，爪垫上就沾满病菌、病毒。

苍蝇也有自身的消化系统，从口吸进食物后，经前肠进入中肠，主要在中肠进行消化吸收，最后到后肠，由肛门排出粪便。苍蝇吃东西时也会吃进大量病菌，因而它的肠道里也充满了病菌。

1. 种类

在我国比较常见、与食品卫生关系比较密切的苍蝇有家蝇、腐蝇、丽蝇、大头金蝇、绿蝇、麻蝇、厕蝇等。

2. 生活习性

苍蝇是数量最多的昆虫之一，遍布于世界各地，不管是繁华的城市，还是偏僻的山村，或者一望无际的大草原、茂密的森林，以及人烟稀少的大沙漠，几乎到处都能听到它的“嗡嗡”声。

炎热的夏天，雄蝇雌蝇飞来飞去，随时进行交配。交配后数天，找到脏臭的地方产卵。家蝇从交配到产卵经过5~6d。每次产卵75~150粒。卵粒大多粘在一起呈卵块。卵粒长约1mm，乳白色，经过0.5~1d，卵就变成幼虫即人们常说的蛆。蛆经4~6d成熟，钻入附近的土壤中形成蛹。蛹在适宜温度下3~5d就发育成成虫即苍蝇，并破土而出爬上地面。经1~2h就能飞翔起来。再经过1d，这只苍蝇已经成熟，又可以交配繁殖了。

苍蝇在夏季繁殖一代约需10d，在整个夏季，苍蝇可繁殖10~12代。一只雌家蝇一生产卵总数在1000粒左右。一只成蝇的寿命只有一个月。也就是说，一只雌蝇可产卵4~6次。产卵后自然衰老死亡。在热带和亚热带地区，苍蝇的繁殖可终年不断。

3. 疾病媒介作用

苍蝇被认为是最脏的昆虫。这与它喜食的食物种类有关：人畜粪便、脓血、痰液、汗液、动物尸体、腐败食品，也时常光顾人类厨房里的饭菜、瓜果、糖类、牛奶等。而且有边吃边吐边排便的习惯，毫无疑问，它们粪便和肠道的细菌会污染到人类食物上。据研究，一只苍蝇身上可携带3亿~5亿个细菌。它的脚能粘附700万~1700万个细菌，身上的毛可携带100万~200万个细菌，肠道可储藏几十万个至几亿个细菌。

带菌苍蝇在叮爬食物时也要排菌，1mL灭菌牛奶经叮爬后就被污染细菌180万个以上。在食物上叮爬的过程也是接入病菌的过程。

18世纪，在俄国格鲁吉亚地区有一座城市，突然发生霍乱病大流行，蔓延长达3个月之久，结果使3万居民丧生，霍乱的主要传播者是苍蝇。美国西部战争时期伤寒大流行，使成千上万的士兵纷纷倒下，溃不成军。罪魁祸首也是苍蝇。

家蝇能传播60多种传染病和寄生虫病。较多见的疾病有细菌性痢疾、阿米巴痢疾（由一种原虫引起）、伤寒、副伤寒、霍乱、肝炎等。此外，炭疽、结核病、蛔虫病、绦虫与囊尾蚴病以及破伤风（由一种厌氧梭菌引起）等均与苍蝇有关。

由于苍蝇种类多，每个成员又都可携带大量病菌，而且病菌病毒种类又很多，所以它在防止疾病传播方面意义重大。

4. 控制

消灭苍蝇包括控制苍蝇孳生、消灭蛆和蛹、消灭成蝇等措施。餐饮业除应加强垃圾管理外，对消灭成蝇可采用拍打、诱捕（诱蝇笼）、诱杀（毒蝇纸）、灭蝇灯、粘捉、药剂喷杀等方法。

灭蝇灯能发出蓝光引诱苍蝇飞向通有电流的金属栅栏。当苍蝇触及金属栅栏时就被电击死落在下面收集死蝇的托盘内。收蝇盘区必须每天清扫一次。

溴氰菊酯是一种高效低毒杀虫剂。除了用来灭蝇灭蚊外，也在农业上广泛使用。

有关部门正在研究生物灭蝇技术。即通过对雄蝇采用核辐照诱变，使雌蝇配种后无法受孕的技术，相信在不久的将来会在全世界使用，从而彻底消灭苍蝇。

餐饮业安装风幕、纱幕（至少16目）和双道门也有防止苍蝇侵入的作用。风幕依靠一台向下垂直吸风的电风扇，使气流以125m^3/min的速度穿过整个门洞，这种风幕一般安装在门外框的上方。如果进货或运货需将门敞开一段时间时，应启动风幕。对自动关闭门敞开的时间应尽量控制在最低限度。

三、螨的危害及其控制

螨形体较小，长度约0.5mm，是一类全身长毛刺的令人讨厌的生物。一些种类是人和动物体表的寄生虫，以叮咬方式危害健康。另一些种类可在食品中出现，而作为食品中的异物是不允许其存在的。

1. 结构

螨类刚孵化出的幼虫为3对脚，成虫有4对脚，体部无凹腰，而蜘蛛和其他昆虫则有凹腰。因而不能把螨虫误认为小昆虫（小甲虫、蚜虫），它与昆虫同属节足动物门，昆虫列昆虫纲，螨列蜘蛛纲，因而更与蜘蛛接近。

2. 种类

在食品中繁殖的螨主要有粉螨，还有尘螨、爪螨（见表2-7）。食品中的螨一般为自由生活型，但尘螨有自己寄生的生物宿主。爪螨为食肉型，常捕食粉螨及刺蚀人。

表 2-7　储藏食品中的常见螨

食品等类别	易出现的螨	食品等类别	易出现的螨
谷类	麦粉螨、断足粉螨、矮粉螨、鞘足粉螨、尘螨	动物性食品（特别是干鱼制品）	麦粉螨、矮粉螨、鞘足肉螨、表皮螨
谷粉类及其制品	麦粉螨、矮足粉螨、鞘足肉螨、尘螨	干酪	短足粉螨、鞘足肉螨
干燥植物（包括香辛料）	尘螨	干果	糖螨、鞘足肉螨
茶叶	尘螨	屋内尘土	尘螨、表皮螨、粉螨

螨类一生中经过多次蜕皮、变态、发育成熟。以粉螨为例，需经过卵、幼虫、前稚虫、后稚虫及成虫阶段。稚虫阶段是在营养不足情况下出现的耐性型发育期。尘螨只有卵、幼虫、成虫三期。

3. 螨对食品的污染

螨是变温动物，由卵到成虫所需天数，在温度为25℃、相对湿度为75%时为10～11d。气温越高、湿度越大，则生长速度越快。在食品中，粉螨最适繁殖条件为：温度25～28℃；含水量15%～20%，相对湿度75%～85%；营养条件：蛋白质和糖类为必需，有脂肪时更好。在这些条件具备的情况下自然地就会出现大量的螨。

一些食品在正常条件下含有适当水分，或散发气味，如干果、鱼干、干酪、酱类调味品、食糖、蜜饯、奶粉、粮食等容易长螨。1g食糖内最多能生出3万只螨。茶叶中的尘螨曾影响到我国茶叶的出口贸易。

一般干燥食品中检出的螨多为死螨，死螨可发出亮光，易被发现。干燥食品保管不当，包装材料吸湿、生霉，可招致螨的生长。一些天然为螨喜食的食品如果脯、蜜饯密封包装不好、或遇虫蚀等，也能导致螨的侵入。

由于污染食品的螨很小，呈乳白色，但并不醒目，很难发现。细心观察时除尘螨外均可看到。当繁殖密度大时，在食品表面如同涂上一层粉，在粉末状食品表面则可蠢动，在容器的壁面可见许多白色的细粒活动，也可采用漂浮法使虫体上浮便于检查。

当人食用被螨污染的白糖或其他食品后，螨侵入人体肠道，损害肠黏膜而形成溃疡，引起腹痛、腹泻等症状，即肠螨病。螨侵入肺部引起肺螨病，可致肺毛细血管破裂而咯血，还可诱发过敏性哮喘。螨侵入泌尿系统，可引起尿路感染。

4. 控制

保持环境整洁、干燥、无尘污。尘螨喜欢栖息在尘埃中，所以保持室内卫生、经常开窗通风、常晒被褥，可防止室内螨的生长。

库存食品应保持低温低湿，经常检查包装是否完整，避免螨的生长。对直接入口的食品一旦发现螨类污染物，应停止出售。对由螨类的生长导致该食品变质时，应将该食品废弃。附着的螨类达到一定数量、肉眼能够识别时，该食品应废弃。有少量螨附着时，采取干燥、熏蒸、加热等措施将螨杀灭后售出。螨不耐热，70℃ 30min 即可杀死。

由于保存方法不当而导致螨类发生时，采取适当的干燥、熏蒸、加热等措施，如对储存过久的白糖、香辛料作凉拌菜时，应先加热处理。当螨类生长是由于保存场所的环境引起时，应对环境进行整治。

其他危害餐饮业食品加工的害虫还有许多，如甲虫、蛾、蚂蚁等。甲虫和蛾通常出没于干燥的储藏区域。根据织物、食品、包装材料中的蛀洞可判别害虫的种类。在环境整洁、通风状况良好、冷而干燥的储藏区域也常发现它们的踪迹。

蚂蚁常于墙壁，特别是热源（如热水管道）附近筑巢。一旦怀疑有蚂蚁侵入，可用吸满糖浆的海绵作诱饵，以确定喷洒位置，用杀虫剂将其消灭。

由于甲虫、蛾和蚂蚁生长所需的食物量很少，所以保持良好的环境卫生、合理存放食物及其他物品，是防治这些害虫的必要条件。

蚊不但叮人吸血，并能传播疟疾、丝虫病、流行性乙型脑炎等，对人类危害极大。蚊虫的繁殖是虫卵变成孑孓、蛹，再变为成蚊，其中前三个阶段生活在水中，成蚊则飞往各处。加强对污水沟、下水道管理，不使蚊虫有栖息场所。安装纱门纱窗，选用合适的药剂灭蚊，以防叮咬感染疾病。

四、鼠类危害及其控制

老鼠种类多、数量大、分布广、繁殖快，是多种食物中毒病原菌的早期来源，食源性传染病的传染源，食源性寄生虫的宿主，对人类健康危害极大。

1．鼠的种类

鼠属哺乳纲，啮齿目，俗称“耗子”。鼠的全身覆盖密毛，经常根据毛色命名。常见的毛色有：灰黑色、黑褐色、黄褐色、棕褐色、红棕色、橄榄灰色以及白色等。多数鼠种背腹毛色由明显的两色组成。啮齿目动物分为 20 多个科，我国有 13 个科，其中危害较大的主要是松鼠科、仓鼠科、鼠科和跳鼠科。按不同鼠种的栖息场所，可将鼠分为家鼠和野鼠两大类。家鼠有小家鼠、褐家鼠、黄胸鼠，野鼠有姬鼠、松鼠、黄鼠、旱獭、海狸、跳鼠、沙鼠、竹鼠、鼢鼠等。家鼠和野鼠的栖息场所并非固定不变，常因食源变化而有交窜现象。

2．生活习性

老鼠总是在温暖而黑暗的角落里生活、繁殖，在那里它们不会受到侵扰，而且食物充裕，容易得到。鼠类是典型的植食性动物，一般以植物的茎、叶、根、果实为主要食料，但也不拒食肉食。如家栖鼠，凡人能吃的几乎都窃食，对酸，甜、咸、辣食物均可接受。

老鼠繁殖很快，一对老鼠平均每年大约产仔 60 只，但由于其 2 个月龄即可交配受孕，将其子孙加起来，可达上万只。鼠的寿命一般为 1 ~2 年。

“老鼠生来爱打洞”。鼠洞用于避难、避暑和防寒。人们常用堵洞的方法进行灭鼠。

3. 疾病媒介的作用

鼠类是多种传染病如伤寒、鼠疫、钩端螺旋体病、森林脑炎、流行性出血热、布氏菌、血吸虫病、旋毛虫病的传染源。

当老鼠骚扰厨房时，由于老鼠咬破存放食物的口袋，并啃食所能得到的任何一种食物，因此就会给食物带来相当大的风险。它们将所携带的病菌污染了食物。老鼠的肠道内经常带有沙门菌，其粪便、尿液中常含有活的细菌。老鼠的毛皮和爪子上也能携带细菌，当它们爬过没有覆盖的食物和用来加工食物的工作面时，就将泥土、废弃物和垃圾上的病原菌传播开来。

4. 控制

为了防止食物被老鼠侵袭，厨房建筑必须维护良好，没有洞穴，没有缺损的管道或排水管，这些地方往往是老鼠进入厨房的通道。因此，通过管道进入室内的所有入口和洞穴必须堵死，以防止老鼠从一个房间窜入另一个房间。

食品储藏室必须定期打扫，所有储藏货位要架离地面，使老鼠没有隐藏之地。为了长期保藏，储藏室还须尽可能使用防鼠容器。也可安放鼠笼、鼠夹，以食物为诱饵，捕鼠灭鼠。

加强垃圾的管理。不能把垃圾堆放在室内或屋外，而应放在垃圾箱内。所有垃圾箱必须安装有严实的顶盖。准备吃的食物或余下的饭菜留在厨房里决不能敞开不加盖。

很多灭鼠药都很有效，但必须注意，其中某些毒药对人和家畜也有毒，不适合在放有食物的房屋中投放。灭鼠药使用时应做到统一行动，选好鼠药，用好毒饵，及时清理。

第七节　转基因动植物与转基因食品的安全及其控制

一、转基因动植物与转基因食品概述

基因是遗传物质的结构功能单位，是具有遗传信息的 DNA 片段。转基因是指将某些生物的基因转移到其他的生物物种中去，使其出现原物种不具有的性状或产物。转基因食品（Genemodifiedfood，GM Food）是先以基因工程技术（Gene engineering）改变基因组构成食用动物、植物和微生物，然后再以其为原料加工而成的食物产品，它又叫基因改性食品。例如在番茄里加入某种细菌的基因，可以使它在成熟时果实比较硬，有利于加工。

基因工程技术从 20 世纪 70 年代诞生以来，得到了迅速的发展，并且日益深入到与人们生活息息相关的餐桌食品中，转基因食品正以全新的面貌成为庞大食品体系中的一名新成员。但由于目前的科学技术水平还不能精确地预测和确定其可能存在的所有副作用，因而其食用安全性普遍受到人们的关注。

（一）转基因动植物的优点

转基因在动物生产中主要以提高动物的生长速度、瘦肉率、饲料转化率、增加动物的产奶量和改善奶的组成成分等为主要目标，主要应用于鱼、猪、牛等。

转基因在植物领域，主要用来培育延缓成熟、耐极端环境、抗虫害、抗病毒等性能的作物，提高生存能力；培育不同脂肪酸组成的油料作物、高蛋白的粮食作物等以提高作物的营养成分。主要有转基因小麦、玉米、大豆、蔬菜、水稻、马铃薯、番茄等。

应用转基因技术也可以改造有益微生物，生产食用酶，提高酶产量和活力。如转基因酵母、食品发酵用酶等。

（二）转基因食品类别

转基因食品按功能分类，有以下几类。

1. 保鲜型

通过转移或修饰与控制成熟期有关的基因，使转基因生物的成熟期延迟或提前，以适应市场需求。如成熟速度慢，则不易腐烂，耐保藏。例如转基因番茄，由于表皮增厚，保藏期限可延长6倍。

2. 高营养型

许多粮食作物缺少人体必需的氨基酸，为了改变这种状况，可以从改造种子储藏蛋白质基因入手，使其表达的蛋白质具有合理的氨基酸组成。已有品种如转基因玉米，可使色氨酸含量增高。

3. 保健型

通过转移病原体抗原基因或毒素基因至粮食作物、果树及动物中，使其产生相应的抗体。食用此类食品，相当于在补充营养的同时服用了疫苗，起到预防疾病的作用。如预防乙肝的转基因苹果、预防麻疹的转基因香蕉。

4. 新品种型

通过不同品种间的基因重组形成新品种，此类转基因食品在品质、口味、香气、色泽方面具有新的特点，或更能满足某些加工工艺的需要。

5. 增产型

通过转移或修饰相关的基因可以达到增产效果。

目前世界各地正在研究的转基因食品见表2－8。

表2－8　转基因食品类别及用途

类别	用途举例
面包	转基因面包酵母加工的面包膨发性能良好，松软可口
酱油	转基因菌株生产的发酵性酱油产率提高，口味淡，鲜味氨基酸增高
啤酒	转基因啤酒酵母发酵，降低双乙酰含量，减轻馊酸味
奶制品	乳球菌基因工程菌稳定蛋白酶生产，提高乳糖利用率与生产菌的噬菌体抗性，延长奶制品保藏期限

续表

类别	用途举例
酶制剂	基因工程菌生产的凝乳酶适宜用于乳酸生产；溶菌酶用于食品保藏；碱性蛋白酶用于大豆制品加工；α-淀粉酶应用于食品和酿酒工业；超氧化物歧化酶用于保健食品
氨基酸	氨基酸工程菌生产苏氨酸、异亮氨酸、赖氨酸等
甜味剂	由转基因马铃薯生产低热量甜蛋白
香料	基因工程配合代谢工程改良生产菌，生产天然香料
保健食品	携带不同目的基因的转基因动物、植物作为人类治疗各种疑难杂症用的保健食品，如富含血红素的转基因牛奶
特殊食品	利用转基因植物生产基因工程疫苗，即食品疫苗，如抗乙肝病毒的转基因香蕉等

注：资料取自殷丽君等编《转基因食品》。

二、转基因食品的安全及其控制

近十年来，转基因食品的生产对农牧业、食品业已经产生巨大的经济效益。但它毕竟是一种新型食品，人们担心食用这些转基因食品可能产生慢性毒性作用和食物过敏等问题。转基因是在不同物种之间进行的，对人类健康的影响还难以全面地作出估计和预测。

（一）转基因食品引起食物过敏的可能性

所谓食物过敏是指由进食食物所引起的人体免疫系统的异常反应。假如一个人在吃了鱼、虾、花生、馅饼或者饮用一杯牛奶出现呕吐，呼吸急促，接触性荨麻疹等，就是发生了食物过敏。食物过敏是全世界关注的公共卫生问题。据估计有近2%的成年人对食物过敏。普通食品中的致敏性食物有160种以上，但90%的食物是由蛋、鱼、贝、奶、花生、大豆、坚果和小麦这8类食物引起的。实际上，所有的致敏原都是蛋白质，而且局限于几种具有酸性等电点的蛋白质或糖蛋白，它们大多数对消化酶、加热烹饪比较稳定，不易破坏。

转基因食品引起食物过敏的可能性是人们关注的焦点之一。特别是如果转基因食品转入的蛋白质是新蛋白时，这些异种蛋白有可能引起食物过敏。如已经发现对巴西坚果过敏的人当吃下转入巴西坚果基因后的大豆也产生了过敏。

过敏原蛋白的摄入量对发生过敏反应的强度有影响。一些极敏感的人对微量的过敏食物即有反应，个别人在大量摄取过敏食物后甚至会产生累及终身的过敏反应。这是需要引起重视的。

对转基因食品过敏性安全评价，主要通过确定评价新食物是否含有与已知过敏源相同的蛋白成分，以分析其是否具有潜在过敏性。

我国《转基因食品卫生管理办法》第十六条规定，转基因食品来自潜在致敏食物的，要加强标注，以引起对该类食物过敏者注意。如果一经发现转因基食品有潜在过敏源，有关部门或公司应停止开发和生产。对蛋白过敏原数据库的建立和完善有助于植入基因的筛选及鉴别。消费者应提高安全意识，结合自身既往过敏史，对转基因食品作出谨慎选择。

（二）转基因食品对饮食习俗的影响

我国是个多民族的国家，许多民族都有其独特的饮食习惯和制约。这时转基因食品就有以下的担忧：某些宗教团体禁止食用的动物基因转入他们通常食用的动物中（如将猪的基因转入绵羊中），就可能触犯某些民族的饮食戒律；将动物基因植入植物中可能使素食者感到困惑；将人类基因转入动物，对这些动物的食用会引起伦理方面的争议。

在转基因食品的生产研究中，应尽量避免使用，特别是在原料植物中使用任何这类敏感基因，至于人类基因的使用也应特别加以限制。如果不得不使用时，必须特别用标签注明，以保证人们的选择。

（三）转基因动植物和转基因食品安全性控制

转基因食品的安全性目前在世界上争议比较大，转基因作物种植面积最大，出口转基因农产品、食品最多的美国，就极力宣传其安全可靠。而欧洲、日本及第三世界国家为了保护本国消费者的利益，限制转基因食品进入国内。

我国政府鼓励基因工程技术及转基因产品的研究开发工作，同时又十分重视转基因食品的安全管理。我国于1990年颁布《新资源食品卫生管理办法》，2001年6月发布《农业转基因生物安全管理条例》，2002年颁布了《转基因食品卫生管理办法》和配套的《转基因食品安全和营养评价指南》，从法律上保障消费者的健康权和知情权。

《转基因食品卫生管理办法》规定，未经卫生部审查批准的转基因食品不得生产或者进口，也不得用作食品或食品原料。转基因食品不得对人体造成急性、慢性或其他潜在性健康危害。转基因食品的食用安全性和营养质量不得低于对应的原有食品。转基因食品的生产经营者应当保证所生产经营的转基因食品的食用安全性和营养质量。转基因食品的生产者应当保留转基因食品进（出）货记录，包括进（出）货单位、地址、数量，相关记录至少保留二年备查。

对转基因食品的标识作出如下规定：食物产品中（包括原料及其加工的食品）含有基因修饰有机体和表达产物的，要标注“转基因××食品或以转基因××食品为原料”。转基因食品来自潜在致敏食物的，还要标注“本品转××食物基因，对××食物过敏者注意。”

转基因食品的标注方式有：定型包装的，在标签的明显位置上标注；散装的，在价签上或另行设置的告示牌上标注；转运的，在交运单上标注；进口的，在贸易合同和报关单位上标注。

从2002年3月20日起，我国对有转基因成分的食品贴上标签，并对进口转基因农产品进行认证管理，否则将不得进口和销售。已经标识的转基因农产品是大豆种子、大豆、大豆粉、大豆油、豆粕；玉米种子、玉米油、玉米粉；油菜种子、油菜子、油菜子油、油菜子粕；棉花种子；番茄种子、鲜番茄、番茄酱等。

餐饮业经营人员应密切关注转基因食品研究开发和贸易进展，确保所经营的食品符合《食品安全法》和《转基因食品卫生管理办法》的要求。

转基因食品还处于研究开发以及商品化的早期，考虑到我国加入WTO后，食品的跨国贸易必定大增，只有依靠对转基因食品检测技术的不断进步，转基因食品安全性评价体系的不断健全和完善，严格的卫生监督，才可能做到使转基因食品对人类健康完全无害。

本章小结

随着科学的发展、社会的进步，人类在与贫穷和愚昧告别的过程中，已清楚地认识到食品无毒无害的必要性和病从口入的科学道理。控制餐饮食品中的生物性污染物，预防食源性疾病的发生，是餐饮业食品卫生工作的一项基本内容。

餐饮食品生物性危害可能来自于细菌、病毒、真菌、寄生虫、昆虫等污染物，部分细菌、真菌可引起食品腐败变质及霉变，造成企业经济损失。部分致病性细菌、真菌毒素可引起食物中毒，造成对消费者健康的危害。真菌毒素经摄入后，人体还可能产生慢性毒性作用，长期损害健康。部分细菌、病毒、寄生虫能以食物、饮水为传播媒介引起传染病的发生和流行，造成大型公共卫生事件的暴发，给人类生活以及政治、经济等许多领域带来不利影响，而由于蟑螂、苍蝇等病媒生物性动物的存在，目前难以彻底消灭这些疾病。

在餐饮业，食源性疾病常由于原料选购和处理不当，烹调不彻底、食品保藏不当及成品污染等原因引起。掌握这些病原生物可能在餐饮食品中出现的规律性，在餐饮食品的生产实践中采取各种有效的控制措施，就可以做到防患于未然。烹饪加工属食品消费链中的终端技术，在把好病从口入这关方面，起着决定性作用。

各类食源性疾病，其病原体种类、在食品中的分布、烹饪的杀灭效果均有不同，预防措施也有区别。预防食物中毒，重点在于控制污染源、抑制病菌繁殖、杀灭病原体。预防食源性传染病，重点在于隔离病人，切断传播途径，以及进行人群的免疫接种。预防食源性寄生虫病，重点在于原料肉的兽医卫生检验，蔬菜的洗涤及提倡熟食。

一旦发生食物中毒等事故，企业应及时向当地卫生行政部门报告。要主动护送病人去医院就医，病情特别紧急时，应就地取材做好抢救工作。遇有顾客投诉、抱怨应妥善安置和主动处理。要做好有关资料的收集、整理、总结工作，将预防措施内化到日常性卫生管理工作计划中并加以实施。

转基因食品是近20年来，随着分子生物学的发展而诞生的新食品。全球范围内对转基因食品的生产加工也有一定规模，今后将有更大发展。但对转基因食品安全性评价的技术尚不完善，消费者对这类食品也还或多或少存在恐惧和忧虑。餐饮业应按国家有关法规查验采购原料的相关标识，对涉及的烹饪制品也应实行标识制度。

习　题

1. 用来表示细菌和其他微生物死亡的指标有哪些?

2. 简述细菌的生长曲线以及各期细菌数变化的特点。

3. 概述温度对细菌生长的影响。

4. 病毒的入侵途径有哪些?

5. 怎样消灭病毒?

6. 寄生虫的生活史有哪几种类型?

7. 概述食品加工对寄生虫的杀灭作用。

8. 食物中毒的共同特点?

9. 餐饮业一旦发生食物中毒事故，应当如何处置?

10. 概述食物中毒事故判定的一般方法。

11. 细菌性食物中毒的常见原因有哪些?发生中毒应具备的条件有哪些?

12. 列举厨房食品未烧熟煮透引起食物中毒的现象。

13. 列表比较沙门菌、副溶血性弧菌、葡萄球菌、蜡样芽孢杆菌、肉毒梭菌的主要中毒食品、烹饪的杀菌作用与预防措施。

14. 去除食品中黄曲霉毒素的方法有哪些?

15. 比较传染病与食物中毒流行特征的区别。

16. 概述甲型肝炎病毒经水产品传播的途径与控制。

17. 概述管圆线虫病的发生与控制。

18. 食品病原生物风险评估的特点有哪些?

19. 怎样消灭苍蝇、蟑螂、老鼠类病媒生物?

20. 名词解释：栅栏因子、多靶栅栏技术、食物中毒、流行病学调查、传染病、人畜共患病、传染源、传播途径、易感人群、宿主、寄生虫、转基因食品、食物过敏。

第三章　餐饮食品物理化学性危害及其控制

［**学习目的**］　掌握引起公共健康危害的主要化学污染物和天然毒物的类别，在原料中分布特点，烹饪的降解作用、效果及控制措施；掌握无公害食品、绿色食品的概念。

［**主要内容**］　大气、土壤、水质污染与食品污染的关系；重金属、二噁英对食品的污染及其控制；农药、兽药残留及施用化肥带来的污染及其控制；*N*－亚硝基化合物、多环芳烃、杂环胺、油脂劣变物的产生及其控制；有毒动植物中的毒性组分及其控制；生产经营无公害食品、绿色食品的意义及相关技术。

污染是指沾染上有害物质的意思。食品在加工过程中，或加工前、加工后，被无意识地沾染上有害物质的现象，称为食品污染，而进入食品中的这些有毒有害物质则称为污染物。如果有个别违法分子有意识地向食品中加入某种毒物则称为投毒，属刑事犯罪事件，这与污染是有区别的。人为地、有目的地向食品中加入一些非所固有的成分，以增加其重量或体积而降低成本，或者改变某种质量，以低劣色、香、味来迎合消费者心理的行为称为掺伪，包括掺假、掺杂、伪造的行为。一些食品本身天然有毒，如河豚鱼含有河豚毒素，也不属污染。

如果对进餐用盘中食物进行化学分析，将给我们一个真实的认识：食品中除营养素外还确实存在多种多样的污染物，如农药、苯并［a］芘，以及铅（Pb）、汞（Hg）、砷（As）、镉（Cd）、亚硝酸盐等。从化学结构看，有有机物、无机物，从化学性质分析有金属毒物、非金属毒物，它们范围广泛，情况复杂。

食品中的这些毒物主要来自于工业“三废”（废水、废气、废渣），化肥中的杂质，药物的残留，过量使用的食品添加剂，食品加工过程中容器具、设备不正确使用时毒物的溶出以及烹调不当引起的营养素的转化等。本章将分别阐述各类毒物的来源、对人体健康的危害、污染食品的原因和控制措施。

第一节　来自产地环境的污染及其控制

近10年来，随着人类科学技术和物质文明的进步，给社会和经济生活带来了繁荣，却也带来了越来越严重的环境问题，环境污染、气候变化、生物多样性减少、资源耗竭、臭氧层破坏、酸雨等全球性问题，已引起人们的广泛关注，与人类健康直接相关的由环境污染而引发的食品安全问题，也已引起了人们的高度重视。

食品中的污染物有许多来自环境污染。

所谓环境污染，一般是指自然环境如空气、河流、海洋、土壤的污染。半个世纪以来，随着工农业生产的迅速发展，环境污染问题日益严重。工业生产排放的大量废气、废水、废渣，日益增加的汽车排出的尾气，农业生产中施用的化肥农药，以及城市生活中形成的生活垃圾和生活污水，都给环境带来了严重的污染。大量的污染物进入食品，并随饮食进入人体。这些污染物多数不易在人体内分解，给人体健康带来了潜在的威胁。

一、环境污染与食品污染的关系

产地环境的好坏直接决定食品的安全水平。环境污染不仅影响农作物的生长，而且其危害直接进入农产品，给人体带来急性中毒或者慢性危害。

（一）环境污染物的生物富集作用

环境中的各类污染物可以使食品（动物、植物）直接受到污染，也可通过食物链由低等生物向高等生物转移，在这一转运过程中，每经过一种生物体，其浓度明显增高，经常扩大数十至数百倍，这种现象称为生物富集作用。人以动物植物为食物，位于食物链的最顶端，这些最顶端食品中污染物的含量通常比环境中含量高出数万倍至数百万倍。环境的轻微污染可以造成对食品的极为严重的污染（见图3－1）。

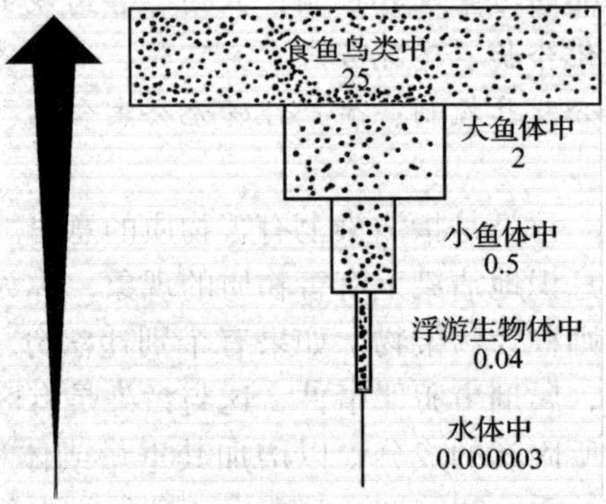

图3－1　环境污染与食品污染的关系

图示DDT在食品中的富集，单位mg/kg

（二）环境污染物的毒性作用

环境污染物随食品进入人体后，对人体毒性作用的大小，因污染物种类、性质及数量等不同而有区别，按毒性作用的表现形式和结果，可分为急性中毒、慢性中毒以及致癌、致畸、致突变作用。

所谓中毒（Poison）是指生物体受到毒物作用而引起功能性或器质性改变后出现的疾病状态。致癌、致畸、致突变作用属慢性中毒的特殊表现形式。

1. 急性中毒（Acute poisoning）

急性中毒是指污染物较大量地随食物进入体内，在短时间内造成损害引起的急性疾病。如食具溶出物中毒，过量使用亚硝酸盐引起的中毒，食物中毒。

2. 慢性中毒（Chronic poisoning）

长期摄入含较少量污染物的食品引起的中毒状态，称为慢性中毒，如慢性铅中毒、慢性汞中毒、慢性镉中毒等。毒物被人体摄入后往往经过相当长时间的积累，才引起人体毒性反应。

3. 致畸作用（Teratogenesis）

某些食品污染物，在动物胚胎的细胞分化和器官形成过程中，使胚胎发育异常，即出现畸胎，称为致畸作用。引起致畸的物质有黄曲霉毒素B_1及DDT、西维因、五氯酚钠等农药。

4. 致癌作用（Carcinogenesis）

化学污染物在机体内具有引起恶性肿瘤的特性，增加肿瘤发病率和死亡率，称为致癌作用。黄曲霉毒素、*N*-亚硝基化合物、多环芳烃类以及砷、镉、镍、铅等物质均具有致癌性。有资料表明，人类癌症65%以上是因为食物污染所致。

5. 致突变作用（Mutagenesis）

食品中的某些污染物引起生殖细胞和体细胞的基因突变。基因突变是由于DNA分子中发生碱基对的增添、缺失或改变，而引起的基因结构的改变。基因突变是毒性作用的一种表现。某些肿瘤的形成就可能是体细胞的基因发生突变的结果。

同一种化学污染物，当其以一定浓度作用于人体和动物体后，可能先表现为致突变作用并进一步发展为致畸作用、致癌作用。

二、大气污染物及其控制

人类自从用煤作燃料以后，大气污染的现象就存在了。大气污染物是指人类活动向大气排放的污染物或由它转化成的二次污染物。大气中的污染物主要来自于矿物燃料（如煤、石油）燃烧和工业生产，包括尘烟雾、酸雨、氟化物等。

（一）尘烟雾

烟尘由炭黑颗粒、煤粒和飞灰组成，粒径0.05～10μm。每吨煤约产生4～28kg的烟尘。烟尘也产生于冶炼厂、钢铁厂、焦化厂和供热锅炉等烟囱附近，常以污染源为中心，扩大到周围几百亩地区或向下风向延伸到几公里的区域。煤烟粉尘危害作物，使果蔬品质下降。

沥青烟雾为一种红黄色的烟尘，产生于筑路及以沥青作原料或燃料的工厂。其中除含碳粒外，还有许多有机物如苯酚、多环芳烃等致癌物。受沥青烟雾污染的作物，常常会沾染一层发黑的、发黏的物质，给作物带来严重的危害。受污染的作物不能食用。

农村作物秸秆、垃圾的焚烧也会带来严重的污染。

（二）酸雨

酸雨指pH小于5.65的酸性降雨、降雪、降雾。大气中二氧化硫和氮氧化物是酸雨物质的主要来源。酸雨形成还与土壤性质有关。酸雨最近10多年来危害日趋严重。我国，酸雨区域主要在长江以南地区，以重庆、贵阳等城市为代表的西南地区酸雨处在严重水平，pH为4.0～5.0。华中、华南地区也有明显加重。酸雨使淡水湖泊和河流酸化，影响鱼类的繁殖。

酸雨使土壤酸化后，土壤中的锰、铜、铅、汞、镉等元素转化为可溶性化合物，通过淋洗转入江河湖海和地下水，通过食物链在水生生物以及粮食、蔬菜中积累。pH≤4.7的降雨可造成蔬菜产地绝产。

（三）氟化物

一些高寒山区，气候寒冷潮湿，取暖烤火期长，加上当地粮食含水量高，需煤火烘烤干燥，故居民终年煤火不息。这些地区煤储量丰富，但煤质低劣，其中氟、硫含量较高。加上当地落后的燃煤方式，使用简陋的燃烧炉灶，甚至直接在室内燃烧，导致空气含氟量偏高。氟化物还来自于以含氟物为原料的化工厂、铝厂、钢铁厂、磷肥厂排出的烟，如冶金工业中电解铝、化学工业中磷肥生产和含氟塑料生产时的排出。

氟的大气污染能引起土壤的污染。氟具有在生物体内积累的特点。植物体内含氟会比空气中高出百万倍之多。农作物可直接吸收空气中的氟化物，大部分通过叶片上的气孔进入，也有从叶缘水孔进入。山茶科植物能蓄积大量的氟，茶叶老叶中含量比幼叶高。用污染的农作物和牧草作饲料，氟会向畜禽肉中转移。

氟在人体内积累引起的最典型的疾病为氟斑牙和氟骨症，表现为齿斑、骨增大、骨质疏松等。

（四）大气污染物的控制

我国制定了《中华人民共和国环境保护法》以及《环境空气质量标准》。

三、水体污染物及其控制

随着工农业生产的发展和城市人口的增加，工业废水和生活污水的排放量日益增加，造成水体污染。它可以使渔业资源受到严重破坏，也会影响到农作物的生长发育和食用安全。我国有不少地区污水排放不符合农田灌溉水质标准，污水中污染物超标，已达到影响食品的品质，进而危害人体健康的程度。这些污染物主要包括酚类、苯、石油等。

（一）酚类

酚类污染物来自于焦化厂、城市煤气厂、炼油厂、石油化工厂等，这些企业产生大量的含酚废水，有时可闻到讨厌的臭味。酚臭味还会转移到粮、草上。

污水中的酚低浓度时能影响鱼类的游繁殖，高浓度时引起大量死亡，鱼肉会带酚味。酚在植物体的分布以茎叶中较高，种子中较低。对酚的积累以叶菜较高，其排列顺序是：叶菜类 > 茄果类 > 豆类 > 瓜类 > 根菜类。酚在作物中的积累会影响到农作物产品的品质。用含酚污水浇灌的黄瓜具有苦涩味，糖含量低。污水浇灌的糙米，蒸出的米饭有酚味。

（二）苯

苯类物质是基本的化工原料，用途很广。化工、合成纤维、塑料、橡胶、制药、电子、印刷等行业，在制造和使用苯的过程中，会产生含苯的废水和废气。苯能影响人体的神经系统，重者麻醉人体，失去知觉甚至死亡；轻者引起头晕、无力和呕吐等症状。

用含苯废水浇灌作物，会使粮食、蔬菜的品质下降。如用含苯 25mg/L 的污水灌溉的黄瓜淡而无味，涩味增加，且随废水浓度增加，其涩味加重。污水灌溉还可使黄瓜含糖量下降。

（三）石油

石油工业的废水来自炼油厂，废水中含有致癌性多环芳烃，水中石油工业废水浓度高时能引起鱼、虾急性死亡，特别是幼鱼幼虾。水中石油工业废水浓度高时，石油中的油臭成分能从鱼、贝的腮黏膜侵入，通过血液和体液迅速扩散到全身。当海水中石油含量偏高时，能使鱼、虾产生石油味，降低海产品的食用价值。用高浓度的石油工业废水灌溉土地，生产的稻米，煮成的米饭有汽油味，生产的花生榨出的油有油臭味，生产的萝卜也有浓厚的油味，人食用这些食品后会感到恶心。

（四）水体污染物的控制

许多国家禁止在干旱地区用污水灌溉生吃作物，对烧煮后食用的作物，在收获前20～45d停止污水灌溉，要求污水灌溉既不危害作物的生长发育，不降低作物的产量和质量，又不恶化土壤，不妨碍环境卫生和人体健康。

我国专门颁布了《中华人民共和国水法》、《水污染防治法》。卫生部制订了《生活饮用水卫生标准》。农业部制订了《无公害食品　畜禽饮用水水质》、《无公害食品　畜禽产品加工用水水质》、《无公害食品　淡水养殖用水水质》、《无公害食品　海水养殖用水水质》等技术标准。国家环保总局制定了有机食品用水标准。

四、土壤污染物及其控制

（一）土壤污染物的来源

土壤污染物进入途径有：农用施肥、农药施用、污水灌溉，污染物进入土壤并积累；土壤作为垃圾、废渣和污水等废物的处理场所，使大量的污染物进入土壤；大气或水体中的污染物经迁移和转化进入土壤。

进入土壤的污染物超过土壤自然本底含量及超过土壤自净能力的限度时，就会在土壤里累积，在作物内残留或积累。当进入土壤的污染物不断增加时，土壤结构遭到严重破坏，土壤微生物和小动物（可制造作物肥料）会减少、死亡，这时农作物的产量会明显降低，收获的作物体内毒物残留量很高，影响到食用安全。

1. 来自化肥的污染物

化肥在带来作物丰产的同时，也对土壤产生污染。

施用氮肥后，植物通过根系吸收土壤中的硝酸盐，经作物吸收后，可转变成氨基酸类营养素。但由于环境条件的限制，作物对硝酸盐的吸收往往不充分，致使大量的硝酸盐累积于作物的叶、茎、根中，这种积累会对人畜造成危害。氮肥施用过量时，作物中硝酸盐累积量会增高。

化肥中还可能混入其他一些污染物，如磷肥中砷偏高，氨水中含酚量偏高，过磷酸钙中含氟量偏高。此外，其他农用化学品如农药等所含污染物也会在土壤中残留，因而应尽量使用生物有机肥料。

2. 来自污泥、垃圾的污染物

一些常用来肥田的带有工业废水的污泥中含有某些有害元素如汞、镉、砷、铬、铝等。

人们在生活中排出的各种固体废弃物统称垃圾。垃圾污染影响食品安全，表现在两个方面：垃圾本身对食品的污染，垃圾的利用（如堆肥）对农作物产品带来不利的影响。垃圾堆肥中含有一部分金属毒物，施用于农田后，会使生长的作物籽粒中毒物含量超过限定标准。因此，对各种垃圾应做好分类管理、集中处理工作。

（二）土壤污染物的控制

我国专门制定了《土壤环境质量标准》。

第二节　物理性危害及其控制

在餐饮食品的生产、加工和销售各个阶段，都可能出现物理性危害。一类为放射污染引发的危害，即放射性物质对环境的污染以及意外事故中放射性核素的渗漏，可通过食物链各环节污染食物。另一类为消费者在食用时可导致异物引起的伤害。

一、放射性污染物及其控制

物质释放出射线的现象，叫做放射性。释放射线的物质，叫做放射性物质。具有放射性的核素，叫做放射性核素。放射性物质是由放射性核素组成的。放射性物质有天然的，也有用人工方法制造得到的即人造放射性物质。人工制造放射性物质的过程是一种核反应。放射性物质释放出来的射线，典型的有 α 射线、β 射线和 γ 射线。由于外在的原因，放射性物质沾染在食品表面，分布或混合在食品内，或者构成食品的组成成分的现象，叫做食品放射性污染。

（一）毒性

放射性污染会严重影响人体的健康，如可引起新生儿残疾、儿童甲状腺癌、成年人白血病，骨肿瘤等恶性疾病。

一旦发生食品的放射性污染，要完全消除事故的影响，往往需要数百年时间，历经几十代人。因此放射性污染危害极大。

（二）对食品的污染

放射性污染有直接污染、间接污染两种方式。直接污染方式是放射性物质直接粘附在食品上或植物、动物的表面上。虽然粘附的放射性物质有一部分可通过风、雨被吹掉或洗掉，剩下者可部分固定上在其表面，部分通过光合作用进入植物组织内，或通过渗透作用进入动物体内。间接污染则通过食物的食用、污染空气的吸入、植物对土壤和水中污染物的吸收进行。

食品的放射性污染物，主要来自核爆炸、核武器试验的落下灰，核工业或核电站在发生意外事故时的排放物、释出物或落下灰，以及放射性物质在国民经济应用领域中的意外泄漏和排放。

（三）案例分析

前苏联切尔诺贝利事故所泄漏的放射性物质在当地造成6000km^{2}土地无法使用，400多个居民点成为无人区，政府被迫关闭600多所学校、300多个企业和54个大型农业联合体。当时的放射性污染物波及整个欧洲，对我国也有影响。

（四）控制

国际原子能机构（ZAEA）在原子能和平利用和安全管理方面有一系列专项规定。在建造大型核电站、核辐照中心时，必须慎重考虑并加强监测。我国制订了食品放射性污染物的限量标准和检验方法。

我国近年来允许一些食品使用核辐照处理并制订了辐照食品卫生标准。在10kGy剂量内处理各种食品都是安全的，具有保持鲜度、保证风味、改善品质、杀菌灭毒、延长保质期、成本低廉、对包装材料无特殊要求等优点，不存在放射性污染问题，可以放心食用。

二、异物及其控制

异物类物理性危害包括来源于农场的石头、昆虫、木片、污秽物，来源于加工过程的碎片、棉花、玻璃、塑料、金属碎片等，还包括来源于因包装不良而在运输过程中引入的污染等。异物导致的物理性危害可分为3类：① 锋利的、导致伤害皮肤或肠道的物品；② 坚硬的、导致伤牙的物品；③ 堵塞呼吸道、导致哽咽的物品。

我国的食品机械设备企业已成功开发出X射线异物检出机、金属检测机、静电毛发选出机等系列设备。应加强对加工食品的监控。

第三节　金属毒物及其控制

地壳及岩石中有80多种金属元素，人体可通过饮水、食物及生产、生活活动等接触和摄入，其中一些金属会产生有毒的影响，如汞、铅、镉、砷、铝等。所谓重金属在化学界定义为在一定条件下，遇硫化氢发黑的金属，如汞、铅、镉。砷介于金属元素与非金属元素之间，也具有这一性质，属类金属或准金属。现在人们也习惯将其列入重金属。而铝属于轻金属。

有毒金属进入食品包括如下途径。

① 工业“三废”的排放和农用化学品的使用，造成环境污染，即使它们在环境中的浓度很低，但由于环境不容易净化，并可以通过食物链富集，与持久性有机污染物相似，被称为持久性污染物。

② 自然环境的高本底，即有些地区自然地质条件特殊，因为地层有毒金属的高含量而使动植物有毒金属含量显著高于一般地区。

③ 食品加工过程中所使用的金属机械、管道、容器以及因工艺需要加入的食品添加剂品质不纯，含有有毒金属杂质可以污染食品。

一、汞对食品的污染及其控制

汞又叫水银，常温下即能蒸发，随气温升高其蒸发量加大。汞在地壳中有一定的含量，由于地震、风化、火山爆发以及生物转化等因素，进入水体和土壤中。汞在工业生产上有着广泛的用途。

1. 毒性

日本于1953—1960年间发生公害性汞中毒，也称“水俣病”，由食用含汞废水污染的鱼引起111人严重残废，其中43人死亡，病人以不明确的症状开始。患者倦怠，易激动，头痛、四肢麻木、吞咽困难、视觉模糊、听力下降、肌肉反应失调。由于并发感染或逐渐营养不足而死亡。汞还可以由母体通过胎盘转移到胎儿，及由母乳传递给婴儿。

2. 对食品的污染

汞对食品的污染主要见于被污染的水产品。鱼类除了经鳃直接摄取外，还可在体内富集。有的鱼对汞的浓缩系数可达数千倍以上。

废水中的汞也可污染灌溉后的农作物。

3. 案例分析

下面以香港食物环境卫生署的一则鱼类含汞风险简讯加以分析。

(1) 引言　汞是一种大量蕴藏于自然环境的元素。

汞可通过天然途径或工业活动释放，混入空气和水中，并进入食物链内。

(2) 对食物含汞的关注　汞以三种形态存在，即金属形态、无机形态和有机形态。

在河流、湖泊和海洋中，细菌可把汞转化为甲基汞。甲基汞是有机汞的最普遍形态，也是最危险的。甲基汞很容易被生物吸收，透过食物链由极微小的植物和动物传到较大的生物；又可在鱼体内聚集，与鱼组织中的蛋白质紧密结合起来。因此，鱼类是人类从食物中摄取汞的主要来源。

由于甲基汞会由生物累积在食物链内，金枪鱼、剑鱼和鲨鱼等大型捕猎鱼类，会比处于食物链较低等级的非捕猎鱼类聚集更多的汞。

烹调不能明显降低鱼类的汞浓度。

(3) 汞的害处　摄入大量汞，可对神经系统造成损害，特别是发育中的脑部。因此，未出生的胎儿、婴幼儿更易受这些毒性的影响。

联合国粮农组织、世界卫生组织联合食品添加剂专家委员会（以下简称委员会）建议，汞的暂定每周可容许摄入量，按每公斤体重计算为5μg。

暂定每周可容许摄入量是指人于一生中每周可摄取某一污染物而不致构成可鉴定风险的分量。即使摄入量高于暂定每周可容许摄入量，健康也非必然受到威胁。由于暂定每周可容许摄入量的重点在于终生摄取，只要长期平均摄入量不超过建议分量，即使偶然短期摄入量超过暂定每周可容许摄入量，也不会影响健康。

(4) 香港的情况　在香港，食物的汞含量是受《公众卫生与市政条例》规管。

法例规定，食物内汞含量最高容许浓度为0.5%，违例者的最高刑罚是罚款5万元和监禁6个月。

食物环境卫生署的食物监察计划监察食物的汞含量。食环署曾抽取444个食物样本，测试汞含量。鲨鱼、金枪鱼和剑鱼等捕猎鱼类的汞含量最高。不过，测试结果全都低于法定限量。

食环署也曾对中学生从食物中摄取重金属进行研究。结果显示，香港一般中学生每周从事物中摄取汞的估计分量，按每公斤体重计算为每周2.98μg，低于委员会所建议的暂定每周可容许摄入量。这表示，香港一般中学生受到汞毒害影响不大。至于对摄入汞量高的中学生，每周从食物中摄取汞的估计分量，按每公斤体重计算为6.41μg，高于暂定每周可容许摄入量。

（5）给市民的建议　孕妇、婴幼儿应避免进食过量的捕猎鱼类，这些鱼类可能含有较高浓度的汞。

饮食要保持均衡，避免因偏食而摄取过多污染物。

宜进食适量的鱼类，因为鱼类含丰富的优质蛋白质，饱和脂肪的含量也低。

4. 控制

为了减少汞对食品的污染，对含汞的工业肥料必须进行排放标准的监测。对含汞的化学农药我国早已禁止使用。

用烹调方法一般不能直接除汞。被汞污染的粮食，无论用碾磨来提高其精度或用各种方法如淘洗、烘炒、蒸煮等都不能将其除净。鱼体内的汞用油炸、煮、冻干、晒干等方法都不能去除。但由于汞可以发生转移进入汤汁中，故弃汤有一定效果。去皮去脂鱼片中汞的平均浓度较高，是由于去皮过程中伴有去脂作用，而使与蛋白质呈结合状态的汞的浓度较高。少食富集汞较高的野鸟也是有效的预防措施。应告诫公民吃近海水域捕的鲜鱼一周不要超过一次，而且一次不要吃得过多。

我国制定了食品中汞的限量标准。

二、镉对食品的污染及其控制

镉是相当稀少的金属，在自然界主要与锌、铜、铅、锰等共存而被开采。镉在工业中主要用途是电镀。此外，冶炼、油漆、颜料、陶瓷、蓄电池等工业都要用镉。

1. 毒性

镉能取代骨骼中的钙，使骨质疏松、脱钙、软化，最后导致骨折，生“骨痛病”。

2. 对食品的污染

据资料表明，人体内镉主要通过食物进入，约占摄入总量的51.1%，空气占1.0%，水占1.1%，香烟占46.1%。

我国江西赣南地区检出了高镉蔬菜，东北沈阳地区检出高镉米。镉在大米中分布不一，糠皮、胚芽中为27%，淀粉内21%，蛋白质内52%。

3. 案例分析

据报道日本富山县神通川流域居民主诉多年腰痛，逐渐变为极度骨痛。随着疾病的发展，发生骨软化，伴有多发性骨折，常由于肾功能衰竭而死亡。当尸检揭示出死者肋骨中含镉量异常高时，就开始对环境中镉的来源进行调查，确定当地的稻米、大豆、土壤含高量的镉，来自上游一个开采铅锌矿排放出含镉烟气和微粒。多年来，来自这个工厂的镉被带到下游地区，沉积在稻田中。受害最严重的是那些住在土壤中含镉量最高的地方的人，最易患病的是缺钙和营养不良的人。

4. 控制

粮食含镉量不多时，可采用稀释方法，使含镉量减少至符合卫生要求。如含镉量较多时，一般经磨碎、水洗等方法加工淀粉，使成品含镉量降低。我国制定了食品中镉的限量标准。

三、铅对食品的污染及其控制

铅被大量用于蓄电池、冶炼、印刷、涂料、塑料、橡胶等工业生产。大气中的铅主要来自工业废气和汽车尾气。

1. 毒性

铅主要经食品、呼吸道进入人体，90% 沉积在骨骼中，正常情况下并不表现出它的毒性，而当机体受感染、抵抗力下降时，可从骨骼中释放出来，进入血液引起铅中毒，主要是对神经系统、造血器官和肾脏的致病作用。主要表现为食欲不振、头昏、失眠、头痛、肌肉关节酸痛等症状。儿童急性铅中毒可造成视力发育迟缓、癫痫、脑性瘫痪和视神经萎缩等永久性后遗症。

2. 对食品的污染

我国传统加工的溏心皮蛋，在生产原料中加氧化铅（又名黄丹粉、密陀僧）。铅会透过蛋壳进入蛋白中，蛋白出现黑斑即与铅有关。现在已改用金属盐替代，如用硫酸锌、氯化铁等为皮蛋加工辅料，并获成功，这样可避免铅的污染。

通过工业“三废”的排放，环境中的铅会污染农作物和水产品。

用禁用物品松香对鸭、鹅类水禽拔毛，不法分子加工茶叶使用“铅铬绿”染色，均易引起铅的残留。

铅还可通过含铅量高的容器、餐具带来污染。如用搪瓷杯喝咖啡、橙汁等酸性饮料，易使铅析出。

民间有误用醋酸铅为明矾、硫酸铅为发酵粉、小苏打、面碱引起中毒的报道。

3. 案例分析

历史上以强大而闻名的西罗马帝国突然消亡的原因与铅中毒有关。他们以铅管输送饮用水，用铅杯喝水，甚至用氧化铅代替糖调酒，多数人骨骼中的铅高出正常人 80 倍以上。

4. 控制

对铅污染的食品如为表面或局部污染，可剔除被污染部分。粮食受环境污染后，可通过提高米的精白度，以降低铅含量。做饭时反复淘洗，也可去掉一部分。也可经过充分稀释使含铅量降至符合卫生要求后供作食用。如含量太高，经过处理仍不符合卫生要求的可改作工业用粮。野兔、野禽，食用前应去除狩猎用的铅子弹。我国制定了食品中铅的限量标准。

四、砷对食品的污染及其控制

1. 毒性

砷属于类金属，其氧化物为剧毒物质，如 As_2O_3（砒霜），是一种古老的毒物。砷在人体中主要蓄积在毛发、指甲、皮肤中，肝、肺、肾、脾等组织中亦有分布。砷急性中毒主要表现为胃肠炎症状，如腹痛、腹泻、恶心、呕吐等，严重时出现中枢神经系统麻痹、四肢疼痛性痉挛、意识丧失而死亡。砷慢性中毒主要表现为植物神经衰弱症候群，如发生皮疹、皮肤色素沉着及过度角化、多发性神经炎、肌肉萎缩等。

2. 对食品的污染

食品中的砷污染主要来源于：使用过量含砷农药或未遵守安全间隔期，增加了砷在农作物中的残留；用含砷废水灌溉农田，砷可在植株各部分残留，造成农作物含砷量大大增加；水生生物对砷具有富集作用，特别是海洋生物对砷有很强的富集能力。

3. 案例分析

日本发生的“森永奶粉”事件是典型的砷中毒案例，是由于奶粉中加入含砷的非食用级添加剂所引起。患儿 12131 人，死亡 120 人。症状是发热、腹泻、肝肿大、皮肤发黑。急性中毒多以胃肠类为主，慢性中毒以神经衰弱为主。中毒事件发生后 15 年，还有 67% 的受害者有不同程度的后遗症。

4. 控制

厨房里的浸泡处理可以使鱼干制品中的砷溶出，其溶出量随浸泡时间的延长而增加。但烹调处理及酸处理一般不能降解。一餐海味可导致摄入数毫克砷。餐饮业还应加强对砷类灭鼠药的管理。我国对各类食品都规定了砷的限量标准。

五、铜对食品的污染及其控制

铜是人类早期就使用的纯金属，从矿石中冶炼铜，加工各种工具和兵器曾经是一个时代的象征，现在还有各种各样的铜火锅出现于厨房设备中。在电器时代由于铜具有良好的导热性和导电性，在电子工业广泛用于制造电器、电缆设备。

1. 毒性

大量的铜会造成人体铜中毒，引起黄疸病和肾脏损害。食品中少量铜的存在会引起呕吐和胃肠失调。铜的化学产物铜绿［$Cu_2(OH)_2CO_3$］及蓝矾（$CuSO_4 \cdot 5H_2O$）毒性较强，摄入后易引起腹泻、呕吐、胃痛。

2．对食品的污染

铜对食品质量带来不利影响。蔬菜水果中由于含铜的抗坏血酸氧化酶的存在引起维生素 C 的损失。在食油和含不饱和脂肪酸的食品中，铜起着催化剂作用，造成食品酸败、变色，这些影响尽管使食品在外观上不受欢迎，但并不会引起中毒。

工人喷洒硫酸铜（硫酸铜与石灰的混合制剂俗称波尔多液）对葡萄树杀虫时可能会过量吸入引起肺癌，葡萄酒铜残留会偏高。

如用铜壶煮咖啡或咖啡在铜壶里存留时间过长，易引起胃肠炎。

一些加热器热水龙头用铜制作，经加热的饮用水，铜的摄入量有时会超过允许值。

铜炊具暴露于空气中时，有时生成一种铜绿及蓝矾，常常外表凸起，但仅仅是表面氧化。

2006 年 5 月，国家质检总局对返青粽叶抽查表明，部分产品存在用硫酸铜浸泡粽叶的违法行为。

3．案例分析

从 1980～1992 年，德国一些地区发生了急性铜中毒事件，导致许多婴儿住院或死亡。起因是新安装水管或热水器中铜的释放。中毒发生在少数新建或新安装了铜制设施的住宅。由于铜在夜间沉积在水管和热水器中，每天早晨的最初几升水中的铜浓度很高。如果用这种水制作婴儿食品，短时间之后，婴儿就会出现铜中毒的所有症状。进一步调查表明饮用水的化学条件尤其是它的酸度（pH4.4～6.3）起重要作用。如果设备使用足够长一段时间，水管内表面就会钝化，即覆盖一层碳酸钠与不溶性铜的复合物，因而可以阻止更多铜的释放。

4．控制

少用铜制器皿，避免带有铜绿的容器存放食物，不用铜壶煮咖啡，我国制订了食品中铜的限量卫生标准。

六、铝对食品的污染及其控制

传统面食制作使用明矾作添加剂，明矾的主要成分是硫酸铝钾，其中含有较多的铝元素。

1．毒性

食品铝超标会对人体造成以下危害：① 对脑神经有毒害作用，轻者可影响记忆功能，重者会导致智力下降、脑损伤和老年性痴呆症；② 铝会引起神经系统病变，导致视觉和运动协调失灵；③ 干扰孕妇母体的酸碱平衡，造成胎儿生产停滞；④ 铝在人体内会妨碍钙、锌、铁、镁的吸收，容易引起骨质软化、骨折；⑤ 铝沉积于皮肤，可使皮肤弹性降低，皱纹增加。此外，铝在人体内蓄积，还可能对肾、心脏以及免疫系统造成不同程度的损害。

2．对食品的污染

世界卫生组织（WHO）早在 1989 年就正式把铝作为食品污染物并要求严格控

制。食品中铝的主要来源是富铝的膨松剂。如富铝的泡打粉。早期的泡打粉配方中都含有铝。泡打粉中的铝越高，其在食品中的残留也越高。由于我国居民普遍喜欢吃油条、油饼等酥脆的油炸面食制品，而这些又是经常添加明矾的食品，导致铝的摄入量偏高。

3. 案例分析

2005 年 11 月，国家质检总局检测的由福建某达利集团生产的可比克薯片铝含量超标，问题薯片包括“薯我香”、“薯我鲜”等。还发现有些企业的蛋糕预拌粉、凉粉中铝含量超标。

4. 控制

推广安全、高效、方便的新型无铝膨松剂。目前的无铝膨松剂一般是由食用碱、有机酸、蔗糖脂肪酸酯、食盐等天然成分配制而成。

我国对以面粉为原料，经蒸、炸、烘烤加工制成的面制食品中规定铝含量≤100mg/kg。

第四节 残留药物、禁用物及其控制

动植物在生产过程中，不可避免地发生各种病菌、病毒的侵袭，引起动物病害、作物歉收。农牧民为了增强动植物抗病能力，在生长、饲养过程中使用一些对食品安全性无影响的农药、兽药是必要的，它们也是最基本的农资投入。但部分农药、兽药在食品中会引起残留，有的已影响到整个食品行业的生存，对人体健康构成了直接威胁，对此必须加以严格管理。

一、农药残留物及其控制

所谓农药是指用来提高和保护农业生产的化学药品。其作用是防治植物病虫害，去除杂草，调节农作物生长，以保证农业丰收。

农药残留（Pesticide residue）是指农药使用后残存于生物体、食品（农副产品）和环境中的微量农药以及农药的有毒代谢产物、降解物和杂质的总称，残存的数量称为残留量。最大残留限量（Maximum residue limit，MRL）是指在生产或保护商品过程中，按照良好农业规范（GAP）使用农药后，允许农药在各种食品中或其表面残留的最大浓度。再残留限量（Extroneous maximum residue limit，EMRL）是指一些持久性农药虽已禁用，但已造成对环境的污染，从而再次在食品中形成残留，为控制这类农药残留物对食品的污染而制订其在食品中的残留限量。

农药按其用途可分为杀虫剂、杀菌剂、除草剂、植物生长调节剂、粮食防虫剂和灭鼠药等。若按其化学组成则又可分为有机氯、有机磷、氨基甲酸酯、拟除虫菊酯等类型。

我国是世界上农药产量较高的国家，使用量极大。早在 20 世纪 50～60 年代，主要用有机氯农药（六六六、滴滴涕），由于其残留严重，故于 1983 年停止生产，后停止使用。随后进口和使用拟除虫菊酯类农药并组织自行生产。近年来，杀虫剂、除虫剂、杀菌剂大量使用，特别是有机磷杀虫剂，其中年生产量在1000t以上的是甲胺磷、1605、氧化乐果、久效磷、对硫磷、甲拌磷，而这些也正是目前在农作物中残留最为严重的农药。

（一）毒性

我国于1984年停止生产有机氯农药，后来又停止了使用，但是由于它在土壤中分解极慢，目前栽培生产的农作物和食用这些农作物的动物性食品原料中仍常常可以检出。

有机磷农药特点是残效期短，分解快，在生物体内受酶作用水解，不会蓄积。毒性作用以急性中毒多见。有机磷农药如在蔬菜上市前不久施用，则可以造成人体的急性中毒。

随食物进入人体的残留农药一部分随尿液排出体外，其余部分将蓄积在脂肪组织。目前特别被注意的是某些农药的急性中毒，对人和动物的遗传和生殖的影响，以及致癌和致畸等方面的毒性作用。

（二）对食品的污染

农药由于长期不合理地大量使用，导致环境和食品的严重污染。农药对食品污染的途径：通过喷洒直接污染食用作物；通过灌溉用水污染水产食品；通过大气中漂浮农药污染食用作物；通过土壤中沉积的农药污染食用作物；通过饲料中的残留转移到畜禽食品中。一般来说，农药通过食物进入人体的污染占90%，而通过大气和饮水进入人体的仅占10%。

金华市永泰火腿食品厂违法使用敌敌畏浸泡猪腿防虫，制造了“毒火腿事件”，由于滥用农药造成了对食品的污染。

（三）案例分析

韭菜饼甲胺磷污染致食物中毒。

2002年7月26日中午，常州新北区疾病预防控制中心接镇卫生院报告，当日上午陆续收治恶心、呕吐、四肢无力、肌肉震颤、瞳孔缩小等类似有机磷农药中毒症状的患者20人，专业人员立即赶赴现场调查处理。当日早晨5：30~8：30，该镇小吃摊主陈某边做边卖韭菜饼70个，被工具厂下夜班的工人和附近农民食用。根据有机磷农药中毒诊断标准，属中度中毒者8人，其余为轻度中毒。经洗胃、阿托品解毒及对在治疗后，患者大多在2~3日内治愈出院，2例1周后出院。

小吃摊主陈某为无证经营，调查时韭菜饼已售完，做饼的工具已洗刷，但还有少量切碎的韭菜和拣好未洗的韭菜，韭菜是隔日从菜场申某处买来的。申某承认该韭菜来自他家菜田，与他家韭菜田相邻的水稻田3d前喷施过农药。结果在申某隔日卖吃剩下的韭菜和田里的韭菜都检测出多量的甲胺磷杀虫剂。

（四）控制

（1）洗涤　若为表面残留，经简单的洗涤操作就可除去。对存在于组织内的残留农药，洗涤几乎没有作用。残留农药的去除与农药的水溶解度有关。强极性水溶性的农药比低极性的更容易除去。这是因为不仅在洗涤中农药的高溶解性，而且进入蜡质层的可能性小。热洗和烫漂处理比冷洗更有效，加入洗涤剂后效果可能更好。

（2）去皮　大多数直接施用于作物的杀虫剂、杀菌剂，在表皮上迁移或渗透作用不大，其残留农药基本上在外表皮上，经去壳、剥皮可以除去部分农药残留物。

（3）粉碎　在切碎、混合操作中，食品组织搅拌可引起酶和酸的释放，提高了表皮上农药残留的水解和降解速度。

（4）烹调　在煎、炒、蒸、煮、炸、腌等操作过程中，可能使残留农药有不同程度消减，但对稳定性强的农药，一般烹调过程影响不大。

（5）谷物加工　大部分残留物在谷物外壳部位，原粮加工成稻米、小麦粉、高粱米、玉米粉，农药大部分流失于糠麸中。

控制食品中农药的污染涉及许多部门：如化工部门研制开发高效低毒低残留的农药新产品，农业部门实施和执行农药安全使用规程，卫生部门、食品经营单位加强农药残留物检测等。烹饪人员应了解农药施用的季节性及厨房控制措施。我国制订了食品中各类农药残留物的限量卫生标准。

二、兽药残留及其控制

兽药是指用于预防、治疗、诊断畜禽等动物疾病，有目的地调节其生理功能并规定作用、用途、用法、用量的物质。兽药残留（Residues of veterinary drugs）是指畜禽及水产品的任何可食部位所含兽药或其代谢物，以及与兽药有关的杂质的残留。

为了预防和治疗家畜家禽和养殖鱼患病而大量投入抗生素、磺胺等生化和化学药品，往往造成药物残留于动物性食品组织，伴随而来的是对公众和环境的潜在危害。

近20年来，人工养殖业得到蓬勃发展，由于养殖密度加大，疫病增多，兽药和饲料添加剂大量使用，出现了兽用药用量远远超过了动物治疗疾病的需要量等危险倾向，使兽药残留成为食品安全领域的重要内容。

（一）兽药残留物的毒性

人们食用带有残留兽药的食物后，虽不表现为急性毒性作用，但人如果经常摄入低剂量的兽药残留物，经过一定时间后，残留物可在人体内慢慢蓄积而导致各种病变，产生不良反应。如磺胺类药物可引起肾损害；青霉素、四环素刺激机体出现过敏反应，短时间内出现血压下降、皮疹、喉头水肿、呼吸困难，严重者可引起致死性休克。

经常食用含兽药残留的食物，可使经肉感染人体的病菌产生耐药性。所谓细菌耐药性是指有些细菌菌株对通常能抑制其生长繁殖的某种浓度的抗菌物质产生耐受性。耐药菌株的出现会影响人们的正常医疗，给医学治病带来难度。还有资料表明，牛奶、畜禽肌肉和脏器中都有耐药菌存在，如金黄色葡萄球菌耐药菌株、大肠杆菌耐药菌株，可随饮食进入人体消化道，使正常人体的肠道发生菌群失调，导致一些有益的非致病菌死亡，从而引起长期的腹泻、维生素缺乏症，造成对人体的危害。

（二）兽药对食品的污染

动物性食品中兽药残留的来源和原因主要包括防治用药、饲料添加剂中兽药的使用、食品（牛奶、鲜鱼）保鲜中引入药物。在预防和治疗畜禽疫病过程中，通过口服、注射、局部用药等方法使兽药残留于动物体内进而污染食品。有时为了治疗动物的某些疾病，或促进生长，常在饲料中添加一些药物。这些药物虽然剂量很小，但由于长时间喂养动物，就可通过饲料引起肉食品的兽药残留。

1. 引起食品兽药残留的原因

（1）不遵守休药期规定　休药期又称停药期，指畜禽从停止给药到允许被屠宰或其产品（如乳、蛋）被允许上市的间隔时间。如猪在屠宰前不久用过抗菌素，则猪肉中兽药残留量就超标。

（2）不正确使用与滥用　用药时要考虑剂量、给药途径、用药部位、动物种类和大小等因素，如随意使用，会增加药物在食品中存留的时间，无意间需要增加休药期。每次用药都应做好记录，不做记录随意使用则属滥用，易造成残留。

2. 食品中兽药残留的影响因素

影响兽药残留量高低的因素如下。

（1）与药物种类有关　抗生素由于应用广泛，用量也越来越大，不可避免会存在残留问题。

磺胺类药物兼有控制疫病和促进生长的作用，其在肉品中残留超标现象较为严重。易在肉、蛋、乳中吸收，也易造成残留。

（2）与兽药在动物体内的代谢过程有关　肝、肾组织对兽药有代谢作用，故其兽药残留量偏高。进入动物体内的兽药其代谢和排出体外的量随着时间的增加而增加，畜肉中的浓度是逐渐减少的。例如：鸡用药的半衰期多为 12h，休药期为 7d，按规定休药期给药的肉食品，消费者食用是安全的。

（三）案例分析

以多宝鱼孔雀石绿污染事件为例加以分析。

孔雀石绿作为一种化工染料，曾经被广泛用于水产养殖业，它可以防止霉菌污染，预防水霉病，还使鱼看起来更光鲜。但由于其在水产品上的残留对人体有害，国家禁止在水产养殖业中使用孔雀石绿。多宝鱼学名大菱鲆，1992 年从欧洲引进我国，主产于大西洋东部沿岸，在中国又称“多宝鱼”或“蝴蝶鱼”，是名贵的低温经济鱼类。全国 2006 年年产量在 4 万吨。多宝鱼抗病能力较差，且因养殖环境存在差异，养殖技术要求较高，因而不排除部分养殖户在技术不过关的情况下，以大量使用违禁药物孔雀石绿来维持产量，进而造成残留，数批出口产品被查出多量的污染物，构成 2006 年重大食品安全事件。

（四）控制

控制肉食品、水产品中的兽药残留，涉及许多领域。

加大宣传力度，指导农民、渔民科学、合理、规范用药。畜牧场和养殖业应按无公害食品要求，按休药期规定，合理配置用药，所用兽药应为经过批准的药物和兽医专用药，贯彻少用药原则。

农畜产品监测中心应加强检测，减少因兽药残留带来的食品安全问题及潜在危害。我国农业部制订了《动物性食品中兽药的最高允许残留量》。

消费者可通过烹调加工等方法减少食品中的兽药残留。肉制品中的四环素类兽药残留物经加热烹调后降解率达到80%，氯霉素经煮沸30min后至少85%失去活性。另有报道，冷冻虾经$^{60}Co-\gamma$射线处理，氯霉素可达到检不出水平。餐饮业、食品批发市场应索取检验合格证明和产地证明。

三、激素残留、禁用化学物及其控制

人们食用动物肉时，就开始接触动物体内的激素。大约在30年前，人们开始将具有性激素类似活性的物质用于养殖业，促进畜禽和水生动物生长，提高饲料转化率。在特定的饲养条件下，动物可引起蛋白质的沉积，增加瘦肉率。但过量使用带来了残留问题。

激素残留（Hormone residue）是指畜牧业生产中应用的激素在肉食品中的残留，一般将激素作为动物饲料添加剂投入饲料中，或埋植于动物皮下，它具有促进动物生长发育、改善生产性能与产量的作用。

激素对畜牧业生产及经济效益方面产生了巨大的影响，各类动物饲料广泛使用后，随食品进入人体的同化激素不断增加，从而导致儿童提前性成熟，男女两性的特征混乱等一系列潜在问题；还发现已烯雌酚对动物具有致癌作用；随动物粪尿排放进入环境中的激素不易降解，还造成对环境的污染。下面以瘦肉精为例加以阐述。

（一）激素残留及其控制

瘦肉精用作畜禽饲料添加剂，虽然其出发点是迎合消费者需要，使投药后的猪肉瘦肉率增高，但却造成在食品中的严重残留。

1. 毒性

瘦肉精是克伦特罗的俗称，为苯乙胺类药物，多数属于β_2-肾上腺素受体激动剂。与克伦特罗作用相似的药物还有溴布特罗、马布特罗、塞布特罗、马贲特罗等。

瘦肉精进入动物体内主要分布于肝脏，人摄入后在体内存留时间较长，其不良反应主要有心率加速，特别是原有心律失常的患者更易发生心脏反应，可见心室早搏、心慌头痛，四肢发抖，面部、颈部、骨骼肌震颤。此外，还引起代谢混乱、血钾降低等一系列中毒症状。

2. 食品中激素的残留

1990—1995 年，意大利、法国、西班牙因食品中克伦特罗残留导致中毒事件达 500 余起，2002 年中国香港、广东、江苏等地也发生了该药物残留食物中毒事件。

3. 案例分析

“河源毒猪肉事件”因中毒人数众多而震惊全国。

2001 年 11 月，广东河源市的林女士在市场买回一些猪肉，回家做菜，一家人吃完后，头晕心悸、四肢颤抖、恶心呕吐。和林女士一家人同样被送进医院的还有当地的 400 多位市民。所有的中毒者病发前均食用过猪肉。

据了解，广东中洋饲料有限公司台山饲料厂生产出 20 多吨掺有 4% 瘦肉精成分的猪用复合预混合饲料，转手销售给金冠饲料批发店。养猪户张某从这家饲料店购进饲料喂猪，同年 11 月 6 日，将 28 头猪销售给了河源市肉联厂。次日，肉联厂将生猪屠宰销售，484 名市民及学生食用这种含有瘦肉精的猪肉后纷纷中毒。严重的食物中毒事件，引起了社会各方面的广泛关注。

4. 控制

饲料安全是食品安全的前提。为保证人体健康、食肉安全，避免误食克伦特罗残留食物中毒，必须严格禁止应用克伦特罗饲喂养食用动物。我国农业部和国家医药监督管理局联合发出《关于查处非法生产、销售和使用盐酸克伦特罗等药品的紧急通知》(2001.4)。

加强对饲料生产的监控，使这类药物严禁于源头。

加强对市场肉食品监督与检测。购买猪肉时，要买带些肥膘的肉。不用来路不明的猪肝等内脏。

(二) 饲料添加物残留及其控制

许多消费者对红色食物有良好的认可，认为红色标志成熟，给人鲜艳喜庆的感觉。许多食品都以红色为主色，在加工上设法保持或增加红色，从而提高产品销量，这可能是苏丹红事件的根源。它不是饲料添加剂，属于禁用物品。

1. 毒性

苏丹红是一种人工合成的工业染料，进入体内后，通过还原酶作用代谢形成相应的胺类物质，苏丹红的致癌性即与胺类物质有关。我国规定食品生产中严禁使用。

2. 对食品的污染与残留

2005 年 4 月，国家质检总局在对全国 18 个省、市、区可能含有苏丹红的食品展开专项检查后发现，30 家生产企业的 88 种食品及添加剂含有苏丹红，被检出的产品包括辣椒油、辣椒酱、辣味酱腌菜、辣味方便食品及生产原料、番茄制品等。同时发现，少数添加剂生产企业以苏丹红冒充食品添加剂辣椒红色素，销售给辣味品加工企业。英国食品标准局就含有添加苏丹红色素的食品向消费者发出警告，并在其网站上公布了可能含有苏丹红的产品清单，清单上的产品 474 种，包括香肠、泡面、熟肉、馅饼、辣味粉、调味酱等。

苏丹红除了直接加入食品外，也有通过加入饲料进而在食品中造成残留。

3．案例分析

红心鸭蛋事件　2006年11月12日，中央电视台在每周质量报告中播报了河北个别地区一些养鸭户使用含有苏丹红的饲料喂养蛋鸭而产出“红心”鸭蛋，白洋淀国华禽蛋加工厂以此为原料生产加工咸鸭蛋制品的违法行为。生产的红心咸鸭蛋中检出苏丹红。

4．控制

加强对饲料、原料蛋、成品蛋的监测。

生产苏丹红的化工企业应严格控制产品流向，严防进入饲料与食品生产加工领域。

及时责令生产企业召回含毒蛋品。

超市销售时将鸭蛋样品切开摆放，以证明不是红心蛋，便于鉴别检验。

教育消费者消除“红心蛋就是土种蛋”的狭隘观念，提高对色素蛋的识别能力。

（三）其他禁用物品的控制

1．吊白块

吊白块是甲醛次硫酸氢钠（$NaHSO_2 \cdot CH_2O \cdot 2H_2O$）的俗名，是一种剧毒化学品，违法者一般将其作为漂白剂使用。食用后，对人体的肝脏、肾脏等有严重损害。一次性食用剂量达到10g会有生命危险。吊白块遇高温时分解产生甲醛，后者具有很强的致癌性。被掺食品包括腐竹、面粉、面条、米粉、粉丝、凉粉。

2．甲醇

甲醇是一种无色透明的可燃性液体，有毒，易挥发，有特异香味，少量口服导致失明，10mL足以导致死亡，可与水、乙醇等任意混合。甲醇也是一种烈性的神经和血管毒物，可直接损害人体的中枢神经系统。急性中毒的潜伏期为8～36h，消化系统症状有恶心、呕吐。呕吐物为咖啡式液体。神经系统症状为头痛、眩晕、狂躁、幻觉，严重时出现视力模糊、双目失明、神志不清等症状。一些患者还可出现心脏、肝脏和肾脏损害，并发急性胰腺炎等疾病。被掺饮料多为各种用工业酒精违法勾兑的假酒。

3．甲醛

甲醛是一种防腐剂，其35%～45%水溶液称为福尔马林，具有强烈的刺激性气味，吸入、接触、误食都会引起中毒。少量摄入，可导致口腔、咽喉、食道及胃部灼烧、痛，以及口腔咽喉部黏膜糜烂形成溃疡；重者可出现消化道出血甚至穿孔，患者可能突然失去知觉，或者因急性肾功能衰竭而危及生命。被掺食品包括各类水发海鲜和动物内脏如鱿鱼、墨鱼、海参、猪肚、鸭肠等。

4．硼砂

硼砂早已被禁止用作食品添加剂。到一定食用量时，可损害人的脑、肝、肾脏及皮肤黏膜，严重的可发生休克。硼砂是一种碱性物质，能使 pH 试纸变蓝有利于监测。加入硼砂的食品均有爽滑的手感，并能闻到轻微的碱味。被掺食品包括腐竹、萨其马、粉肠、凉粽、元宵米粉、水饺肉馅、糕点等。

第五节　加工造成的污染及其控制

餐饮业食物加工过程中，可能形成的污染物有 *N* - 亚硝基化合物、多环芳烃、杂环胺、油脂氧化产物与聚合物、丙烯酰胺等。

一、*N* - 亚硝基化合物的产生及其控制

（一）毒性

N - 亚硝基化合物（*N* - Nitrosamine）包括亚硝胺类和亚硝酰胺类，是公认的致癌物。在已经检验的 100 多种亚硝胺类化合物中，证实有 80 多种可使动物致癌。人类的某些癌症如鼻咽癌、食管癌、胃癌、肝癌、膀胱癌可能与之有关。

（二）食品中 *N* - 亚硝基化合物的产生

食品中天然存在的 *N* - 亚硝基化合物含量极微，但腌制的鱼、肉制品、腌菜、发酵食品中，含量较高。

一些食品中含有合成 *N* - 亚硝基化合物的前体物质仲胺及亚硝酸盐，烹调不当或在微生物作用下，可形成亚硝胺或亚硝酰胺。

亚硝酸盐是一类食品助色剂，在香肠等肉制品中允许使用并有严格的使用量和残留量规定，蔬菜中的硝酸盐经还原菌作用形成亚硝酸盐。亚硝酸盐过量食用会引起急性食物中毒，表现为缺氧症状，可视黏膜发紫，重者危及生命。一些未经培训的人员常常误认亚硝酸盐为食盐加工食物引起亚硝酸盐食物中毒。胺类物质是氨基酸的腐败分解产物，在蛋白类食品中普遍存在。

影响 *N* - 亚硝基化合物合成的因素主要有 pH、反应物含量、胺的种类及催化剂的存在等。亚硝胺合成反应需要酸性条件，如仲胺硝基化的最适 pH 为 3.4。在中性及碱性条件下，如果增加反应浓度，延长反应时间或有催化剂卤族离子及甲醛等羰基化合物存在时，亦可合成亚硝胺。合成亚硝胺的反应物包括胺类和亚硝酸盐等。凡含有—*N*═结构的化合物均可参加合成反应，如胺类、酰胺类、氨基甲酸乙酯、氨基酸、胍类。胺类中伯胺、仲胺、叔胺均可亚硝化，但仲胺速度快，叔胺比仲胺慢。

大肠杆菌、普通变形杆菌等硝酸盐还原菌亦可将仲胺及硝酸盐合成亚硝胺。但这常在人体胃内及食品发酵过程中发生。

在香肠、腊肉、水晶肴蹄制作过程中，加入硝酸盐或亚硝酸盐作护色剂，会有利于 *N* - 亚硝基化合物的形成。

用粗盐腌制或用硝酸盐等做保存剂的盐腌干鱼，也会含有 *N* - 亚硝基化合物；腌制腊肠用佐料先将黑胡椒、辣椒粉等香料与粗制盐、亚硝酸盐或硝酸盐等混合，

腊肠中就会有亚硝基吡咯烷、亚硝基哌啶检出。因此应禁用事先混合的盐腌作料来腌制腊肠，盐和香料要分别包装。

烟熏肉和鱼、煎炸咸肉片、暴露于空气中的直接烤制也会形成一部分亚硝胺。

（三）控制

应控制食品中硝酸钠及亚硝酸钠使用量并加强检测。对允许使用亚硝酸盐腌制的加工食品如肴肉、火腿、捆蹄、香肠等严格控制其使用量，使肉制品残留量≤30mg/kg，对加工绿色食品不得使用亚硝酸钠或硝酸钠。

蔬菜腌制应达到安全期限（35d 以上），避开亚硝酸盐高峰期，腌不透而急于食用，易引起亚硝酸盐中毒。

带有亚硝酸盐的肉制品采用蒸、煮烹调，勿用煎炸烹调以免温度过高形成亚硝胺。肉、鱼类烤制时，周围空气中的少量氮气、氧气会合成类似亚硝酸根类物质，直接烤制易受亚硝胺污染。在烤制前用铝箔覆盖，或使用电烤法，能减少烤鱼烤肉中亚硝胺的产生。

为减少人体胃内亚硝胺的合成，不能同时食用带有胺类的咸鱼、咸肉和亚硝酸盐较高的蔬菜。如不能完全避免，则在食用后立即补充食用 1～2 个含维生素 C 丰富的新鲜水果如柿子、番茄等。维生素 C 有阻断人体内亚硝胺合成的作用。

我国规定了香肠、腊肉、火腿、熏肉二甲基亚硝胺限量标准。

二、多环芳烃的产生及其控制

多环芳烃（Polycyclic Aeromatic Hydrocarbons，PAHs）是指两个以上苯环稠合在一起的芳香族烃类化合物及其衍生物，多以苯并［a］芘为该类物质的代表。

（一）毒性

多环芳烃可通过呼吸道、消化道、皮肤等途径进入人体，沉积于肺部或进入血液危害人体健康、导致胃癌、腺体癌、血癌等癌症的产生。可见通过不良饮食习惯可引起消化道疾病，通过煤烟、烟气的接触可引起呼吸道疾病。

（二）食品中多环芳烃的产生

1．熏烟

烟熏、烤制时，熏烟中以苯并［a］芘为代表的多环芳烃类化合物与食品直接接触而使食品受到污染。热烟比冷烟产生的苯并［a］芘多，对食品污染也较严重。快速将食品熏黑，污染更严重。若熏制后的食品存放几周，苯并［a］芘可从表面渗透到较深层。

2．脂肪热聚

食品中的脂类在高温下可热聚成苯并［a］芘，烘烤肉类时滴在火上的脂肪也能热聚生成苯并［a］芘，但多数附着在烤肉表面。炸油条的油，由于反复循环使用，会使油条中苯并［a］芘含量增高。

3．有机物焦化

厨房里食物烧焦、煮焦、炸焦，均会使污染物增加。

此外，生活垃圾的焚烧、吸烟、居室烧煤取暖、沥青类建材的制造和施工及路面上打晒粮食、打扫烟囱等均可能直接或间接接触到这类污染物。

（三）控制

为减少多环芳烃污染，食品应避免使用原料与火焰直接接触的烹调法。要防止焦化。炊事人员在烹调时要使厨房通风良好，不用有烟煤作为燃料。日常生活中少吸烟，不吸焦油含量高的香烟。废旧报纸的油墨中含有多环芳烃，不能用来包装食品。

三、杂环胺的产生及其控制

（一）毒性

杂环胺是从烹调食品的碱性部分中的主要成分，为带杂环的伯胺类物质。该类物质普遍具有致突变性和致癌性，只是在常规烤制、煎炸的各种食品中含量均较低，不足以致病而已。

（二）食品中杂环胺的产生

所有经过烹调的肌肉组织的食品中都含有相似的杂环胺前体物，如肌酸、肌酐等，它们多数为水溶性，加热过程中会向食品表面迁移，并被加热干燥。水分是抑制杂环胺生成的因素。温度对杂环胺影响较大，当温度大于200℃时，随温度升高，所形成的杂环胺致突变性不断加大。而烹调时间的影响则较小，在200℃油炸温度下，杂环胺主要在前5min内形成，5～10min形成减慢，更长的烹调时间则不再增加。其原因是前体物质和形成的杂环胺随肉中的脂肪和水分迁移到锅底残留中。如果将锅底残留物作为勾芡汤汁食用，那么杂环胺的摄入量将成倍增加。正常家用温度对肉类进行烹调也产生杂环胺。对不同烹调方法进行比较，油炸、烤制较烘焙、煨炖及微波炉烹调产生的杂环胺水平要高。

烤制食物中产生杂环胺的研究，最先是由日本国立癌症研究中心杉村所长开始的，他在研究香烟焦油的致突变性时，意外地观察到其中所含有的致突变物作用强度比苯并［a］芘（多环芳烃中的一类代表物）高出20000倍，便产生了极大的兴趣。这段时间的某一个星期天，他看到了烤沙丁鱼厨房里充满着烟雾，便思考着烤鱼烟雾和烤焦部分是否也存在该类致突变物。当他与他的同事一起烤制干鱼，收集烤焦部分和烟雾作试验，果然证实了强致突变物的存在。后来陆续鉴定出了这些物质，它们有的是由色氨酸、谷氨酸热裂解而成，有的由核苷酸、肌酸、肌酸酐形成。

日本居民常将沙丁鱼、鲱鱼、鲐鱼等鱼类放在铁丝网上，再置于旺火或木炭上炙烤。这种烤制会产生大量的烟气，其中就有杂环胺。将一支香烟的烟、一条烤沙丁鱼的烟、一条煤气烤制的沙丁鱼、一块等质量的炭火烤制的牛肉的烤焦外皮进行致突变性比较，结果为牛肉烤焦物 > 一支香烟的烟 > 烤鱼的烟 > 鱼烤焦物。而用烤箱烤制的肉、鱼杂环胺含量较少。

大蒜、洋葱加热产生的杂环胺，是由大蒜中蒜氨酸、大蒜与洋葱中的蒜素热解形成的。一些植物性天然香料，经烤制后也能形成杂环胺。

此外，国外学者还在啤酒中检出相对较低量的杂环胺，可能与麦芽烤制烘干有关。

已有数份关于煎炸食品中杂环胺检出的报道。蛋白质含量高的牛肉、羊肉、猪肉油煎后致突变性较高。国外学者报道在常规烹调温度（不超过200℃）下煎成的汉堡包（牛肉馅饼）中有杂环胺，在煎好的牛肉、火腿、咸肉、牛肉香肠、猪排以及高温下制作的油煎蛋、炸鸡、油炸鱼中也均发现了杂环胺，而在煎豆腐、煎虾中未检出。还有报道煎牛肉致突变性高出煎淀粉类食品12倍。

（三）控制

鉴于杂环胺的毒性和致癌作用，尽量避免摄入是最为可靠的办法，但杂环胺的前体物肌酸、氨基酸等广泛存在于鱼和肉中，而且简单的煎、炸、烤就能形成这类致癌物。因此，完全避免接触杂环胺是做不到的。但人们仍然可以采取一些主动的预防措施：

不要高温过度烹煮肉和鱼，要避免表面烤焦；

不吃烧焦的食品，或者将烧焦部分去除后再吃；

推荐使用微波烹调法，肉类烹调前建议先用微波炉预热，以减少杂环胺前体物；

烧烤肉、鱼不要将食品与明火直接接触，先用铝箔包裹后烧烤。

四、油脂劣变物的产生及其控制

食用油脂在存放以及加热过程中，均会不同程度地发生氧化、水解反应，导致酸败变质，失去食用价值。高温下长时间使用，还会生成脂肪酸的聚合物和多种劣变物如反式脂肪酸、丙烯酰胺等，对人体健康带来危害。

（一）油脂聚合物的产生

1. 毒性

油脂的热聚合产物有：环状单聚体、二聚体、三聚体、多聚体。环状单聚体即同一油脂分子中的脂肪酸合成环状，如己二烯环状化合物，试验表明，它可以引起动物死亡，也可以引起脂肪肝，影响生长发育。

二聚体和三聚体虽对人体有一定的毒性，但低于环状单聚体。这是由于其分子较大，吸收程度较低的缘故。多聚体因分子更大，相对来说不易吸收，也不出现毒性。

2. 煎炸过程中聚合物的产生

煎炸过程中，加热温度高，加上油脂的反复使用，易发生热氧化反应，也叫高温氧化，它比常温下自动氧化要剧烈得多。随着煎炸时间的增加，油脂分子被分解，部分脂肪酸、醛类物质变成烟慢慢挥发。油脂的黏度增加，极易粘附在煎炸锅的表面，形成聚合油，它是由油脂的热聚合反应所形成的。

所谓油脂的热聚合是脂肪酸分子聚合成环状物。这种聚合可以是同一分子甘油酯中的脂肪酸聚合，也可以是一个油脂分子中脂肪酸与另一油脂分子中的脂肪酸相互聚合。

两分子或两分子以上的脂肪酸相互聚合，形成大分子物质二聚体、三聚体、多聚体。豆油在124℃下炸油条2h，就有二聚体产生，炸10h，二聚体含量21.1%。随后二聚体含量下降，而多聚体含量急剧增加。随着煎炸时间的延长，聚合体总量会不断增加。

在煎炸时间相等的情况下，间歇式用油比一次性连续用油产生的聚合体总量要高。煎炸油品种的不同，生成聚合体的速度也不一样，葵花油的生成速度高于豆油。含亚麻酸多的油脂更易发黏，更易生成聚合体。在聚合油中继续加新油来煎炸食物，其结果会加快煎炸的劣变，故应禁止这种操作。

3. 控制

为了防止聚合油的生成，应控制煎炸油的温度在170～200℃。不能使用250℃或280℃的高温。煎炸时，要使食物受热均匀，切忌局部加温过高，可以使用油温自动控制设备。应尽量减少反复使用煎炸油的次数，凡炸过3次的油，最好不再用于油炸食物。油炸食物时间较长时，应及时添加新油，以起稀释作用。但对已形成的聚合油不能依靠添入新油使其复原，这是应该引起注意的。

（二）反式脂肪酸的产生及其控制

脂肪酸是油脂的构成单位，其分子的骨架由碳原子串联而成，碳原子间如果以双键结合，就称为不饱和脂肪酸，以双键结合的不饱和脂肪酸的分子结构上可能会出现两种不同的几何异构体。若双键上两个碳原子结合的两个氢原子分别在碳链的两侧，则为反式脂肪酸，其空间构象呈线性。若双键上两个碳原子结合的两个氢原子在碳链的同侧，则为顺式脂肪酸，其空间构象呈弯曲状。由于分子结构的不同，两者的物理性质也有所不同，例如顺式脂肪酸多为液态，熔点较低；反式脂肪酸多为固态或半固态，熔点较高。

1. 毒性

反式脂肪酸毒性表现为：① 增加患心血管疾病的危险：膳食反式脂肪酸可能机体血栓形成增加及相应的栓塞性心脑血管疾病有关。② 增加患糖尿病危险：反式脂肪酸增加人体内胰岛素水平，降低红细胞对胰岛素的反应，可导致患糖尿病的危险。③ 导致必需脂肪酸缺乏：能干扰必需脂肪酸的代谢，抑制必需脂肪酸的功能。④ 抑制婴幼儿生长发育：经胎盘转运给胎儿，对其生长发育产生不可低估的影响。

2. 反式脂肪酸的产生

反式脂肪酸主要有以下来源：

（1）食用油氢化产生　为了防止食用油脂的酸败、延长保质期、减少在加热过程中产生的不适气味及味道，20世纪60年代初期兴起了油脂氢化加工的生产工艺，如人造黄油、豆油、色拉油、起酥油等。通过对油脂的氢化加工，可形成多种反式脂肪酸。人造奶油、起酥油等制成的食品，如蛋糕、面包、曲奇饼、雪糕以及西式快餐如炸鸡腿、炸薯条等油炸食品中的氢化油含反式脂肪酸。

（2）经高温加热处理产生　植物油在精炼脱臭工艺中，通常需要250℃以上高温和2h的加热时间。由于高温及长时间加热，有可能产生一定量的反式脂肪酸。油脂的高温烹饪可能会形成反式脂肪酸。

3．控制

（1）严格控制油脂氢化反应条件　对现有的氢化反应技术进行改进，严格控制油脂氢化条件，诸如高压、低温、高氢浓度，采用超临界流体氢化反应等，以及设法减少氢化技术的应用。

（2）油脂避免采用高温烹饪的方法　据资料表明，油脂的高温烹调可以产生反式脂肪酸，对此应引起高度重视。

（3）制订食品中反式脂肪酸的限量标准　美国FDA规定自2006年1月1日起在食品的营养成分标示栏中必须标示反式脂肪酸的含量，以协助消费者选择健康食品，并建议消费者减少反式脂肪酸的摄入。

五、丙烯酰胺的产生及其控制

2002年4月，瑞典国家食品管理局（National Food Asministration，NFA）和斯德哥尔摩大学的科学家宣布，油炸、高温烘烤的淀粉类食品中丙烯酰胺的含量比世界卫生组织（WHO）规定的饮水中丙烯酰胺含量（成人每日从饮水中摄入的丙烯酰胺 $<1\mu g$）高出500倍以上。随后丙烯酰胺已成为食品安全与公共卫生领域的一个热点。丙烯酰胺的出现给全球烹饪界带来了新的挑战，需要人们冷静地反思和系统研究现有的烹调方法的安全性。

（一）毒性

丙烯酰胺是一类结构简单的小分子化合物，分子式 C_3H_5NO，结构式为 $CH_2CHCONH_2$，过去一直作为塑料聚丙烯酰胺的单体，也作为助凝剂、胶粘剂广泛应用于造纸、纺织、塑胶工业。实验室多用于核酸和蛋白质的凝胶电脉测定。

丙烯酰胺是一种公认的致癌物。国际癌症研究机构（IARC）于1994年将其列入对人可能有致癌性的物质，其毒性与多环芳烃相当。流行病学资料表明，长期低剂量接触丙烯酰胺，会出现嗜睡、情绪和记忆改变、幻觉和震颤，伴随末梢神经病变，如出汗和肌肉无力等病症。

（二）丙烯酰胺的产生

丙烯酰胺出现在炸薯条、炸薯片、咖啡、饼干、面包、脆饼、饼干、咖啡、爆玉米花、速溶麦芽饮料以及麦片、干奶酪、巧克力味快餐、方便面、油条等食品中。

目前还没有足够的实验数据能确定富含碳水化合物的食物在高温油炸过程中产生丙烯酰胺的机理。一般认为是包括离子型反应和自由基反应的复杂的多级反应过程，如包括由丙烯醛或丙烯酸与氨反应生成，氨基酸分子重排转化形成或氨基酸与糖类经Maillard（美拉德）反应形成。

丙烯酰胺的前体化合物氨主要来自于含氮化合物的高温分解，丙烯醛和丙烯酸则有以下几个来源：首先丙烯醛可能来自于食物中的单糖在加热过程中的非酶降解；其次它有可能来自油脂在高温加热过程中释放的甘油三酸酯和丙三醇，油脂加热到冒烟后，分解成丙三醇和脂肪酸，丙三醇的进一步脱水或脂肪酸的进一步氧化均可产生丙烯醛；再次是食物中蛋白质和氨基酸如丙氨酸和天冬酰胺的降解；最后是来自于氨基酸或蛋白质与糖之间发生的 Maillard（美拉德）反应，蛋氨酸、丙氨酸等多种氨基酸均可通过此反应产生丙烯醛。丙烯酰胺也可直接由氨基酸形成，天冬酰胺脱掉一个二氧化碳分子和一个氨分子即可以转化为丙烯酰胺。

食物煎炸、保藏过程中，原料成分中氨基酸等的氨基（$—NH_2$）与还原糖等的羰基（$—C═O$）进行羰氨基反应，亦即 Maillard（美拉德）反应，而马铃薯和谷类的主要氨基酸天冬酰胺可通过 Maillard（美拉德）反应生成丙烯酰胺。

影响丙烯酰胺形成的前体物包括各种氨基酸、还原糖类等。氨基酸是参与 Maillard（美拉德）反应的主要反应物，对丙烯酰胺的合成量高低依次为天冬酰胺 > 谷氨酰胺 > 蛋氨酸。还原糖和单糖产生丙烯酰胺的合成量高低依次为葡萄糖 > 果糖 > 乳糖 > 蔗糖。

食物中的水分含量为 12% ~18% 时，最有利于丙烯酰胺的形成。天冬酰胺与葡萄糖生成丙烯酰胺的温度在 100℃以上，至 170℃附近丙烯酰胺生成量最大，而在 185℃中丙烯酰胺则开始减少。加热时间对丙烯酰胺的产生随着氨基酸种类不同而有别。天冬酰胺在 180℃下共热 5min 产生量最高，谷氨酰胺在 10min 时达到最高，蛋氨酸在 30min 时才达到最高值。煎炸时丙烯酰胺随煎炸油中极性化合物的增加而增加。

在较低温度下烤制较短时间，面包中的丙烯酰胺含量较少，低于 20μg/g（干面包皮重），而当在 290℃下烤制 20min 丙烯酰胺达到最大值 1800μg/kg（干面包皮）。烤制的温度、时间以及温度与时间的协同作用都对丙烯酰胺的形成有显著性作用，以温度的影响最大。面包色泽越深，丙烯酰胺含量越高。米饭在微波加热条件下，过热点的存在使得有可能产生温度高于 120℃的位点，有利于产生丙烯酰胺。

（三）控制

控制食品中丙烯酰胺的措施主要有：① 减少或消除形成丙烯酰胺的前体物质；② 抑制加工过程丙烯酰胺的生成；③ 破坏或使食物中已形成的丙烯酰胺重新反应、在食品消费前将形成的丙烯酰胺去除，如使用真空—光辐射、真空—臭氧等处理；④ 尽量选用发酵性原料进行煎炸，通过发酵减少淀粉类物质；⑤ 控制油脂的质量，防止油温偏高使甘油脱水易形成丙烯醛；⑥ 食品原料中加入多价未螯合的金属离子，如钙、镁、锌、铜、铝等金属离子，抑制食品 Maillard（美拉德）反应；⑦ 优先选用较低温度的烤制工艺；⑧ 烹饪中少用如拍粉、挂糊等淀粉类煎炸的方法。

第六节　天然毒物及其控制

自然界中，不少动植物组织中存在着天然毒性组分，有毒性生物碱类、苷类、毒蛋白及毒肽类、毒性酶类、酚类等，应做好烹饪过程中的去毒控制工作，防止食物中毒的发生。

一、动物中的天然毒物及其控制

（一）河豚毒素及其控制

河豚鱼又叫鲀或气泡鱼，全世界有 200 多种，我国有 70 多种，主要分布在沿海及长江中下游。河豚鱼的外形特征是：身体浑圆，头胸部大，腹尾部小，背上有鲜艳的斑纹或色彩，体表无鳞，口腔内有明显的两对门牙。常见的有暗纹东方鲀、虫纹东方鲀、黄鳍东方鲀、红鳍东方鲀、菊黄东方鲀、紫色东方鲀、星点东方鲀、铅点东方鲀、棕斑腹刺鲀等。河豚鱼味道鲜美、营养丰富，但某些部位含有剧毒，自古以来在日本、中国南海沿岸各地就有“拼死吃河豚”的说法。

1. *毒素毒性*

河豚鱼所含的毒性成分是河豚毒素（Tetrodotoxin，TTX），结构为胍类物，是一种很强的神经毒素，其毒性比氰化钠还强 1000 倍，0.5mg 河豚毒素就可毒死一个体重 70kg 的人。河豚毒素能阻抑神经与肌肉间的电信号传导，阻止肌肉、神经细胞膜的钠离子通道，使神经末梢及神经中枢发生麻痹。中毒者首先是感觉神经麻痹，其次是运动神经末梢麻痹，使机体无力或不能运动。毒素量增大时迷走神经麻痹，呼吸减少，脉搏迟缓，严重时体温及血压下降，最后发生血管运动神经中枢或横膈肌及呼吸神经中枢麻痹，引起呼吸停止，迅速死亡。至今尚无特效药治疗。

2. *毒素在食品中的分布*

河豚毒素的含量因鱼的品种、部位和季节等不同而有所差异。

河豚鱼的肝脏和卵巢毒性最强，其次为肾、脾、血液、眼睛、鳃和皮肤，肌肉一般无毒，但鱼死后较久，内脏中的毒素可渗入肌肉内，仍不可忽视。但产于南海的河豚鱼不同于其他海区，肌肉含有毒素是其一大特征，应引起注意。

河豚鱼含毒素量多少，常随季节的变化而有差异。每年的 3 ~ 5 月为卵巢发育期，此时卵巢的毒性最强，肝脏亦以此时毒性最强。产卵期 6 ~ 7 月过后卵巢萎缩，毒性可减弱，但全年都有毒。同一种鱼类，一般雌性比雄性的毒性强。

河豚毒素在鱼体中分布存在着较大的个体差异。即使同一水域相同季节捕获的同一批次、同一品种性别、同等大小的鱼，毒力大小相差上千倍，这就是同一锅鱼有的无毒有的强毒甚至剧毒引起人体食物中毒及致死的原因。

河豚毒素微溶于水，在 pH 3 以下和 pH 7 以上时不稳定，4% NaOH 处理 20min 可失去毒性。但对热稳定，220℃以上才分解，加热至 100℃经 20min 仍有毒性残存；对日晒和盐腌也都很稳定。例如用30%食盐腌河豚鱼卵60d，腌河豚鱼皮30d；夏季将河豚鱼卵放置烈日下晒160h；用沸水煮河豚鱼卵8h，煮河豚鱼皮1h，煮河豚鱼肝0.5h；用高压锅（相当121℃）处理河豚鱼卵1.5h，结果都还有毒。因此，一般的烹调方法很难将毒素去掉。

3．案例分析

《新民晚报》2006年1月报道厨师洗河豚鱼中毒。某晚松江一家茶楼接受了朋友馈赠的7条河豚鱼，每条重约400克，茶楼经理当即吩咐厨工王师傅剖洗。王师傅宰杀第3条鱼时，右手中指不慎被鱼刺弄破，他并未在意，继续将剩下的河豚鱼洗完。过了十几分钟，屠师傅的右手中指肿了起来，疼痛、头晕、恶心、胸闷、发冷。又过了十几分钟，他开始呕吐。工友们见状不妙，立即将他送往附近医院。医生见病情严重做了简单处理后马上将病人转至第六人民医院，经解毒治疗，王师傅才转危为安。

4．控制

（1）加强卫生宣传　使人们了解河豚鱼有毒的品种并能识别，以防误食中毒。

（2）加强市场管理　禁止出售鲜河豚鱼。

（3）餐饮业不得擅自加工　如需加工鲜河豚鱼，必须征求当地卫生行政部门许可，对腌干制品应由定点单位加工，并确保原料鱼的种别可靠性和新鲜度。

（4）人工养殖的控毒河豚鱼毒性较低　凡经卫生部论证通过的试食基地可以加工，成为有条件利用食品。

控毒河豚鱼烹饪的安全措施如下：

① 选购河豚要认真鉴别，剔除不能确认的品种及遗传性状不稳定的品种，以免毒鱼混入；

② 确保原料鱼的新鲜度；

③ 宰杀应严格程序，使用标准行刀法，细心操作，做到专人操作、专用车间、专用器皿、专用工具，下脚料及有毒脏器焚烧或深埋；

④ 洗净血水，防止皮肤损伤及经血液接触毒素；

⑤ 高温烹调，先200℃油温处理约10min后于煮沸状态100℃ 35min，烹制总时间不低于45min；

⑥ 对制成品实施毒素检测，确保无毒方可销售；

⑦ 运用HACCP方法对河豚经营实行全程质量控制。

（二）组胺及其控制

1．毒物毒性

组胺（Histamine）通常是在细菌作用下组氨酸的脱羧产物。在一些海洋鱼类中含量特别高，而鱼的肉质非常新鲜，因而引起中毒的多数是其天然组分。但三甲胺和其他氮氧化合物、胍基丁胺、磷酰胆碱、甲基亚氨脲、萨啉等和组胺一起存在时，由于与组胺具有协同毒性作用，使其毒性大为增加。一般认为，一个成年人一次性摄入100mg组胺，即引起中毒。组胺使毛细血管扩张、支气管收缩。中毒的特点是发病快，潜伏期短，一般0.5～1h，多数出现食物过敏样皮疹，不只是过敏性体质的人容易中毒，非过敏性体质的人也可同样发生中毒，一般症状较轻、恢复快、死亡率低。

2. 毒物在食品中的分布

高组胺含量的鱼多是些活动能力特别强，皮下、肌肉血管系统比较发达的一类鱼，它们血红蛋白含量较高，青皮红肉。尤以鲐鱼、金枪鱼、沙丁鱼、秋刀鱼、竹荚鱼中含量最高。

3. 案例分析

2002年9月9日中午，中山市某公司饭堂约2700名员工在该公司饭堂进食午餐，在进餐1～4h内，陆续有员工出现面部、胸部及全身皮肤潮红、伴头晕、头痛、口干、恶心等症状，发病人数188人。据调查，该食堂采购员早上从市场采购了一批池鱼（又称蓝圆鱼），池鱼用水冲洗进行解冻，没有剖腹去除内脏直接整条油炸后售卖给员工食用。中毒员工均进食了油炸池鱼。患者除1人有喉头水肿外，其余病情较轻。经查是由于池鱼中组胺增高中毒所致。经抗组织胺药物及对症治疗，全部病人病情基本好转，无死亡病例。

4. 控制

（1）注意鱼的保鲜，防止鱼类腐败变质　鱼类要尽量保证在冷冻条件下运输和保存，保持鲜度。加强市场管理，不准出售腐败变质的鱼类，对易产生组胺的鱼类，更应加以控制。

（2）尽量不吃死的海鲜　死螃蟹、死甲鱼、死龙虾、死鳗鱼，因其体内含有较多的组氨酸可分解为有毒组胺，时间愈长，组胺积累愈多，食用后也可引起中毒，应加以避免。

（3）采取去除组胺的措施

① 水浸泡：水浸泡法是一种较切合实际的去组胺法。水浸泡时间的长短要考虑到季节、温度的影响，夏天应勤换水，冬天2h一换。烹调前将鱼浸泡4～6h可使组胺含量下降，也可用30%食盐水浸泡1h，然后水洗再进行烹调，可使鲐鱼组胺含量降低54%。

② 烹调：烹调时可加入适量红果或先将鱼加盐、醋和水蒸30min弃汤加作料烹调，可使鱼组胺含量下降65%左右。对高组胺鱼进行清炖、加醋红烧等试验，结果熟鱼中去除率均达到85%以上，但绝大多数进入汤中，表明加热并未破坏组胺结构，只使组胺从肉中转移进入汤中。加热不是去组胺的有效方法。因此应禁食鱼汤鱼汁，在烹制后迅速弃汤汁，以免喝鱼汤中毒及鱼汤中的组胺被肉重吸收引起二次污染。

③ 腌制：对体型较厚的鱼腌制加工时，应劈开背部以利盐分渗入，使蛋白质较快凝固。用盐量不应低于25%，腌制不透也易引起中毒。

（4）某些体质差的人群禁食　对体弱、过敏体质和患有慢性病者（如慢性支气管炎、哮喘、心脏病、低血压和肺结核等）勿食用高组胺鱼类。

(三) 贝类毒素及其控制

在我国沿海地区如浙江、福建、广东等地时常发生因吃贝类海产品而中毒的事件。

1. 毒素毒性

贝类毒素主要有麻痹性贝类毒素、腹泻性贝类毒素、神经性贝类毒素等，其中麻痹性贝类毒素的毒性最高，危害最大，尤以石房蛤毒素（Saxitoxin，STX）的毒性作用研究历史最悠久，中毒严重者可以致死。毒素会对人的神经和肌肉产生麻痹作用，一般在吃后5～30min内开始发病，口唇麻木、手指末端刺痛，继而感到四肢、颈部麻痹，头痛、头晕、四肢乏力、恶心，随后可出现言语不清、行路不稳、嗜睡等症状，严重者可发生呼吸困难、昏迷甚至死亡。

腹泻性贝类毒素中毒已经在远东、欧洲、南美洲等地报道过，在中国，主要发生在黄海、渤海等贝类产地。中毒症状以腹泻为主，病程可持续3d，一般不会留下后遗症。

神经性贝类毒素中毒通常在接触有毒贝类0.5～3h之内，出现胃肠炎，并伴随嘴周围区域和四肢的麻木，还有眩晕、肌肉及骨骼疼痛、乏力等。

2. 毒素在食品中的分布

导致中毒的贝类主要有蚶子、花蛤、香螺、织纹螺等。其实，大多数贝类毒素是外源性的，即毒素不是贝类本身的产物，而是外来生物所产生的毒素被贝类摄取、积累的结果。这些贝类毒素来自于滋生在海洋中的有毒藻类，如涡鞭藻、倒卵形鳍藻、渐尖鳍藻、短裸甲藻。某些无毒可供食用的贝类，在摄取了这些有毒藻类后，就被毒化了。因毒素在贝类体内呈结合状态，故贝类本身并不中毒，也无生态和外形上的变化。但是，当人食用这种贝类后，毒素迅速被释放，就会发生中毒。

麻痹性贝类毒素被认为是比较普遍、对人类健康威胁较大的一种贝类毒素，该毒素几乎遍布全球，较为流行的地区在太平洋的西北部和加拿大沿岸。麻痹性贝毒主要在海水产品中出现，尤其是在软体动物中富集。主要是蛤和贻贝，偶然也可能涉及扇贝、海蟹和海鱼。滤食是双壳类软体动物的一个特征，在这个过程中，海水中的可食性生物（如膝沟藻细胞），从套膜腔中的腮输送到食管和消化腔中，在这些消化器官中，麻痹性贝毒浓度最高。这可在滤食期间转移到贻贝、蛤及扇贝的体内。也可在甲壳动物如蟹中富集，在日本、菲律宾已经发现它能引起食物中毒，并有很高的死亡率。

腹泻贝毒的出现与海洋污染特别是与赤潮的关系密切，即使未出现赤潮，只要在海水中倒卵型鳍藻仅为200个/L时，贻贝和扇贝的腹泻性贝毒含量都会超过限定值，引起中毒。在日本，贝毒的毒化时间一般在4～8月，高峰通常在6～7月，10月以后毒素含量逐渐消失。可被毒化的贝类是双壳贝类，主要是扇贝、贻贝、杂色蛤、文蛤、牡蛎等。扇贝和紫贻贝可长期带毒。贝类的毒素一般均局限在中肠腺。在我国，腹泻性贝毒主要分布在北方黄海、渤海贝类产地。对北方的杂色蛤、文蛤、扇贝、牡蛎、贻贝、赤贝进行贝类毒化情况的调查表明，以上品种中均检出过腹泻性贝毒。从品种来看，贻贝的检出率提高，其次依次为文蛤、扇贝、杂色蛤、赤贝，从含毒量看也是贻贝最高，其次为杂色蛤。从时间上看，4～11月均有检出，但以初夏为主。

神经性贝毒也叫短裸甲藻毒素，与海洋赤潮有关。历史上最严重的赤潮发生在1971年夏秋季节的佛罗里达中西部沿岸水域，当时的短裸甲藻赤潮导致萨拉索萨塔沿岸大约155km^2暗礁区，鱼类、海鸡冠、石珊瑚、软体动物、甲壳动物、多毛类环节动物、被囊动物、海绵动物、棘皮动物和底栖藻类死亡非常严重，还有大量海鸟因食鱼中毒死亡。

3. 案例分析

近年在台湾高屏地区发生了西施舌贝毒事件。当地居民在食用养殖的西施舌贝约30min后，嘴唇、舌头、脸颊便开始发麻，并伴随着灼热感。紧接着，颈部、手腕、双手及双脚的末梢有麻痹现象，甚至有呕吐症状。有2人在1d内因毒性太强而死亡。

养殖的西施舌贝本身不含毒性成分，经分析毒性成分发现，主要的毒害来自毒性很强的膝沟藻毒素。研究人员进一步分析，原来是养殖地区水质遭到污染，如耗氧性污染物质导致水体溶氧量减少，于是涡鞭毛藻开始大量繁殖，即使西施舌贝不含有毒成分，但在摄取毒藻之后蓄积体内，成为有毒的西施舌贝，消费者便成为这种贝毒的受害者。

4. 控制

① 为预防贝类中毒，有关行政管理部门应对被赤潮污染的贝类海产品的上市买卖进行严格控制，避免群体性食物中毒。

② 规定市售贝类中毒素的限量，目前，美国和加拿大对冷藏鲜贝肉石房蛤毒素的限量为≤80μg/100g，对罐头原料用贝肉中毒素限量，美国为≤200μg/100g，加拿大为≤160μg/100g，可作借鉴。

③ 将受污染的贝类转移到清洁水中（无毒藻），使其自净。垂直移动水体中的贻贝，可达到减轻贝毒累积的目的。

④ 烹饪一直被认为是一种加速排毒的好方法，是最后一道防线。但需要指出的是烹饪不能消除中毒的威胁，但它可以降低毒性水平。如果初始的毒性水平很低，那么通过烹饪可以有效地将毒性减弱到安全水平。对煮、蒸、炸三种典型的烹饪法进行实验，结果表明即使很短时间的烹调操作也能为消费者增加一定程度的保护。由于烹饪的作用在于毒素因动物体高温下失水而随同渗出，因此会部分抵消烹饪加热本身的优势。目前值得推荐的烹饪法是油炸法。它的优点是：温度更高、排毒更有效，能避免过多的毒素渗入汤中。因贝类毒素主要积聚于内脏，如除去内脏、洗净、水煮，捞肉弃汤，可使毒素降至最低限度。

国外报道，商业性罐头加工方法能去除受污染蛤仔肉90%的毒素。为了减轻有毒赤潮带来的损失，通常在把水产养殖场关闭之前采集来的受污贝类加工成罐头。这种工艺流程包括先充入蒸汽预蒸15～20min，然后将蛤肉分离出，去除吸管，将剩余蛤肉用温水洗净，再压入罐头。预蒸时渗出的肉汤毒素含量一般较高，但往往只是其中的一小部分被压入罐头，大部分已被去除。这种加工工艺对降低毒性水平很有效果。由于麻痹性贝毒在碱性环境中比在酸性环境中的稳定性更差，如果不用醋调味，去毒效果更好。升温和延长处理时间也有一定的帮助。然而，无论怎样处理，处理后的贝肉还是会保持一定的毒性水平，这表明毒素分子某些特定部位具有很强的抵抗力。所以，应谨慎使用制罐方法排毒，其许多环节仍需进一步完善。其降低毒性至无害化以下水平的效率很大程度上还是取决于最初的毒性水平。

（四）动物肝脏的毒性及其控制

1. 动物肝脏的毒性

动物肝脏中毒的机理，目前尚未十分清楚。一般认为动物肝脏富含维生素 A，它属于脂溶性维生素。当摄入过多的动物肝脏而不能及时代谢，排出体外，维生素 A 及其代谢产物在体内不断堆积，达到一定量时，就使人产生中毒症状。成人一次摄入维生素 A 约 50 万国际单位（IU），即可引起中毒。鲨鱼肝每克含维生素 A 约 10450IU，一次摄入 47g 左右即可引起中毒。

但据近年研究，也有人认为，鱼类肝脏含有大量的高级不饱和脂肪酸，其碳原子常多达 20 个以上，容易与外界的异物结合而形成鱼油毒素，摄取含有鱼油毒素的鱼肝就会中毒。此外，肝脏中还有毒性远比一般鱼油毒性小的麻痹毒、痉挛毒等毒素，只有在大量食用时才出现症状。

一般食后 1 ~ 8h 发病，症状多为头晕、头痛、恶心、呕吐、腹痛、腹泻、四肢乏力，皮肤潮红及视物模糊等，一般发病后 1 ~ 6d，从口周、鼻部开始出现鳞屑状脱皮，严重者可波及全身，有的还脱发。病程 1 ~ 2 周，长者可达 1 个月。

2. 中毒食品

因食用动物肝脏而引起中毒的食物主要是指狗、狼、狍、貂、熊等动物的肝脏，猪肝吃多了偶尔也会发生中毒。但是最容易引起中毒的是鱼类肝脏，尤其是某些海产鱼类，如蓝点马鲛鱼、鲨鱼、鱼、鲅鱼的新鲜肝脏，进食过量能引起中毒。尤以这些鱼类中的各大型品种的肝脏更易使人中毒。

3. 案例分析

某市水产部门出售大鲨鱼。其中有一顾客专门购置鲨鱼肝脏 500g，他回家经大火急炒，放入姜葱烹调后，全家 4 人食后 1 ~ 2h 均先后出现眩晕、头痛、恶心、呕吐及发热（38 ~ 38.5℃）等症状。市卫生监督所对中毒患者及时进行救治处理，并禁止该水产部门继续销售鲨鱼肝脏，避免事故继续发生。

4. 控制

经营部门要建立必要的管理制度，在出售鲨鱼、旗鱼、鱼、硬磷脂鱼等水产品时，应去除这些鱼类的肝脏，避免有毒肝脏流入市场；对消费者进行广泛宣传，使人们认清鱼肝中毒的危害。凡体形较大的鲨鱼、旗鱼的肝脏及狗肝不能食用。

二、植物中的天然毒物及其控制

植物共有30多万种，但由于植物体内毒素的限制，可用作人类食品的不过数百种。绝大多数有毒植物的毒性成分是在其体内代谢过程中形成的。在人们已经知道的能引起中毒的植物中，有些是因烹调加工不当，未能将有毒成分除去而被食用引起中毒的。应对在职人员进行培训考核和多种形式的职业技能教育，确保生产加工的安全性。

（一）豆类中的有毒物质及其控制

在日常食用的大豆、四季豆、蚕豆等豆类植物中存在对人体有害的化学成分，主要包括植物血凝素、蛋白酶抑制剂、苷类。在一般情况下，食品加工中的加热处理，可破坏这些有害成分，因此食用后不会对人体产生危害。但是，因加热的温度或时间不够，未能彻底破坏这些有害成分而引起的中毒事件也时有发生。

1. 豆浆中的有毒物质及其控制

（1）毒物毒性　豆浆是用大豆为原料制成的流质食物，生豆浆未经加热或加热不彻底，来源于原料豆中的有害物质未被破坏，饮用后可造成中毒。多见于小型餐饮企业和集体食堂，特别是幼儿园和小学食堂最为常见。

豆浆中有害物质可能是胰蛋白酶抑制剂、皂苷等物质。

豆科植物中的胰蛋白酶抑制剂，可以抑制蛋白酶的活性，降低食物蛋白质的水解和吸收，导致胃肠产生不良的反应和症状；同时还可刺激胰腺增加其分泌活性，增加内源性蛋白质、氨基酸的损失，使动物对蛋白质的需要量增加。皂苷的毒性主要表现在溶性和对胃肠道黏膜的刺激作用。

豆浆中毒通常发病较快，潜伏期一般为30～60min，短者只有3～5min，主要表现为恶心、呕吐、腹胀、腹泻，可伴有腹痛、头晕、乏力等症状，一般不发热，愈后良好。

（2）案例分析　2003年3月19日上午，辽宁省海城市兴海管理区所属站前、前教、后教、钢铁、铁西、兴海、银海、苏家8所小学3936名学生、260名教师分批集体饮用了由鞍山市宝润乳业有限公司生产的“高乳营养学生豆奶”。上午10：20，部分学生陆续出现了腹痛、头晕、恶心等症状。发现情况后，学校立即将学生送到当地医院检查治疗。海城市委、市政府和鞍山市委、市政府高度重视，积极采取措施，对出现不良反应的学生进行治疗。截至4月11日中午，共有2556名学生出现不同程度的不良反应，有44名学生在当地医院接受治疗，85名学生在外地接受治疗。4月9日至15日卫生部和辽宁省卫生厅共同组织联合调查组，食品卫生、流行病学、食品加工工艺、理化和微生物检验及临床医学等方面的专家，对发病情况进行了调查。由参与调查的专家共同认定：本次豆奶食物中毒的原因是活性豆粉中的胰蛋白酶抑制剂等抗营养因子未彻底灭活。进一步调查发现所用大豆品种变了，但蒸煮时间继续沿用原来的工艺条件，未作深入研究及工艺改进所引起。

（3）控制　餐饮业应将豆浆彻底煮开后供应，特别要防止“假沸”现象，煮豆浆时，开始出现泡沫沸锅并不等于煮开，应继续加热至泡沫完全消失后，再继续煮沸5~10min，以彻底破坏有害物质。对不同品种大豆加工的豆浆应建立不同的烹饪工艺条件，确保彻底灭毒。

2. 四季豆中的有毒物质及其控制

（1）毒物毒性　四季豆又叫菜豆、扁豆、芸豆、小刀豆等，人们常用来做蔬菜或与米同煮。四季豆中毒一年四季都可发生，但在秋季下霜前后较为常见。主要是由于其含有皂素和植物血凝素而引起中毒，烹调不当造成毒素未被彻底破坏是引起中毒的主要原因。中毒多发生于集体食堂，而公共饮食业和家庭则极少发生。

皂素对胃肠道黏膜有强烈的刺激作用，并能破坏红细胞引起溶血；植物血凝素则具有凝聚和溶解红细胞的作用。这两种有害物质都可通过长时间煮沸而被破坏。

四季豆中毒的潜伏期为0.5~5h，发病初期多数是胃部不适，继而以恶心、呕吐、腹痛为主，部分病人可有头晕、头痛、出汗、畏寒、四肢麻木、胃部烧灼感、腹泻，一般不发热，愈后良好。

（2）案例分析　2002年1月24日下午3时20分，云南省楚雄市发生了一起重大的集体中毒事件。115位民工因吃了没炒熟的四季豆，出现恶心、呕吐、腹痛、腹泻、头晕、头痛等中毒症状。事发后，中毒民工被送到医院，经过长达27h的抢救，完全脱离了生命危险。经过卫生部门的取样、化验，进一步确定这是一起四季豆中毒事件。

（3）控制　四季豆彻底加热后再食用。要注意翻炒均匀、烧熟煮透，使四季豆加热至失去原有的生绿色，食用时无生味和苦硬感。如果做凉菜，必须放在水中焯10min以上，才能调料食用。

（二）薯类中的有毒物质及其控制

1. 马铃薯中的有毒物质及其控制

马铃薯又名土豆、洋山芋、山药蛋等，块茎供食用。它既可以作蔬菜食用，又可被用来代替谷物作为主食。

（1）毒物毒性　马铃薯的毒性成分为龙葵素，又名茄碱，对胃肠黏膜有较强的刺激作用，对呼吸中枢神经有麻痹作用，并能引起脑水肿、充血。此外对红细胞也有溶血作用。

发芽马铃薯中毒的潜伏期一般为数十分钟至数小时，多数为2~4h。首先是咽喉有瘙痒和烧灼感，其后出现胃肠炎症状。轻者1~2d自愈，重者可因心脏衰竭、呼吸麻痹而死亡。

（2）毒素的分布　马铃薯中龙葵素的含量会随储藏条件和部位的不同而有所不同。当储藏马铃薯不当，导致马铃薯发芽或变黑绿色时，其中的龙葵素含量会大大增加。在新鲜组织中的含量一般为20~100mg/kg，在储藏过程中逐渐增加，若将马铃薯暴露于阳光下5d，其表皮中的龙葵素含量可达到500~700mg/kg，马铃薯发芽后，其幼芽和芽眼部分的龙葵素含量更可高达3000~5000mg/kg。人一次食入龙葵素 200 ~ 400mg 即可引起中毒。烹调时如未能除去或破坏龙葵素，食后即可能发生中毒，尤其以春末夏初季节最为常见。

（3）案例分析　某年春季，某大学食堂午餐后的 40min，陆续有就餐学生出现上腹部不适，消化道黏膜灼痛感，以及呕吐、腹泻、头晕、头痛等症状。午餐后 3h 发病达最高峰，先后发病共计 170 余人。经调查，该食堂于头年冬季从外地购回一批马铃薯共 3000kg，直接堆放在密闭不通风的库房内，达 4 个月之久，都已发芽，有的已发黑腐烂。该食堂进餐学生 2400 余人，一次烹调加工量较大，烹调马铃薯约 70kg，未认真挑选和去芽。其烹调方法是经一般清洗后切丝，加工炒成肉丝马铃薯。学生反映有的马铃薯未炒熟，检验剩余的肉丝马铃薯，龙葵素含量高达 6mg/g，具有中毒条件。

（4）控制

① 在低温、无阳光直射的地方储存马铃薯以防止发芽。

② 不使用发芽过多或皮肉大部分变黑绿色的马铃薯。

③ 发芽较少的可彻底挖除芽、芽眼和芽周部分，去皮后浸水 30 ~ 60min，然后烧熟煮透，烹调时还可加些醋以破坏龙葵素。

④ 辐照处理，可以抑制马铃薯发芽。

2. 木薯中的有毒物质及其控制

（1）毒物毒性　木薯的主要有毒物质是亚麻仁苦苷，它可以在酶的作用下水解生成毒性很强的氢氰酸，氢氰酸可造成人体组织缺氧，体内的二氧化碳和乳酸含量增高，使机体陷入内窒息状态，同时还可以麻痹呼吸及血管运动中枢，最后可死于呼吸循环衰竭。

（2）毒物的分布　木薯是一种多年生的小灌木，热带地区普遍种植，我国南方也有栽培，有的地方以木薯作为粮食。木薯的根、茎、叶都含有有毒物质，以新鲜块根的毒性较大。

（3）案例分析　菲律宾保和省马比尼镇 2005 年 3 月 9 日发生小学生集体食物中毒事件。孩子们从学校附近小贩处购买的木薯饼中含有氰化物，是致使他们中毒的原因。这起中毒事件共造成至少 27 名学生死亡、105 人住院治疗。

（4）控制　在处理方法上可利用氢氰酸遇热挥发的特点或亚麻仁苦苷易溶于水来除去有毒物质。

① 去皮处理：在木薯加工时采用切片、水浸、晒干法（鲜薯去皮、切片、浸水 3 ~ 6d，沥干、晒干）。

② 合理蒸煮：熟薯水浸法按去皮→切片→煮熟→浸水 2d→沥干→蒸熟工艺和干片水浸法按干薯片→水浸 3d→沥干→蒸熟工艺加工，去毒效果良好。食用木薯前先去皮，用水浸泡薯肉 2d，并在蒸煮木薯时打开锅盖使氢氰酸得以挥发。为保险起见，也可将煮过的木薯再用水第二次浸泡，再行蒸熟。

③ 改变饮食习惯：禁止生食木薯，不能喝煮木薯的汤，不得空腹吃木薯，一次也不宜吃得太多。

（三）黄花菜中的有毒物质及其控制

黄花菜又名金针菜或萱草，味道鲜美，许多人在煲汤或烹制木须肉等菜肴时都喜欢放一些，以增加菜肴的清香。许多菜是越新鲜越好，但是黄花菜恰巧相反，食用鲜黄花菜时会引起中毒。鲜黄花菜中毒大多发生在6～7月，即黄花菜成熟的季节。

1. 毒物毒性

鲜黄花菜的有毒成分是秋水仙碱。秋水仙碱本身无毒，但是摄入人体后在胃肠中吸收缓慢，继而被氧化成二秋水仙碱便有剧毒。凡是二秋水仙碱所接触到的消化道及泌尿系统，都会发生严重的刺激症状。成年人如果一次摄入0.1～0.2mg秋水仙碱（相当于50～100g鲜黄花菜）即可引起中毒，一次摄入3～20mg可导致死亡。

摄入没有炒熟的鲜黄花菜后，一般0.5～4h发病，会出现恶心、呕吐、口渴、喉干、腹痛、头昏等症状，重者还出现血尿、血便、尿闭和昏迷等，病程较短。

2. 案例分析

2005年8月3日，陕西省医学专科学校建筑工地食堂发生食物中毒事故。当天中午，该食堂80多人食用青椒鲜黄花菜炒肉，餐后30min左右，陆续有人出现恶心、呕吐、腹痛、头昏等症状，共有65人发病，事发后，病人均被送往当地一家医院的急诊科治疗，晚上8：30所有人全部治愈出院。经询问炊事员得知，当时共购进鲜黄花菜15kg，直接与肉片、青椒炒后销售。卫生人员提醒不提倡食用鲜黄花菜。

3. 控制

如果将鲜黄花菜蒸煮后晾干成为干制品，再水发后烹调成菜肴就没有毒了，因此，最好食用干黄花菜。而对于鲜黄花菜，只要进行适当的处理，也可放心地食用。主要有两种方法，一是浸泡处理，即先用开水将鲜黄花菜焯一下，然后用清水浸泡2～3h（中间需换一次水），因秋水仙碱易溶于水，这样可将大多数秋水仙碱除去。二是高温处理，即用水将鲜黄花菜煮沸10～15min，煮熟煮透，这样可将其中的秋水仙碱破坏得充分一些。

（四）白果中的有毒物质及其控制

白果是银杏树的种子。银杏树又称京果树、公孙树、鸭掌树等，夏季开淡绿色小花，霜降后结杏状的果实，成熟后呈淡黄色，也就是白果。白果为中药的一种，有平喘祛痰、抗菌作用。

1. 毒物毒性

白果中含有白果酸和白果二酚，当人们生食或食入未经熟透（煮或炒）的白果后，它们首先可直接刺激胃肠道，而引起黏膜细胞浑浊肿胀、黏膜充血、水肿，随即这两种有毒物质被吸收进入血液，分布于全身各个组织，尤其可作用于中枢神经系统的神经胶质细胞，使脑细胞充血、水肿、渗出、脑压增高，同时也可引起肺水肿。一般连续进食10～50粒即可发生中毒。

白果中毒多在白果上市季节发生，无论成人还是儿童都可因生吃或一次大量食用而引起中毒。中毒症状的轻重与年龄大小、体质强弱及食入量相关。儿童年龄越小，越易中毒。生食者中毒症状重，加热处理后可降低毒性，从而减轻中毒症状。

2. 案例分析

2004年10月30日，家住南京桃谷新村的张姓女子炒好白果便趁热吃了起来，边吃边觉得白果趁热吃味道特别好，又因听说白果有美容和药用价值，就索性吃了个痛快。不料当晚睡觉时就感觉胸发闷，呼吸困难，次日起床后便感觉头重脚轻，浑身没有力气。张某以为是自己没吃早饭的缘故。上班后，这种症状却越来越严重，并开始出现反胃呕吐现象，连忙打电话询问在医院的一名亲戚。亲戚问明原因后，告知可能是白果吃得太多中毒了，白果1d最多吃4~5颗，像她一下子吃了近150颗就危险了，得赶紧上医院做检查。随后，张赶紧来到省人民医院，先是输液，后又留院观察挂急诊，接连住院两天病情才得到缓解。

3. 控制

白果毒遇热可减少毒性。不可生吃白果，即使要吃，也要等煮炒熟透后再吃。使用罐头制品烹制菜肴时，也应配用其他材料，以免一次性食入太多的白果。

还应提及有些水果，如杏、桃、枇杷、李子、樱桃、杨梅、苹果等，果肉虽然无毒，但种子或其他部位含有氰苷，最常见的一种氰苷是苦杏仁苷。在含氰苷的果仁中毒中以苦杏仁引起的中毒最为常见，后果最严重。应不吃生果仁，如果用果仁做咸菜，应反复用水浸泡，充分加热，使氢氰酸挥发掉。

（五）蘑菇毒素及其控制

蘑菇又叫蕈类，为高等真菌，因味道鲜美，有山珍之称。其生长环境多种多样，几乎在能够生长绿色植物的地方都可以找到一定种类的蘑菇。草原、树林中蘑菇生长较为集中。蘑菇一年四季都可见到，但以每年的8~9月份最为多见。在我国，蘑菇的资源丰富，种类很多，目前已鉴定的蘑菇有800多种，大多数蘑菇是可以食用的，但少数还是有毒的，约有180多种，其中可能威胁人类生命的有20多种，而含有剧毒的仅10种左右。它们分别是：褐鳞小伞、白毒伞、鳞柄白毒伞、毒伞、秋生盔孢伞、鹿花菌、包脚黑褶伞、毒粉褶菌、残托斑毒伞等。毒蘑菇与可食蘑菇在外观上较难区别，因此容易造成误食引起中毒。

1. 毒物毒性

毒蘑菇的有毒成分比较复杂，一种毒蘑菇可含有多种毒素，一种毒素又可能存在于多种毒蘑菇之中。几种毒素同时存在时，中毒症状较为复杂。一般根据所含有的有毒成分和中毒的临床表现，大体将毒蘑菇中毒分为四种类型。

① 胃肠毒型：是指存在于毒蘑菇中的主要引起胃肠炎症状的毒素，主要是一些树脂类、甲酚类化合物。

② 神经精神型：由毒蝇碱、异唑衍生物、色胺类化合物、致幻素等神经精神毒素引起，早期为胃肠炎症状，后期为神经精神症状，神经兴奋、精神错乱和抑制，偶尔因呼吸或循环衰竭而死亡。

③ 溶血型：具有溶血作用的毒素，患者可有贫血、黄疸、血尿、肝脾肿大等溶血症状，一般死亡率不高。

④ 肝肾损害型：因误食含毒伞肽、毒肽等原浆毒素的毒蘑菇而引起。毒伞肽和毒肽都属极毒，能损伤心、肝、肾、脑等实质脏器，尤以肝、肾为主。耐高温、耐干燥，一般烹调加工不能破坏。

2. 案例分析

2003 年 6 月 29 日，湖南省邵阳市城步苗族自治县西岩镇周安村发生了一起特大食用毒蘑菇中毒的事件。该村两家村民在中餐和晚餐分别煮食了当天从山上采摘的同一种野生蘑菇，8～17h 之后，12 名食用者全部中毒，其中 8 人于 7 月 1 日至 7 日相继死亡，4 人经抢救脱离了危险。后经专家调查和鉴定，这次特大中毒事件的“罪魁祸首”名叫灰花纹鹅膏菇，是一种毒性很强的蘑菇，在湘西南较为常见。误食这种蘑菇后其毒性有 12h 左右的潜伏期，极易延误抢救时机。

3. 控制

目前对于毒蘑菇和可食蘑菇的鉴别，除分类学和动物试验外，尚无可靠的简易方法。民间流传着许多识别毒蘑菇的方法，例如：一般认为，颜色鲜艳、形态奇特的蘑菇有毒；蕈柄上有蕈环和蕈托的蘑菇有毒；汁液能使银器变黑的蘑菇有毒；长在脏地方，有麻、辣、苦味的蘑菇有毒；等等。但这些都不够完善可靠，并不能作为鉴别毒蘑菇的标准。根据毒蘑菇图谱所示的外观也很难有把握进行鉴别。因此，防止毒蘑菇中毒的关键是提高鉴别毒蘑菇的能力，更要掌握鉴别方法，不要随便采购不认识或未吃过的蘑菇，以防误食中毒。对可疑的蘑菇，要送卫生部门检验。对新鲜蘑菇如确认可以食用者，需要先在沸水中煮 5～7min，弃去汤汁后方可食用。

第七节　无公害食品、绿色食品、有机食品加工与质量控制

一、无公害食品加工与质量控制

自 20 世纪 60 年代以来，环境污染造成食品污染而危害人们健康的案例，在许多国家经常发生，日本即有“农药公害列岛”污名。为了克服环境污染、人口剧增、资源短缺和生态失调等问题，生产无农药、化肥污染，无工业“三废”污染的农畜产品和加工制品，越来越受到人们的重视。我国农业部于 2001 年 9 月 3 日发布了无公害食品行业标准并于 2001 年 10 月 1 日起实施，从 2002 年开始，在全国范围内全面推进“无公害食品行动计划”，以有效提高食品的质量和安全性。

（一）无公害食品的概念

无公害食品是指通过应用无公害技术进行生产，经专门机构监测认定，使用无公害食品标志的未经加工或初步加工的食品。

这些食品中有害物质残留量严格控制在国家颁布的食品卫生标准之内，长期食用不会对人体产生公共卫生方面的危害。这类食品是满足大众需要的普及产品，因而是保证食品质量最基本的要求，今后凡准许进入市场的食品都应达到这种要求。

（二）无公害食品加工与质量控制

生产经营无公害食品的条件包括环境条件、生产条件、加工卫生要求三个方面。

1. 环境条件质量控制

主要包括大气、水、土壤三个环境因子。生产无公害食品应选择空气清新、水质纯净、土壤未受污染或污染程度较轻，具有良好农业生态环境的地区；生产基地要避开繁华的都市、工业区和交通要道的中心，在周围不得有污染源，特别是上游或上风口不得有有害物质或有有害气体排放；农用灌溉用水、加工用水等必须达到国家规定的有关标准，在水源周围不得有潜在污染源；土壤重金属的含量位于正常范围，没有严重的农药残留及化肥、重金属的污染。

2. 生产条件质量控制

无公害食品生产过程应符合相应的生产技术标准要求，对农用化学物质应限量使用及做好替代工作。重点环节是病虫害防治和肥料施用的控制。病虫害防治用药物以不用或少用化学农药为原则，选用的农药必须是高效低毒低残留，特别是对国家规定禁用的农药绝对不能使用，强调以预防为主、生物防治为主。选用的兽药对人畜不产生不良后果，对生态环境无不良影响，尤其是兽药的休药期不得少于半个月，否则不得作为无公害食品。农药、兽药在食品中的残留量不得超过国家规定的限量，肥料施肥强调以有机肥为主。

3. 加工卫生质量控制

无公害食品的加工卫生要求有以下几点：

① 选用的原料必须是无公害农产品；

② 加工用水要符合无公害食品加工用水要求的标准；

③ 加工所选用的设备、餐具、器具以及产品包装材料、容器的选用都要安全、无污染，不对人体健康和环境产生不利影响；

④ 选用的食品添加剂，必须符合《食品添加剂卫生管理办法》和各种标准；

⑤ 有相应的专业技术管理人员，有完善的质量控制措施，并有完整的生产和销售记录档案。

（三）无公害食品的标识

申请无公害食品认证的单位和个人，应先向认证机构提交书面申请。认证机构对申请材料进行审核，对书面材料审核合格后，还可到现场对产地环境、区域范围、生产规模、质量控制措施、生产计划、标准和规范的执行情况等进行现场调查，并委托相关的检测机构对产品进行检测。对材料审核和产品检测符合要求的，颁发“无公害食品认证证书”，证书有效期为 3 年。获得无公害食品认证证书的单位和个人，可以在证书规定的产品、包装、标签、广告、说明书上使用“无公害食品”字样（见图3－2）。

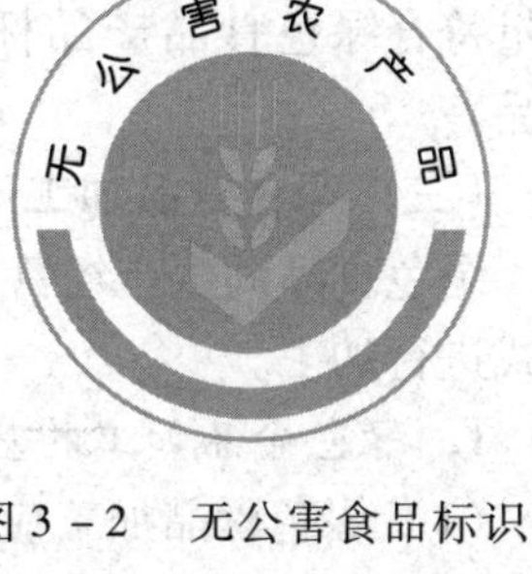

图 3－2　无公害食品标识

二、绿色食品加工与质量控制

早在1992年11月，我国成立了中国绿色食品发展中心，各省、市、自治区也成立了绿色食品管理办公室。十多年来，我国在许多省市建立了一大批绿色食品生产基地，涉及农产品、林产品、畜产品、水产品、加工食品和饮料等多类食品，这是一类高质量产品，卫生安全性高于无公害食品和国家食品卫生标准规定的要求。

（一）绿色食品的概念

绿色食品是遵循可持续发展原则，按特定生产方式生产，经专门机构认定，许可使用绿色食品标志，无污染的安全、优质的营养类食品。

绿色食品中“绿色”的含义，是基于这类食品属无公害污染的环保型食品，强调环境保护的可持续发展，而国际上常将与环境保护有关的事情都形象地冠以“绿色”，这就是“绿色食品”的由来，它与世界食品发展潮流是相一致的。

（二）绿色食品的类型

绿色食品分AA级和A级两类。

1. AA级绿色食品

AA级绿色食品是指生产地的环境如空气环境质量、农田灌溉水质、渔业水质、畜禽养殖用水、土壤环境质量符合绿色产地环境质量要求（NY/T 391—2000），生产过程中不使用化学合成的肥料、农药、兽药、饲料添加剂、食品添加剂和其他有害于环境和身体健康的物质，按有机生产方式生产，产品质量符合绿色食品产品标准，经专门机构认定，许可使用AA级绿色食品标志的产品。生产AA级绿色食品只允许使用天然食品添加剂、生物农药、农家肥料。天然食品添加剂是以物理方法从天然物中分离出来的无毒食品添加剂；或者由人工合成，其化学结构、性质与天然物质完全相同的无毒食品添加剂。生物源农药是指直接利用生物活体或生物代谢过程中产生的具有生物活性的物质或从生物体提取的物质作为防治病虫草害的农药。农家肥料是指就地取材、就地使用的各种有机肥料，它由含有大量生物物质、动植物残体、排泄物和生物废物堆制而成。从而在“从土地到餐桌”的全过程中确保了产品的整体质量，并提高整个生产过程的技术含量。

2. A级绿色食品

A级绿色食品是指生产地的环境符合《绿色食品产地环境技术条件》(NY/T 391—2000)的要求，生产过程中限量使用限定的化学合成生产资料，产品质量符合绿色食品产品标准，经专门机构认定，许可使用A级绿色食品标志的产品。

（三）绿色食品加工质量控制

绿色食品的生产经营应选用绿色食品的农、畜、水产品为原料，遵循有机生产方式进行加工。

1. 绿色食品加工的基本要求

(1) 绿色食品加工应遵循可持续发展的原则　在加工过程中必须注重原料的

综合利用。

（2）绿色食品加工应遵循天然营养原则　在加工过程中应尽可能保持食品的天然营养特性，采用传统加工方法或者采用当今先进的加工工艺和技术。

（3）绿色食品加工应遵循避免被污染原则　必须严格控制污染源，在食品加工过程中，原料的污染、环境卫生状态、洗涤剂的使用不当、机械设备材料等会使最终产品污染，因此对每一个加工环节都应严格控制，防止食品在加工过程中被污染。

（4）绿色食品加工应遵循环境保护原则　必须注重对环境的保护，对在加工过程中产生的废气、废水、废液都需经无害化处理，以避免对环境产生污染。

2. 绿色食品加工工艺的卫生要求

（1）绿色食品的加工应尽可能采用当今先进的加工工艺和方法，最大限度地保留食品的自然属性。先进的加工工艺必须符合绿色食品的加工原则。绿色食品加工工艺中可采用的新技术有以下几种。

① 生物技术：绿色食品生产中可采用的生物技术主要有酶工程和发酵工程等；

② 膜分离技术：包括反渗透、超滤和电渗析等，膜分离技术可广泛用于食品加工中的水处理及饮料加工中；

③ 食品工程技术：即用现代先进的加工技术，从农副产品中提取有效成分，然后以此为原料，根据人体营养需要重新组合，加工配制成新的食品；

④ 冷冻干燥：采用冷冻干燥，可有效地保持食品的理化特性，并可保持良好的复原性；

⑤ 超临界提取技术：这种技术在其加工工艺中无任何有害成分加入，故完全符合绿色食品加工的原则。

除此之外，挤压膨化、无菌包装、低温浓缩等技术也可用于绿色食品的加工。

（2）绿色食品加工还应注意食品感官品质的保持　食品加工应尽量避免破坏原有的营养和风味。

一些食品加工工艺中可能存在与绿色食品的基本要求相抵触的环节，这些产品如要申请绿色食品认证，则必须对加工工艺加以改进，采用合适的新技术、新工艺，使其符合绿色食品的品质要求。

（3）绿色食品中添加剂的使用要求　在绿色食品中，添加剂的使用要注意在食品中的安全性，这是决定产品是否符合绿色食品标准的一个关键因素。

在绿色食品加工中，对酶制剂、营养强化剂等一般符合国家标准要求即可，但抗氧化剂、防腐剂、色素、香精等物质，在加工中要严格控制使用量并尽量使用天然添加剂，化学或人工合成的添加剂必须严格按照《绿色食品添加剂使用准则》选定合适的种类，并严格控制使用量。

（四）绿色食品的标识

为了标志绿色食品与普通食品的不同，中国绿色食品发展中心推出了一个由太阳、植物叶片和蓓蕾组成的圆形标志作为绿色食品的商标，由农业部在国家工商行政管理局商标局正式注册的质量证明商标。

绿色食品标志由三部分组成，即上方的太阳、下方的叶片和中心的蓓蕾（见图3－3）。标志为正圆形，意为保护。整个图形描绘了一幅明媚阳光照耀下的和谐生机，告诉人们绿色食品正是出自纯净、良好生态环境的安全无污染食品，能给人们带来蓬勃的生命力。绿色食品标志还提醒人们要保护环境，通过改善人与环境的关系，创造自然界新的和谐。

图3－3　绿色食品的标识

绿色食品标志作为一种特定的产品质量的证明商标，其商标专用权受《中华人民共和国商标法》保护。

绿色食品商标使用许可实行一品一号。在使用过程中还要随时接受对商标使用情况、产品质量的监督管理。绿色食品标志许可使用有效期为3年。到期后欲继续使用，须在使用期满3个月前重新申报。获得绿色食品标志使用权的企业不得擅自改变生产条件、产品标准和加工工艺。

三、有机食品加工与质量控制

有机食品是在国际贸易领域使用的无污染食品。我国有机食品的开发始于1992年，国家环保总局先是代表中国参加了国际有机农业运动联合会，继而于1994年组建有机食品发展中心，并按照国际有机食品标准制订了有机食品的标志管理、认证管理、生产与加工技术规范等食品管理法规。近年我国获得国际组织和国家有机食品认证的产品几乎全部销往欧盟、日本、美国等发达国家，是加入WTO后我国参与国际贸易的主要食品。

（一）有机食品的概念

有机食品是一类按照国际有机食品生产要求生产并通过独立的认证机构认证的环保型安全食品。有机食品在一些国家亦称为生物食品或生态食品。

我国《有机食品认证管理条例》规定：有机食品必须符合国家食品卫生标准和有机食品技术规范要求，在原料生产和产品加工过程中不使用农药、化肥、生长激素、化学添加剂、化学色素和防腐剂等化学物质，不使用基因工程技术。

有机食品有以下特点。

1. 强调产品必须来自于有机农业生产

要求一定要按照有机农业的原理、方法进行生产，要经过2～3年的过渡期，才能获得有机食品认证。

2. 生产加工标准与其他无污染食品不同

有机食品生产过程强调以生态学原理建立一个种养结合、循环再生的完整体系，尽量减少对外部物质的依赖，禁止使用一切人工合成的农用化学品。而其他无污染食品强调从减少农药、化肥的使用与规范使用的方法、时间、次数来降低农用化学品的污染。

3. 检查认证、管理方法与其他无污染食品不同

有机食品强调生产过程的管理，其理论依据是有好的过程必定有好的结果，而绿色食品非常重视生产环境和产品的检测结果。另外在认证管理上要求也更严格，有机食品要求每年都要接受至少一次检查认证。

有机食品与绿色食品的区别见表3-1。

表3-1　　有机食品与绿色食品的比较

项　目	有机食品	绿色食品（AA级、A级）
生产方法	开发和应用对环境无害的生产方法	无特殊规定
畜禽养殖	根据畜禽的自然生活习性和土地的载畜量饲养	未作严格规定
环境安全	尽最大可能保护作物、畜禽、自然动植物的多样性，使水土流失问题等生态破坏问题减少到最低程度	未严格规定
检查认证单位	认证机构通过国际标准化组织（ISO）和有机农业运动国际联盟（IFORM）有机认证资格	无此特殊要求
认定有机食品数量	有严格的限制	没有特别规定
认证证书有效期	1年	3年
国际贸易	国外消费者认可有机食品	不能作为有机食品销售

（二）有机食品加工与质量控制

“有机食品”通常需要以下四个条件：

① 原料必须来自有机农业生产体系的或采用有机方式采集的野生天然产品；

② 产品在整个生产过程中必须严格遵循有机食品生产、加工、包装、储藏、运输等标准要求；

③ 生产者在有机食品生产、加工和流通过程中，有完善的质量跟踪体系和完整的生产及销售记录档案；

④ 必须经过独立的有机认证机构进行全过程的质量控制和审查，符合有机食品生产标准并颁发证书的产品。

有机食品的加工和处理应选择最适合的方法，以保持产品质量的完整性。加工与处理应在时间和地点上与非有机食品的处理和加工分工，要避免有机食品和非有机食品混淆，它们不能一起储藏和运输，除非它们都贴有标记并明确分开。加工方法应以机械的、物理的和生物的加工为基础，只能使用各认证机构标准中规定的添加剂和加工助剂。农业来源的配料在终产品中要至少占95%的比例。有机食品的

包装材料不能污染食品，且对环境的影响应降至最低程度。

（三）有机食品的标识

我国有机（生态）食品拥有一个专门的质量认证标志，已经在国家工商行政管理局商标局注册。标志由两个同心圆图案以及中英文字组成（见图3-4），凡符合《有机（生态）产品标准》的农副产品及其加工产品均可申请认证，经国家环境保护总局有机食品认可委员会批准后即获得该标志使用权，并在相关食品上标识。

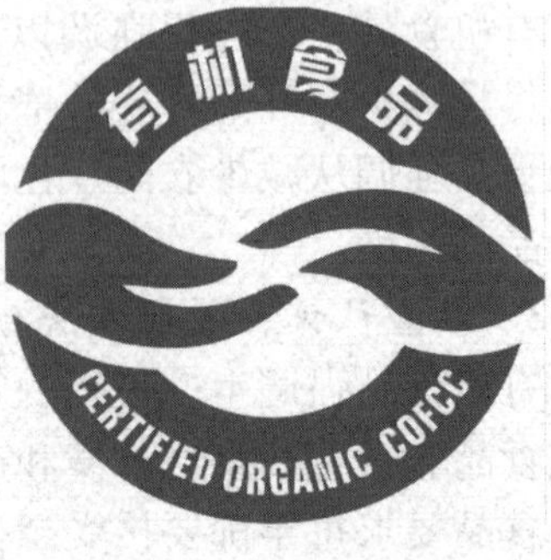

图3-4　有机食品的标识

本章小结

餐饮食品的化学性污染主要来自于大气、土壤、水质环境的污染，农药、兽药的使用及残留，工业生产过程中毒物的排放，烹调不当造成营养素劣变及致癌物的形成，食具容器和包装材料使用不当引起的结构成分的溶出。

化学性污染物随食品进入人体，毒性作用的表现形式有急性中毒、慢性中毒，致癌、致畸、致突变之分。就某一种确定的毒物来说，往往先表现为致突变作用，后发展为致畸、致癌作用。

历史上曾发生过著名的工业原料污染引起的公害案例。这些工业原料物主要是重金属如汞、镉、铅、砷等，它们往往在烹调过程中不被去除或去除率较低，而多氯联苯则有较好的降解效果。

有机氯农药由于高残留性而被淘汰，但在近期内食品中还有少量分布。有机磷农药种类多、使用量大，餐饮业要防止其施用于蔬菜引起急性中毒。根据农药残留物在食品中的分布特点，可分别采取洗涤去皮、烹调加热以及稀释等手段加以控制。

烹调过程中，营养素高温热解、热聚可以形成多环芳烃。它也可以来自燃料燃烧产物的污染。加入添加剂亚硝酸钠或硝酸钠，可以与食品中的胺类在一定温度下形成 N-亚硝基化合物，烤制不当可产生杂环胺。食用油脂在煎炸过程中还可能形成过氧化物、聚合物等一系列毒性产物，它们都有致癌作用。控制这些毒物的产生，已成为对烹饪工艺改革的主要任务。

防止食品公害性化学性污染，与国民经济的许多部门都有直接联系，如工业部门、农业部门、环保部门、卫生部门。我国已建立了与之相关的一系列法规和卫生标准，特别是大力发展绿色食品生产基地，全面推进“无公害食品行动计划”，实行以确保环境可持续发展为前提的有机食品认证制度，以及普通农副产品的市场准入制度，相信21世纪的中国一定会环境更美好、食品更安全。

习　题

1. 污染与投毒有何区别？怎样理解一个人在他一生中会吃进许多污染物？

2. 为什么环境的轻微污染可以造成对食品的极为严重的污染？

3. 食品中氟的来源有哪些？氟对人的健康有哪些危害？

4. 污水直接灌溉作物对食品品质有哪些不利影响？

5. 何为重金属？对人体有什么危害？

6. 何谓农药残留？农药污染食品的原因有哪些？

7. 举例说明兽药、激素残留的危害。

8. “瘦肉精”引起食物中毒的原因及控制措施是什么？

9. 说明吊白块危害及可能出现于哪些食品中？

10. 合成亚硝胺需要哪些条件？

11. 何谓多环芳烃？食品中的多环芳烃可能来自哪些途径？

12. 哪些烹调法可能产生丙烯酰胺？控制措施有哪些？

13. 简述油脂聚合物的类别、产生原因和控制措施。

14. 怎样理解河豚鱼“味比山珍，毒胜砒霜”？说明影响其毒力的因素。

15. 河豚鱼如需烹饪，须具备哪些卫生条件和安全措施？

16. 食海鱼过敏的原因是什么？如何控制？

17. 赤潮除了破坏生态，对食品安全有什么危害？

18. 豆类、薯类中的有毒物质有哪些？如何控制？

19. 说明无公害食品与绿色食品、有机食品的区别与联系。

20. 名词解释：环境污染、生物富集作用、食品放射性污染、急性中毒、慢性中毒、致癌、致畸、致突变、无公害食品、绿色食品、有机食品。

第四章　烹饪原料卫生与安全

［**学习目的**］　了解食品原料的市场准入制度，学会分析与比较各类烹饪原料易腐性的原因及影响因素；掌握其卫生质量标准与判定技术、保鲜保质的方法及有关原理。

［**主要内容**］　肉类、蛋类、水产类、粮谷类、果蔬类原料固有酶的作用，微生物的污染与腐败变质的规律，卫生质量标准与判定方法，保鲜保质的条件与保藏期限，假冒伪劣品的鉴别。

原料是烹饪加工的对象，市售烹饪原料涵盖农产品、畜产品、园艺产品、水产品，以及一些初级加工制品等。原料本身容易发生腐败变质，必须合理保藏，作为市售商品，对假冒伪劣者应禁止采购经营，以确保烹饪制品的卫生与安全。

第一节　烹饪原料采购的卫生控制

为了从源头上确保餐饮业食品的质量安全，必须重视各类市售原料的卫生安全，严把采购环节。

一、市售原料存在的质量安全问题

近几年来，在人民生活水平不断提高的同时，市售食品质量安全问题也日益突出。主要有：① 产品抽样合格率不高；② 假冒伪劣现象屡禁不止；③ 食品腐败变质、食物中毒事故屡有发生；④ 一些原料供应单位规模极小，加工设备简陋，环境条件低劣，技术力量薄弱，质量意识淡薄，不具备产品检验能力，不按标准组织生产；⑤ 在市场流通领域中，降低标准、偷工减料、以次充好、以假充真等违法犯罪活动比较猖獗。

二、与原料采购有关的市场准入制度

国家质量监督检验检疫总局从 2002 年起启动了食品质量安全市场准入制度，相关的供货企业必须在获得食品生产许可证，得到市场准入资格，才能把所生产的货品投放集贸市场、超市和商店销售。

（一）市场准入的概念

所谓市场准入，是指货物进入市场的程度的许可，包括货物主体如生产者（农牧民、养殖户、屠宰场）；销售者（菜贩、鱼商、批发店）与货物客体（原料类产品）进入市场的程度的许可。食品质量安全市场准入制度是一种政府行为，

是一项行政许可制度，也是一种监管制度。

食品质量安全市场准入制度规定：具备规定条件的生产者才允许进行生产经营活动，具备规定条件的食品才允许生产销售。

（二）市场准入的制度

1. 供货单位的食品生产许可证制度

对于具备基本生产条件、能够保证食品质量安全的单位，发放《食品生产许可证》，准予生产获证范围内的产品；未获得《食品生产许可证》的企业不准生产食品。这就从生产条件上保证了企业能生产出符合质量安全要求的产品。

国家质检总局统一公告取得《食品生产许可证》的企业名单，企业在其货品的销售包装上加印（贴）该食品的《食品生产许可证》编号，任何单位和个人不得伪造、转让和冒用生产许可证。

2. 货物食品的强制性检验制度

对于不具备自检条件的生产企业强令实行委托检验。未经检验或经检验不合格的食品不准出厂销售。这种强制性检验制度适合我国企业现有的生产条件和管理水平，能有效地把住产品的安全质量关。

（三）市场准入食品的标识

对实施食品生产许可制度的产品实行市场准入标志制度。对检验合格的食品要加印（贴）市场准入标志，没有加贴标志的食品不准进入市场销售。这便于采购人员识别和监督。食品市场准入标志由“质量安全”的英文 Quality Safety 字头“QS”和“质量安全”中文字样组成（见图4－1）。标志的主色调为蓝色，字母“Q”与“质量安全”四个中文字样为蓝色，字母“S”为白色，其具体的式样、尺寸及颜色有专门的规定。

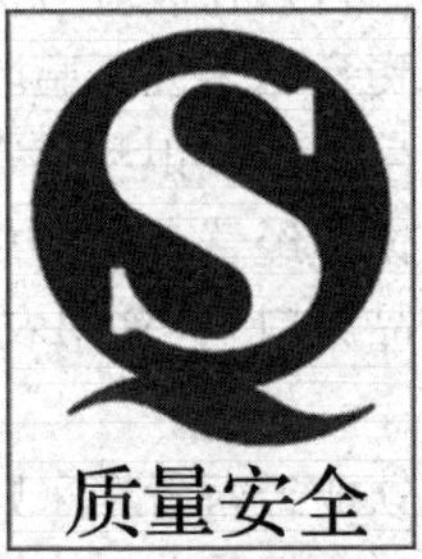

图4－1　食品市场准入标志

市场准入标志属于质量标志，其作用有：① 表明本产品取得食品生产许可证；② 表明本产品经过出厂检验；③ 供货单位明示本产品符合食品质量安全的基本要求；④ 政府通过对食品市场准入标志的监督管理，有利于购置识别，有利于保护消费者的合法权益；⑤ 便于采购员科学地选购各类烹饪原料。

三、烹饪原料采购的卫生控制

餐饮业食物加工体系由十个环节（程序）所组成，即菜单设计→采购→验收→保藏→发放→准备→烹饪→放置→服务→清洁和维护保养。随餐饮业规模大小的变化其程序的繁简也有变化。

大型饭店设有专门的采购部，其主要职责是：① 掌握饭店所需各种物资的名称、型号、规格、单价、用途和产地；② 负责为饭店各部门统一采购餐饮生产活动所需要的各种烹饪原料、饮料类原料、经包装的食品商品等，做到按质、按量、按要求保证供应；③ 负责所有采购物品的验收、储藏保管和分发等工作。

（一）采购环节的特点

采购员除了应考虑原料的品种、数量外，更要考虑原料的质量和卫生。数量过多，会造成食品腐败变质事故。产品卫生质量不合格，不管价格怎样便宜，都不会使经营成功。应尽可能从当地获得市场准入许可的合法供应商、中间商、超市及定点基地那里采购，并定期评价其食品的卫生质量。如在购买豆制品时，可事先不打招呼去加工厂，现场察看其环境卫生状况。对未经兽医卫生检验、检验不合格的动物性食品，不符合《食品标签通用法》规定的包装食品不予采购。

餐饮部门所需原料的种类繁多，采购员应按照各类烹饪原料的理化特性、使用特点、保管特点和消耗特点等不同，对各类原料加以归类，如畜禽肉类、蛋类、水产类、果蔬类、粮谷类、调味品、饮料与罐头食品类、干货食品类，冷冻食品类等，便于质量检验和防腐保藏。

（二）采购的索证制度

从采购环节起，餐饮业的经营活动便告开始。我国卫生部专门制订了《餐饮业食品索证管理规定》，餐饮业经营者应根据本规定要求，建立食品采购索证、进货验收和台账记录制度，指定专（兼）职人员负责食品索证、验收以及台账记录等工作。台账存放应方便查验。

负责食品索证、验收和台账记录的人员应掌握餐饮业常用食品卫生法规规定、食品卫生基本知识和感官鉴别常识。

餐饮业经营者应实施采购索证和进货验收制度的食品种类包括：食品（食用油及食品原料）；食用农产品；食品添加剂；其他省级卫生行政部门依法规定的索证项目。

餐饮业经营者在采购本规定第五条规定的产品时，应到证照齐全的食品生产经营单位或市场采购，索取销售者或市场管理者出具的购物凭证并留存备查。

1. 采购前应按以下要求对产品进行查验

（1）产品一般卫生状况、产品合格证明和产品标识是否符合国家相关法律、法规的规定。

（2）从食品生产企业或批发市场批量采购食品时，应查验食品是否有按照产品生产批次由符合法定条件的检验机构出具的检验合格报告或者由供货商签字（盖章）的检验报告复印件。不能提供检验报告或者检验报告复印件的产品，不得采购。

（3）采购生猪肉应查验是否为定点屠宰企业屠宰的产品并查验检疫合格证明；采购其他肉类也应查验检疫合格证明。不得采购没有检疫合格证明的肉类。

从固定供货商或供货基地采购食品的，应索取并留存供货基地或供货商的资质证明，供货商或供货基地应签订采购供货合同并保证食品卫生质量。

餐饮业经营者应实施进货验收和台账记录制度，在食品入库或使用前核验所购食品与购物凭证是否相符，并进行台账记录。

台账应如实记录进货时间、食品名称、规格、数量、供货商及其联系方式等内容。从固定供货基地或供货商采购食品并签订采购供应合同的，应留存每笔供货清单，可不再重新登记台账。

与食品索证有关的资料应按产品品种、进货时间先后次序有序整理，妥善保存备查。

餐饮业经营者需妥善保管索证的相关资料和验收记录，不得涂改、伪造，其保存期限不得少于食品使用完毕后6个月。

采购记录表应包括品名、规格、数量、批号、质量等级、供货单位、采购人员、运输方式、审核人及记录日期。

2. 采购的卫生要求

我国餐饮业卫生规范对烹饪原料采购的卫生要求规定如下：

（1）烹饪原料的采购应符合国家有关卫生标准和规定的有关要求，并应进行验收，不得采购《食品卫生法》第九条规定禁止生产经营的食品。

（2）采购时应索取发票等购货凭据，并做好采购记录，便于溯源；向食品生产单位、批发市场等批量采购食品的，还应索取食品卫生许可证、检验（检疫）合格证明等。

（3）入库前应进行验收，出入库时应登记，做好记录。

（4）食品运输工具应当保持清洁，防止食品在运输过程中受到污染。

我国规定禁止生产经营下列食品：

（1）腐败变质、油脂酸败、霉变、生虫、污秽不洁、混有异物或者其他感官性状异常，可能对人体健康有害的；

（2）含有毒、有害物质或者被有毒、有害物质污染，可能对人体健康有害的；

（3）含有致病性寄生虫、微生物的，或者微生物毒素含量超过国家限定标准的；

（4）未经兽医卫生检验或者检验不合格的肉类及其制品；

（5）病死、毒死或者死因不明的禽、畜、兽、水产动物等及其制品；

（6）容器包装污秽不洁、严重破损或者运输工具不洁造成污染的；

（7）掺假、掺杂、伪造，影响营养、卫生的；

（8）用非食品原料加工的，加入非食品用化学物质的或者将非食品当作食品的；

（9）超过保质期限的；

（10）为防病等特殊需要，国务院卫生行政部门或者省、自治区、直辖市人民政府专门规定禁止出售的；

（11）含有未经国务院卫生行政部门批准使用的添加剂的或者农药残留超过国家规定容许量的；

（12）其他不符合食品卫生标准和卫生要求的。

（三）采购员的卫生素养

采购员属于餐饮业从业人员，应取得健康证才能上岗。

采购员的技术专长有赖于他对饭店的质量、卫生、成本标准以及哪一类的产品才适合于上述需要的了解程度。教育采购员形成廉洁和诚实的品格，绝不能在卫生、质量方面作出妥协。

采购原料的量要合理把握。既要保证长储期原料的保藏维持适度的水平，又要避免鲜活原料过剩。储藏过多、过久的食品会造成腐败和加大食物中毒的潜在风险。

① 了解各类原料的名称、特性、品质、产地和价格，上市季节，易腐性。这些知识对原料的选择、采购数量与卫生安全的控制是必要的；

② 了解原料市场行情，能熟悉各类原料的销售渠道，熟悉各批发商和零售商，积极组织货源，保证适时、适量、适质、适价完成采购任务；

③ 熟悉企业的菜单，熟悉厨房的加工、切配和烹调的各个环节，要懂得各种原料的损耗情况，加工的难易程度以及烹调的特点，能根据需要和市场行情制定当天和近期的采购计划；

④ 严格执行食品卫生法规和安全制度，在采购、运输中人不离货，轻装轻卸，防止失落、破损和交叉污染；

⑤ 采购员必须认真学习并坚决执行有关的卫生法规，杜绝采购属于禁止生产经营的食品。

（四）烹饪原料的验收

验收的目的是对采购的原料加以检查，对它们的质量和数量加以评价，对价格予以核查，最后决定是收下还是拒绝。验收过程中发生了所有权的转移。如果原料验收时马马虎虎，接收了劣质原料，最终必然会使经营成果大受影响。采购的所有原料，无论是直接拨付厨房使用的鲜活蔬菜，还是需要入库的其他物资，都必须由验收员根据采购单或订货的样品严格认真地按质、按量对发票进行验收。在签发验收单后，将有关物资按规定手续直拨或入库。要求做到票货相符、票款相符。否则，成本不能控制、质量无法保证。验收员必须具备必要的食品卫生知识和感官鉴评能力及经验。其良好的素质主要表现在以下几方面：

① 个人身体健康，讲究清洁卫生；

② 具有对食品质量和卫生状况的判断力；

③ 具有相关的产品知识；

④ 个人品质上具有公正性、原则性、准确性、决断力；

⑤ 具有保护饭店利益的坚定立场，同时具有与饭店其他部门协调、合作的能力。

多数原料可凭感官鉴别，做到购进的货品已损坏的不收，烹饪原料和调味料不卫生的不收，味道不正的不收。各类原料的验收要点：① 肉类的规格有时要用尺量，检查是否符合规定的部位并留意有否渗水；② 蔬菜、水果有否腐烂；③ 罐头食品要检查有否凸形（微生物生长产气或化学性腐蚀引起），要注意保存期是否过期；④ 饮料要注意商标品牌与订购单和账单是否相符，瓶装饮料要抽样检验质量是否合格；⑤ 冷冻食品应首先验收送走。

货物验收完毕后，验收员要填写验收日报表，货物标牌，要填写清楚进货的日期、供货单位、货物的品名、数量、单价和金额。对接收日期的记载是为了便于仓库的运转，实行“先入库的先出库”制度。合理周转才能使腐败、感染和质量上的损失减至最小限度。当然，也有些货品是不用保藏直接送进厨房的，但是也一定要加以记录。应尽量缩短验收与保藏之间的时间。

第二节　烹饪原料的腐败变质及其控制

国家明令对腐败变质的食品应禁止生产经营。

腐败（Putrefection）是指微生物作用下有机物的分解。变质（Spoilage）是指由于有机物分解而引起的营养破坏，从而失去或降低使用价值的变化。食品腐败变质（Food spoilage）是指食品在微生物为主的各种因素作用下所发生的，包括食品营养成分与感观性状的各种酶性、非酶性变化，从而使食品卫生质量降低、丧失食用价值的一切变化。例如肉、鱼、禽、蛋的腐臭，粮食的霉变，蔬菜水果的溃烂，油脂的酸败等。在餐饮业原料保藏、烹饪加工、食品放置等经营过程中，经常遇到此类情况。

食品发生腐败变质的过程中，不仅有大量的腐败菌繁殖，而且也可能受致病菌的污染。人们摄入了腐败变质的食品，可能引起急性食物中毒、传染病、慢性毒性反应甚至遗传性疾病。控制新鲜度，防止烹饪原料以及相关的半成品与制品发生腐败变质，是保证餐饮食品卫生质量的需要，对保障消费者健康，搞好企业经营，也都具有重要的意义。

一、烹饪原料的腐败变质及其评价

（一）烹饪原料腐败变质的原因

造成烹饪原料腐败变质的原因很多，主要有微生物的代谢活动，动物及植物组织中固有酶的作用，微生物及酶以外的其他化学作用，以及物理性损伤、昆虫及其他动物引起的损害等。

1. 微生物的作用

微生物的作用是引起烹饪原料与餐饮食品腐败变质的一个主要原因，腐败微生物的来源见表4－1。

表4－1　　腐败微生物的来源

Ⅰ．在加工前	Ⅱ．烹饪加工期间和烹饪以后	Ⅰ．在加工前	Ⅱ．烹饪加工期间和烹饪以后
主要原料	加工设备、厨师的双手	收获	已加工的食品
土壤、田野和果园和水	加入的调味品等辅料、水、空气、昆虫、小动物（如象鼠）	保藏	包装、保藏、食用前的切配
动物家禽和鱼			

共存于食品中的细菌种类及其相对数量的构成，称为食品的细菌菌相，其中相对数量较大的细菌称为优势菌种。菌相可因细菌污染来源、食品理化性质、所处环境条件和细菌间共生与抗生等因素的影响而有不同。通过食品性质及其所处条件的调查常可预测食品菌相；而检测食品菌相又可对食品变化的程度和特征作出估计。例如霉菌和酵母菌可引起蔬菜水果的腐烂，粮食、花生、辣椒等霉变。曲霉属与青霉属往往是食品霉变的前兆，而根霉属和毛霉属的出现往往表示食品已经霉变。

各类食品腐败时的优势微生物见图 4－2。

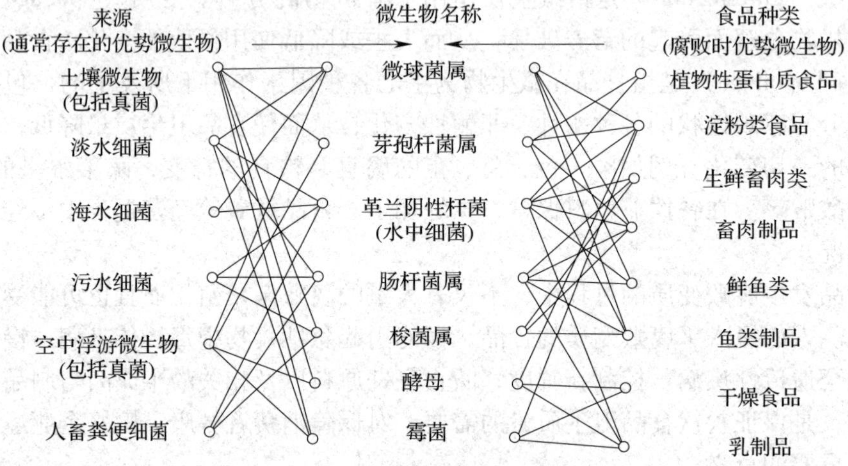

图 4－2　食品腐败时优势菌种及其在自然界的分布

2. 动植物组织固有酶的作用

烹饪原料多数来自动植物组织。动植物组织本身都含有丰富的酶类。任何一种酶都有一定的最适温度范围，并呈现最大的活性，当温度升高到 80～100℃，大多数酶的催化活性完全消失。酶在适宜的环境下起催化作用，分解蛋白质、脂肪，产生难闻气味和有毒的物质。如绿色蔬菜在过氧化酶作用下发生变味，牛奶在脂肪酶作用下发生乳脂的酸败。一些原料在酶的作用下，初期能带来一定的好处，如鱼、肉等由于分解酶引起的僵直、成熟等生化反应，使香味增加，鲜味更浓，多汁而柔软，但如果不加控制，任其继续发展，则发生自溶变化，使原料的新鲜度下降，还给微生物生长繁殖提供良好条件，以致引起腐败。

3. 不属于微生物或酶的化学作用

烹饪原料中含有不稳定的物质，如色素、芳香族物质、维生素和不饱和脂肪酸等。它们都容易被氧化，引起食物感官性质和营养成分的改变。如食用油脂的氧化酸败。已经酸败的油脂被人误食后可引起食物中毒。

4. 其他外界因素的作用

阳光、空气的接触，不符合卫生要求的包装，不良条件下的保藏，常常引发食品腐败变质，或加快腐败变质的进程。不适当的冷冻也会使食物冻伤，解冻后更易受微生物侵染，导致腐败。

5. 天然屏障的影响

完整的动植物组织是防御微生物入侵的天然屏障。昆虫的咬伤、组织的破损或切配等烹调前的处理，都可能增加微生物侵染机会，易促使食品腐败变质。

（二）烹饪原料的易腐性及其影响因素

1. 食品易腐性的概念

食品一旦污染了微生物，微生物很容易生长，从而导致腐败变质。这种引起腐败变质的敏感性或倾向性称为食品的易腐性。

微生物分解各种营养成分的能力是不同的，有的能迅速分解肽类、氨基酸，有的能分解糖类，有的分解脂肪能力较强等。这些差异主要取决于微生物所具酶的种类。当食品营养成分和微生物所具酶的底物一致时，微生物就能分解这些食品，但这一过程还受食品中其他因素的制约，即微生物能否在这种食品中生长繁殖，受食品基质条件的影响，如氢离子浓度、渗透压等。

根据食品易腐性高低可将食品分为三类：最易腐的食品、半易腐食品、不易腐食品。

① 最易腐食品（Highly perishable foods）：如鱼、肉、奶及大部分的水果和蔬菜。

② 半易腐食品（Semiperishable foods）：这类食品的易腐性介于高度易腐食品和不易腐食品之间。如马铃薯、坚果可保藏较长时间。

③ 不易腐食品（Nonperishable foods）：或叫稳定性食品（Stable foods）常是一些低湿度的食品，如食糖、大米、面粉、干燥的豆类。

食品的易腐性是个相对的概念，在一定条件下，不易腐食品可以转化为易腐食品，例如面粉通常属不易腐食品，但在潮湿环境中保藏，即可转化为易腐食品。又如冻鱼冻结时属不易腐食品，解冻后则属最易腐食品。

餐饮业必须根据易腐性高低对各类食品作出判断，优先安排好易腐性高的食品，妥善保藏好这些食品，使所有食品都保持新鲜状态。

2. 烹饪原料易腐性的影响因素

烹饪原料腐败变质是原料本身、外界环境因素、微生物三者互为条件、相互影响、综合作用的结果。

（1）原料本身的因素

① 营养特点：原料经微生物污染后，并非任何微生物都能生长，能否生长主要取决于这些微生物能否利用该原料中所含的营养物质。

同一种细菌对蛋白质、脂肪和糖的致腐能力是不一样的。例如假单胞菌在有氧条件下，往往优先利用葡萄糖，利用过程中并不产生恶臭味的物质，仅仅使 pH 下降。当肉中的葡萄糖耗尽时，转而利用氨基酸，最后由于氨基酸分解产物的产生使肉真正发臭。

尽管细菌会在潮湿的脂肪表面与同在肌肉表面几乎相等的速度生长着，但形成分散的菌落，而不是相连的黏液层。在被细菌利用之前，脂肪先得经过乳化和分解的程序，细菌只有依靠损伤脂肪组织中的血管，利用血浆中的低分子可溶性组分才能得以生长。脂肪分子本身并未发生真正意义上的变质变化。这也就是瘦肉比肥（膘）肉易腐性高的一个原因。

② pH：食品的 pH 几乎都在 7.0 以下，有的低至 2.0～3.0，很少有碱性食品。根据食品的 pH 范围可将食品分为酸性食品和非酸性食品两类。凡是 pH 低于 4.5 的食品称为酸性食品，如各种水果；pH 在 4.5 以上者称为非酸性食品，如肉、鱼、乳等动物性原料和蔬菜。

在非酸性食品中，最适宜细菌生长，因为绝大多数细菌生长的最适 pH 在 7.0 左右。pH 在 5.5 以下时，除少数细菌如大肠杆菌、乳酸杆菌、乳链球菌仍能生长外，大多数腐败细菌的生长基本上被控制。

酸性食品中，细菌在低的 pH 环境受到抑制，能够生长的仅是酵母和霉菌，酵母生长的最适 pH 是 4.0～5.8，霉菌生长最适 pH 是 3.0～6.0，食品的酸度不同，引起食品变质的微生物类群也呈现出一定的特殊性。

有些微生物能分解原料中的糖产酸，使 pH 降低；有些微生物能分解原料中的氨基酸产碱使 pH 上升。

有些原料对 pH 改变有一定的缓冲作用，一般说肉类的缓冲作用比蔬菜类食品大。在含糖和蛋白质的食品中，经常是 pH 先下降，而后再上升，这是由于微生物先分解糖类引起（见图 4－3）。

③ 水分活度：原料中通常含有一定的水分，其中仅有游离水可以被微生物利用，称之有效水分。水分活度（A_w）是指在相同温度下密闭容器内食品的水蒸气压与纯水蒸气压之比值。微生物在 A_w 值低的基质中生长不良，当 A_w 值低于一定值，微生物的生长即停止。不同类群微生物生长的最低 A_w 值具有较大差异。当 A_w 接近 0.9 时，绝大多数细菌生长的能力如图 4－4，烹饪原料 A_w 与腐败菌相的关系很微弱，当 A_w 值低于 0.9 时，细菌几乎不能生长。A_w 值下降至 0.88 时，绝大多数酵母生长受到严重影响，仅有少数耐渗透压酵母能在 A_w =0.6 时生长，多数霉菌生长的最低 A_w 值为 0.80。原料水分活度（A_w）与腐败菌相的关系见图 4－4。

对不同类型微生物比较，霉菌生长所要求的水分活度最低，酵母其次，细菌要求最高。

④ 渗透压：烹饪原料中加入食盐或食糖，既可降低 A_w，又可提高其渗透压，使微生物细胞脱水，原生质收缩，严重的能质壁分离，这样便可以控制微生物生长。在高渗透压的环境中，许多种霉菌和少数酵母能够生长，绝大多数的细菌都不能生长，仅能在其中生存较短时间或迅速死亡。

（2）环境因素　微生物在原料上能否生

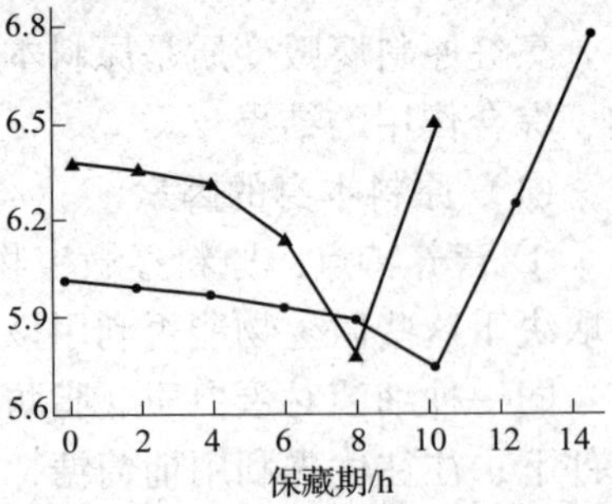

图 4－3　扬州盐水鹅保藏过程中 pH 的变化（37℃）
▲ 腿肌
● 胸肌

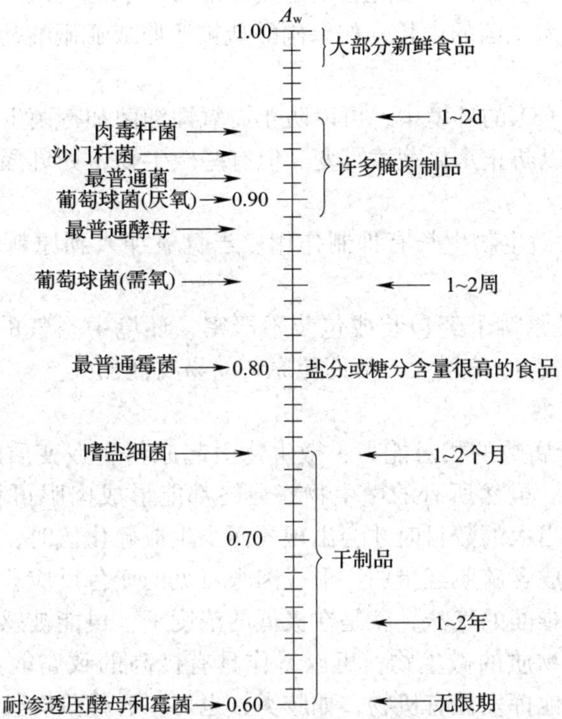

图 4－4　烹饪原料 A_w 与腐败菌相的关系

长繁殖及引起腐败变质，还受温度、气体和湿度等外界因素影响。

① 温度：根据微生物对温度的适应性，可把其分为三类：嗜冷微生物、嗜温微生物和嗜热微生物。尽管每一类群微生物都有最适宜生长的温度范围，但这三类群又都可以在 25～30℃之间生长繁殖。当烹饪原料处于此温度的环境中，各种微生物都可以生长繁殖而引起腐败变质。在细菌可以生长的最低温度至最适温度区间内，随温度升高，细菌增殖加快，易腐性就提高。

低温可以降低腐败性霉菌的代谢活动，从而使原料的易腐性下降。

超过45℃的高温条件下，嗜热微生物仍能生长繁殖引起糖类的分解而产酸。其变质的速度比嗜温菌发生的变质过程要慢。

② 气体：在有氧气时，需氧微生物引起的变质速度要比缺氧时快得多。一些兼性厌氧菌在有氧环境中引起的食品变质也比在厌氧环境中快得多。缺氧条件下只有厌氧性细菌和酵母能引起腐败变质。

新鲜的烹饪原料中含有较多的还原性物质，如植物组织中含有较多的维生素C，动物组织含有丰富的巯基（—SH）化合物，可以使动植物组织内一直保持少氧状态，因此新鲜原料内部只有一些厌氧微生物能够生长，表面上适宜需氧菌生长。原料经加工处理，可使其中的还原性物质被破坏及组织状态发生改变，氧可以进入组织内部。

往原料中加入某些添加剂后也会引起制成品含氧状态的改变。如腌制肉中，加入硝酸盐可有利于需氧菌的生长，如果硝酸盐被还原成亚硝酸盐则有利于厌氧菌的生长。

在含有高浓度CO_2的环境中，可以防止需氧性细菌和霉菌生长，当环境中含有10%的CO_2时，可以防止水果蔬菜霉变。但有些微生物，如乳酸菌和酵母菌对CO_2有较大的耐受力。

臭氧（O_3）对微生物生长有抑制作用。当臭氧加入到原料储藏的空间，即可降低原料的易腐性。

③ 湿度：如果原料未经包装或包装不严密，环境中空气的湿度又比较大时，原料会吸潮，同时使A_w值增大，从而使原料的易腐性加大。

（3）微生物因素

① 微生物履行腐败的相对能力：微生物引起原料腐败变质时，最重要的特征是发黏和发生异味。虽然所有的微生物，最终都能形成肉眼可见的菌落或带有黏性，但这要等到相当大的数目时才会出现。而当生成硫化氢时，就会迅速使肌肉的色素发生改变，生成含硫肌红蛋白，形成肉眼可见的变色反应。而且硫化氢和含硫有机物具有较大的难闻的气味，就是在极低的浓度下，也能被感觉器官所察觉。对能大量地产生这类物质的微生物，可以看作具有极高的致腐能力。而另一些微生物，能产生大量其他挥发性有机物，如胺类，也可以看作具有较高的致腐能力。

② 微生物之间的相互作用：原料表面出现的腐败菌，其初期的绝对数和相对数，能够影响到最终的腐败菌群的组成。生长缓慢而初期菌数相对较高的那些细菌，能够抵消一些初期菌数相对较低而具有生长速度优势的细菌种类。另外，有些腐败菌的初期绝对数很高，而在腐败变得显著起来之前，其繁殖速度就已下降，在最终的腐败菌相中，可能只占较小比例，甚至消失。

腐败变质时的优势菌种，是通过与竞争性菌群生长的相对速度来检测的。生长速度最快的细菌最后成为优势菌种。为了延长烹饪原料的保藏期限，应调节保藏条件，以形成一个对那些生长迅速、致腐能力又大的优势菌有较大的选择性抑制作用的环境。

（三）评价烹饪原料腐败变质的指标体系

烹饪原料腐败变质评价指标有感官指标、理化指标和微生物学指标三大类。它们是根据原料保藏过程中，腐败产物的数量和各种感官性状改变的程度建立起来的。

1. 感官指标

烹饪原料发生腐败变质时，必然会从色、香、味等感官性状上反映出来，人们可以用感觉器官如眼、鼻、手去判断。用感官检验原料的新鲜度，虽然有时因人而异，经常存在判断上的偏差等缺点，但由于其简便、灵敏，不需要专用仪器设备，常被使用。

（1）色泽　原料无论在加工前或加工后，本身均呈现一定的色泽，常称为固有色泽，如有微生物繁殖引起腐败变质时，色泽就会发生改变。例如腊肠由于乳酸菌增殖过程中产生了过氧化氢促使肉色素褪色或变绿。在原料上出现的异常色泽有时呈片状、斑点状，有时呈全部或局部分布等特点。

（2）气味　各类原料本身有一定的气味，新鲜动植物原料及其制品因微生物的繁殖而产生变质，人们的嗅觉就能敏感地觉察到有不正常的气味产生。它们主要来自于氨基酸的腐败分解产物。如半胱氨酸和色氨酸的分解产物可以产生不愉快的腐臭气味。从半胱氨酸产生硫醇、硫化氢和甲烷，从色氨酸产生粪臭素和吲哚。鱼肉中蛋白质分解产物氧化三甲胺，可被还原为三甲胺，产生恶腥味。原料中产生的腐败臭味，常是多种臭味混合而成的。有时能分辨出比较突出的不良气味，例如：酸臭、胺臭、粪臭、硫化氢臭、脂臭。但有些腐败味则较难形容，不宜细分。因此，评定食品质量不是以香臭味来划分，而是按照正常气味与异常气味加以评定。

（3）组织状态　固体食品变质时，组织细胞破坏，细胞内容物外溢，出现变形软化。如鱼肉类出现肌肉松弛、弹性差、发黏等现象。粉碎后加工制成的糕点、奶粉、果酱，微生物引起变质后产生黏稠、结块湿润等现象。液态食品变质后即出现浑浊沉淀，表面出现浮膜，变稠，鲜奶因微生物作用引起变质可出现凝块、乳清析出而分层或变稠，有时还生成气泡。这些变化均易被察觉。

2．理化指标

我国将挥发性盐基氮（Total Volatile Basic Nitrogen，TVBN）作为评价高蛋白原料鲜度的理化指标。它是指碱性条件下能与水蒸气一起蒸馏出来的碱性含氮物质的总量。

细菌对完整的蛋白质分子没有致腐能力。但原料中的蛋白质往往先由于固有酶的作用发生自动分解，生成较简单的肽类、氨基酸，这时细菌对这些物质就能够进行分解作用。细菌分解反应有脱羧反应和脱氨反应等形式。经脱羧酶反应，使氨基酸的末端羧基脱离，形成各种胺类，经细菌脱氨酶反应，可形成氨。不管氨基酸分解形成胺类还是氨，通过这些碱性含氮物质总量的测试，可以得出氨基酸总的分解破坏程度，它与蛋白类原料的腐败变质有明确的对应关系。

3．微生物指标

原料由新鲜转为腐败的过程，也是微生物不断增殖的过程，是腐败菌的量变引起了食品的质变。腐败菌的数量与蛋白分解酶及有毒代谢产物的量均呈比例关系。目前一般使用细菌菌落总数来作为食品鲜度评价的间接指标。有时也用大肠菌群数、霉菌数、酵母菌数指标。

在对食品鲜度判定时，应将感官指标、理化指标、微生物学指标三者结合起来，对照国家食品卫生标准进行综合评价。

二、烹饪原料的保质保鲜技术

为了防止烹饪原料腐败变质，延长保藏期限，应进行必要的加工处理。

（一）抑菌保鲜

延缓或停止微生物生长繁殖的方法，称为抑菌。采用抑菌处理，可以使烹饪原料在较长时间内保持应有的新鲜度。常用方法有低温、干制以及充氮处理等。

1. 低温处理

低温处理也叫冷加工，分冷却放置与冷冻储藏两种。冷冻冷藏条件是餐饮业的必备条件。

(1) 冷却　一般食品冷却的温度是0～4℃。在这一温度下，虽可最大限度地保持原料的新鲜度，但部分微生物仍能生长繁殖。因此冷却的原料只能作短期保藏（或存放）。“电冰箱不是保险箱”说的就是这个道理。一些嗜冷性微生物如荧光假单胞菌、乳酸菌4℃下也可能缓慢生长造成腐败。

把肉品置于冻结点稍上，如-1～0℃，并严格控制温度的波动，保藏期限可比4℃延长1～2倍，这种处理称为超冷却技术。对低温型熟肉制品采用超冷却方法保鲜更具有必要性，因熟肉制品一般不宜冻结。生产中也常采用先经冷却处理后再冷藏的方法。

(2) 冷冻　冷冻是将食品中所含大部分水分冻结成冰，降温至低于食品汁液解冻点。一般在-8℃以下，由于缺水和低温，大大地限制了微生物的生存。

冷冻可分为缓慢冷冻（简称缓冻或慢冻）和快速冻结（简称速冻）两种方法。

速冻先进行冻结，通常在-40℃下，30～60min内完成，然后在-20～-18℃的低温中保藏。与缓冻相比，速冻有许多优点。缓冻时食品组织中的冰晶体多在细胞间隙中形成，细胞内水分不断外流，无机盐浓度不断上升，升到足以沉淀蛋白质，从而使蛋白质变性或发生不可逆的凝固，结果引起组织解体、质地柔化。而速冻则不同，冰晶体是在细胞间隙和细胞内同时形成的，分布均匀，数量多，原生质紧贴着细胞壁阻止水分外移，对组织结构的影响很小，能更好地保持食品的原有质地。速冻食品能够保持良好的品质。

2. 干制处理

干制是使烹饪原料脱去一部分水的加工处理方法，有利于抑制微生物生长。通过干燥脱水，原料营养成分被浓缩，提高了渗透压，水分活性下降，最终使微生物细胞内失水而导致代谢停止，使其生长受到抑制或发生死亡。

干制分自然干制和人工干制。自然干制主要使用太阳、风等进行处理。人工干制是在人工控制的干燥条件下进行处理的，能有效地缩短干制时间，获得较高质量的产品。主要利用热风、冷风、喷雾等先进技术。

3. 气调

所谓气调是将密封的包装食品中的空气排出，充填一定比例的氮气或者其他气体的处理方法。氮气具有化学惰性，不影响食品色泽。充入氮气能减少含氧量，破坏微生物赖以生存繁殖的条件。

(二) 杀菌防腐

这类方法包括烹调、微波处理、添加化学防腐剂、辐照、采用真空包装等，它们都能有效地杀死食品上的微生物，使保藏期限得以延长。

1. 烹调

煮沸、烘烤、油炸是常用的烹调加工方法，也是常用的杀菌方法，在这些处理中，通过高温能杀灭绝大部分微生物，并可破坏固有酶。烹调处理后的食品必须及时食用或在准无菌低温条件下作短期储藏，否则会造成微生物的二次污染和食品腐败变质。

2. 微波

微波是一种电磁波。微生物在微波电磁场作用下，吸收微波的能量，产生热效应，从而导致死亡；同时微波造成的分子加速运动使细胞内部受损致死。微波产生热效应的特点是：受热均匀，热能利用率高，加热时间短。微波比传统的烹调杀菌效果要好。针对不同生产特点，可选用小型微波炉、微波消毒柜，隧道式微波灭菌生产线等设备。

3. 防腐剂

使用化学防腐剂是近代的食品保存方法，具有效果稳定、用量小、防腐力强等特点，我国共批准允许使用的达20种，如苯甲酸、山梨酸及其盐类、尼泊金酯类、丙酸盐类等，而且还在不断发展。应严格控制各品种的使用范围和使用量。我国制订颁布了《食品添加剂使用卫生标准》和《食品添加剂卫生管理办法》。防腐剂抑制微生物生长的机制是：干扰影响细胞膜的完整性；影响遗传的器官组织；抑制特异性酶的活力。科研人员正在积极研制天然防腐剂，如乳链菌肽、壳聚糖、溶菌酶、香辛料提取物等。

4. 真空包装

真空包装是指被包装食品在密闭之前抽真空，使密封后的容器内达到预定真空度的一种包装方法。真空包装主要通过降低包装物内的氧分压，而达到防腐的目的，它可进一步避免外界微生物的入侵，及便于运输、保藏。

5. 辐照

利用放射性同位素放出的γ射线辐照原料和食物制品，以达到杀菌防腐的目的。γ射线不易被空气吸收，对食品和微生物有很强的穿透力。γ射线辐照时环境中水分子和细胞中水分子电离，产生自由基，由自由基再引发产生一些强氧化性的过氧化物，而使细胞内某些蛋白质、酶类发生变化，最终使腐败菌损伤或死亡。由于辐照后细菌并不立即死亡，故应配合辐照前后及辐照过程中的低温控制，以免辐照后短期内细菌的复活。

我国已颁布了辐照猪肉、冷冻包装畜禽肉、熟肉、新鲜蔬菜水果、豆类谷类及其制品、香辛料类、薯干酒的卫生标准及《辐照食品卫生管理办法》。随着原子能和平利用和辐照食品研究的不断深入，今后将有较大的发展。

（三）栅栏技术

栅栏技术应用于食品保藏是德国肉类研究中心 Leister（1976）提出的。他把食品防腐的方法归结为高温处理、低温冷藏、降低水分活度、酸化、降低氧化还原电势、添加防腐剂、竞争性菌群及辐照等因子的作用，将这些因子称为栅栏因子

(Hurdle factor)。栅栏保藏技术就是将上述栅栏因子两个或者两个以上组合在一起用于保藏食品的技术。

在保藏食品的整个栅栏因子中，它们单独或相互作用，形成特有的防止食品腐败变质的栅栏，使存在于食品中的微生物不能跨越这些栅栏，从而使食品质量保持稳定。这就是所谓的栅栏效应。栅栏效应是食品能够保藏的基础，对一种可储存而卫生安全的食品而言，任何单一因子都可能不足以抑制微生物的危害，而多种栅栏因子的复杂交互作用控制着微生物的腐败、产毒或有益菌群的发酵，这些因子对食品起着联合防腐保质的作用。

利用栅栏技术对烹饪原料及其加工制品腐败变质的控制很少只单独使用一种因子。要有效地控制，往往同时采用多个栅栏因子。如冷冻蔬菜采用真空或充氮包装。生鲜肉可采用低温技术配合真空包装，达到保鲜效果。罐头经高温灭菌后，结合密闭、真空、迅速冷却等处理。对一些运用罐藏、干制、腌制等方法的食品，配合使用防腐剂。一些真空密闭包装的食品结合辐照处理，可延长保藏期限。

食品防腐可利用的栅栏因子很多，但就某一类食品而言，起重要作用的因子可能只有几个，应通过科学分析和经验积累，准确地选择其中的关键因子，以构成有效的栅栏技术。

三、烹饪原料的保藏

（一）烹饪原料合理保藏的意义

烹饪原料的保藏是餐饮业卫生工作的重要组成部分。厨房内原料大多数储存性差，容易发生霉变、腐烂、虫蛀等现象，造成浪费，其品质变化见表4-2。

表4-2　原料保藏不当引起的品质变化

变化的类别	变化的特点	品质变化现象举例
物理变化	只改变外表形态，无新物质生成，严重时可丧失使用价值	挥发、溶化、渗漏、干裂、沾污、变形、破损
化学变化	既改变物质的外表形态，又改变营养成分，并形成新的有毒物质	氧化、分解、聚合、老化、锈蚀、变味、变色、沉淀
生物学变化	受害虫或微生物侵蚀而发生的变化	虫蛀、鼠咬、霉变、腐败
生物化学变化	固有酶作用，及外界温度、湿度、日光、风、空气作用后发生的变化	潮解、皱缩、自溶，同时给害虫、微生物创造滋生繁殖的条件

保藏的基本要求，在于防止原料的腐败变质，消灭或控制微生物的生长繁殖，抑制固有酶的活动，减少营养损失，保持原料的固有性状，延长保藏期限。

保藏期限又叫储藏期限或储藏寿命，是指从食品被加工成功的第一天起到最终可食用日为止所经历的时间。超过保藏期限意味着食品寿命的结束，食品的卫生指标值已超过规定标准，食品已腐败变质而不能食用。

我国食品卫生法规定，禁止生产经营超过保质期限的食品。其实保质期限与保藏期限是有区别的。保质期限是指食品生产单位对所生产包装食品的商品质量的保证期，超过保质期限，厂家将不负法律责任。商品质量有时与卫生质量并不等同，例如皱了皮的苹果，失去香味的橘子，显然已经超过了保质期限，但还未腐烂，故在保藏期限之内。

餐饮业对包装食品如瓶装啤酒、食醋、罐装番茄酱、袋装味精等应执行保质期限规定。而对散装的整块肉、整批冻鱼等应自行建立保藏期限。

（二）库房的卫生要求

我国餐饮业卫生规范规定了食品库房的卫生要求：

（1）食品和非食品（不会导致食品污染的食品容器、包装材料、工具等物品除外）库房应分开设置。

（2）食品库房宜根据储存条件的不同分别设置，必要时设冷冻（藏）库。

（3）同一库房内储存不同性质食品和物品的应区分存放区域，不同区域应有明显的标识。

（4）库房的构造应以无毒、坚固的材料建成，应能使储存保管中的食品品质的劣化降至最低程度，防止污染，且易于维持整洁，并应有防止动物侵入的装置（如库房门口设防鼠板）。

（5）库房内应设置数量足够的物品存放架，其结构及位置应能使储藏的食品距离墙壁、地面均在10cm以上，以利空气流通及物品的搬运。

（6）除冷库外的库房应有良好的通风、防潮设施。

（7）冷冻（藏）库应设可正确指示库内温度的温度计。

（三）烹饪原料保藏的卫生

我国餐饮业卫生规范对储存的卫生要求规定是：

（1）储藏食品的场所、设备应当保持清洁，无霉斑、鼠迹、苍蝇、蟑螂，不得存放有毒、有害物品（如：杀鼠剂、杀虫剂、洗涤剂、消毒剂等）及个人生活用品。

（2）食品应当分类、分架存放，距离墙壁、地面均在10cm以上，并定期检查，使用应遵循先进先出的原则，变质和过期食品应及时清除。

（3）食品冷藏、冷冻储藏的温度应分别符合冷藏和冷冻的温度范围要求。

① 食品冷藏、冷冻储藏应做到原料、半成品、成品严格分开，不得在同一冰室内存放。冷藏、冷冻柜（库）应有明显区分标志，宜设外显式温度（指示）计，以便于对冷藏、冷冻柜（库）内部温度的监测。

② 食品在冷藏、冷冻柜（库）内储藏时，应做到植物性食品、动物性食品和水产品分类摆放。

③ 食品在冷藏、冷冻柜（库）内储藏时，为确保食品中心温度达到冷藏或冷冻的温度要求，不得将食品堆积、挤压存放。

④ 用于储藏食品的冷藏、冷冻柜（库），应定期除霜、清洁和维修，以确保冷

藏、冷冻温度达到要求并保持卫生。

（四）保管员的卫生素养

保管员应符合食品从业人员健康管理的规定要求，持健康证上岗。

餐饮业烹饪原料的储存往往是一个薄弱环节。原料常在储存过程中发生污染、腐败变质而遭受很大的经济损失。保管员是烹饪原料储存库的专职人员，保管员的工作有以下几点。

（1）搞好储存库的卫生工作　经常对储存库进行清扫与消毒，并做到库内外无污染源，库内保持清洁、干燥、通风透气，储存设备干净，做好防尘、防蝇、防鼠工作，并保持库内无蝇、无鼠、无害虫。

（2）定期检查储存食品的卫生　注意成品与原料、生熟食品、干燥食品与含水分高的食品要分开存放，原料堆放要合理，防止受潮、污染而引起霉烂变质。认真检查原料的卫生质量，防止因腐败而产生浪费和食物品质下降。发现变质霉烂原料应及时处理。

（3）认真做好烹饪原料出入库的检查登记工作　对入库原料要认真检查，已变质原料不能入库，对库存原料要做好明显标志，做到先入先出，尽量缩短库存时间。

（4）控制原料储备状况　监督检查每种烹饪原料的使用率和储备情况，防止用尽原料。做好防偷盗工作，以防丢失。

（5）个人卫生　工作时间要穿工作服，进入冷藏库要穿专用靴鞋。个人衣帽杂物等物品不能放入储存库内。

（五）干燥储藏区食品的质量控制

（1）清洁储存保管室要清洁、通风，防潮、防湿、防霉，并经常打扫卫生。消灭储存室内的鼠害、虫害。

（2）合理堆码　储存室内所有烹饪原料应摆放在离墙至少5cm、离地面15cm的地方，分类存放，并摆放整齐，有助于通风。

（3）分类存放　烹饪原料储存时应分类存放，有条件时要分室存放。要考虑各类原料的相互影响，原料、半成品、成品分开储存；有特异气味的原料如海产品与容易吸收气味的原料如饼干、面粉等分开储存；食品与非食品分开储存；长时间放置的原料要与短期储存的原料分开储存。

（4）温度与湿度的控制　食品储存室应把湿度、温度的组合关系排好，一般把储存温度控制在10~21℃，相对湿度控制在50%~60%。

（5）防止污染　食品储存室应远离污染源，以防止食品受到污染，储存室方向应朝北，并设置防光窗帘，以防直射光线加速食品的变质。

（六）冷藏库食品的质量控制

冷藏库储存的烹饪原料以新鲜为主，这类原料易腐败变质，应加以妥善保管，以延长其保藏期限。

（1）先进先出　食品进冷藏库前必须认真检查，新鲜的没有受污染的食品才能入库。入库食品要按日期分批存放，取用时按先进先出的原则进行，以防食品超过冷藏期限。

（2）食品检验　做好卫生质量检查工作，定期对冷藏库内食品进行检查，及时处理有变质征兆的食品。

（3）温度控制　冷藏库内温度要保持恒定，不能忽高忽低，库内温度变化幅度最好在 ±1℃，库门不能频繁开启，以免温度波动过大。对冷藏库要定期除霜。

（4）防止污染　用人造冰来保藏食品时，要保证人造冰的用水要符合饮用水的卫生标准，用天然冰保藏食品时，冰融化后的水滴不能与食品接触；若使用有制冷剂的冷藏设备时，要注意防止制冷剂污染食品。

（5）清洁与消毒　冷库周围场地应经常清扫，定期消毒，冷库内应经常保持清洁，并要一年消毒两次。搞好防霉、防臭工作。库房的墙壁和天棚应粉刷抗霉剂；除臭消毒时可先将食品搬出，充入 $2mg/m^2$ 臭氧除臭；喷洒 2% ~4% 次氯酸钠加入 2% 碳酸钠消毒剂消毒，并做好防鼠、防虫工作。

（6）个人卫生　冷藏库存取货物时应有专人负责。操作人员须穿工作服，专用鞋，以免践踏食品。冷藏库内严禁存放与食品无关的其他杂物，以防食品污染和发生差错。

第三节　肉禽蛋类原料卫生与安全

早在“茹毛饮血，裸体衣皮”时期，人们就以兽禽肉作为主食。随着农业、畜牧业的发展，人类把野兽驯养成家畜，随后又把它们培育成各种经济用途的牲口。如牛有肉牛、乳牛及役牛，兔有毛兔及肉兔。现在我国的肉用家畜主要是猪、牛、羊、兔。肉用禽类包括鸡、鸭、鹅、鸽。其肌肉组织、结缔组织及其实质器官如肝、肾、心、胃等可以加工成多种菜肴。作为烹饪原料，它们的应用极为广泛。本节讨论畜肉、禽肉与蛋类原料的卫生与安全。

一、畜肉类原料卫生与安全

畜肉是一类易腐性较高的原料，这与肉中固有酶的作用、外界微生物的污染等因素有关。市售肉类还可能出现兽医卫生监督机构漏检的病畜肉以及注水、掺杂等卫生问题。

（一）畜肉鲜度变化及其判定

1. 固有酶作用下畜肉的自溶变化

屠宰的畜肉在自然放置的过程中，经历僵硬、成熟、自溶、腐败一系列变化。

刚宰杀的畜肉呈中性或弱碱性反应（pH 7.0 ~7.4），由于糖酵解作用产生乳酸、ATP_2 使 pH 降低至 5.4 即肌凝蛋白等电点时，肌纤维僵化、肌肉僵直，此过程称为僵硬。

随着分解产物的增多，肌肉 pH 逐渐上升，保水性变大，肌肉组织松弛变软，嫩度增加，具有弹性，切面多汁，肉汤透明，具有愉快香气和滋味，易于煮烂，这个变化过程称为肉的成熟。

僵硬、成熟期的肉为新鲜肉，若保藏不当可进入自溶阶段。所谓自溶主要是组织蛋白酶分解蛋白质引起组织的自体分解，而并没有微生物的参与。

内脏中组织酶较肉中丰富，其组织结构也适合于酶类活动，故内脏在存放时比肌肉类更易发生自溶。

蛋白质分解为可溶性氮与氨基酸，分解至一定程度，达到平衡状态就不再分解了。蛋白质分解产生的硫化氢与硫醇有不良的气味，可与血红蛋白结合成硫化血红蛋白，使肌肉表面出现不同程度的暗绿色斑，脂肪层也有黑色污点，故肉的自溶亦称变黑。大气中二氧化碳也可作用于氧化血色素形成甲基血色素，使肉色变暗，呈棕色。

自溶阶段的肉，肌肉松弛，缺乏弹性，无光泽，带有一定气味，呈强烈的酸性反应，硫化氢反应阳性。

自溶阶段的肉如果轻度变色变味，则应割掉变色部分，将肉切成小块，置于通风处，驱散其不良气味，或水煮、卤制等高温处理，尚可食用。但必须立即食用，不宜长期保存。若自溶阶段肉发展到具有强烈难闻气味并严重发黑时，不可食用。

肉的自溶往往是由于肉的保藏不当，例如未经冷却即行冷藏，肉相互堆叠无散热条件，长时间保持较高温度等造成的。肉在储藏过程中，应尽量避免自溶的出现。

2. 微生物的污染与肉的腐败

（1）微生物对畜肉的污染　动物的皮肤、蹄毛、肠道及其排泄物带有大量细菌，它们是引起肉污染腐败的主要原因。细菌的数量和菌相的构成，加工处理的方法，决定了肉的易腐性和最终保藏期限。

牛、羊、猪肉的外表面有大量的各种类型细菌存在，牛肉皮超过10^5 cfu/cm^2，猪肉皮和未经洗涤的羊肉皮表面超过10^8 cfu/cm^2。然而除有病（受感染）动物肉外，肌肉组织一般无细菌存在。

羊、猪在屠宰过程中较少受到微生物的污染，偶尔因割破肠管而使肠道菌群污染肉制品。

淋巴组织一般都带菌。如宰后2h，40%的淋巴结中含有细菌，其中球菌占25%，耐热性芽孢杆菌占4.8%。一般地说，淋巴结有过滤作用，细菌在此被吞噬和消化，但是当细菌数量太多或侵袭性太强时，它们继续繁殖，使淋巴结肿胀，它们可能会向肌肉组织中转移。新暴露的肉块切口表面带有大量的污染微生物。新切口的细菌数一般为10^3 ~ 10^5 cfu/cm^2。这些微生物多从肉块的外表面和内脏转移而来，也可来自刀具、其他用具、工作台等。

（2）畜肉的腐败　肉在自溶过程中产生的低分子氨基酸为腐败微生物的生长、繁殖提供了良好的营养条件。环境适宜时，微生物大量繁殖，导致肉复杂的分解过程。首先是需氧性细菌污染肉表面，然后兼性厌氧菌取代上述细菌，最后完全变为厌氧菌沿着结缔组织向深层扩散，特别是靠近关节、骨骼和血管的部位最易腐败。

肉的腐败以微生物分解蛋白质及其产物为主，脂肪、糖也有一定程度的分解，腐败肉的特征是：肉表面发黏，肉色变暗，肉质变软，污浊无弹性，有腐败气味。

肉的腐败变质速度取决于外界的温度等放置条件。

在一个确定的温度条件下，细菌的数量与肉品开始出现异味和其他腐败变质的特性有关。肉初期的细菌数低，细菌达到腐败时的数量所需的时间就长。例如：牛肉初期细菌数超过 10^5 cfu/cm^2，在 5℃ 存放 6d 后就发生腐败；而如初期细菌数为 10^3 cfu/cm^{2}时则不出现腐败，并一直维持到 10～11d。

鲜畜肉（以鲜牛肉片为例）在不同温度下储藏过程中细菌数的变化见图4－5。

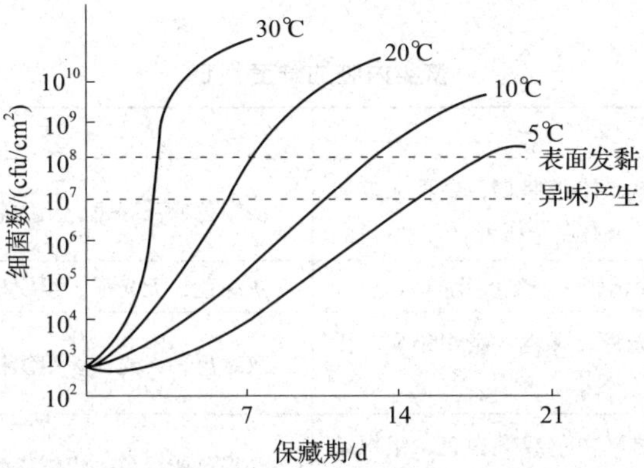

图 4－5　鲜牛肉片在不同保藏温度下的细菌数变化

3. 畜肉鲜度的判定

（1）鲜、冻片猪肉鲜度判定　鲜、冻片猪肉鲜度判定见表 4－3。

表 4－3　　鲜、冻片猪肉鲜度判定

项　　目	鲜 片 猪 肉	冻片猪肉（解冻后）
色泽	肌肉色泽鲜红或深红，有光泽；脂肪呈乳白色或粉红色	肌肉有光泽，色鲜红；脂肪呈乳白，无霉点
弹性（组织状态）	指压后的凹陷立即恢复	肉质紧密，有坚实感
黏度	外表微干或微湿润，不粘手	外表及切面湿润，不粘手
气味	具有鲜猪肉正常气味。煮沸后肉汤透明澄清，脂肪团聚于液面，具有香味	具有冻猪肉正常气味。煮沸后肉汤透明澄清，脂肪团聚于液面，无异味
挥发性盐基氮含量／（mg/100g）	≤20	
水分含量/%	≤77	

煮沸后肉汤的检查：称取 20g 切碎的样品，置于 200mL 烧杯中，加水 100mL，用表面皿盖上，加热至 50～60℃，开盖检查气味，继续加热煮沸 20～30min，检查肉汤的气味，滋味和透明度，以及脂肪的气味和滋味。

骨髓和腱的检查，可作为带骨肉感官检验的参考判断指标。新鲜肉骨内充满骨髓，骨髓结实、黄色或白色、折断处有光泽、不陷入骨的折断边缘内，腱有弹性、结实，关节表面光滑有光泽，关节液呈透明状。腐败时则骨腔内骨髓不充满，质地柔软，以手指摸时呈烂泥状，色泽常呈污灰色，腱湿润，关节表面附有大量黏液，关节液如血浆状。

（2）畜类内脏的鲜度判定　畜类内脏器官包括心、肝、肺、肾、胃和肠。其组织一般含水量高，酶活力大，酶的种类多，纤维细嫩，且组织结构适合于酶类活动，又易受污血、粪便、胃内容物等污染，保藏过程中，极易腐败变质。其鲜度判定见表4－4。

表4－4　　畜类内脏的鲜度判定

名称	新　鲜	变　质
肠	乳白色，稍软，略带坚韧，黏液无变质异味，无脓点、出血点、伤斑	淡绿色或灰绿色，组织软化，有腐败臭味
胃	乳白色，黏膜清晰，质结实无异臭	灰绿色，无光泽，组织松弛，有臭味
肾	淡褐色，有光泽、弹性，组织结实，无异味	灰绿色，无光泽，组织松弛，无弹性，有异臭
心	淡红色，脂肪乳白色或乳白色，组织结实，有弹性，气味正常	红褐色或绿色，组织松弛，无弹性，有异臭
肺	粉红色，有弹性，无异臭	灰绿色，有异臭味，无弹性，无光泽
肝	棕红色，有光泽，润滑，略有弹性，组织结实，紧密	发绿，无光泽，触及易碎，无弹性，有酸败味

（二）禁用肉及其鉴别

1．注水肉及其鉴别

一些肉经销商制作注水肉上市，属不法行为。注水肉又叫掺水肉、灌水肉，是指在宰前向猪、牛、羊、鸡等动物活体内，或屠宰加工过程中向屠体及肌肉内注水所得到的肉。注入肉体的水有自来水、屠宰场血水、食盐水、明矾水、漂白粉水，更有甚者往肉中注入卤水，因卤水能使肉色鲜艳，使蛋白质凝固，注入的水流不出来。注水的方式有：活体胃肠内连续灌水，心脏、血管注入，肌肉注射等。

（1）刀切检验　将待检肉品用手术刀将肌纤维横切一个深口，注水肉稍停一会即可见切面渗水，正常肉品则不会渗水。

（2）加压检验　取长10cm、宽10cm、高3～7cm的待检精肉块用干燥塑料纸包盖起来，上面压5kg的重物，10min后观察，注水肉有水被挤压出来；正常肉是干燥的或仅有几滴血水流出。

（3）触检　用手触摸注水肉，缺乏弹性，有坚硬感和湿润感，手指压下去的凹陷往往不能完全恢复，按压时常有多余水分流出，如果是注水冻肉还有滑溜感。

（4）放大镜检验　用15～20倍放大镜观察肌肉组织结构变化。正常肉的肌纤维分布均匀、结构致密、紧凑无断裂，无增粗或变细等变化，红白分明，色泽鲜红或淡红，看不见血液及渗出物。注水肉的肌纤维肿胀粗乱，结构不清，有大量水分和渗出物。

（5）熟肉率测定　将待检精肉0.5kg放入锅内，加水2000mL，待水煮沸后开始计时，煮沸1h捞出，冷却后称取熟肉质量。用熟肉重除以鲜肉重即熟肉率。注水肉熟肉率小于50%，而正常肉熟肉率大于50%。

（6）含水量测定　用红外线加热（105℃）将水分从样品中去除，再根据干燥前后的质量差计算出水分含量。畜禽肉水分限量标准（GB 18394—2001）规定：猪肉、牛肉、鸡肉≤77%；羊肉≤78%，高于此标准即为注水肉。

2. 其他禁用肉及其鉴别

除注水肉外，还有一些未经兽医检疫和病死、毒死的肉类，不法商贩利用它们加工成肉制品出售，已成为细菌性食物中毒的一类重要中毒食品。过去由于开放分散屠宰，大量的猪未经兽医检验就直接上市，使过去每年约占10%的应判为病猪肉而销毁的肉类非法流入市场。一些地方的小餐馆贪便宜购买没有经兽医检验或病死的猪肉、淘汰不能食用的种猪肉。这种肉类加工失控的问题有待彻底解决。

（1）病畜肉的鉴别　常见的有瘟猪肉、丹毒猪肉。瘟猪肉由猪瘟病毒引起。病猪的肉皮上可见大小不同的出血点，淋巴结黑红色，有异臭味。被不法商贩用水浸泡后肉的色泽惨白，肌肉呈发灰的暗红色。丹毒猪肉由猪丹毒杆菌引起，病猪肉皮上可见方形红色疹块，突出于皮肤表面。

（2）死猪肉的鉴别　在猪死亡后再宰的称为死猪肉。其特征是放血不全，肉的色泽较深，瘦肉呈暗红色或黑红色，脂肪呈淡玫瑰红色，弹性较差；肉有淤血，将肌肉切开，切面整齐，这是肌肉无弹性的缘故。在切面上用刀背压挤，可见肉的血管中有暗红色血液渗出，骨髓红染，带腥味。

（3）毒狗肉的鉴别　偷狗人常使用氰化物类剧毒化学药品毒死家养狗，弃内脏后出售。氰化物的剧毒性在于氰离子对细胞色素氧化酶有明显抑制作用，可使细胞内的生物氧化过程中止，导致机体窒息死亡。食用毒狗肉会使人体发生腹部剧痛、呕吐，患急性坏死性胰腺炎，并发全身器官功能衰竭及死亡。毒死狗肉色泽惨白，不法分子常将其烤黄后出售。毒狗的颈部无放血口。现杀狗的表皮呈红色，肉的色泽相对鲜红，而毒死狗的色泽较暗。对毒狗肉作氰化物检测结果为强阳性。

（三）肉类印章的识别

凡经兽医防疫部门根据国家规定检疫上市出售的肉类，都会加盖印章标志，可供鉴别（见图4－6）。①圆形章是合格印章，章内标有定点屠宰场场名、序号、日期，这是经过兽医部门牲畜屠宰前检疫、宰后检验合格后所盖的印章；②“X”形章是“销毁”章，这类肉禁止出售和食用；③三角形章是“高温”章，这类肉含有某些致病菌或者病毒、寄生虫，必须在规定时间内进行高温处理；④长方形章是“食用油”章，盖有这种章的生肉不能直接出售和食用，必须熬炼成油后才能出售；⑤ 椭圆形章是“工业油”章，这类肉不能出售和食用，只能作为工业用油。

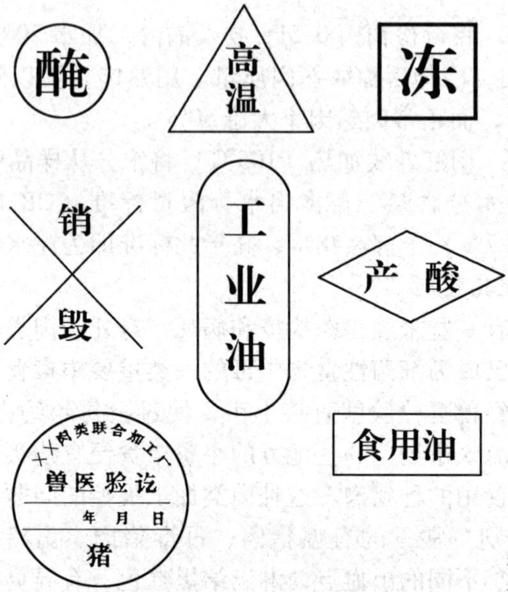

图 4-6　肉类的印章标志

我国一些大城市近年来建立了“肉类食品质量追溯和监控平台建设”，在市场出售的猪肉等肉类食品上带有电子标签的条形码，在上面可以查到这块肉的来源、屠宰企业等信息，从而确保在猪的收购、屠宰、分割、销售、深加工等环节相关信息的全程跟踪和追溯。

（四）畜肉的保藏

畜肉在保藏过程中，要阻碍微生物繁殖，减弱在固有酶作用下的品质变化过程，延长肉的保藏期限。

1．肉的冷却

肉的冷却是迅速排除肉体内部热量，在肉的表面形成一层干膜，阻止微生物生长繁殖，延长肉的储藏时间。一般肉的冷却温度不能低于肉汁的冰点（-1.2～-0.5℃）。冷却后的肉体，肉层温度应达到0～4℃，表面有干膜。此法只能短期储藏肉类，约2周以内。

2．肉的冷冻

冷却后的肉类，因肉内分解酶和微生物活动仍在进行，只可做短期保藏，若要长期储存，冷却后必须冷冻。冷冻间温度一般控制在-23～-18℃，在24h内把冷却肉温度从0～4℃冻结至-18℃，在此条件下可较长时间保藏。冷冻后的肉若不准备长期冷藏，可放在温度为-1～1℃，相对湿度为85%～90%的冷库中储存，可放置20~30d。

3. 肉的冷藏

肉的冷藏是为了保藏冷冻肉。把冷冻肉放在温度为－18～－16℃，湿度为90%～95%的冷藏间储存，肉体温度保持在－8℃以下，储藏期可达6个月以上。其保藏条件见表4－5。

表4－5　肉类保藏的条件

原料名称	储存温度/℃	相对湿度/%	保藏期限
冷却放置			
牛肉			
整块	1~2	85	1~2周
肉片	1~2	85	4~6d
肉糜	1~2	85	1~2d
猪肉			
整块	1~2	85	5d
肉片	1~2	85	3d
肉糜	1~2	85	1~2d
羊肉			
整块	1~2	85	1周
肉片	1~2	85	3~4d
冷冻保藏			
牛肉			
整块	－23~－18	—	6~10个月
肉片	－23~－18	—	4~8个月
肉糜	－23~－18	—	4~6个月
猪肉			
整块	－23~－18	—	4~8个月
肉片	－23~－18	—	2~6个月
肉糜	－23~－18	—	1~2个月
羊肉			
整块	－23~－18	—	6~10个月
肉片	－23~－18	—	4~8个月

二、禽肉类原料卫生与安全

（一）禽肉鲜度变化及其判定

1. 固有酶作用下禽肉的自溶变化

和畜肉一样，光禽宰后会发生僵硬、成熟的变化，随后如保藏不当，在组织固有酶作用下发生自溶变化。如果尸僵、成熟不彻底，光禽未彻底冷却即行堆放，即容易造成光禽的变黑现象，并散发一种特殊酸味，脂肪变成赤铜色。这种光禽放在通风处，散除其酸臭气味后仍可食用。

2. 微生物污染与禽肉的腐败

（1）微生物性污染　在活禽的羽毛、足、肠部位隐匿有大量不同类型的微生物。洗烫去除羽毛的过程，一般在有热水（大约55℃）的大容器中进行，洗烫约30min。由于洗涤作用，可以减少微生物的数量，并能消灭热敏性细菌（嗜冷菌）。

机械性脱毛，实际上会增加禽类皮肤表面的细菌数量，还会引起交叉污染。去除脏器的过程还可能使粪便中的细菌扩散到表皮上，并引起传播。

禽肉一般在冷空气中作冷却放置。冷却可使禽肉表皮干燥，从而延缓嗜冷菌的生长。经初步冷却后，鸡皮表面的细菌数为（5×10^3）~（1×10^5）cfu/cm^2，而胴体内侧常低于$1\times10^4 cfu/cm^2$。经常出现的菌群是微球菌属，各种肠道细菌如埃希氏菌属、肠杆菌属、链球菌属及不动杆菌属。

（2）禽肉的腐败变质　禽肉的腐败往往从肉尸肉部开始。如果发现光禽两翅肋际皮下有污绿色暗斑，则意味着已经腐败。禽肉腐败与肉的放置条件有关。鸡在冷却温度下一定时期（超过10天），皮肤细菌数可增至最大值10^9~10^{10} cfu/cm^2，这种数量的增加伴随着异味的产生（大约10^7 cfu/cm^2）以及大量黏性物质产生（大约10^8 cfu/cm^2）。

3. 鲜禽肉鲜度判定

禽肉鲜度判定见表4-6。

表4-6　鲜、冻禽类鲜度判定

项　目	鲜禽产品	冻禽产品（解冻后）
组织状态	肌肉有弹性，经指压后凹陷部位立即恢复原位	肌肉经指压后凹陷部位恢复较慢，不能完全恢复原状
色泽	表皮和肌肉切面有光泽，具有禽种固有的色泽	
气味	具有禽种固有的气味，无异味	
煮沸后肉汤	透明澄清，脂肪团聚于液面，具固有香味	
淤血 淤血面积大于$1cm^2$时 淤血面积小于$1cm^2$时	 不允许存在 不得超过抽样量的2%	
硬杆毛，根/10kg	≤1	

续表

项目	鲜禽产品	冻禽产品（解冻后）
肉眼可见异物	不得检出	
解冻失水率/%	—	≤8
挥发性盐基氮含量/（mg/100g）	≤15	

注：（1）淤血面积以单一整禽或单一分割禽体的1片淤血面积计。

（2）硬杆毛指长度超过12mm的羽毛，或羽毛根直径超过2mm的羽毛。

（3）肉眼可见异物指产品上有碍人类食用的杂物或污染物（如黄皮、粪便、胆汁及非禽源性异物，如塑料、金属、饲料残留）。

光禽新鲜度感官检验除注意以上特征外，还可检查头、皮肤、翅和肢及膛内状况。禽喙有霉菌生长或不愉快气味；口腔黏膜无光泽；皮肤有霉斑或稍有霉味；皮肤呈灰黄色，都应认为是鲜度下降。同时还应注意口角黏液的腐败气味和内脏、浆膜、腹壁肌肉是否有腐败现象。

（二）禁用禽肉及其鉴别

（1）灌水鸡　以手触摸鸡腹，偌不觉得肥壮而有滑动感，则为灌水鸡。也可通过含水量测定加以判断。

（2）松香鸭　松香是用于油漆、造纸、橡胶等工业的化工原料，非食品加工原料及加工助剂，易氧化产生过氧化物，严重损害人体的干、肾等内脏功能，常有人对鸭、鹅等水禽违法使用松香煺毛，引起残留。松香褪毛产品外表又白又光滑，基本没有细毛和绒毛，用手指压呼吸孔，常常会有松香状黏性物流出，外皮的哇凹处见有浅棕色松香残留物。如果松香混入肉中，烹调时会散发出苦味。

（3）死禽肉　切口平整，放血不良，切口周围组织无被血液浸润现象，呈暗红色。死禽肉的表皮呈淡青紫色，有死斑，无光泽。死禽肉胸肌、腿肌切面呈暗红或暗灰色，手按有少量暗红色血液渗出。

（4）病禽肉　体表常有肿瘤结节、毛囊肿、化脓肿及消瘦等体征。

（三）禽肉的保藏

禽类的保藏条件见表4－7。

表4－7　禽肉的保藏条件

原料名称	储存温度/℃	相对湿度/%	保藏期限
冷却放置			
鸡			
整只	－1～1	85	2～4d
切碎	－1～1	85	1～2d
冷冻保藏			
鸡			
整只	－23～－18	—	4～10个月
切碎	－23～－18	—	3～6个月

三、蛋类原料卫生与安全

（一）蛋类鲜度变化及判定

用作烹饪原料的鲜蛋有鸡蛋、鸭蛋、鹅蛋、鸽蛋和鹌鹑蛋，其中以鸡蛋和鸭蛋的应用较为普遍。

1．微生物性污染与腐败变质

（1）微生物性污染　蛋刚生下时，通常认为是无菌的，除非生前已被感染（常由沙门菌引起）。生殖器中的病原微生物可在蛋液形成过程中进入蛋内。

蛋在产后受到污染，微生物通过壳中的裂缝进入蛋内最为普遍。蛋壳表面有一层防水性表皮，对蛋起着机械性屏障作用。它对微生物经过蛋壳的孔（即气孔）侵入，则具有选择作用。

气孔一般可用塞料（如石蜡）填满，但对最大的孔可能填不满。穿过壳后有两层膜，它们可使细菌的进一步侵入受到限制，但对霉菌菌丝的侵入可能起不到屏障作用。蚊虫叮爬、蛋壳破裂则为细菌的入侵繁殖提供有利的条件。

蛋清中含有一系列抗菌剂，能限制或完全抑制所混入的微生物的生长，所显示的污染菌数量常常较低。其中溶菌酶能使细菌细胞壁溶解，对革兰阳性菌的抗菌作用特别有效。伴白蛋白对革兰阳性菌和革兰阴性菌兼有抗菌作用，作为一种螯合剂，它能将铁转移，而铁则是细菌生长必需的营养成分。此外，卵白素可与生物素结合，核黄素结合蛋白可与核黄素结合，使它们不能为微生物利用，而起抑菌作用。

然而蛋黄则有多种营养成分，又无抑菌物质存在，因此，入侵的微生物可能会快速在蛋黄中生长繁殖。一般在蛋生下后第10d起，就可先在蛋黄的最顶端发生这种变化。如果细菌性侵入已经开始，在系膜部位撞击蛋黄，则蛋的防御机构出现阻碍，入侵细菌就能大量生长，并导致出现鲜蛋的腐败。

（2）鲜蛋的腐败变质

① 细菌性腐败：蛋在受到细菌侵袭后，可以发生腐败。当蛋白溶菌酶失去抑菌作用后，这些细菌便可迅速繁殖，蛋清中的蛋白质在细菌水解酶的作用下，迅速分解，生成H_2S及胺类物质，从而使蛋腐败。

② 真菌性腐败：蛋也可因霉菌的侵入而引起霉变。霉菌侵入壳内，在蛋壳及蛋壳膜发育繁殖，菌丝逐渐蔓延到蛋白或蛋黄者，叫做霉蛋。分轻度霉蛋、重度霉蛋两种。轻度霉蛋指壳膜内壁有黑色斑点和斑块，打开后蛋液无霉点及霉变气味，黄白界限分明。重度霉蛋指蛋壳和蛋白内部均有黑色或粉红色斑点，打开后蛋的壳内膜和蛋液内均有霉斑，或蛋白呈胶冻样霉变。

2．蛋在保藏过程中品质的变化

（1）蛋的破损　鲜蛋在装运过程中破损现象较为多见。蛋的纵轴耐压性比横轴强。蛋包装于木箱、竹篓、塑料箱内，当稍受振动或撞击时，蛋与蛋之间必然也会受到碰撞。如果填充物（如谷糠、草秆、木屑等）不足，蛋会撞击在木板上或竹片上，就容易破裂。

饮食业在对蛋进行整理、洗涤的一系列过程中，如不注意轻拿轻放，也易导致破损。如用洗蛋机洗涤，则在机械操作的过程中更易破损。破损蛋如不及时处理，则极易导致腐败变质。

根据破损程度不同，破损蛋可分为流清蛋、硌窝蛋、损壳蛋、裂纹蛋等类型。

① 流清蛋：鲜蛋的蛋壳有部分破损开裂，而且蛋壳内膜和蛋白膜也在同一部位同时破损，以致蛋白流出至壳外。

② 硌窝蛋：鲜蛋的蛋壳一部分破损，向内凹陷，而蛋壳内膜未破裂。

③ 损壳蛋：蛋壳受到破损，破损部位有小块蛋壳与蛋壳内膜分离而脱出，而内蛋壳膜未破损，蛋白也未流出。

④ 裂纹蛋：鲜蛋受轻度撞击，蛋壳有轻微破损呈裂纹现象，蛋白膜和蛋壳内膜均未破损，蛋白也未流出。

（2）蛋的散黄　蛋在保藏中，由于蛋壳表面气孔的原因，水分不断蒸发，致使蛋的重量逐渐减轻，气室相对增大。随着储存时间的延长，蛋白中水分因渗透压差向蛋黄内移动，使蛋黄中含水量增多，卵黄指数发生变化（卵黄指数也称蛋黄系数，是将破壳的蛋黄置于平板上，蛋黄高度与直径之比）。储存中，蛋白层次之间的比例发生变化，浓蛋白会逐渐变稀，蛋黄膜破裂，使蛋黄混入蛋白内，形成散黄现象，这种蛋叫散黄蛋。

（3）蛋的粘壳　粘壳是指蛋黄粘贴在蛋壳上的现象。这种粘壳蛋又叫搭壳蛋或贴皮蛋。粘壳的原因，一般由于蛋较长时间存放于容器内，中途又未经翻动所致。蛋黄的密度比蛋清小，蛋存放时间过长时，蛋清变稀，系带失去固定蛋黄的作用，导致蛋黄浮于蛋清表面，而靠近蛋壳，并形成粘壳蛋。

根据蛋黄粘壳的程度不同，可分为轻粘壳蛋、红粘壳蛋和黑粘壳蛋。

① 轻粘壳蛋：仅仅蛋黄的一部分附着于蛋壳上，有时轻轻用力摇动或转动，蛋黄又可与蛋壳分离，而蛋黄也未破损。

② 红粘壳蛋：蛋黄粘贴在蛋壳上，虽用力振荡，也不易使蛋黄与蛋壳分离，即使蛋黄与蛋壳分离，但是由于蛋黄膜破裂，致使蛋黄流入蛋白内，这种蛋的蛋黄质量不致有很大的变化，蛋黄色泽正常，粘壳的蛋黄部分色泽也无多大变化，粘壳的部分呈黄色或黄褐色，灯光透视时呈红色。

③ 黑粘壳蛋：如果粘壳蛋的蛋黄和蛋壳部位呈黑色，即为黑粘壳蛋，它由腐败菌生长引起，这种蛋属变质蛋。

3. 蛋的鲜度判定与卫生检验

（1）检验方法　蛋的鲜度检验包括感官检验、灯光透视检验、理化检验。

① 感官检验：依靠视觉、听觉、触觉、嗅觉来检验蛋的新鲜度。

看：观察蛋的大小、形状、色泽、清洁度、霉斑、裂纹及硌窝（亦叫瘪头）等；

听：蛋夹在手指间，靠近耳边轻轻摇晃或蛋放在手里使其相互碰击，细听其声；

嗅：嗅蛋的气味是否正常，但这通常在蛋打开后才被发现。

对新鲜蛋，蛋壳上有一层霜状粉末，蛋壳完整而清洁，色泽鲜明，呈粉红色或洁白色，无裂纹，无凸凹不平的现象。轻磕时，有清脆的咔咔声（如石子相撞），在手中掂动有沉甸感。陈蛋：蛋表皮粉霜脱落，皮色油亮或乌灰，碰撞响声空洞，在手中掂动有轻飘感。劣质蛋：腐败蛋外壳常呈灰白色；孵化或漂洗的蛋，外壳异常光滑，气孔明显。

② 灯光透视检验：将蛋的大头紧贴照蛋器的照蛋孔上，使蛋的纵轴与照蛋器约成30°倾斜。观察气室和蛋内容物。照蛋器结构和照蛋方法见图4－7。

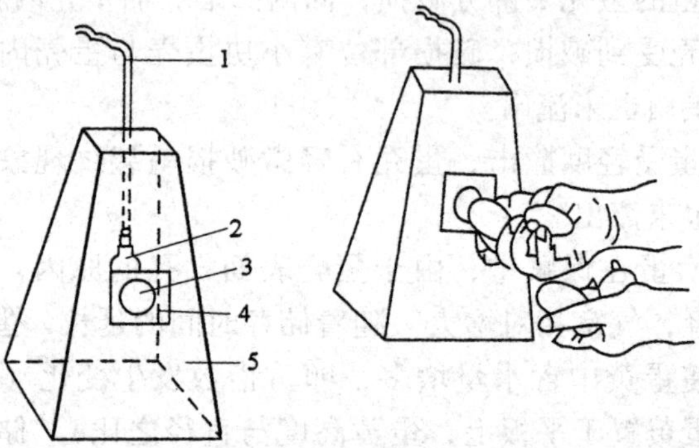

图4－7　照蛋器结构及照蛋方法示意图

1—电源　2—光源　3—照蛋孔　4—胶皮　5—木壳或铁壳

新鲜蛋气室小而固定，蛋内完全透光，呈微红色或淡橘红色，蛋白浓厚色于蛋黄周围，蛋黄位于中央偏钝端，呈朦胧暗影或不见，蛋内无斑点和斑块。

③ 理化检验：卵黄指数测定：正常鲜蛋卵黄指数0.35以上。

气室测定：最新鲜蛋，气室4mm以内；新鲜蛋，5～7mm；普通蛋，不超过9mm；陈旧蛋，气室高度可达蛋长的1/2。

蛋相对密度测定：最新鲜蛋，在相对密度1.080食盐溶液中下沉；新鲜蛋，在相对密度1.073食盐溶液中下沉；次鲜蛋，在相对密度1.060食盐溶液中下沉，而在上述两比重食盐溶液中悬浮；陈蛋或腐败蛋，在上述三种相对密度的食盐溶液中均悬浮。

(2) 蛋的鲜度判定

① 新鲜蛋：新鲜蛋蛋壳清洁完整；灯光透视时整个蛋呈微红色，蛋黄不见或略见阴影；打开蛋后，蛋黄凸起完整，系带有韧性，蛋白澄清透明，稀稠分明。

② 次劣蛋：分劣质蛋和次质蛋。

劣质蛋包括裂纹蛋、硌窝蛋、流清蛋、血圈蛋、血筋蛋，前三者是鲜蛋受压形成的，后两者是受精蛋在温热条件下形成的。此外劣质蛋还包括绿色蛋白蛋（可能是大量饲喂青绿饲料造成的）和壳外霉蛋。它们应在短时间内用完。

次质蛋包括血环蛋、重流清蛋、轻度粘壳蛋、散黄蛋、红粘壳蛋、轻度霉蛋。次质蛋须先经高温处理后使用。如经85℃以上高温处理3～5min。

③ 变质蛋：变质蛋包括泻黄蛋（蛋黄、蛋白全部变稀且相混浊，有恶臭味）、

黑腐蛋、重度霉蛋、重度黑粘壳蛋。对变质蛋应禁止加工和使用。

（二）蛋类的保藏

蛋在保藏前必须严格挑选，蛋越新鲜，蛋壳越完整，则耐藏性越高。

① 鲜蛋的冷却：蛋内容物为半液体状态的均质物质，突然遇冷会收缩减少其容积，蛋内形成负压，导致空气中微生物通过蛋壳孔隙进入蛋内，使鲜蛋逐渐变坏。另外较高温度的蛋直接送入冷藏间，会增加冷藏间热负荷，因此，冷藏前必须先行冷却，冷却间温度最好低于蛋温 2～3℃（相对湿度为 75%～80%），每隔 1～2h将库温度降低 1℃，在 24～28h 内逐渐把蛋内温度降至 1～2℃，结束冷却，移入冷藏间。

② 鲜蛋的冷藏：鲜蛋若要长期储存，必须在低温下冷藏，冷藏的常用温度为 -1℃，相对湿度为 80%，在此冷藏温度和湿度下，蛋不易霉坏，其干耗量也较小。冷藏鲜蛋每隔 1～2 个月应翻箱一次，保藏期限一般不宜超过 6 个月。冷藏蛋出库前应注意缓慢升温，若快速升温会使蛋壳表面凝结一层水珠，使蛋外膜破坏，加速蛋的腐败变质。其保藏条件见表 4-8。

表 4-8　鸡蛋保藏条件

原料名称	温度/℃	相对湿度/%	保藏期限
整蛋	-2～2	80～85	2～4 周
蛋粉	2	最小	6～12 个月
其他蛋制品	-2～2	80～85	2～4 周
冷藏整蛋	-23～-18	—	6～8 个月

第四节　水产类原料卫生与安全

本节主要介绍鲜鱼、虾、蟹、贝类原料的卫生与安全。

一、鱼类鲜度变化及其判定

（一）固有酶对鲜鱼品质的影响

鱼类被捕获出水后，除少数淡水鱼可存放一段时间外，大多数很快死亡而发生一系列变化。鱼类出水垂死时，出于保护性反应，从皮肤腺分泌出黏液，覆盖整个体表。而会发生尸僵、自溶的变化。随着这个变化的进行，鱼体分泌的黏液由透明状变为浑浊，严重者有臭味。

鱼体组织蛋白酶活力比畜肉要高，所以自溶发生的速度相对要快些。自溶过程中，由于鱼体蛋白质在蛋白水解酶作用下逐步分解，产生较多的可溶性氮（包括氨基酸和碱性含氮物），促使肌肉自溶分解，鱼体由僵硬态开始软化，失去原有弹性和硬度。

鱼体自溶发生的快慢与环境温度、鱼种类、鱼肉无机盐成分等有关。降低温度、盐腌可阻止或延缓自溶过程的进行；红肌含量较多的鱼类比白肌含量较多的鱼类自溶作用强。

自溶阶段的鱼肉，鲜度明显下降，尤其是未去除内脏的鱼，由于内脏中酶的作用而迅速产生异味及变色，故应立即加工食用，不能冷冻储存。

（二）微生物污染与鲜鱼的腐败

1. 微生物污染

污染鱼、贝类的微生物种类与畜禽类有很大区别。随生长水域不同（淡水域与海水域、沿岸与远洋、浅海与深海、暖流与寒流等），微生物种类也会不同。

由于水域中生存的原因，低温性细菌污染较多。这些低温菌在5℃条件下能迅速繁殖，相反在30℃以上其繁殖速度则较慢。因此即使利用低温储藏，也难以维持新鲜状态。

鱼体上初期起始菌常常是嗜冷性革兰阴性菌占优势，而热带捕获的鱼可能携带稍多量的革兰阳性菌和肠道菌。在储藏过程中则会有一特定菌群生长，部分菌与生成腐败臭味和异味的代谢物有关。如有些淡水鱼、热带鱼好气冷藏中假单胞菌是典型腐败菌；空调储藏（含 CO_2）中嗜冷发光杆菌是主要的腐败菌，常温下则以变形杆菌为主。

健康鱼的肉和体液本来是无菌的，而皮肤、鳃、内脏等与外界接触的部位有许多细菌生存。处于自溶期时，细菌透过血管或直接侵入肌肉及体液中，经大量繁殖，最终引起腐败。

2. 鲜鱼的易腐性

水生动物含酶丰富，含水量高，pH 比畜肉高，加上供销环节复杂，与异物接触频繁，所以比其他动物性食品更易腐败。

鱼体内的酶在较低的温度下就具有活力，当鱼被捕获后，陆上较高的气温环境，就会使其体内的酶活力增加。一般酶在40～50℃时活力最强。

鱼体中含水量在80%以上，很适合腐败菌生长。

各种水生动物，除淡水鱼和暗色肌肉的海鱼，鱼体 pH 较低而与陆上动物相似外，一般白色肌肉的海水鱼由于含有丰富的蛋白质和非蛋白质氮而含糖低，导致鱼死后 pH 在7.0以上。虾类 pH 还要高为6.8～7.5，蟹类 pH 高至8.0以上。它们适合腐败菌生长的中性偏碱环境。

按渔业生产习惯，鱼类从捕获到销售，要接触甲板、船舱、鱼箱、鱼筐、鱼钩、地面、车厢、摊柜等许多异物，这些设备上既污染有海洋细菌，也沾染有陆上细菌。它们必然会使鱼类污染大量的腐生菌而加快鱼的腐败过程。

3. 鲜鱼的腐败

当细菌繁殖到一定程度，其产生的酶类就会分解鱼体组织，产生一些低级分解产物，使鱼体产生明显的腐败臭味和其他变质特征。

（1）眼部的变化　鱼眼球下部原有结缔组织支撑，使眼球向外凸出，当鱼体内蛋白质开始分解后结缔组织就逐渐变软而失去支撑力，于是眼球就逐渐下陷。鱼眼球内含有黏蛋白，当其结构完整时，角膜是透明的，而当黏蛋白分解后，角膜就变浑浊。

（2）鳃部的变化　鳃、丝内含有血红蛋白，当其结构完整时，鳃色鲜红。当血红蛋白开始分解后，鳃色发生变化，如变成灰白色。

鳃丝上覆盖着的黏液，也含有蛋白质成分，当蛋白结构完整时黏液是润滑而透明的，当蛋白质分解后，黏液就变浑浊，并使鳃丝粘连。

（3）鱼鳞的变化　当鱼鳞所附着的组织细胞层处在完整状态时，鱼鳞是紧贴在鱼体上的，剥之也不易脱落。鱼体自溶后，组织逐渐变软，鱼鳞也较易脱落，到鱼体腐败变质时，鱼鳞所附着的组织细胞层已被破坏，鱼鳞就很容易脱落下，而呈残缺不全的状态。

（4）肌肉的变化　鱼体在尸僵期内，体内细胞吸水膨胀，按之有弹性。自溶开始后，因细胞失去水分而使鱼体变软，弹性逐渐减退。到腐败时细胞晶体组织已被破坏，弹性就完全消失。

（5）鱼腹部的变化　生前饱腹的鱼体在死亡后经一般时间，肠内容物会发酵产气，而呈现膨胀现象。

（三）鲜鱼的鲜度判定

鲜鱼的新鲜度检验包括感官检验、理化检验和微生物检验。由于鱼类微生物污染受环境条件影响，微生物检验差异很大，故以前两者为主。

鱼类鲜度判定见表4－9。

表4－9　　鱼类鲜度的判定

类　别	淡　水　鱼	海　水　鱼
体表	有光泽、鳞片较完整不易脱落，黏液无浑浊，肌肉组织致密有弹性	鳞片完整或较完整，不易脱落，体表黏液透明无异臭味，具有固有色泽
鱼鳃	鳃丝清晰，色泽红或暗红，无异臭味	鳃丝较清晰，色鲜红或暗红，黏液不浑浊，无异臭味
眼睛	眼球饱满，角膜透明或稍有浑浊	眼球饱满，角膜透明或稍浑浊
肛门	紧缩或稍有凸出	—
肌肉	—	组织有弹性，切面有色泽，肌纤维清晰
挥发性碱基总氮 TVBN 含量/（mg/100g）	≤20	≤30

（1）污染鱼的鉴别　含有各种化学毒物的工业废水大量排入江河湖海，使生活在这些水域里的鱼类发生中毒或者引起致畸，人体吃了这些带毒的鱼，也会发生中毒甚至诱发肿瘤。污染鱼鉴别要点：① 鱼形鉴别：受污染严重的鱼形体不整齐，头大尾小，脊椎弯曲，甚至畸形，还有的皮膜发黄，尾部发青；② 鱼眼鉴别：带毒的鱼

眼睛浑浊，失去正常光泽，有的甚至向外鼓起；③ 鱼鳃鉴别：有毒的鱼鳃不光滑，较粗糙，呈暗红色；④ 气味鉴别：正常鱼有鱼腥味，被污染的与则气味异常，根据毒物的不同而呈大蒜味、氨味、煤油味、火味等，含酚量高的鱼还可能被点燃。

（2）染色鱼的鉴别　部分不法商贩使用化工染料碱性橙化妆黄花鱼，红粉化妆红线鱼、大眼鲷等外表红色的鱼类，鱼鳃均用红粉染色。其实正常的黄花鱼也只是鱼鳞和身上的条纹有些发黄，肌肉和内脏与其他鱼并无两样，细看鱼身还有些黑色花纹，染色鱼则内外色泽均匀，以水浸泡后色泽变淡。染色鱼多见于冻鱼。购置时不能单纯以貌取鱼，应仔细识别。

二、虾、蟹、贝类鲜度的判定

（一）鲜虾的鲜度判定

1. 头胸节与腹节连接程度

在虾体头胸节末端存在着被称为“虾脑”的胃和肝脏，虾体死亡后易腐败分解，并影响着头胸节与腹节处的组织，使节间的连接变得松弛。

2. 体表色泽

虾体甲壳下真皮层内散布着各种色素细胞，含有以胡萝卜素为主的色素常以各种方式与蛋白质结合在一起。当虾体变质分解时，即与蛋白质脱离而产生虾红素，使虾体泛红。

3. 伸曲力

虾体处在尸僵阶段时，体内组织完好，细胞充盈着水分，膨胀而有弹性，故能保持死亡时伸张或卷曲的固有状态，即使用外力使之改变，一到外力停止，仍恢复原有姿态，当虾体发生自溶以后，组织变软，就失去这种伸屈力。

4. 体表干燥状况

鲜活虾体外表洁净，触之有干燥感。但当虾体将近变质时，甲壳下一层分泌黏液的颗粒细胞崩解，大量黏液渗到体表，触之就有滑腻感。

虾的鲜度判定见表 4－10。

表 4－10　虾的鲜度判定

类别	河虾	海虾
感官指标	虾体具有各种河虾固有的色泽，外壳清晰透明，虾头与虾体连接不易脱落，尾节有伸屈性，肉质致密无异臭味	体表：虾体完整，体表纹理清晰，有光泽 肢节：头胸节与体节间连接紧密，允许稍松弛，壳允许有轻微红色或黑色 眼球：眼球饱满突出，允许稍萎缩 肌肉：肌肉纹理清晰，呈玉白色，有弹性，不易剥离 气味：具有海虾的固有气味，无任何异味
挥发性碱基总氮 TVBN 含量/（mg/100g）	≤20	≤30

（二）鲜蟹鲜度判定

1. 河蟹的鲜度判定

活河蟹动作灵活好爬行，善于翻身，腹面甲壳坚硬，肉多、黄足，脐盖与蟹壳之间突起明显。垂死者精神委顿，不愿爬行，将其仰卧时，不能翻身。我国《水产品卫生管理办法》规定，对死河蟹禁止生产经营。河蟹的寄生虫（蟹奴）不得检出。

2. 海蟹的鲜度判定

海蟹离开海水就会迅速死亡，这类蟹常称作死鲜蟹，它们在保藏过程中极容易发生腐败。其鲜度判定可从下列几方面入手。

（1）肢与体连接程度　蟹体甲壳较厚，当蟹体自溶变软以后，有甲壳包被处见不到变形现象，但在肢与体相连的可转动处，就会明显呈现松弛现象，以手提起蟹体，可见肢体（步足）向下松垂现象。

（2）腹脐上方的“胃印”　蟹与虾一样，多以腐殖质为食饵，死后经一段时间，胃内容物就会腐败，而使蟹体腹面脐部上方显出黑印。

（3）蟹黄凝固状态　蟹体内被称为“蟹黄”的物质，是多种内脏和生殖器官所在，当蟹体在尸僵阶段时，蟹黄呈凝固状态，但当蟹体自溶以后，即呈半流动状。蟹体变质时，可感到壳内呈流动状。

（4）鳃的状况　海蟹在水中用鳃呼吸时，大量吞吐水，鳃上会沾染有许多污粒和微生物，当蟹体活着时，鳃能自净。死亡后则无自净能力，鳃丝就开始腐败而粘结。但需剥开甲壳后才能观察到。

海蟹鲜度判定见表4-11。

表4-11　海蟹鲜度判定

感官指标	具有海蟹的固有气味，无任何异味体表纹理清晰，有光泽，脐上部无胃印步足与躯体连接紧密，提起蟹体的步足不松弛下垂鳃丝清晰，白色或微褐色蟹黄凝固不流动肌肉纹理清晰、有弹性，不易剥离
挥发性碱基总氮 TVBN 含量/（mg/100g）	≤25

（三）鲜贝鲜度判定

贝类应以死活作为可否用于烹调的界限。

活贝蛤两壳张开时，稍加触动就会立即闭合，并有清澈的水自壳内流出。贝壳紧闭时，不易揭开。文蛤、蚶子等取数枚相互撞击发出笃笃实音。

死贝蛤两壳一揭就开，张嘴的贝蛤触动后不闭合。壳内流出水汁浑浊而稍带微黄色，肉体干瘪，颜色变成黑色或红褐色，并有腐败臭味。文蛤、蚶子等各取数枚相互撞击发出咯咯的嘘声。

大批量贝蛤检验时，可用脚触动包皮，活者可听到因其闭合发出的吱吱声。

田螺的检验可将样品放在一定容器内，加水至适量，搅动多次，放置14min

后，检出浮水螺和死螺。

扇贝的品质指标见表4－12。

表4－12　　扇贝感官指标

项　目	卫生要求
贝壳外观	贝壳表面无畸形、破碎，附着物少，表面无泥污
贝壳色泽	呈浅褐色或淡黄色
活力	离水时双壳紧闭有力或可以自主开合，外套膜伸展并紧贴壳口
气味	呈海湾扇贝特有的气味，无异味

三、水产类原料的保藏

（一）鱼的冷却

由于鱼类具有极易腐败的特性，为了保持鱼的质量，延长其僵硬期，必须将鱼体温度迅速降至接近其肌肉汁液的冻结点（－0.5～2℃）以抑制和降低鱼体内微生物和酶的作用，延长保藏期限。

冷却后的体温降至0～4℃，可做短期保存。鱼冷却的方法有两种，一种为碎冰冷却法，用碎冰冷却鱼体时，碎冰用量为鱼体重的50%～100%。用此法冷鱼体温度只能降至1℃，达不到0℃，一般可储存8～10d。另一种为盐水冷却法，一般用循环或淋浇式盐水冷却鱼体，冷却速度要比冰冷却快，鱼体温度可降至0～0.5℃，但盐水冷却的鱼，鱼体发白，影响感官性状。

（二）鱼的冻结

冷却后的鱼，虽然体内微生物活动受到一定抑制，但它们仍在生长繁殖，不能长期保藏。若要长期保藏，必须将鱼体冻结。冻结前鱼体应先在3～4℃的水中清洗，清洗完后，在－18℃以下的冻结间冻结，当鱼体温度降至－18℃以下时，冻结即结束，此时鱼体组织中80%的水分变成冰晶。如欲长期储存，鱼体温度应降至－15～－12℃，可储存6个月左右。

此外，鱼类还可采用盐腌和干制等方法来延长储存期。其保藏条件见表4－13。

表4－13　　水产原料保藏的条件

原料名称	储存温度/℃	相对湿度/%	保藏期限
冷却鱼类			
高脂类	－2～0	95	1～2d
低脂类	－2～0	95	1～3d
贝类			
甲壳类	1～2	85	1～7d
软体类	－1～1	90	1～3d

续表

原料名称	储存温度/℃	相对湿度/%	保藏期限
冷冻鱼类			
高脂类	-23 ~ -18	—	2 ~ 6 个月
低脂类	-23 ~ -18	—	2 ~ 6 个月
贝类			
甲壳类	-23 ~ -18	—	2 ~ 6 个月
软体类	-23 ~ -18	—	2 ~ 6 个月

第五节　粮食谷物与豆类原料的卫生与安全

粮食是人类的基本食品，人们食用粮食比食用其他任何一种食品都多，是人类赖以生存的重要物质基础。粮食包括原粮：稻谷、小麦、大麦、玉米等；成品粮：大米、面粉、玉米粉等。它们在保藏过程中易发生陈化、霉变、卫生质量下降。

一、粮食谷物品质变化及其判定

（一）粮食的陈化

粮豆在储藏过程中，随着时间的延长，其食用品质会出现不同程度降低的现象，称为自然陈化。产生自然陈化的主要机理：一是由于粮豆子粒脱离植株后，仍然保持着生命活动，不断地进行有氧呼吸或无氧呼吸，消耗着子粒内含的糖类物质等；二是粮豆中含有淀粉酶、脂肪酶、蛋白酶等水解酶能缓慢水解其中的营养物质，使粮豆品质逐渐下降。如脂肪水解成游离脂肪酸，进一步氧化生成醛和酮，产生异味。

影响粮豆类原料陈化的主要因素是粮豆水分和环境温度，也与加工精度有密切关系。如果大米水分含量高、精度差、糠粉多、气温高、湿度大，则陈化速度快；反之，则慢。另外，大米没有皮壳保护，胶体物质易于遭受外界不良条件的影响而加速分解变性，所以，大米的陈化发展速度比稻谷快。

陈大米有陈腐味，影响食用。陈面粉蒸馒头发酵不良，擀面条易断、糊汤。因此，为保持粮豆类原料的新鲜品质与食用可口性，应注意减少储藏时间，阴凉干燥储藏。

（二）微生物污染与粮食的变质

无菌的粮食在自然界几乎不存在，可以说储藏粮食的同时，也储藏了微生物。粮食上的微生物包括霉菌、细菌、放线菌、酵母和病毒。它们中有的可以直接侵入种子的皮层，有的黏附在种子表面，有的混杂在子粒上。

一些仓储害虫，其体表常常带有大量的霉菌孢子。有些害虫以霉菌孢子为食料，如长角谷盗，可吃杂色曲霉的孢子，在这些害虫排泄物中会有大量的活孢子存在。害虫咬损粮粒造成伤口，有利于微生物的侵染。

粮食的磨粉加工可以引起细菌的生长繁殖及食品变质。面粉中的细菌数一般为10^4～10^6cfu/g。面粉中的细菌有芽孢杆菌、乳酸菌，其中乳酸菌能引起新鲜冷藏面团的腐败。面粉在湿度高的环境下，由于吸湿，有利于纤维素分解菌的活动，使面粉颗粒的纤维素分解，淀粉大量暴露，容易发生面粉变质。

粮食上的真菌包括寄生菌、腐生菌和兼性寄生菌。寄生菌一般都是病原菌，如引起麦类变质的赤霉病。腐生菌在粮食上数量最多，对粮食危害最大。粮食中典型的腐生菌是曲霉和青霉。兼性寄生菌在新收获的新鲜粮食上数量相当多，它们在粮食水分安全标准以下不会有害，只有在粮食收割后没有及时晒干、水分较高的情况下才能生长繁殖造成危害。

霉菌侵染粮食后可发生各种类型的病斑或色变。如晦滞发灰、出现霉点或粉屑、粮粒变暗或变为各种颜色、生霉以致严重霉烂结块。

粮食保藏期间温度不正常上升的现象称为发热。它是粮食霉变过程中的表现之一。发热的主要原因是霉菌在分解粮食营养物质，使其成为易于吸收的简单物质的代谢过程中，释放出大量的热能，并逐渐积累，形成发热现象。在库存粮食保藏过程中应加强检测监测。

（三）昆虫和异物污染

我国已发现的粮食害虫有50余种，主要有甲虫（大谷盗、米象、谷蠹和黑粉虫等）、螨类（粉螨）及蛾类（螟蛾）等。当库温为18～21℃，相对湿度在65%以上时，易于繁殖。这些害虫常把粮食蛀蚀一空，并且还能在粮食上排泄大量粪便和各种分泌物，促使粮豆发热霉变，造成很大损失。

粮食的异物夹杂污染一般为有害植物种子与无机夹杂物两类。农作物收割后，原粮中常混杂有毒植物种子、真菌菌核，如毒麦、麦仙翁籽、毛果洋茉莉、麦角等。这些混杂物在粮食加工前，必须剔除，以确保成品粮的卫生质量。

无机夹杂物污染主要是砂石、泥粒和金属等异物，往往在作物收获、加工期间混入。金属中主要是铁屑，来自铁制农具及加工机械。为防止此类物质污染，应加强收获、加工过程中的除杂筛选工作。

（四）粮谷原料的品质判定

粮谷原料及其制品因生长环境、收获时期、储存条件、加工、运输、包装、销售等诸多因素的影响，普遍存在着品质上的差别，甚至有些还出现变质现象，所以对其鉴别尤为必要。感官鉴别是判定粮谷原料质量的基本方法，其鉴别指标，主要包括色泽、口感、气味、水分、杂质、纯度等。

劣质粮谷应禁止食用。如霉变、运输中被毒物以及病虫害污染的谷类应经相应处理，并改作它用。

1．大米的品质判定

在购买、选用大米时，可以从以下几方面进行挑选。

（1）硬度　大米的硬度主要由蛋白质含量决定。蛋白质含量越高，硬度越高，透明度也越高。一般新米比陈米硬，水分低的米比水分高的米硬，晚米比早米硬。

（2）新陈度　正常大米大小均匀、丰满光滑，有光泽，色泽正常。新米光滑，手摸有凉爽感；陈米的米粒皮层变厚、色泽变暗，黏性降低，手摸有涩感，失去大米原来的香味。严重变质米手捻发脆、易碎、易裂断或易成粉状。仔细观察米粒色泽，表明呈灰粉状或有白道沟纹的米是陈米其量越多，说明大米越陈，同时闻气味是否正常，如有霉味说明是陈米。另外，看是否有虫蛀粒，有则说明是陈米。陈大米蒸煮后黏度小，食用时口味寡淡、香气薄，口感粗糙，饱腹时间短。

（3）黄粒　我国南方一些高温高湿地区，常因稻米未及时脱粒、干燥，也出现米粒呈不同程度的黄色而称“黄粒米”，从黄粒米中除已分离出岛青霉和橘青霉外，还有黄曲霉、烟曲霉、构巢曲霉等，因而可能受到多种霉菌毒素的污染。另外，大米中某些营养成分在一定条件下发生化学反应也会发黄。这些黄粒香味和食味都较差。

（4）爆腰　爆腰是由于大米在干燥过程中发生急热，米粒内外收缩失去平衡造成。爆腰米食用时，外烂内生，营养价值低。如果米粒上出现一条或多条横裂纹即是爆腰米。

（5）气味　手中取少量大米，哈一口热气，或用手摩擦发热，立即嗅其气味。正常大米具有清香味，无异味。

（6）味道　取几粒大米放入口中细嚼，正常大米微甜，无异味。

（7）包装　选购正规厂家生产的大米，还应查看包装标注内容。包装上必须标注产品名称、净含量、生产企业、经销企业的名称和地址、生产日期和保质期、质量等级、产品标准号、特殊标注内容等，不购买无标签的大米。

大米的品质判定见表 4 – 14。

表 4 – 14　　大米的品质判定

指　标	良　质	劣　质
色泽	呈精白色或淡青白色，有光泽，呈半透明状	米粒色泽差，表面呈异色，有黄色、灰褐色，甚至黑色、绿色等
状态	米粒呈长形或椭圆形，籽粒均匀，组织紧密完整，有少量碎米，无霉变、无虫害、无杂质	米粒不完整，组织疏松，有结块，有霉粒
气味、口味	具有纯正的香味、气味，无霉味，无腐败，无异味	有霉味、酸味，有异味

选购大米时应将正常大米与掺假、伪造大米相区别。

（1）色素大米　我国食品卫生标准中，禁止在大米中使用色素。近年来，不法商人为了追求高额利润，将大米着上黄色、绿色等，标上含有胡萝卜素大米、竹香大米等诱人的名字。这些色素用水反复搓洗可洗掉。

（2）抛光大米　2002年12月，有关媒体对贵阳市的陈化大米生产加工情况进行了曝光，针对一些不法商贩利用陈化大米制假“抛光大米”牟取暴利的恶劣行径进行了披露。用抛光机给陈大米抛光，使陈化大米由黄色变成颜色白亮的“新大米”，堂而皇之地成了当地一家食堂的盘中餐。那种米饭在消费时常常带有一股怪怪的味道。

（3）其他掺伪大米　一些不法商贩为了掩盖大米的霉味，违法加入一些香精。为了给大米上光，掺入有毒的工业用油构成“毒大米”。用氧化铁红和活性炭粉等工业染料伪造出“红曲米”。为了提高米粉的白亮度加入禁用的“吊白块”。

2. 面粉的品质判定

为了确保面粉新鲜，建议现买现用，根据需要确定购买数量，做到少购、勤购，先购先用。面粉的选购应注意以下几个方面。

（1）色泽　面粉的自然色泽为乳白色或略带微黄色，不发暗，无杂质。质量好的富强粉色泽白净，标准粉为淡黄色，质量差的粉色变深，色泽不均匀。

（2）气味　正常的面粉具有麦香味。如有异味或者霉味、酸败味，则面粉可能已变质，或受到其他污染。

（3）质感　用手捻搓面粉，如有绵软感，则品质良好；如感觉过分光滑，则一般质量较差。良质面粉呈细粉状，不含杂质，用手抓一把面粉，手指捻搓时无粗粒感，无虫无结块，使劲一捏，置手中紧捏后放开不成团，松手后面粉随之散开；次质面粉手捏时有粗粒感，生虫或有杂质；劣质面粉潮湿、霉变，有结块或手捏成团。

（4）包装　包装上必须标明厂名、厂址、生产日期和保质期、质量等级、产品标准号等内容。正规厂家生产的面粉袋其缝合线一般为两种颜色的线缝合，标注“本包装为一次性使用”字样。如缝合线有两次针眼痕迹或手工针眼痕迹，则为重复使用的劣质产品。

面粉的品质判定如表4－15所示。

表4－15　　面粉的品质判定

指　标	良　质	劣　质
色泽	呈白色或微黄色，不发暗，无杂色	不正常，呈灰白色或深黄色，变暗，色泽不均匀
组织状态	呈粉米状，用手捏无颗粒感，用手捏后松开不结块，无虫害、无杂质	面粉发生霉变，易成团，结块，发黏
气味、口味	具有正常的小麦粉固有的清香味，无霉变、酸味、苦味或其他异味	有霉味、发酸、苦味或其他异味

增白剂超标面粉：过氧化苯甲酰作为国家允许使用的面粉增白剂，还具有加快面粉的后熟、提高出粉率、抑制霉变的作用，我国规定的过氧化苯甲酰最大使用量为0.06g/kg。其增白机理是释放出氧原子，通过氧化胡萝卜素等，使面粉变白。

因为具有增白效果，带来显著的经济效益。市场上的面粉存在增白剂超标问题。一些不法分子为了迎合顾客消费心理，在面粉中过量添加增白剂，增白剂的安全性问题是人们关注的焦点。过氧化苯甲酰分解后生成的苯甲酸残留在面粉中，并随面食进入人体内。苯甲酸不会在人体内蓄积，但需在肝脏内分解，长期摄入含量超标的增白剂，会对人体功能产生损害。故应注意面粉不是越白越好。还有违法使用漂白粉、吊白块、荧光粉（一种印染助剂）增白、硫黄熏蒸馒头增白的事件。

面粉昆虫排泄物污染：面粉被虫蚀后，往往会遗留昆虫的排泄物，重者失去食用价值，轻者使口味、滋味产生异常，适口性差。取面粉 20 ~ 30g，置于培养皿或表面皿上，摊平后用紫外线照射，如发现荧光，表明有昆虫排泄物存在。

3. 面条的品质判定

购置挂面的质量判定如下。

（1）色泽　色泽洁白，稍带淡黄，如果面条颜色变深，或呈褐色，表明已变质。

（2）气味　无霉味、酸味及其他异味，花色挂满应具有添加辅料的特殊气味。

（3）包装　应标注产品名称、生产日期、保质期等。

（4）不整齐度　面条的不整齐度应低于 15%，其中自然段条率不超过 10%。

（5）外观　无杂质、无霉变、无虫害、无异味、无污染现象。

（6）蒸煮试验　熟后不糊、不混汤、口感不黏，不磣牙，柔软爽口。

（7）劣质挂面的鉴别　不法商贩在挂面生产中加入国家明令禁用的福尔马林、明矾，福尔马林用来增白，明矾增加面的筋力。添加了增白剂的挂面色泽雪白或者惨白，无面粉固有的清香气味，淡而无味，添加了福尔马林的产品还有一股药味。

二、豆制品品质变化及其判定

豆类品种很多，可用作主食，也可用作副食。鲜嫩的大豆（又叫毛豆）可作为菜肴配料。大豆发芽后可制备豆芽。大豆磨粉后可以加工成各种豆制品，如豆浆、豆腐、豆腐干、豆腐片等。豆腐可加工成油炸豆腐、冻豆腐和脱水冻豆腐等，豆腐干可以加工成卤干、花干、熏干、素鸡等，以豆腐片为原料可以加工出豆腐丝、豆腐卷、素火腿等。绿豆可加工成粉，赤豆等加工包子馅心。可见豆类原料在烹调上使用非常广泛。豆制品类原料可分为发酵性原料和非发酵性原料，前者如腐乳、豆豉，后者如豆腐、豆腐干及其他卤制、油炸制品。

（一）微生物性污染及腐败

豆制品含有丰富的蛋白质，脂肪，糖类等营养物质，水分含量较高，是微生物生长繁殖的理想基质。

对豆腐中细菌数测定表明，刚出箱的豆腐细菌数为 440cfu/g，屉中放置 5h 后为 1.4×10^4、16h 后为 1×10^5 cfu/g。当细菌数超过 10^5 cfu/g 时，其表面出现轻度的变质。当豆腐通风不良，散热缓慢时，可加快细菌的生长繁殖。常可见到的豆腐发红是由乳酸杆菌产生的红色素所致。已经发红的豆腐能闻到轻微的酸味，进一步发展，黏性物就会出现馊酸味。腐败变质时，豆腐表面出现油状、黏状物，颜色变黄，并产生难闻的酸臭味。以刀切开，可见豆腐内部有许多蜂窝状的小孔，这类豆腐应禁止生产经营。

一些经过油炸、脱水加工而成的豆制品，如油豆腐，腐竹等，由于含有水分或包装不严密，易从外界吸收水分，引起霉菌生长及产生霉腐味。

（二）微生物性腐败的控制

防止豆制品的微生物污染及腐败，要注意选料、生产、包装、运输、销售等过程中的环境卫生、器具卫生、个人卫生；另外低温冷藏可以抑制微生物大量生长繁殖，因此豆制品放在冷藏柜台出售较为理想。尤其是有些豆制品，在食用前不加热或不经处理而直接食用，则卫生要求更应严格。

（三）豆类相关原料的品质判定

1．豆制品品质判定（见表4-16）

表4-16　　豆制品的品质判定

品　名	良　质	劣　质
豆腐	乳白色或淡黄色，有光泽。具有豆腐特有的香味和细腻香嫩感。块型完整，软硬适度，质地细嫩，无杂质，无豆粞，无石膏渣	灰白色或深黄色或发红呈褐色，无光泽。有酸败味，有异味。组织松散，表面粗糙，不细嫩，有牙碜
卤制豆腐干	色泽正常，有光泽。具有豆腐干特有的香味、滋味，无酸味，无异味。块型完整均匀。质地细腻，有弹性，边角整齐无杂质	色泽不正常，无光泽。有不良气味、滋味，有酸败味。发黏，掰开后拉丝，无弹性，有游离水渗出
油豆腐	皮薄软，不实心，黄橙发亮	表面色暗，中心较硬。有哈喇味、霉腐味，发黏
豆腐皮	乳白色或淡黄色，有光泽。具有豆腐皮特有的香咸味。组织软硬度适中，厚薄均匀，有韧性	色泽灰暗，无光泽。有酸臭，有异味。表面发黏
腐竹	黄色或淡黄色，有光泽。味香，无异味。呈条形或片叶状，有空心、易折，无杂质，无虫蛀	灰黄或深黄色，无光泽。有酸败或其他不良滋味、气味。有破碎、虫蛀等异常现象
素鸡	切口光亮，无裂缝，无破皮，无重碱味	切口可见较多裂缝，有碱味，质松碎。表面发黏，有酸臭味
红腐乳	表面红色或枣红色，内部呈杏黄色，有光泽。具红腐乳固有的香气。滋味鲜美，咸淡适口，无异味。块型整齐、均匀，质地细腻，无杂质	色泽不正常，无光泽。有苦、涩、酸等异味。块型不整，质地较粗

市售豆腐、豆腐干的微生物学指标是：细菌总数（cfu/g）≤10^5，大肠菌群（个/100g）≤150，致病菌不得检出。

漂白腐竹的鉴别：经吊白块漂白处理后的腐竹看上去特别光亮，有蜡光，外观纯净，色泽金黄，还有一种半透明感，看上去很诱人；这种漂白腐竹韧性极好，不易被折断，被水浸泡后会软化一段时间，但遇到干燥的环境又可以慢慢复原；一些产品还违法加入硼砂、工业用明胶以增加重量。而无毒腐竹看上去不是很鲜亮，韧性比有毒腐竹差很多，也没有蜡光。

2. 豆芽品质判定

孵生豆芽多选用颗粒完整，无虫蛀、无霉变的黄豆或绿豆作原料，用水应干净无害，浇水不宜过多。

豆芽品质判定见表4－17。

表4－17　　豆芽品质判定

品　名	良　质	劣　质
豆芽	洁白，根部呈白色、清晰，头部呈淡黄色，有光泽、鲜艳。具有豆芽特有的香脆、嫩气味、滋味，无异味。豆芽挺身完整，组织脆嫩，无霉烂	灰白发暗，无光泽，不鲜艳，茎部带浅棕色。无香、脆、嫩气味、滋味，有霉烂、酸臭味，有农药及其他不良气味，豆芽萎蔫，不完整、腐烂或霉烂出水

化肥浸泡豆芽的鉴别：近年来，一些卖豆芽的个体商贩为了催芽速生，缩短豆芽的生长期，并使其粗壮，在孵生豆芽的过程中，施放禁用的化肥（尿素、硫酸铵、硝酸铵等）、农药（除草剂类）催发豆芽。由于豆芽的生长期短，施放化肥后，将被大部分吸收，积存在豆芽体内，造成污染。化肥浸泡豆芽的鉴别可使用物理学方法。凡是豆芽粗壮发水，色泽灰白，芽杆粗胖，根短、无根或少根，豆粒发蓝，如将豆芽折断，断面有水分冒出，有的残留化肥的气味，如带有氨臊味等大多都是施用化肥和除草剂的，属违法经营的产品，不能食用，要注意识别。

3. 粉丝质量的判定

粉丝、粉卷有豆类、禾谷类、薯类和混合类几种。不同原料生产的产品颜色不同。豆类中，以绿豆粉丝品质最佳，其颜色洁白光润，在直射阳光下银光闪闪，呈半透明状；蚕豆粉丝虽也洁白光润，但不如绿豆粉丝细糯有韧性；其他杂豆粉丝外观色泽白而无光，质量与蚕豆粉丝相似。以玉米、高粱制成的禾谷类粉丝色泽淡黄；薯类粉丝色泽土黄，暗淡不透明；甘薯粉丝色泽土黄，暗淡，过滤不净的呈灰锈色；土豆粉丝呈微黄色；木薯粉丝呈灰白色；山芋粉丝呈淡青灰色。优质粉丝手感柔韧、有弹性、粗细均匀、无并条、无酥碎。

掺假绿豆粉丝的鉴别：劣质粉丝易断、易糊，一般由绿豆粉掺以豌豆粉、蚕豆粉、玉米淀粉而成。掺假绿豆粉卷加工凉拌菜时易碎裂，无弹性，口感差。

漂白粉丝的鉴别：不法商贩使用吊白块生产出漂白粉丝，近年被查出龙口毒粉丝等多起案件。正常粉丝的色泽通常略微偏黄，接近淀粉原始色。将粉丝点燃后，合格粉丝留有黑色的炭，炭长度与粉丝长度相当。而漂白粉丝的燃烧就像蜡烛燃烧时一样，没有炭残留。而且还伴有很大的响声。

三、粮谷与豆类原料的保藏

（一）谷类的保藏

谷类中的脂类物质在储存期间会因为氧化反应发生分解，因此粮食在储存时应放置于密闭、干燥容器内，并置于阴凉处。勿存放太久或置于潮湿之处，以免虫害及发霉。

不宜与鱼、肉、蔬菜等水分高的食品同时储存，否则容易吸水受潮，导致霉变。

不宜靠墙着地，通常应放在垫板上。

如条件许可，为抑制虫害或驱散虫害，可在需存放一段时间的散装大米中放大蒜头或茴香等，并用纱布包紧，避免与米粒直接接触。

盛米器皿不可全部装满，上面留一定空隙，放上防蛀物，效果更好。

大米生虫后，不宜把大米置于阳光下暴晒，应将生虫大米放在阴凉通风处，让昆虫慢慢爬出后再过筛一遍。

要注意夏季的面粉储存。面粉大多用袋装储存，夏季雨水多，气温高，湿度大，由于面粉颗粒细小，活化面积大，装在布袋里容易吸潮结块及发生霉变、酸败等。储存面粉要严格控制水分，密闭防潮，不与有异味的物品放在一起，以免吸附异味。可用塑料袋盛放，使与空气隔绝，要做好面粉的安全度夏工作。

（二）豆类的保藏

干豆类应清理后保存。青豆类应清洗后沥干，放在清洁干燥的容器内。豆腐、豆腐干类用冷开水清洗后沥干放入冰箱下层冷藏，并应尽早用完。

第六节　果蔬类原料卫生与安全

蔬菜和水果简称果蔬，是烹饪的主要原料，在膳食中占有极重要地位，人均每天食用量超过1kg。其所含的苹果酸、柠檬酸、酒石酸等有机物质，赋予各种果蔬特有的风味。餐饮业常用果蔬有新鲜果蔬、果蔬汁、果蔬加工制品等。

果蔬是卫生质量最难控制的原料之一，这是由于：① 果蔬离开土壤后还在进行呼吸作用；② 被土壤微生物严重污染而较难控制；③ 果蔬含糖多、水分含量高，变色、变质速度快；④ 形态复杂多样，不易包装，在生产、采收、储运过程中易遭到外伤受损，及受到各种污染；⑤ 生产周期短，受水、肥、虫、药污染就会多，农户分散种植导致采收、出售的管理难度大。

为确保果蔬由农田到餐桌的全程食品安全，对新鲜果蔬原料提倡定点采购的方法，最好向信誉好、原料安全性高，实施了良好农业规范的果蔬生产基地订购。

一、蔬菜水果品质的变化

（一）固有酶对果蔬品质的影响

新鲜蔬菜、水果采摘后仍是活着的，是生命有机体。在固有酶作用下会产生呼吸、蒸发和萎蔫、完熟、休眠等生命活动现象。

1．呼吸

蔬菜、水果采摘后，水和无机盐供应全部断绝，光合作用基本停止，呼吸成了新陈代谢的主要过程。

有氧呼吸是将呼吸底物最终氧化成 CO_2 和 H_2O，放出大量能量的过程。

缺氧呼吸的最终产物为乙醛和酒精，也放出能量。缺氧呼吸的产物对细胞有毒，浓度高时可杀死细胞而降低蔬菜、水果的耐藏性，所以，一般来讲，缺氧呼吸是不利或有害的。

蔬菜瓜果的呼吸量随时间而变化（见图4－8）。

蔬菜采摘收获以后的初期，呼吸量几乎成直线下降，然后稍向上，最后又向下，并趋于稳定。因此蔬菜水果在收获后的初期，不宜堆成堆，宜分散放置，使呼吸产生的 CO_2 和热量迅速散发。

一般说来，稍高于结冰点的温度，是适宜冷藏蔬菜水果的温度。但有一些原产地在热带和亚热带的蔬菜，不适宜于低温储藏，而宜储藏在相对较高的温度下，如黄瓜、茄子、番茄、南瓜、甜瓜等。

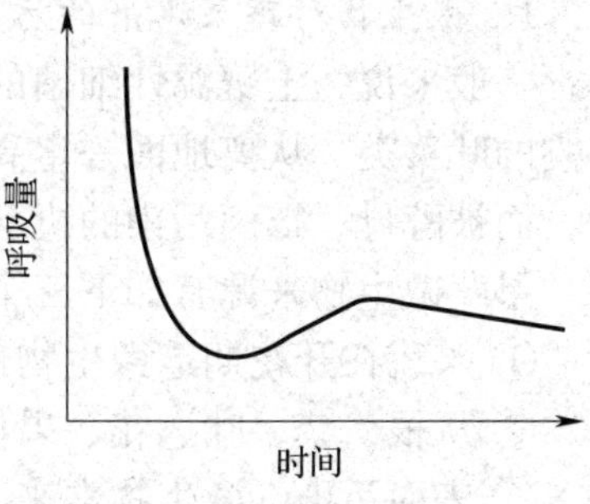

图4－8　蔬菜水果储存时间与呼吸量的关系示意图

各种蔬菜的组织结构不同，产生的呼吸量也不同，叶菜初期呼吸量最大，果实类次之，根茎类蔬菜的呼吸量最小，所以叶菜更容易腐烂。

2．萎蔫

植物细胞在水分充足、膨压大的情况下，显示光泽并有弹性，呈现坚挺脆嫩状态。若水分减少，细胞膨压降低，就会出现组织萎蔫、疲软、皱缩、光泽消退的现象。

新鲜果蔬含水量高达65%～96%，采摘后由于不能通过根系从土壤中补充水源，则会蒸发脱水引起组织萎蔫。从而使呼吸作用破坏，合成反应削弱，分解反应加强，更利于微生物的生长。此外萎蔫导致原生质胶体结构破坏，抵抗微生物侵袭的能力下降，更易腐烂。

3. 完熟衰老

完熟是成熟过程的后期，分解代谢旺盛，色、香、味、质都达到最适于鲜食的程度。完熟可以在植株上发生，但市场的大流通以及产品储运的要求往往使蔬菜、水果在进入完熟之前采收，使完熟阶段出现在保藏期。值得注意的是完熟后的果蔬不宜再储藏，否则很容易败坏变质。

4. 休眠

某些块茎、鳞茎、球茎、根茎类蔬菜及水果，结束田间生长后，新陈代谢明显降低，生长停止而进入相对静止的状态，即休眠。“强制休眠”是储藏果蔬的手段之一。

打破休眠而发生的萌发、抽薹变化即称春化，春化使蔬果品质降低，有时会产生一些有害物质。

5. 褐变

在多酚氧化酶作用下，水果、蔬菜中的酚类物质氧化聚合而形成红棕色素或紫褐色色素的现象，称为褐变。褐变多见于苹果、香蕉、土豆等。当其组织被碰伤或切开时，易发生褐变。

现在多用二氧化硫及亚硫酸盐等物质作为多酚氧化酶的强抑制剂。厨房里经70～95℃约7s烫漂处理，可使大部分多酚氧化酶失去活力，避免褐变。

（二）微生物污染与蔬菜水果的腐烂

1. 微生物对蔬菜水果的污染

一般来说，土壤源性细菌的污染以长在地下的根类蔬菜最多，其次是靠近地面收割的叶菜类。从离地面一定高度收取的黄瓜、茄子、豆类等受土壤细菌的污染较轻，而被酵母、霉菌污染的机会较多。

果蔬微生物来源有如下三个方面：

① 果蔬在开花期遭微生物侵入，并保留在组织内部；

② 从根、茎、叶、花、果侵入；

③ 表面污染。微生物常来自于污水、粪便、肥料、土壤、手、动物、空气和盛放容器。微生物可直接穿透表皮的角质层侵入果蔬内部，从自然孔口（气孔、水孔、皮孔、花栓等）进入；也可从伤口（机械损伤、虫咬伤、冻伤）进入。细菌能经伤口或自然孔口进入。真菌既可从伤口、自然孔侵入，也可从表皮直接入侵。

很多因素影响果蔬中微生物的侵入和生长，如果蔬本身的pH、果蔬成熟程度、组织的完整性、保藏和培育的条件、是否存在抗生物质等等。它们决定了微生物的易感性和果蔬食品的易腐性。

2. 细菌性腐败

大约有35%的蔬菜水果其腐败是由细菌引起的。起重要作用的细菌主要是欧文氏菌属和假单胞菌属。番茄和黄瓜还可能由这些细菌引起收获前感染，作为植物病原菌，引起枯萎病、萎蔫病和溃烂。在引起腐败的细菌中，以胡萝卜软腐欧文氏菌（*Erwinia carotovora*）最为重要，它可在收获时的植物上出现，常常通过损伤的组织侵入，其生长速度之快，连霉菌都不能与之竞争。该菌容易形成果胶酶（Pectic enzymes），分解植物组织产生软腐，使组织黏液化，在数天内就可使主要组织溃破。在土豆中可使整个块茎出现萎蔫。在污染番茄后，番茄外皮仍保持完整，而其内容物则变成污浊的液体状。在叶类蔬菜中则导致质地发黏。

3. 真菌性腐败

许多种水果 pH 较低（<4.5），其腐败主要由真菌引起。大多数腐败性真菌，都有一个重要特点，它们能分泌果胶酶，软化和分解植物组织。因而蔬菜水果真菌的生长常常导致严重的组织破裂，造成烂糊状区域。根霉的作用最为显著，多见于低劣冷藏条件下的蔬菜水果腐烂变质。每种水果、蔬菜由于其自身的抗病性以及其他生理特性的不同，其所携带的真菌种类和数量都会有所不同。发生真菌性腐败的果蔬常受到真菌毒素的污染。

二、蔬菜水果品质变化的判定

（一）蔬菜品质判定

优质蔬菜质地鲜嫩，外形饱满，表面色泽光亮，无黄叶，无伤痕，无病虫害，无烂斑。

次质蔬菜梗硬且韧性大，外形萎蔫，失去水色光泽，老叶多，枯黄，有少量病虫害、烂斑和空心，挑选后可食用。

变质蔬菜则霉烂，呈腐臭气味，亚硝酸盐含量增多，有毒或严重虫蛀，空心，不可食。

（二）水果品质判定

优质水果具有典型果形，表皮色泽光亮，肉质鲜嫩、清脆，有固有的清香味，无机械外伤和病虫害。次质水果表皮较干，不够丰满，光泽较暗，肉质清脆度差，含水量下降，营养减少，清香味减退，有部分斑点。去除斑点、虫伤部分后仍可食用。变质水果严重腐烂、虫蛀、变味，不可食用。我国蔬菜卫生标准规定亚硝酸盐含量≤4mg/kg。

为了促进坐果，在番茄、西葫芦、西瓜、甜瓜、猕猴桃的生产中，常常使用保花保果的生长调节剂。为了促进果实成熟和提早上市，使用激素催熟。为了增大体积提高产量，使用化学合成的细胞分裂素类膨大剂。激素滥用会对人体健康产生潜在的危害。

西瓜：不法分子以糖精加色素水注入未熟的西瓜，这种“打针西瓜”虽然瓤红味甜，但色泽会过于鲜艳，没有沙瓤，瓜子色淡。而自然成熟的西瓜色泽比较温和，中心有沙瓤，瓜子呈黑色。

香蕉：将尚未成熟的香蕉表面喷涂禁用的二氧化硫催熟剂，使香蕉在1～2d内迅速变黄。用手使劲捏一下，催熟香蕉果皮软，果肉硬且有苦味。香蕉食用前应在清水中浸泡 10min，以去除催熟剂、各类保鲜剂。

番茄：番茄是餐桌上常见的反季菜，在其表面喷上一层乙烯类催熟剂，可使外皮由青绿色迅速变成黄红色、浅红色或红色，给人一种成熟的假象。未成熟的番茄含有番茄碱，多食容易中毒。对一同出售的正常番茄会在蒂的周围留有部分绿色，大小不等的个体色泽有差异，外观圆滑、手感较软，切开后可见肉质红色，子粒为土黄色，沙瓤，多汁。而催熟的番茄多为反季上市，顺季节番茄无需催熟；过分催熟的番茄通体全红，外观色泽差异很小，手感硬，较小的个体常呈多面体，切开后可见皮红子绿，部分尚未长子，皮内发空，肉质无沙，瓤内无汁。餐饮业应选购个体较大，外观圆润，接近自然成熟的番茄。

葡萄：为了提前上市，用混有乙烯类催熟剂的水浸泡，这样的葡萄几天后就红得发紫，显得异常饱满。葡萄不能光看色泽，外表有白霜者品质最佳。催熟的葡萄味酸甜度低。食用前应浸泡清洗。

荔枝：新鲜的荔枝放置不久色泽会发暗，不法商贩使用稀硫酸浸泡使其保持颜色鲜艳，还使用硫磺使果肉增白，这种荔枝带有异味。正常荔枝的龟裂片平坦，缝合线明显，有较浓香味，色泽为自然的红黄色，无刺鼻的异味。

草莓：不法分子对草莓既染色又催熟，喷施了催红剂的草莓会掉色水洗后由鲜红色变成浅红色，生长期缩短的草莓色泽更鲜艳但淡而无味。不购买畸形、体积过大、色泽过于鲜艳的草莓。

三、蔬菜水果的保藏

果蔬的储存条件，不仅影响到保鲜果蔬的营养与感官品质，也对果蔬的微生物安全性产生重要影响。影响果蔬储存效果的因素包括原料状况、温度、湿度、气体成分等，任何一个条件控制不好，都会造成微生物的快速生长、腐烂及形成有毒物。如急慢性肝炎病人食用已产生黄樟素的烂生姜后，会加重肝细胞的损害及危及生命。因此，加强对果蔬储存过程中的质量控制，对于保障果蔬的安全性具有重要的意义。目前一般采用低温储存的方法。

（一）果蔬的冷却

果蔬的热容量大，水分含量高（约90%），在储存前应进行冷却，使果蔬内热量能迅速散出，延缓后熟作用和抑制微生物的生长繁殖，因而延长果蔬的保藏时间。果蔬冷却间温度一般在5℃左右或稍低，相对湿度保持在85%～95%。

（二）果蔬的储存

果蔬的储存主要有冷藏、窖藏、气调储存等方法。冷藏是将冷却的果蔬放在温度为-1～1℃，相对湿度为90%的冷藏间储存；窖藏是将果蔬放在温度为0～1℃的井窖、棚窖内储存；气调储存是用人工调节储库内空气中二氧化碳和氧的含量，控制果蔬的呼吸作用，从而延长保藏期限。

对部分易发生冷害的果蔬不宜冷藏。冬季储存果蔬时还要防止冻害。

各类果蔬的储存条件见表4-18和表4-19。

表 4-18　蔬菜的保藏条件

原料名称	温度/℃	相对湿度/%	保藏期限	原料名称	温度/℃	相对湿度/%	保藏期限
新鲜蔬菜				甜玉米	0~1	85	4~7d
鲜豆类	4~7	85	7~10d	芦笋	0~1	90~95	3~4周
卷心菜	0~1	90	2~3月	甘蓝	~0	90~95	3~4月
胡萝卜	0~1	90	1~3周	芹菜	0	90~95	2~4月
菜花	0~1	85	2~3周	韭菜	-0.5~0	85~90	1~3月
黄瓜	7~9	90	1~2周	茄子	0	85~90	2~3周
莴苣	0~1	90	2~4周	甜椒	7.2~10	85~90	8~10d
洋葱	0~1	75	5~8月	干辣椒	7.2~10	70~75	6~9月
马铃薯	0~1	85	2~4月	西瓜	2.2~4.5	80~85	1~2周
菠菜	10~13	90	1~2周	罐装蔬菜	10~21	50~60	8~12
番茄	0~1	85	7~10d	速冻蔬菜	-23~-18	—	6~10月

表 4-19　水果的保藏条件

原料名称	温度/℃	相对湿度/%	保藏期限
新鲜水果			
苹果	-1~0	85	2~6月
柠檬	8~10	85	1~4月
酸橙	8~10	85	1~2月
橘子	0~2	85	2~3月
梨	-1~0	85	2~4周
草莓	-1~0	85	4~8d
果仁	-1~0	85	1~2周
葡萄	-1~0	85	1~2月
水果罐头	10~20	50~60	8~12月
速冻水果	-23~-18	—	6~12月

四、蔬菜水果的安全

（一）蔬菜水果中的病原菌污染

果蔬中引起食物中毒的致病菌主要有气单胞菌、弯曲菌、致病性大肠杆菌、单核细胞增生李斯特菌、沙门菌、志贺菌、金黄色葡萄球菌、小肠结肠炎耶尔森菌、致病性芽孢杆菌等。还会受到甲肝病毒、诺沃克病毒、脊椎灰质炎病毒、肠病毒、轮状病毒及寄生虫虫卵等污染。对生食果蔬应确保灭活病原生物。

(二) 蔬菜水果中硝酸盐的安全

亚硝酸盐来自蔬菜存放过程中，在硝酸盐还原菌作用下，由硝酸盐还原形成。

农业上过多使用氮肥易使蔬菜积累硝酸盐。按照蔬菜对硝酸盐的富集能力，可将蔬菜分为轻度富集、中度富集和重度富集3类。① 轻度富集的蔬菜：豇豆、菜豆、豆角、四棱豆、甘薯、马铃薯、芫荽、胡萝卜、洋葱、大蒜、生姜、番茄、辣椒、甜椒、冬瓜、南瓜、丝瓜、西瓜、甜瓜、茭白、莲藕、荸荠、竹笋、黄花菜等。② 中度富集的蔬菜：大白菜、小白菜、油菜、花椰菜、球茎甘蓝、芥菜、萝卜、茼蒿、莴苣、韭菜、葱、蒜苗、黄瓜、苦瓜、芦笋、百合、草莓等。③ 重度富集的蔬菜：菜心、甘蓝、生菜、芹菜、菠菜、小水萝卜等。

世界卫生组织（WHO）和联合国粮农组织（FAO）1973年规定，人体硝酸盐日允许摄入量为3.6mg/kg（体重），亚硝酸盐的日允许摄入量为0.13mg/kg（体重），以平均人的体重60kg计算，每日摄入硝酸盐不应超过216mg，以每日食用蔬菜0.5kg计算，则蔬菜平均硝酸盐含量不应高于432mg/kg。

(三) 蔬菜水果中的药剂残留

餐饮业为了杜绝、减少使用有农药残留的果蔬，应使用无公害或绿色果蔬原料，及经过检测合格的果蔬原料。了解果蔬的生虫季节，对采购无农残果蔬具有指导意义。夏、秋季的青菜、花椰菜常受杀虫剂（专治青虫）污染。叶片肥大、色泽浓绿的韭菜，吸收具有内吸毒特征的灌根杀虫剂（专治韭蛆）。卷心菜易生“钻心虫”，菜农为了杀虫，常常使用高毒农药反复灌心。一般根茎类蔬菜的污染比叶菜少。

(四) 转基因果蔬的安全

我国已商业化的转基因果蔬有抗病毒番茄、耐储存番茄、抗病毒甜椒等。随着进口量的大量增加，消费者食用转基因食品机会也会增加。应重视原料标记的检查。

(五) 新开发果蔬野菜的安全

一些餐饮企业将没有进入国家蔬典或药食同源食品，但当地偶有食用或仅一部分人将之特殊处理后食用的山野植物大肆宣传推广，作为天然珍品，盲目追求新奇，存在不科学性。对新发现或新开发的品种，必须报卫生部批准为新资源食品的，才是安全的。还有在进口国外新品种蔬菜后盲目推广类似产品的情况，如仙人掌、芦荟的许多品种中，有的可食，有的有毒有害能引起食物中毒。应拒绝不属于菜典、果典和未经过新资源食品审批的山野植物，防止食物中毒等不安全事件的发生。

第七节　调味品的卫生与安全

一、酒的卫生与安全

酒根据生产加工方法不同，一般可分为三类：

① 蒸馏酒：原料经糖化、发酵再蒸馏而成，其特点是乙醇含量较高，一般在

40% ~60%，著名的有威士忌、白兰地、茅台酒等品种；

② 发酵酒：原料经发酵后不蒸馏而用压榨法制成，其特点是乙醇含量较低，一般在4% ~20%，葡萄酒、啤酒、黄酒均属发酵酒；

③ 配制酒：以蒸馏酒加酒基，加芳香植物、食用香精、糖、食用色素以及中药等配制而成，或以食用酒精浸泡枣、山楂等水果配制而成，我国著名的竹叶青酒是用40% ~50% 食用酒精浸泡配制而成的。烹调用酒以蒸馏酒和黄酒为主。

1．酒的感官卫生要求

酒类应具有正常的色泽、香味和滋味，不可发生混浊，不可有异臭、异味及酸涩的滋味，对不同的酒，其色、香、味又有不同的要求：

蒸馏酒：应无色无味，具有本身特有的酒香味，不得有异味。

葡萄酒：应清亮，并具有天然的色泽，不得有因细菌或酵母所引起的混浊现象。

黄酒：应为浅黄色澄清，有固有的香味。

啤酒：应透明澄清，无任何混浊和沉淀。爽口稍带苦味，不可无味或呈酸味，不得有外来异味，具有正常的酒花香气。倒入杯中要有密集的泡沫，并能保持一定的时间不消失。

酒的感官检验方法：

① 量取30mL样品，倒入50mL清洁干燥无色玻璃烧杯中，观察其颜色，应透明，无沉淀及杂质，观察时应衬以白底背景；

② 嗅、尝其味应有该种酒特有的芳香味和滋味，不应有霉味、酸味、异味，气味和滋味的测定应在常温下进行，并在开瓶倒出后10min内完成。

2．酒的理化指标和细菌学指标

酒类由于原料、添加剂、生产加工工艺、容器工具等方面的因素，可能存在一系列毒物。

（1）甲醇　制酒原料中的细胞壁、细胞间质中的果胶与木质素或半纤维素含有聚半乳糖醋酸的甲酸甲酯，经过曲霉中果胶酶的作用分解出甲氧基，形成甲醇。

影响酒中甲醇含量的因素有：

① 原料种类：薯干、土豆以及辅料麸皮、花生皮中含果胶质多，用这些原料酿酒甲醇含量高；

② 蒸馏工艺：固态蒸馏法中甲醇的含量是尾馏分 > 初馏分 > 中馏分，采用“掐头去尾”的蒸馏过程可以降低甲醇含量。

误用工业酒精为食用酒精加工配制酒，会造成甲醇中毒。不法分子以工业酒精制作假酒，会致人死亡。1998年春节，山西文水县毒酒事件震惊全国，许多饮酒者出现呕吐、头痛、瞳孔散大、呼吸困难，还未来得及抢救就急性死亡。喝酒较少者双目失明，终身致残。甲醇进入机体，在体内氧化分解缓慢，有蓄积作用。同时甲醇氧化过程不完全，产生甲醛和甲酸的毒性分别比甲醇大30倍和6倍。对制假行为应给予严厉打击。

(2) 杂醇油　杂醇油是在制酒过程中由蛋白质、氨基酸和糖类分解而成的有强烈气味的高级醇类。它们是组成酒的芳香气味的成分，但它们的毒性及麻醉力比乙醇强，易使中枢神经系统充血。醇类的毒性随着相对分子质量的增大而加剧，如戊醇的毒性比乙醇大39倍，杂醇油在体内氧化速度比乙醇慢，且在机体内时间较长，饮入含杂醇油高的酒易致头痛及大醉。

蒸馏过程中以初馏分含杂醇油最多，在固体发酵蒸馏时，对初馏分分开存放备勾兑用，可以降低杂醇油含量。

(3) 氰化物　使用木薯或其他果核为原料制酒时，由于原料中含有氰苷，水解后产生氢氰酸，致酒中含有氰化物，它是一种剧毒物质。在制酒过程中增加排气量及采用半固体蒸馏法，可以降低酒中氰化物的含量。

(4) 铅和锰　铅的主要来源如下：

① 蒸馏用锡制冷凝器及导管，镀锡铁桶储酒；

② 酒中羧酸含量高，含总酸高的酒容易将容器工具中的铅溶解到酒中。

锰主要来源于氧化剂的使用。用糖蜜、薯干、大米或野生植物淀粉为酿造原料时，白酒中甲醛含量高，有刺激性臭味，为去除酒醅中的杂臭物质提高酒香味，常以高锰酸钾为氧化剂脱臭脱色，如方法不当则会使酒中残留较高的锰。锰虽为人体必需的微量元素之一，但长期进入微量的锰可引起慢性中毒，使红细胞增高，以及神经系统综合征，表现为肌肉强直、颜面不动、震颤、意感运动趋向消失及自主运动消失。

(5) 二甲基亚硝胺　啤酒中的亚硝胺受人重视，由于啤酒的饮用量大，其卫生意义比肉制品大得多。啤酒中的二甲基亚硝胺来自于直接用火烘干的大麦芽，是以天然气为燃料的高于煤火烘干的。麦芽中亚硝胺形成过程是：酪氨酸与大麦碱作用，形成亚硝基化大麦碱，再通过中间体形式，最终转化成二甲基亚硝胺。因此应避免直接用火烘干大麦芽。

(6) 其他毒物　含黄曲霉毒素或受重金属污染的原料酿造蒸馏酒时，不挥发物留在酒醅中，而果酒、啤酒和黄酒等发酵酒是不经蒸馏的，黄曲霉毒素或重金属全保留在酒中，故酿造原料、辅料必须符合卫生标准。

(7) 细菌性污染物　发酵酒乙醇含量低，如在生产过程中管理不当，易致细菌性污染。尤其是生啤酒，除了最初煮麦芽汁外，再无杀菌过程。细菌在麦芽汁中繁殖后，导致混浊、黏稠、变质。大肠杆菌等菌量大时，可在啤酒中生存2～3周。生产企业应选择较好的原料及有较严格的卫生制度，避免细菌性危害。

此外，用蒸馏酒或发酵酒作为酒基，添加食品添加剂及调香制成配制酒时，允许加入防腐剂、抗氧化剂、甜味剂、着色剂、酶制剂以及抗凝剂等。二氧化硫作为防腐剂，我国规定了其在发酵酒中的允许残留量。

我国制定的酒的卫生标准见表4－20和表4－21。

表 4-20　　蒸馏酒及配制酒的理化卫生指标

项　　目	指　　标
甲醇含量/（g/100mL）	
以谷类为原料者	≤0.04
以薯干及代用品为原料者	≤0.12
杂醇油含量（以异丁醇与异戊醇计）/（g/100mL）	≤0.20
氰化物含量（以 HCN 计）/（mg/L）	
以木薯为原料者	≤5
以代用品为原料者	≤2
铅含量（以 Pb 计）/（mg/L）	≤1
锰含量（以 Mn 计）/（mg/L）	≤2
食品添加剂	按 GB 2760 规定

表 4-21　　发酵酒的理化指标和细菌指标

项　　目	指　　标
二氧化硫残留物量（以游离 SO_2 计）/（g/kg）	≤0.05
黄曲霉毒素 B1 含量/（μg/kg）	≤5
铅含量（以 Pb 计）/（mg/L）	≤0.5
N-二甲基亚硝胺（啤酒中）/（μg/L）	≤3
细菌总数/（cfu/mL）	
生啤酒	—
熟啤酒、黄酒、葡萄酒	≤50
大肠菌群/（MPN/100mL）	
生啤酒	≤50
熟啤酒、黄酒、葡萄酒	≤3

二、食醋的卫生与安全

食醋常被用作凉拌菜的调味品，其本身具有一定的杀菌力，能杀死不耐酸的细菌。它是以粮食、果实、酒类、砂糖或饴糖等为原料，经微生物发酵、酿造而成的一种酸性调味品。食醋按生产工艺不同可分为陈醋、香醋、白醋、熏醋、糟醋、红曲醋等多种。

食醋的卫生质量要求：

（1）食醋的感官指标　食醋应具有正常酿造食醋的色泽、气味和滋味，不涩，无其他不良气味和异味，不混浊，无悬浮物及沉淀物，无霉花浮膜，无“醋鳗”、“醋虱”类昆虫污染物。

其检查方法是：

① 取2mL样品于25mL具塞比色管中，加水至刻度，上下颠倒数次，观察色泽、透明度，应当不混浊，无沉淀物出现；

② 取30mL样品于50mL烧杯中观察，应当无悬浮物，无霉花浮膜，无“醋鳗”、“醋虱”；

③ 用玻棒取样品，尝味应不涩，无其他不良的气味与异味。

（2）食醋的理化指标　食醋具有一定的腐蚀性，不应储于金属容器或不耐酸的塑料包装材料中，以免溶出铅等有害物质而被污染。耐酸霉菌可在食醋中生长，形成霉膜及带来霉菌毒素的污染。

食醋的理化指标见表4－22。

表4－22　食醋理化要求

项　　目	指　　标
醋酸含量（以醋酸计）/（g/100mL）	≥3.5
游离矿酸	不得检出
砷含量（以As计）/（mg/L）	≤0.5
铅含量（以Pb计）/（mg/L）	≤1
黄曲霉毒素B_1含量/（μg/L）	≤5
食品添加剂	按GB 2760规定

（3）食醋的微生物指标　市售散装食醋，常由于不法经营人员掺水过多，使醋酸浓度下降，细菌数增高。也有食醋厂因企业管理不善，使食醋中耐酸菌偏高。我国制定的食醋微生物学指标是：

① 细菌总数（cfu/mL）≤5000；

② 大肠菌群（个/100g）≤3；

③ 致病菌不得检出。

三、酱油和酱的卫生与安全

1. 酱油卫生质量要求

酱油是烹调中不可缺少的传统调味品之一，它不仅赋予烹饪制品鲜味，而且由于含有一定浓度的食糖、食盐，具有一定的抑菌能力，而在餐桌上供作佐餐及凉拌用。酱油有时不经加热生食，故应具有严格的卫生要求。

（1）感官指标　具有正常酿造酱油的色泽、气味和滋味，无不良气味，不得有酸、苦涩等异味和霉味，不混浊，无沉淀，无霉花浮膜。

酱油的感官检查方法是：

① 取2mL样品于25mL具塞比色管中，加水至刻度，振摇观察色泽，应不混浊，无沉淀物；

② 取30mL样品于50mL烧杯中，观察应无霉味，无霉花浮膜；

③ 用玻璃棒搅拌烧杯中的样品后，尝其味不得有酸、苦、涩等异味。

（2）理化指标和细菌学指标　酱油的理化指标主要是氨基酸态氮。氨基酸是蛋白质分解后的一种产物。酱油中的游离氨基酸有18种，尤以谷氨酸和天冬氨酸所占比例最多，这两种氨基酸态氮含量高低不仅可用来表示鲜味的程度，也是质量好坏的指标。

食盐是酱油质量的重要指标之一，在一定程度上对减少发酵过程和食用过程中杂菌的污染，防止产品腐败变质有一定的作用。食盐与氨基酸谐调，可使酱油呈明显的鲜味。酱油一般含食盐15～20g/100mL。现在随着人们消费倾向的改变和对健康观念的增强，我国已将食盐最低限量值指标从卫生标准中删除，但它在酱油、酱制品中普遍存在。

酱油中常可检出大量细菌，有时可被大肠杆菌、变形杆菌等致病菌污染。夏季气温较高时，常由产膜性酵母菌污染导致生醭，饮食业常可通过煮沸消毒加以控制，既可杀死残留菌种及其他有害菌，同时可破坏细菌产生的酶，特别是氨基酸脱羧酶，以免继续分解氨基酸降低产品质量。

酱油的理化指标和细菌学指标见表4－23。

表4－23　　酱油理化指标和细菌学指标

项　　目	指　　标
氨基酸态氮含量/%	≥0.4
总酸含量（以乳酸计，适用于烹调用酱油）/（g/100mL）	≤2.5
砷含量（以As计）/（mg/kg）	≤0.5
铅含量（以Pb计）/（mg/kg）	≤1
黄曲霉毒素B_1含量/（μg/L）	≤5
食品添加剂	按GB 2760规定
细菌总数/（cfu/mL）	≤50000
大肠菌群/（个/100mL）	≤30
致病菌	不得检出

2. 酱油中氯丙醇的产生及其控制

氯丙醇是甘油（丙三醇）上的羟基被氯取代所产生的一类化合物。酱油中如果使用了不恰当水解产生的水解蛋白质，就可能导致产品中有过量氯丙醇残留。氯丙醇为酸水解植物蛋白中的一类污染物，这种酸水解植物蛋白常常被用来对食品调味（如汤料、鸡精、方便面调料、加工食品、风味食品、保健食品）。配制酱油中通常加入酸水解植物蛋白增加鲜味，因而也受到了污染。大多数的酸水解植物蛋白采用盐酸生产，而由于在植物蛋白质中常常伴有脂肪的存在，在高温条件下甘油三酯可以水解成为甘油并被氯化取代，形成氯丙醇。

氯丙醇是一种潜在致癌物，还能抑制男性精子形成及具有肾脏毒性。自1999年以来氯丙醇是继二噁英之后食品污染物领域的又一热点问题。

为了控制氯丙醇危害，我国前国内贸易部已将带有污染的“配制酱油”更名为“水解植物蛋白调味液”，使配制酱油与传统优质发酵酱油分开，并规定了限量标准1mg/kg。目前改进酸水解植物蛋白的调味品工艺的基本对策如下：

① 用脂肪低的原料，以减少不良反应废物的含量；

② 缓和反应条件，在生产过程中降低盐酸用量和反应温度；

③ 强化后处理工序，如增加活性炭作用阶段，增加真空浓缩强度等；

④ 研究使用生物工程技术生产蛋白水解液及使用酶制剂进行酶解法生产。

3. 酱的卫生质量要求

酱又称黄酱、大酱。按其制造方法不同可分为天然发酵酱和人工发酵酱。按其使用原料不同可分为豆酱、面酱。凡是用大豆、面粉、食盐、水为原料制造的酱，称大豆酱、黄豆酱或大酱。以面粉、食盐、水为原料生产的酱称为面酱、甜面酱。以蚕豆、面粉、食盐、水为原料生产的酱称为豆瓣酱。

（1）酱的感官指标　具有正常酿造酱的色泽、气味和滋味，无不良气味，不得有酸、苦、焦、煳及其他异味。

豆酱的感官指标：色泽应呈红褐色或棕褐色，鲜艳，有光泽。具有酱香和酯香气味；无其他不良气味。豆酱应滋味鲜美而醇厚，咸淡适口，无酸、苦、焦、煳等其他异味。形态应黏稠适度，无杂质，无霉花。

酱的感官检查方法如下：

① 称取10g样品，放入培养皿或玻璃板上，用玻璃棒搅拌铺平，观察酱的正常色泽，应无杂质，无霉花；

② 用玻璃棒蘸样品尝味，应无酸味、苦味、焦煳味等其他异味。

（2）酱的理化指标和细菌学指标（见表4－24）

表4－24　酱的卫生理化指标和细菌指标

项　目	指　标	项　目	指　标
食盐含量（以NaCl计）/%		砷含量（以As计）(mg/kg)	≤0.5
黄酱	≥12	铅含量（以Pb计）(mg/kg)	≤1
甜面酱	≥7	黄曲霉毒素B_1含量（μg/kg）	≤5
氨基酸态氮含量/%		食品添加剂	按GB 2760规定
黄酱	≥0.6	大肠菌群（个/100g）	≤30
甜面酱	≥0.3	致病菌	不得检出
总酸含量（以乳酸计）/%	≤2		

四、水产类调味品的卫生与安全

在我国福建、广东等沿海省份，以海产品（小鱼、小虾等）为原料制成特定风味的鲜、咸味调味品。如以小鱼、小虾、小蟹为原料经盐腌及较长时间的天然发酵后，经抽滤、提炼加工制成液态鲜咸味调味品，如鱼露、虾油多用于潮汕风味菜肴的佐餐；以鲜牡蛎为原料，经温水浸泡抽提煮制提炼而制成蚝油，广泛用于粤菜的烹调和餐桌直接佐膳，其卫生问题尤为重要。

水产类调味品主要的卫生问题是原料必须新鲜，其生产的容器管道必须消毒，成品应进行灭菌处理后装罐。开罐后应冷藏，以防腐败变质。

（1）虾酱　虾酱以虾为原料经加盐发酵制成。感官指标：灰白色或紫色，质地均匀，无杂质，具有虾酱固有滋味，无异味。

（2）鱼露　鱼露以鱼类、贝甲类为原料，经盐腌自然发酵、抽滤、提炼而成的液态调味品。感官指标：一级品为橙红色到棕红色，透明无悬浮物和沉淀物，具固有香味，无异臭味；二级品为橙黄色，较透明，无悬浮物和沉淀物，具固有香味，无异臭味。

（3）虾油　虾油以虾为原料，经盐腌、发酵、滤制而成。感官指标：黄棕色到棕褐色，无沉淀，具有虾油固有的滋味，无杂质，无异味。

（4）蟹糊（蟹酱）　蟹糊以鲜梭子蟹为原料，经水洗净，去蟹壳、鳃条和鳃脚末端，加盐粉碎而制成。感官指标：呈淡红色稍带黄色或灰色，不得呈暗灰色，质黏稠成糊状，无气泡产生，具蟹糊固有的滋味，无异臭味。

（5）蚝油、贻油　以牡蛎、贻贝为原料，经煮熟取汁浓缩，加辅料配制而成。感官指标：棕色或褐色有光泽，有蚝油或贻贝油固有的滋味、呈半流态、无霉味、无异味。

水产类调味品的理化指标、细菌学指标见表 4－25。

表 4－25　　　　水产类调味品的理化、细菌学指标

指　标	虾酱	鱼露	虾油	蟹糊	蚝油、贻油
氨基酸态氮含量 /（mg/100g）	去油品≥7 不去油品≥1.1	≥0.5	≥0.85	≥0.4	≥0.3
NaCl 含量/%	≥20	≥25	≥25	≥15	≥8
砷含量（以 As 计）/（mg/kg）	—	≤0.5	—	—	—
铅含量（以 Pb 计）/（mg/kg）	—	—	—	—	≤1.0
总酸含量（以乳酸计）	—	—	—	—	≤1.5
菌落总数（cfu/g）	$\leqslant 4\times10^4$	$\leqslant 5\times10^3$	$\leqslant 2\times10^3$	$\leqslant 5\times10^4$	$\leqslant 10^4$
大肠菌群	≤30（MPN/100g）	≤30（MPN/100g）	≤30（MPN/100mL）	≤30（MPN/100g）	≤30（MPN/100mL）
致病菌	不得检出	不得检出	不得检出	不得检出	不得检出

五、食糖、蜂蜜的卫生与安全

1. 食糖的卫生要求

餐饮业食糖应储存在通风、干燥、防尘、防蝇、防鼠、防虫的地方，确保不受外来因素的污染及潮解变质。

食糖卫生标准见表4－26。

表4－26　食糖的感官指标

类　别	感官指标
白糖	白糖包括白砂糖和绵白糖。白砂糖的晶粒应均匀，干燥松散，颜色洁白，无带色糖粒、糖块。绵白糖质地绵软，糖的晶粒或溶液味甜、纯正、无异臭味，无异物
冰糖	冰糖应呈均匀清白或金黄色，半透明，有结晶体光泽，纯甜，无异味，无明显杂质
赤砂糖	赤砂糖晶粒均匀，颜色棕红或黄色，味甜而略带糖蜜味，无潮解和发霉现象，不得有可见的异物，无异味
淀粉糖	淀粉糖应呈无色或淡黄色、棕黄色半透明的黏稠液体，具有淀粉糖的正常风味，无异味，无杂质，无霉变浮膜

2. 蜂蜜的卫生要求

我国规定了蜂蜜的卫生标准（GB 14963—1994）。其感官指标是：在常温下呈透明、半透明黏稠状液体，温度较低时可发生结晶现象，具有蜜源植物特有的色、香、味，无异味，无死蜂、幼虫、蜡屑及其他杂质。理化指标是：铅（以Pb计）≤1.0mg/kg，四环素族抗生素残留量≤0.05mg/kg。

3. 有毒蜂蜜的控制

毒蜜来自以雷公藤、羊踯躅、钩吻属等植物花粉为蜜源的蜂蜜，毒物为该类植物的多种生物碱。该类蜂蜜有苦涩味并对人体有毒，可发生食物中毒。中毒表现为乏力、头昏、头痛、口干、舌麻、恶心及剧烈的呕吐、腹泻，严重时可致死。这些植物的花期在5~6月，应加强毒性监测。

据报道，某些土壤中肉毒梭菌芽孢检出率较高的地区所产蜂蜜中肉毒梭菌检出率也较高。据美国的一项调查发现，婴儿肉毒中毒患儿在发病前多有进食蜂蜜史，在部分蜂蜜样品中分离出肉毒梭菌，它是婴儿肉毒中毒的危险因子。但在我国，至今未见相关的报道。

六、香辛料的卫生与安全

国际肿瘤研究机构已确认黄樟素（Safrole）为对动物有致肝癌作用的物质，它还使动物生长缓慢及贫血、骨髓损伤。桂皮、茴香中含有少量黄樟素，樟脑油、桉叶油中含量较多，肉豆蔻油中也含少量。过去曾有一些国家将黄樟素作为香料在食品和饮料中使用。一般情况下，天然香料的食用量不大，所以对黄樟素的含量未加限制。但仍需加以重视。

从橙子、柠檬、葡萄柚制取的柑橘油是辅助性致癌物，其中2-柠檬萜是起作用的主要因素。

单宁酸曾作为香料添加剂使用，也曾作澄清剂。许多天然食品如葡萄、茶叶、咖啡都含有少量单宁酸和单宁。单宁酸能引起小鼠肝脏肿瘤。

香豆素具有潜在致癌性，香豆素类香精单体过去曾在全世界范围内作食品添加剂使用。各种香辛料既可佐餐，多数又是药品，我国尚无质量标准和卫生标准。对市售香辛料整粒调料可从感官上加以识别，但对复合调味粉如花椒粉、五香粉等应尽早实行食品质量安全市场准入制度，以防止假八角、野茴香等有毒植物冒充天然香料销售引起食物中毒。对香豆素、黄樟素类香精单体已规定禁止在食品中使用，以确保饮食安全。

七、食用油脂的卫生与安全

（一）食用油脂的卫生要求

加工油脂的原料主要是植物种子和动物脂肪，其所带的农药残留物、霉菌毒素、工业废物会转移到油脂中，造成污染。不过，通过炼油过程可以除去一部分毒物。

油脂从动植物组织中分离出来的过程叫做炼油，一般有精炼、压榨和浸出等方法。精炼法主要用于分离动物组织的脂肪，通过高温下熔炼熬制，然后再经过滤或压榨即可。餐饮业熬炼猪油即属这类方法。在加热过程中，能将脂肪酶的活力破坏，产品性质比较稳定，其特点是色泽较浅，澄清。

压榨法主要用于植物油的提取。先将植物种子蒸炒，然后进行压榨。它可以破坏种子内的酶类、抗营养因子和部分有毒物质。这种经压榨分离出的油脂，也常称作“毛油”。毛油色泽深，而且浑浊，往往带有一定的组织残渣和杂质，因而不能直接食用，必须进一步进行水洗（加入2%～3%食盐加热到80～90℃搅拌后自然沉淀去除）、碱炼（加入NaOH），以转化为精炼油。碱炼处理可以经中和反应除去游离脂肪酸、可溶性蛋白质，还可以破坏黄曲霉毒素和棉子油中棉酚等毒物。

浸出法是利用适当的有机溶剂将植物组织中的油脂分离出来，然后脱去并回收溶剂成为毛油。这种工艺比较先进，不仅产品质量纯，不含组织残留物，而且油饼中的蛋白质不变性，可供进一步开发利用。但可能带来新的溶剂残留物或溶剂中有毒杂质的污染问题。

需指出的是，毛油不能直接食用，毛菜子油中含有异硫氰酸酯和噁烷硫铜等硫化物，毛棉子油中含有棉酚类毒物，食用均会引起食物中毒。毛油中大量的水分、蛋白质及糖类等杂质存在，会使毛油色泽加深及浑浊，泛泡沫，应注意鉴别及剔除。

餐饮业目前使用较多的色拉油，也叫高级烹调油，是将压榨法或浸出法得到的毛油再经脱色、脱臭、脱味处理制成的，故具有无色、无臭、无味、澄清的良好感官性状。

评价食用油脂精炼程度好坏，可用加热试验法，即将油脂加热到280℃，磷脂过多的油脂经炼制会发黑，并产生沉淀。它是一种简易测定法。精炼不好的油脂（毛油），由于磷脂清除不净，不仅影响外观及烹调质量，由于磷脂中不饱和脂肪酸含量多些，也易使油脂酸败变质。

我国已颁布食用植物油、色拉油、猪油的卫生标准。

1. 食用植物油卫生要求

具有正常植物油的色泽、透明度、气味和滋味，无焦臭、酸败及其他异味。

2. 色拉油卫生要求

具有正常色拉油的色泽、透明度、气味、滋味，无其他酸败味及异味。

3. 猪油卫生要求

猪油系经兽医卫生检验认可的生猪的新鲜、洁净的板油、肉膘、网膜或附着于内脏器官的纯脂肪组织，单一或多种混合炼制而成的。其感官指标如下：

① 凝固时色泽、组织状态：白色或带微黄色泽，组织细腻，呈软膏状；

② 融化时色泽、透明度：微黄色、澄清透明；

③ 气味及滋味：有猪油固有香味及滋味。

（二）油脂的氧化酸败及其判定

日本发生过酸败方便面中毒。我国北京、天津等地都曾发生过酸败油脂炸油饼食物中毒，症状是头痛、头晕、发烧和腹胀。油脂氧化酸败产物与肿瘤的关系也已引起人们的重视，但尚需进一步证实。

油脂及含油多的食品，在加工、储运和销售过程中，由于接触空气、受日光照射以及微生物、酶等作用，而出现令人讨厌的臭味，这种油脂品质劣化的现象，称为油脂的氧化酸败（Rancidit）。

油脂在有水的情况下（许多烹饪原料带水），可水解脂肪分子为脂肪酸和甘油。脂肪酸会使酸味增加，一些低分子脂肪酸如丁酸、已酸、辛酸还具有特殊的气味和苦涩的滋味，但它们对人体无毒性。

另一些不饱和脂肪酸，如油酸、亚油酸，会吸收空气中的氧，进行自动氧化反应。初期形成过氧化物，这些过氧化物不稳定，进一步分解成醛、酮、醇、烃、内酯及低级脂肪酸，使油脂带有较强毒性。

油脂脂肪自动氧化速度随空气中氧含量的增加而增加。不饱和脂肪酸能吸收强烈的紫外光，紫外光又能加速过氧化物的分解形成醛、酮等物，所以油脂存放要满足密封、隔氧、遮光的要求。如用绿色瓶存放就能避光。油脂自动氧化速度随温度的升高而增加。故应在较低温度的阴凉处存放。要控制油脂中的水分，厨房过油处理用过的油脂一般含水分较高，应短期内用完，如暂时不用，应彻底蒸发水分，滤去食物残渣。铁、铜等金属对油脂的自动氧化有催化作用，能提高氧化反应速度，油脂存放应避免使用这些金属容器。

油脂工业一般使用抗氧化剂，由于抗氧化剂本身比油脂更易发生氧化，从而保护油脂不被氧化。

植物油不易氧化，较易保藏，是由于其所含的维生素 E 含量较高，它是一种天然抗氧化剂。油脂中维生素 E 含量高低依次是：豆油 > 棉子油 > 芝麻油 > 菜子油 > 玉米油 > 花生油 > 猪油 > 牛油。

油脂酸败的判定包括感官检验、实验室检验等。

1. 感官检验

将油脂倒入 150mL 小烧杯中，置于水浴上加热至 50℃，以玻璃棒迅速搅拌，嗅其气味。酸败的油脂带有酸味和哈喇味。酸败越严重，气味也越强烈。再蘸少些样品辨尝其滋味，酸败的油脂有酸味和辛辣味。

2. 酸败快速定性试验

利用油脂酸败后产生醛类，与间苯三酚生成红色物原理，制成间苯三酚试纸，可进行在线检测。

3. 实验室检验

检测指标有酸价、过氧化值、羰基价等。

油脂中的游离脂肪酸用 KOH 标准溶液滴定，每克油脂消耗 KOH 的质量（mg），称为酸价。当油脂发生明显酸败时，酸价增高。

油脂氧化过程中产生的过氧化物，与 KI 作用，生成游离碘，以硫代硫酸钠标准溶液滴定，计算含量即为过氧化值。过氧化物是油脂酸败的中间产物。一般说来，过氧化值随油脂酸败而达最大值，以后又逐渐降低，故严重酸败的油脂过氧化值不一定很高。

羰基是由碳和氧以双键相连而成的官能团。羰基和一个烃基及一个氢原子相连的化合物称为醛，羰基和两个烃基相连的称为酮。羰基价是指每 1kg 油脂中醛、酮类化合物的含量。油脂氧化所形成的过氧化物，会进一步分解为醛、酮，因此羰基价的高低，代表着油脂酸败的程度。

我国制订了油脂卫生标准，我国食品卫生法规定禁止生产经营酸败变质的油脂。

八、食品添加剂的卫生与安全

食品添加剂是指为改善食品品质和色、香、味以及为防腐和加工工艺的需要而加入食品中的化学合成或天然物质；禁止以掩盖食品腐败变质或以掺假、掺杂、伪造为目的而使用食品添加剂。

制作面点时，为改善其加工性能、质地、调节和补充产品的外观、色彩、结构和风味，往往加入各种专用食品添加剂，以提高制品质量。

1. 食品添加剂的标识

我国《食品添加剂卫生管理办法》规定，食品添加剂必须有包装标识，标识内容包括：品名、产地、厂名、卫生许可证号、规格、配方或者主要成分、生产日期、批号或代号、保质期限、使用范围与使用量、使用方法等，并在标识上明确标示“食品添加剂”字样。食品添加剂有适用禁忌与安全注意事项的，应当在标识上给予警示性标示。

对复合食品添加剂，还应当同时标示出各单一品种的名称，并按含量由大到小排列。

食品添加剂的包装标识和产品说明书，不得有扩大范围或夸大使用效果的宣传内容。

2. 食品添加剂采购、存放与领用的安全

餐饮业经常采购的食品添加剂有香料、着色剂（如胡萝卜素）、甜味剂（如糖精钠）、护色剂（如亚硝酸钠）、防腐剂、膨松剂（如钾明矾）等。采购食品添加剂必须从正常经营单位购买，并查验包装标签是否符合《食品添加剂卫生管理办法》的规定。无卫生许可证生产的、标签或说明书内容不完整、不符合规定的不予采购。

我国餐饮业卫生规范规定：食品添加剂存放应有固定的场所（或橱柜）并上锁，包装上应标示“食品添加剂”字样，并有专人保管。还规定对食品添加剂的使用应有详细记录。

推荐的记录表内容包括添加剂品种、领取时间、食品加工品种、食品加工数量、添加剂使用数量、领用人、记录人、审核人。

由于食品添加剂毕竟不是食物的天然成分，少量长期摄入有可能存在对肌体的潜在危害，所以使用添加剂应注意下列原则：

① 使用添加剂的种类、范围、加入量应严格遵守国家关于《食品添加剂使用卫生标准》的规定，限量使用；

② 禁止以掩盖食品腐败变质或以掺假、掺杂、伪造为目的而使用食品添加剂；

③ 防止滥用或不当使用影响食品卫生安全。如在制作冷菜熟食时超范围使用人工合成色素胭脂红、亮兰等；

④ 不得用非食品添加剂加工食品，如用甲醛处理水发食品；

⑤ 严禁超量使用食品添加剂。餐饮业特别要注意腌肉时，偌使用护色及亚硝酸钠，其使用量有非常严格的规定，因为一次摄入 0.3g 即可引起中毒，3g 可致人死亡。

餐饮业在面点中使用食品添加剂时还应注意以下几点：

① 选择化学膨松剂，注意蒸制品不要使用碳酸氢铵，以防制品出现氨味，同时要避免化学膨松剂受热后的残留物对食品的污染；

② 人工合成香精可能存在毒性，使用量不得超过 0.15% ~0.2%，所定限量只是极限量，不是必投量，尽量少用；

③ 鲜味剂味精不宜长时间加热，加热超过 150℃ 高温时，会失水变成无鲜味的焦谷氨酸钠及产生毒性；

④ 同一色泽的色素如混合使用时，其用量不得超过单一色素允许量；

⑤ 严禁将食品添加剂如抗氧化剂、人工合成色素、乳化剂等直接投入面坯内

使用，应配制成相应溶液后均匀拌入。

本章小结

原料是烹饪加工的对象，类别繁多，本章阐述的主要是肉禽蛋类、水产类、粮谷类、果蔬类原料腐败变质的原因、卫生质量及判定方法和适用的保鲜技术，以及原料在采购、验收、保藏过程中的卫生与安全控制的基本要求。

原料的腐败变质是由其本身营养特点、外界环境因素、微生物三者相互作用的结果，以微生物的作用尤为重要。可以通过微生物数量的变化、菌相组成的特点、代谢产物浓度、作用后 pH 的变化来对原料腐败变质的程度进行估计和判断。

各类烹饪原料的易腐性高低不等，据此建立必要的分类方法，可以指导人们应优先使用易腐性高的原料，从而使所有原料都尽可能处于新鲜状态。

鲜度的分级一般适用于畜禽水产类原料。要结合国家颁布的有关食品卫生标准，对这些原料的感官指标、理化指标、微生物学指标做出综合性判断。

烹饪原料保质保鲜的方法有冷却、冷冻、干制、烹调、微波、天然防腐剂的使用、辐照、真空包装等，是根据杀菌、抑菌的基本原理设计的。应建立各类原料及其加工制品在不同条件的保藏期限，并重视现代食品保鲜技术的综合运用。

畜肉类由于固有酶的作用而发生尸僵、成熟、自溶的变化，而自溶意味着鲜度开始下降。肉中心一般无细菌存在，除非生前感染（属病畜、病禽、肉）。腐败微生物来自于表皮、肠道，淋巴及脏器的污染，并与切配程度、容器具和工作台的清洁状况有关。评价其鲜度的感官指标包括色泽、黏度、气味、组织状态，厨房可采用煮肉汤试验，以肉汤浑浊度来判定，实验室则以挥发性盐基氮值判定。

与畜肉相比，禽肉受微生物污染机会更多，但如屠宰条件较好，则由于禽肉维生素 E 含量较高，具有抗氧化作用，而使固有酶作用受到限制，通常禽肉易腐性稍低于畜肉。

蛋类是最容易受到微生物污染并入侵的原料，也是一类易腐性很高的原料。蛋清由于天然带有一系列天然抗菌物质，使其易腐性低于蛋黄。但蛋在产出后不久即可能发生散黄、黏壳、霉变、腐臭等变化，也可因粗心操作人为地造成破裂流清现象，增加其易腐性。其鲜度判定在厨房以感官检验为主，实验室则以灯光透视法进行。

鱼、虾、蟹、贝由于特殊的水生习性，加上生前饮食习惯的特殊性（以腐殖质为生），导致带菌偏高，一死亡即腐败。我国禁止龙虾、河蟹、甲鱼死亡后上市。海蟹、海鱼则由于生前自净能力较强与淡水产品有所不同。各种水产鲜品均属易腐性最高的一类原料，尤以虾仁、蟹黄、贝肉等含肠管，内脏、生殖系统的组织，带菌多，pH 偏碱，酶活力大，应重点做好防腐工作和鲜度判定工作。

粮食谷物及豆类存放过程中容易发生陈化、生虫、霉变及发热等品质劣化现象。豆制品种类很多，含水分高的豆腐、豆腐干由于豆类加工期间并无彻底的杀菌措施，污染菌偏高，常常比肉类高出 1～2 个数量级，故进入厨房应低温放置，并重视其品质。

蔬菜瓜果收获后尽管光合作用停止了，但其呼吸作用依然进行，其呼吸量经历着一个由强到弱再趋于稳定的过程，可通过通风散热加以控制。由于水分蒸发出现萎蔫，衰老枯黄产生亚硝酸盐，有时发芽使品质劣化。厨房间部分蔬菜由于切配及组织破损引起褐变。蔬菜瓜果的软腐、溃烂多由软腐欧文菌形成的果胶酶引起。

各类原料食品作为一类商品，自古即有“挂羊头卖狗肉”之说。部分地区一些不法商贩加工、经营国家明令禁止的种种掺假掺杂食品，应严加鉴别和剔除，使餐饮业远离垃圾食品的威胁。

习　题

1. 什么是食品质量安全市场准入制度？对烹饪原料的采购有什么积极意义？
2. 怎样做好烹饪原料验收环节的质量控制工作？
3. 列举腐败时烹饪原料色泽、气味变化的现象。
4. 与缓冻（慢冻）相比，速冻有什么特点？举例说明速冻在原料保鲜中的应用。
5. 举例说明原料保鲜领域怎样实施多种手段的综合应用。
6. 肉类存放过程中经历哪些变化？
7. 肉的自溶与腐败有什么不同？
8. 怎样鉴别新鲜肉与变质肉？
9. 怎样区别注水肉？
10. 举列说明市场可能出现的禁用畜禽肉及其鉴别方法。
11. 常见次劣蛋和变质蛋有哪些？
12. 水产类原料为什么易腐性较高？
13. 怎样判定鲜鱼、鲜肉、鲜虾和鲜蟹的鲜度？
14. 怎样对大米进行卫生质量品质判定？
15. 为什么果蔬原料卫生质量较难控制？
16. 粮食蔬菜发热的原因？
17. 说明固有酶对果蔬品质的影响。
18. 比较下列食品的易腐性并简述原因。

① 肉糜、肉丝与肉块

② 猪肉、鸡肉、鱼肉、虾肉

③ 蛋清、蛋黄

④ 豆腐、豆腐干、油豆腐、豆腐衣

19. 餐饮业对食品添加剂应注意哪些安全问题？

20. 名词解释：食品腐败变质、食品菌相、优势菌种、挥发性盐基氮、食品保藏期限、栅栏技术、栅栏因子、栅栏效应、肉的自溶、粮食的陈化、蔬菜的呼吸、褐变、油脂酸败、酸价、过氧化值、羰基价。

第五章　烹饪初加工工艺卫生与安全

［**学习目的**］　了解烹饪原料初加工工艺的卫生意义，掌握初加工过程中的去毒技术、检疫检验技术及合理加工的技术，掌握初加工制品的卫生要求与卫生质量控制技术。

［**主要内容**］　鲜活原料宰杀工艺卫生、冷冻原料解冻工艺卫生、干货原料涨发工艺卫生、原料清洗工艺卫生、原料腌制工艺卫生，初加工制品放置过程中的卫生控制。

对烹饪原料进行的初加工，其任务是设法降低各种污染物含量，去除原料中的各种嫌忌成分，提高原料的耐保藏性，使便于进一步烹调加工。它对确保膳食卫生质量起着重要作用。

原料的初加工涵盖了烹调前的所有准备工作，包括粗加工与切配两个方面。粗加工指对食品原料进行挑拣、整理、解冻、清洗、剔除不可食部分等加工处理。切配指把经过粗加工的食品进行洗、切、称量、拼配等加工处理成为半成品的过程。

餐饮业应在食品处理区内设置专用的粗加工与切配的场所。粗加工操作场所内应至少分别设置动物性食品和植物性食品的清洗水池，水产品的清洗水池宜独立设置，水池数量或容量应与加工食品的数量相适应。食品处理区内应设专用于拖把等清洁工具的清洗水池，其位置应不会污染食品及其加工操作过程。各类水池应以明显标识标明其用途。

近年来国内餐饮业的一大变化是初加工的对象在减少，许多企业较多地使用更专一的净菜。它是以准备好烹调或准备好食用的形式进入饭店的，已经包含了加工制造厂工人的劳动，因而在厨房的处理更加简单。过去，许多饭店买来整片肉，自己剔切，买来活禽自己宰杀修割，现在通过购进经过加工的肉，例如工厂生产的冷却分割肉，它与冷冻肉相比，不仅方便，也无因化冻而流失营养的问题，风味更美，购入肉禽类光鸡、鸡爪、鸡翅等也可以分部位购进，原料的专一性更强，也便于烹调。过去，每个饭店每逢购进了新鲜蔬菜都自己清洗、去皮、挑拣，现在直接使用净菜。在初加工中使用的包装食品、方便食品、罐头食品，应注意其保质期，包装质量，应使用正确的工具打开，并注意检查其卫生质量，争取一次性用完。

现阶段的烹饪初加工工艺卫生与安全重点研究鲜活类原料宰杀与质量检验、冷冻原料解冻与质量控制、干货原料初加工工艺卫生与安全、原料合理洗涤、腌制、切配、放置等内容。

第一节　鲜活类原料宰杀工艺卫生与安全

人们习惯地认为现宰、现杀的活鱼、活鸡、活鸭最新鲜、最有营养、最可靠，实际上在极度恐惧之下被宰杀的动物不但肉质下降，而且还可能对人体健康带来伤害。因此，应通过各种途径向广大消费者宣传相关的科学知识，培养理性消费观念，使其满足动物福利的相关要求。

动物福利的概念由5个基本要素组成：① 生理福利：即让动物无饥渴之忧虑；② 环境福利：即让动物有适当的居所；③ 卫生福利：即减少动物的伤病；④ 行为福利：即保证动物表达天性的自由；⑤ 心理福利：即减少动物恐惧和焦虑的心情。注重动物福利有利于提高动物的生产性能，提升其自然品质，保证人类的食肉安全。

鲜活类原料宰前必须经过一段时间的饲养，并进行疫病的宰前检验。经宰杀而成的初加工制品应符合相应的卫生标准。

一、鱼及其他水生动物初加工工艺卫生与安全

鱼类原料品种繁多，形态各异。其宰杀工艺包括去鳞、去黏液、开膛、去内脏等。与宰杀工艺有关的卫生安全问题主要包括宰前的活体保养、卫生管理和宰杀过程中的去毒措施。

（一）宰前的保活保养要求

鱼从市场购入后，如为活体，则应做好活体保养工作，使鱼处于鲜活状态，这一方面可增加其自净作用，减轻异味，排出污物，同时可缩短烹调前的放置时间，确保新鲜度，因而已被餐饮业广泛采用。对淡水鱼可用自来水保养，海水鱼用海水或人造海水保养。

降温保活是通过低温将鱼的新陈代谢降到最低水平，使鱼的活动、耗氧、体液分泌均大为减弱，使水质不易变质，从而提高鱼的成活率，保持鱼的活体状态。降温保活由停食、暂养、降温、充氧等程序组成。

（1）停食　为避免排泄物污染水质，应作停食管理，例鳗鱼宜停食3d，使鱼能够有充分的时间排泄肠内粪便。

（2）暂养　可用水槽、水缸或水泥小池进行。鱼在停食、密集、新水冲瀑条件下，一般经24～30h即能脱去体表黏液，吐净胃内食物，排净肠内粪便。经过暂养冲瀑后的鱼，会发生减重现象，减重的幅度与鱼体代谢水平有关。一般鱼体减重随水温升高而增加。因此，鱼的暂养冲瀑时间不宜过长，以免造成鱼体力消耗过大，降低成活率。

（3）降温　水质降温至10℃以下，鱼体新陈代谢可降到最低水平，鱼体的活动、耗氧、体液分泌均大为减少，使水质不易腐败，提高成活率。降温方法以直接加冰块或装冰袋均可。

（4）充氧　在鱼池用充氧器充入适量的氧气，以满足鱼类呼吸。

（二）宰杀等初加工过程中的毒物控制

1．鱼血毒素及其控制

（1）毒物毒性　鱼血清毒素为有毒的蛋白质，内含多个酸性氨基酸（天冬氨酸和谷氨酸）。它和河鲀鱼血液中的毒素不同，可以被加热和胃液所破坏。但加工时要防止刺伤皮肤，以免血毒侵入人体。当人体黏膜受损后接触毒鱼血时会引发炎症。生饮血会发生中毒，出现恶心、腹泻、皮疹、紫绀、全身乏力、心律不齐等症状，重者因呼吸困难而死亡。

（2）毒物的分布　血液中含有毒素的鱼类，主要是淡水鱼鳗鲡、黄鳝和海水鱼康吉鳗、八目鳗、裸胸鳝等。康吉鳗分布于我国东南沿海，其血清有毒，但毒素不耐热，在50～60℃即被破坏。八目鳗分布于我国东北地区的河川中，其血液和皮肤上的黏液有毒。毒素耐热，一般烧煮不能破坏其毒性。中毒后会发生严重的出血性下痢。海鳝在我国近海稍有分布，有毒的为裸胸鳝，其血液中有类似蛇毒素样的毒素，但毒素不耐热，56℃左右可破坏，烧熟煮透后可食用。

（3）案例分析　上海某菜场一职工因生饮黄鳝血而发生中毒。他一次性生饮1尾约500g重的黄鳝血后，全身不适，恶心、胃痛，发抖，出冷汗，呈虚脱状，大病月余尚未恢复。

（4）控制　不生食血毒鱼肉与生饮毒鱼血，即可防止中毒。此类鱼按日常加热烹调，在食品卫生上不会发生问题。

2．鱼胆毒素及其控制

（1）毒物毒性　鱼胆胆汁的毒性很强，含有胆汁毒素，主要毒性成分是鲤醇硫酸酯钠，一般认为胆汁毒素可引起脑、心、肝、肾等脏器的损害。它耐热、耐酸且不易被酒精破坏，一般烹调方法难以破坏。不论生吞、熟食、酒泡后吞服均会发生中毒。鱼胆中毒发病急，进展快，病情险恶，如急救治疗不及时，病死率高达30%。中毒量与鱼胆的胆汁多少有关。

一般来说，吞食质量为0.5kg鱼的鱼胆4～5个或质量为2kg鱼的鱼胆1个，即可引起中毒；吞食质量为2.5kg鱼的鱼胆2个或质量为5kg鱼的鱼胆1个即可致死。剖鱼时胆汁溅入眼中会致盲。

（2）毒物的分布　鱼胆含有毒素的鱼类，有青鱼、草鱼、鲢鱼、鳙鱼、鲤鱼、鲮鱼、鲫鱼、团头鲂、翘嘴鲌等淡水鱼。

（3）案例分析　广州市番禺区某公司打工的刘某夫妇，一直为正在上小学的儿子患上了严重沙眼病和深度近视而担心发愁。后来，刘某从工友口中得知生食鱼胆不仅可以提高视力，还可以治疗各种眼疾，便于2001年2月25日下午买回一条大草鱼，剖开后取出一个完整的大鱼胆，随即叫病休在家的儿子吞下。不料到了晚上8时左右，儿子却腹痛难忍，且全身发肿，皮肤变黄，就连忙将儿子送到附近的石楼医院，后因病情严重连夜送转到番禺人民医院进行抢救。医院诊断为鱼胆中毒致急性肾功能衰竭且伴有肝功能损害，经过两天紧张的治疗，小孩才脱离危险。

（4）控制　只有将鱼胆去除才是有效的预防措施。

3. 鱼卵毒素及其控制

（1）毒物毒性　卵毒鱼类在产卵繁殖期间，为了保护自身和防止已产出的卵为其他动物所食，其卵含毒，它与河鲀的区别是仅成熟的卵和卵巢有毒，肌肉和其他部位无毒，即使在产卵期，弃去鱼卵后其鱼肉仍可食用。

鱼卵毒素是一种磷脂蛋白，具有溶血性，毒力强，耐热，煮食后仍会中毒。腌制和干制均不能破坏其毒素。

成年人一次性摄入有毒鱼卵 50g 以上就会引起中毒，很快即表现为恶心、呕吐、急性腹泻、腹痛等胃肠炎症状，伴有口苦、嘴干、冷汗、寒战、眩晕、头痛、脉快、心律不齐。严重病例发生死亡，但由于症状出现快，使人不能继续进食，故少有死亡病例。

（2）毒物的分布　有卵毒的鱼包括鲶鱼、狗鱼、鲤鱼、竹荚鱼、烟管鱼、褐菖、光唇鱼、湟鱼等。鲶鱼、狗鱼分布于我国东北地区河川中，鲤鱼分布于我国各地江河中，竹荚鱼分布于我国黄海及东海海域，烟管鱼、褐菖分布于我国东南地区，光唇鱼分布于我国东南各省山涧溪潭中。这些鱼的鱼卵有毒。湟鱼盛产于我国青海湖内，属鲤科鱼类，在西北各省食用，其卵以及内脏、眼睛均含有毒性。人误食鱼卵或内脏后主要出现消化道中毒症状。

（3）控制　普及卵毒鱼分类鉴别方法。在鱼类繁殖季节，避免食用卵毒鱼的性腺和卵。加工时，辨明鱼种，应去除鱼卵，要保持鱼体新鲜，防止鱼卵、内脏中毒素向肌肉渗入。

4. 鱼类黏液毒素及其控制

（1）毒物毒性　一些无鳞鱼的体表有发达的黏液腺。这些黏液有较重的腥味。八目鳗黏液中含有黏液毒素，会引起食物中毒。

（2）控制　可通过熟烫、盐醋搓揉等处理去除黏液及除毒。熟烫指将表皮带有黏液的鱼用热水冲烫，使黏液凝固脱落；一般控制在 75 ~ 85℃ 浸烫 1min，再用干布将黏液除尽。盐醋揉搓的方法是，先将鱼放入盆中，加入食盐、食醋后反复搓揉，待黏液起泡沫后，用清水冲洗，再用干布将黏液除尽。

其他有毒鱼还包括：① 肝毒鱼类：如蓝点马鲛、巨石斑鱼、条纹坚鳞鲈、横纹九棘鲈、鲨鱼、金枪鱼、鳕鱼等，其肝脏含有大量的维生素 A、鱼油毒等，食之易发生头痛、皮肤剥离等特征的中毒症状。这类鱼应先剔除鱼肝，方可利用。② 肌肉毒鱼类：多见于广东、台湾沿海的海鳝科、鳍科等藻食性鱼类，如花斑裸胸鳝、白斑笛鲷等。食毒藻后，毒藻毒素在肌肉中蓄积，使其含毒，其有毒成分是雪卡毒素，分布于鱼的肌肉、内脏和生殖腺内，是一种神经毒，严重者可致中毒死亡，我国香港近年来发生多起食用珊瑚礁石斑鱼中毒事件，对此应加以重视。

5. 棘刺毒及其控制

（1）毒物毒性　新鲜海蜇的刺丝囊内含有毒液，其毒素为多种多肽类毒素，简称为海蜇刺丝囊毒。毒素随海蜇的触手与人的皮肤接触后，立即有触电样刺痛感，但并不感觉严重，皮肤上也无明显变化，然而经过数小时后，皮肤上逐渐出现线状红斑和丘疹，似鞭打伤痕，痒感也明显加剧，常持续20d左右才自愈。严重蜇伤者会迅速出现表皮坏死、剧痛症状，以及咳嗽、呼吸困难等全身性症状，个别患者因肺水肿而死亡。

石头鱼、魟鱼含有鳍刺毒。魟鱼尾端有一硬刺，触及皮肤疼痛难忍，一经触及，即日夜剧痛不止，往往需经数日才能恢复。产于西沙海域的石头鱼是一种深海海鱼，其毒器由毒腺、毒鳍、沟管组成。有厨师在宰杀时，手被毒鳍刺伤后中毒，除了引起局部红肿外，还对心肌、骨骼肌等有直接麻痹作用，严重者可致死亡。海胆背上密生着黑色硬刺，触之似针尖状。棘刺能放射毒液，人接触后皮肤上很快出现红色疹块，并有烧灼感。海胆内脏无毒。

有30多种海参能从棘皮细孔中喷出毒液，毒素具溶血性，对细胞和神经都有毒害作用。海参死亡后失去泌毒功能。海星的棘皮也能分泌毒液，毒素是类似溶血性的皂素类化合物。

（2）控制　烹调人员不要轻易接触罕见的有毒海鱼。应尽可能减少与活海蜇的直接接触。一旦有皮肤划痕，应及时抢救。有报道在海滨浴场被活海蜇蜇死者。鲜海蜇经盐、矾加工后即可去毒，应规范盐矾腌渍加工的标准，包括盐、矾用量，腌制次数和时间。鲜海蜇经静养及洗烫、烹煮后即可食用。鉴于石头鱼、魟鱼含有鳍刺毒，因此，必须在截除尾刺后才能食用。餐饮业在用海星泡制药酒前，应先除其棘皮。海参在烹调前退沙，除去棘皮，再经高温烧煮，可确保安全无害。

6. 泥螺毒素控制

（1）毒物毒性　泥螺又叫土铁，广泛分布在太平洋沿岸，我国江浙闽等省沿海海涂上生长密度较大，每年春季繁殖最盛。泥螺的黏液和内脏中含有脱镁叶绿素，又叫嗜焦素，被人体摄入后，再经日光照射，会发生日光性皮炎，由毒素作用干扰人体内卟啉代谢引起。患者在食后数小时至3d内发病，在手背、足背、颜面和颈项等处发生浮肿，皮肤潮红、发痒、发胀，并有灼热、疼痛或麻木僵硬等感觉，肿胀消退后，患部出现淤斑，有水疱、血疱，溃破后遭细菌感染而糜烂。典型病例面部肿胀明显，俗称“泥螺胖”。

人体对嗜焦素的敏感性差异很大，敏感者仅食几只泥螺就能发病，也有人仅有接触并未进食引起手足红肿，不敏感者吃0.25kg以上才发病。得病后无免疫性，会再食再发。

（2）控制

① 为了去除毒素，可对泥螺做腌制加工，用多次卤腌渍法，以去除黏液，减少螺体内毒素含量。换卤次数应不少于3次。

② 少食鲜泥螺，尤其有日光性皮炎病史的人忌食鲜泥螺，进食泥螺后避免在日光下长时间受照射，以预防疾病发生。

死鳝鱼丝的鉴别：国家法律明令禁止出售死鳝鱼，不法分子将其加工成鳝鱼丝。鉴别方法是：① 肉的色泽：用活黄鳝烫杀划成的鳝丝肉质白而光亮，而死鳝鱼丝肉质发红；② 血液的凝固程度：活黄鳝血液容易凝固，而死鳝鱼血液凝固速度慢，凝固程度也低；③ 弹性：活鳝鱼丝指压有弹性，两手拉开会呈锯齿状断裂，而死鳝鱼丝指压弹性差，有僵硬感，两手相拉韧性差。

二、鳖的宰杀工艺卫生与安全

近十年来，由于人工养殖业的发展，特别是经济类水生动物养殖密度的加大，爆发的疫病较多，对此应加强其检验检疫。

（一）鳖的宰前卫生检验

1. 目测法

外形完整，无病无伤，肌肉肥厚，背甲肋状模糊，裙厚而上翘，腹甲有光泽，动作精灵敏捷的为好鳖。肋骨外露，瘦弱者品质低劣。

2. 手抓法

① 用手捏住鳖后腿部腋窝外，如活动力迅速凶猛为体质健壮鳖。行动缓慢、不灵活者为体弱鳖；

② 用手拉鳖的后腿，有力回缩的视为体质健壮，否则体质弱；

③ 用手将鳖头和颈部拉出背甲外，能迅速缩回甲内的视为体质健壮；若颈部粗大，不易缩回甲内的为病鳖；

④ 用手轻压腹甲，腹部皮肤向外膨胀的为浮肿鳖或脂肪肝病鳖；或肝脏呈淡黄色稍带乳白色，并有恶臭味，有腹水的则是患脂肪肝病鳖；

⑤ 为检查鳖颈部有无钩、针类铁器，可以用一硬竹筷刺激鳖，让它咬住，再拉长鳖颈，用另一手摸其颈部，如有针样硬物，为钩钓鳖，应排出早做处理。这种鳖属受伤鳖，不能久养，时间一久就会死亡。

（二）鳖的宰杀卫生要求

在烹调前，鳖需做活体宰杀。

① 放血：先将腹朝上，待头伸出，即从颈根处割断气、血管，待放血充分；② 去皮膜：将其置于70～80℃热水中，浸烫2～5min，待皮膜凝固与鳖甲分离时，取出，浸入50℃温水中刮去皮膜；③ 开盖：用刀在腹甲上锲入划一“十”字，再放入90℃热水中浸烫5～10min，至胸腹间肉质松解后开盖；④ 净膛：背甲取下后即整理内脏，先完整取出卵，再取出其他脏器。通常去除膀胱、肠、胃、气管、食管，保留心、肝、肺、卵巢、肾供作食用。⑤ 洗涤：对泄殖腔应剖开，开水洗涤杀菌。

（三）鳖的宰后卫生检验

在宰杀过程中发现内脏器官有病变，应对有病变的鳖剔除，不供作食用。

1. 外观病变的检验

① 头颈部：腹面和鼻孔出血、伸缩灵活性、鼻孔脓肿、颈部肿胀等病变。

② 四肢：是否肿胀、腐烂，有无脓肿及寄生虫寄生。

③ 背甲、底板及裙边：背甲、底板有无出血、穿孔、淤血、毛霉着生现象，

裙边是否完整，厚度是否正常，有无腐皮、溃烂现象。

2. 解剖病变的检验

① 口腔与伪腮状组织：有无充血、出血、淤血及颗粒状病组织。

② 肝脏、胃肠：有无出血、淤血、化脓等现象。

③ 卵巢：有无坏死、卵粒淤血、发黑、输卵管出血现象。

注水鳖的鉴别：为检验市场上不法分子经营的注水鳖，可将鳖腹部朝上，背部朝下放置，数秒钟内立即翻正，为体质健壮鳖。如翻动缓慢或十分吃力，为注水鳖或病鳖、体弱鳖。

三、禽类宰杀工艺卫生与安全

我国餐饮业卫生规范对动物屠宰的规定是：加工经营场所内不得圈养、宰杀活的禽畜类动物。在加工经营场所外设立圈养、宰杀场所的，应距离加工经营场所25m以上。

活的禽畜类动物作为一种生物性污染源，应远离餐饮食品的加工经营场所。

畜禽肉组织的耐藏性及营养卫生质量与宰前饲养、检疫和宰杀工艺有着十分重要的关系。其宰杀工艺流程可以参照《生猪屠宰管理条例》、《肉与肉制品卫生管理办法》等。采用合理的宰前饲养方法和正确的宰杀工艺，可以提高肉品质量，保障人民身体健康。

（一）禽类宰前卫生要求

从产地到市场再到饮食业，禽类经历了运输周转环节。宰前要避免曝晒、长途运输、雨淋、受冻等情况。待宰前应单独饲养，以使消除疲劳，提高出肉率，并应做好断食、喂水工作。

1. 停食

停食一般在宰前12~24h内进行，能节省饲养料，还能减少肠内容物，使宰后胃肠清洗整理更加方便，减少污染。

适当的停食可以促进糖原分解为乳糖和葡萄糖，有利于肉品的成熟过程。同时使高级脂肪酸分解为可溶性低级脂肪酸，分布于肌肉中，使肉质肥嫩，滋味鲜美。但停食时间过长，禽类会因饥饿而骚动，影响正常生理状态，还会造成宰后放血不全。

2. 喂水

喂水有助于禽类肠内粪便的排泄，使消化道污染物减少。还能使禽类的皮肤和羽毛保持一定水分，提高导电效率，有利于宰杀时的电击过程。充分给水的禽类膘色泽洁白发亮，宰杀时放血更充分。

3. 休息

禽类在宰前如果处于疲劳、紧张状态，肠道微生物容易进入血液循环而分布于全身。同时，由于糖原消耗过量，肌肉中蛋白质胶体性质改变，使肉品持水力下降。并且，宰杀后肉尸的酸度较低，易形成“碱性尸僵”，为微生物的繁殖带来契机，也不利于肉品的成熟过程。

4．宰前检验

在宰前饲养期间，还应对禽类进行观察。对于出现精神萎靡，羽毛松乱，动作迟缓，外貌异常，减食或不食的禽类，可作为可疑对象，进行个别检疫，以剔除病禽。

病、健鸡的鉴别方法是：① 抓住活鸡翅膀提起，挣扎有力、叫声响亮、有一定重量的为健康鸡，鸡脚伸而不收、肉薄身轻、叫声短促嘶哑者为病鸡；② 平静时呼吸不张嘴、眼睛干净灵活有神者为健康鸡，而不时张嘴、眼红或眼球混浊不清、眼睑浮肿者为病鸡；③ 健康鸡的冠睑朱红色，鼻孔干净，口腔无白膜及红点，嗉囊无积水，头羽紧贴，脚爪鳞片有光泽，而病鸡则冠变色、鼻孔有水、口腔有病变。病鸡与健康鸡的比较见表 5－1。

表 5－1　　病、健鸡鉴别表

类别	健　鸡	病　鸡
精神状态	活泼	沉郁，萎钝
行动	平稳矫健，行时探头缩颈，两翅紧收	行动迟缓，步态僵硬踉跄，弯颈拱背，翅尾下垂
毛色	被毛光顺紧贴	被毛粗乱蓬松
休息状态	立于栖木，神态自如	不能上架，立于一隅，闭目缩颈，头插翅内
头部	头部整洁，眼明亮，冠和肉髯红而有弹性	眼睑肿胀，有泪，鼻流涕，口流涎，冠和肉髯肿大，口腔内有黄色假膜或有酸臭味
嗉囊	食品嗉囊饱满	嗉囊空虚，有气，或软如面团，或坚硬如石
皮肤肌肉	柔软有弹性，色泽光润	硬，无弹性，发红，发紫
肛门	清洁干燥	周围沾满粪污，有臭水稀粪
体温	40～42℃	40℃以下或42℃以上

塞肫禽的鉴别　察看鸡肫是否歪斜肿胀。用手触摸鸡肫，感觉有颗粒状内容物，则可能是塞入了稻谷、玉米、粗砂等物；如捏上去感到软乎乎的，沉甸下垂，鸡精神不振，则鸡肫内塞了变质的馊饭、泥砂等浓稠杂物。鸭、鹅肫内塞了杂物，将头朝下倒拎起来，食物便会淌出。

（二）禽类宰杀过程中的卫生要求

禽类的屠宰程序主要包括放血、烫毛、净膛、洗涤四个步骤。

1．放血

禽类宰杀要求切口小，以防微生物污染。同时，放血要充分，否则肉品发红或发紫，影响品质。放血时间通常为 1～1.5min，放血量占体重的百分比为：小鸡 3.8%、成年鸡 4.1%、鹅 4.5%、鸭 3.9%。常用的放血方法有如下三种：

① 断颈放血法：此法要求在颈部靠近下颚处着刀，切断食管、气管、血管，故又称“切断三管法”。此法放血速度快，操作方便，常被炊事人员使用。但切口大，易被微生物污染，肉尸的耐藏性和外观较差。切口过大也会影响整鸡菜肴的造型。

② 动脉放血法：此法要求于禽头部左侧耳垂后切开一小口（鸡的刀口约1.5mm，水禽约2.5mm）。切断颈动脉的颅面分枝进行放血。此法简便易行，切口小，放血亦充分。它要求刀的头部尖而锋利，刀柄要有较好的握力。主要靠手腕力量去操作。它是禽类加工厂使用最广泛的一种方法。一些市售光禽即以此种方法加工而成。

③ 口腔放血法：此法即用特制的细长尖刀，伸入禽的口腔内，切开颚部黏膜下的血管，随即沿眼耳之间斜刺入延脑。用此法宰杀，禽类死亡快、放血充分、毛孔松弛、煺毛简便。口腔放血切口小，且在口腔内部，污染少，还可以保证禽体外表完好，耐久藏。这是一种保证禽肉卫生质量较好的宰杀方法，但操作有一定难度，要求技术娴熟。

2. 煺毛

宰后的禽类稍停片刻即可煺毛（又叫脱毛）。烫毛的水温随季节、禽的老嫩及种类而异。温度过低，煺毛不下，易撕坏表皮，使带菌率增高；温度过高，易烫坏表皮，影响造型。一般冬春季水温高于夏秋季，老禽高于仔禽，鸭、鹅高于鸡。鸡秋冬季节水温80℃左右，春夏季节60～70℃，仔鸡则50℃即可。老鸭、鹅80℃；嫩鸭、鹅60～70℃。

提高水温可以杀死一定数量的微生物。60℃水温下，沙门菌将被杀死，但产气荚膜梭状芽孢杆菌依然存活。烫毛过程中使用的热水应保持清洁，最好采用流动水。如在容器中进行，至少每隔2h换一次水。烫毛后的禽应迅速过冷水池，以降低肉温，减少带菌率。

3. 净膛

净膛即开膛后取出禽的内脏。禽内脏致病菌带菌率极高。开膛取出内脏可以防止胃肠内容物和胆囊的污染。宰杀放血至净膛的时间一般不超过40min。时间过久，胃肠变色，胆汁外渗，肠道微生物易侵入肌肉，造成污染。

净膛有如下三种形式。

（1）全净膛　将内脏全部取出。

（2）半净膛　将禽的肠、胆囊取出，其他内脏留在腔内。

（3）满膛　不取内脏，全部脏器保留在腔内，故又叫不净膛。一般只适宜当天宰杀，当天或隔天食用，不宜进入冷库作为冻禽。

净膛常用的方法有腹开、腋开、颈开、脊开等。无论采用哪种方法，都应注意不能破坏肝及胆囊，造成肉味发苦，影响使用；也不能拉断肠管，以免胆汁和粪便污染肉组织。当内脏自体腔取出后，应与禽胴体放在一起，待进行卫生检验，检验合格后进一步洗涤加工。

从食品卫生考虑，目前已证明半净膛与满膛的作法弊多利少，故提倡使用全净膛的加工方法。

4. 病禽的卫生检验

禽类宰后卫生检验的目的，在于检出病禽，确保禽肉的卫生质量，消除传播媒介，保障消费者健康。检验项目如下：

① 表皮：有无肿瘤、痘状结节，同时检查头部、关节、口腔、眼、鼻孔的状况。

② 肝脏：外表色泽、形态大小、胆囊完整性。

③ 肠道：观察整个浆膜面有无变化，应特别注意检查盲肠的变化。

④ 脾脏：是否充血、肿大、变色，有无灰黄色结节等现象。

⑤ 卵巢：是否完整，有无变形、变色、变硬等现象。

⑥ 胃：必要时剖检腺胃及肌胃，剥去角质层，检查有无出血、溃疡等变化。

根据《肉品卫生检验试行规程》规定，对病禽的处理原则是：仅内脏有病变的，内脏销毁，肉体高温处理后使用；具有全身性病变的，肉体和内脏全销毁。血和羽毛先消毒后清除。

活禽宰杀与死禽冷宰的鉴别：① 放血切口：健禽肉的切口不整齐，放血良好，切口周围组织有被血液浸润现象，呈鲜红色，而死禽肉的切口平整，放血不良，切口周围组织无被血液浸润现象，呈暗红色；② 表皮：健禽肉的表皮色泽微红，具有光泽，皮肤微干而紧缩，而死禽肉的表皮呈暗红色或淡青紫色，有死斑，无光泽；③ 脂肪：健禽肉的脂肪呈白色或淡黄色，而死禽肉的脂肪呈暗红色，血管中淤存有暗紫红色血液；④ 肌肉：健禽肉取得切面光洁。肌肉呈淡红色，有光泽，弹性好，而死禽肉的切面呈暗红或暗灰色，光泽较差或无光泽，用手按压肌肉会有少量暗红色血液渗出。

假鸭血的鉴别：麻辣烫、火锅都需要血豆腐。不法分子在鸭血中掺入猪血，为使鸭血豆腐有韧性、保持新鲜状态，加入工业胶甚至还加入甲醛。有毒血豆腐外表平整，韧性好不易碎，颜色鲜红，比正常血豆腐光滑漂亮。

第二节　冷冻原料解冻工艺卫生与安全

冷冻原料烹饪前必须解冻。

食品的解冻是冻结的逆过程，就是将冷冻原料放在人为的温度、湿度和通风条件下，最完善地恢复其原有特性。它是食品中水分融化和冰晶再吸收的过程。解冻的原料由于组织细胞的破坏，汁液流失，微生物生长迅速，很容易腐败变质。采用合理的解冻方法，可以减少微生物污染，保证解冻后原料的鲜度。

在烹饪初加工中，常见的解冻方法有：空气解冻法、水解冻法和微波解冻法。

一、空气解冻卫生与安全

（一）概念与特点

空气解冻又叫自然解冻法，是指将冷冻食品吊挂于空气中，利用空气与食品的温度差使食品逐渐升温，从而完成冰晶融化的过程。

在常见的传热介质中，空气的热物理性最差。因此，空气解冻所需时间较长。

缓慢解冻能使细胞把解冻形成的液汁重新吸收，较好地恢复原料原有品质，减少营养素损失。但是解冻所需时间较长，微生物增殖机会多，卫生质量的风险大，也不便于计划生产。

（二）解冻过程中食品卫生质量的变化

空气的湿度对于解冻原料的鲜度也有影响。如果空气干燥，解冻时原料表面水分蒸发，重量损失可达 3.5% ~4%，还会造成表面硬膜的形成和氧化。若空气过于湿润，解冻时，空气中的水冷凝在原料上，使其重量增加 1% ~1.5%，微生物也容易在表面聚积，造成表面发黏、变味、变色。一般空气解冻，相对湿度保持在 75% ~90% 较为适宜。

（三）合理解冻

在解冻猪、羊肉时，应注意采用分批吊挂的方法，肉片间距为 5cm，离地面不少于 20cm。夏季温度 16 ~20℃，相对湿度 85% ~90%，时间 12 ~16h，解冻后，肉的中心温度不超过 7℃；冬季温度 10 ~15℃，相对湿度 85% ~90%，时间 18 ~22h，肉的中心温度不超过 10℃。这样能保证肉品具有较好的鲜度。

二、水解冻卫生与安全

（一）概念与特点

水解冻属液体解冻法，是将冷冻的原料浸泡于水中或盐水中，利用水流作用解冻的方法。水解冻法有喷淋、浸泡、冲洗等方法。肉品在水中解冻速度比在空气中快。例如，冷冻禽肉在 5℃空气中解冻时间为 24 ~30h，而在 5℃水中解冻时间仅为 3 ~4h。

（二）解冻过程中食品卫生质量的变化

水中解冻的原料，由于组织细胞的破坏，恢复原有品质的性能较差，色素、香味成分及营养素都可能发生流失。浸泡解冻的肉，表面呈粉红色，因吸水溶胀，质量增加了 2% ~4%。然而，由于水的浸洗作用，会除去原料表面的杂质和微生物。若水中加有无害的抗菌素，还可以将原料表面的微生物杀死。水或盐水可以直接和物体接触，但应以不影响食品品质为前提，否则应有包装等形式的保护。

（三）合理解冻

水或盐水的温度一般在 4 ~20℃。盐水解冻主要用于海产品，盐含量为 4% ~5%，它兼有脱水作用。

三、微波解冻卫生与安全

（一）概念与特点

一般用于解冻的微波高频频率为 915MHz。将原料置于微波场中，原料分子高频振荡，由于分子间相互摩擦，就产生了热能，随着温度的上升，使逐渐达到解冻的目的。但耗电量大，费用高。

（二）解冻过程中食品卫生质量的变化

微波解冻的优点是加热均匀，热能利用率高，解冻速度快，且微生物污染极少，原料表面无褐变和焦化现象。微波解冻在餐饮业使用较为广泛。但如操作不当，有时出现局部过热现象，会影响到原料的进一步加工处理。

为防止解冻肉腐败变质，应根据冻肉解冻后的卫生标准，及时对其鲜度做出判定。

（三）合理解冻

以915MHz微波解冻各类原料，所需时间为：猪肉糜3min，猪排5min，牛腿肉、鸡大腿6min，鳝鱼片7min，冻虾仁12min。

须注意的是，一般不用微波将冻块长时间加热直至完全解冻，因为水吸收微波能要比冰快得多。若用微波加热解冻，表面部分先融化的水会迅速升温，导致过热，而冰的部分可能还未解冻，所以，要进行完全解冻，应配合其他解冻方法。

各种解冻方法其解冻时间与微生物增量的比较，见表5－2。

二次冻结加工制品的鉴别　一些冷冻产品由于运输、销售、保藏过程中不可控因素存在，导致升温解冻，不得已再进行二次冻结，这类产品存在腐败变质的风险。二次冻结制品表面高低不平，切面不整齐，解冻后鉴定可能已经腐败。

表5－2　　使用不同解冻方法肉品中微生物增量的比较

解冻方法	时间	解冻时微生物增量/%
26.7℃空气解冻	23h	1000
7.2℃空气解冻	63h	225
16.6℃流水解冻	15h	250
21.1℃流水解冻	12h	300
微波加热解冻	15min	几乎没有

第三节　干货原料涨发工艺卫生与安全

食品用干制的方法保藏在我国有着悠久的历史。在烹调前，首先要对这些干货制品进行涨发，使其恢复原有的形状、质地、颜色、气味、结构等状态，并除去腥臊味和杂质。要确保使涨发后的原料具有较好的卫生质量和感官要求。

烹饪初加工中，常见的涨发方法分为水渗透涨发法和热膨胀涨发法两大类。

一、水渗透涨发的卫生与安全

水渗透涨发法又称复水，就是使水沿着原料中水蒸发的通道进入干货内，在水的渗透作用下原料膨润而软韧。主要包括水发和碱发两类。

（一）水发卫生与安全

1．水发特点

水发包括冷水发、热水发、焖发、煮发、蒸发等。水发过程中，原料中富集的可溶性化学污染物因溶于水中而除去。例如，海带中含砷量高达43.23mg/kg，主要以可溶性有机砷形式存在。随着水发时间的延长，海带中砷的溶出量不断增加（表5－3）。但水发时，人体所需的无机盐，特别是碘，也会随之流失，故应权衡得失而确定水发时间。

表5－3　　不同浸泡时间海带中砷的残留量

砷含量	浸泡时间/h						
	0.5	2	4	8	12	24	50
浸出液砷含量/（mg/kg）	4.03	12.44	13.91	16.59	18.91	22.94	25.62
海带残留砷量/%	88.51	64.66	60.49	52.87	46.28	34.83	27.22

在中温水中长时间涨发，原料中的微生物性污染物会活跃起来，加速原料的变质。见表5－4。

表5－4　　海蜇浸泡过程中NaCl含量与细菌数的变化

指标	浸泡时间/h						
	0	8	16	24	32	40	48
NaCl含量/%	31.85	26.35	3.348	0.009	0.003	0.002	0.001
菌落总数/（cfu/mL）	30	45	50	100	160	200	400

若使用煮发、焖发、蒸发等高温水发法，则能抑制或杀死微生物。水发还有利于除去原料自身腥味和表面杂质。

2．水发的卫生

涨发后的原料，其品质一般低于新鲜食品。主要表现如下：

① 糖的分解，还原糖与有机酸反应而发生褐变；

② 部分蛋白质发生变性；

③ 含油脂的原料易出现油脂的氧化酸败；

④ 损失了部分水溶性维生素，失去挥发性风味成分等。

食品干制过程中，由于A_w低，微生物的生长和固有酶的活性受到抑制。但并不能杀死所有微生物及钝化酶。在干货原料涨发前，葡萄球菌、肠杆菌、结核杆菌能存活几周到几个月，细菌芽孢、菌核、厚垣孢子、分生孢子可存活一年以上，黑曲霉孢子可存活6～10年以上。当原料吸湿或涨发后，微生物和酶恢复其活力，同时，涨发时外界环境中微生物的污染，造成涨发后的原料卫生质量下降，食品由不易腐食品向半易腐食品、最易腐食品转变，因此已经涨发的各种原料不能长期保存。

原料涨发后若出现变色、变味、腐烂、有霉斑等现象，则大多是原料在干制前或干制过程中已发生变质。例如，鱿鱼涨发后，由于细菌分解作用，使其肉质呈碱性，色素从皮下色素细胞中溶出，肉质变红色，同时产生腐臭味。这种产品称为“烂红皮”，这样的原料应弃之不用。

3. 市售水发食品的安全

不法分子常用甲醛、双氧水等工业试剂加工市售水发食品，如发制鱿鱼、海参、蹄筋、鱼翅、牛肚、虾仁、笋片等，这类违法产品被人食用后，轻者中毒，重者死亡，还具有致癌作用，对社会危害极大。他们往往先使用火碱（工业用氢氧化钠）浸泡以增加体积和重量，再加入甲醛防腐保鲜，双氧水漂白，还有的用洗衣粉增白，这类产品体积膨胀至原来的2～3倍，重量增加2倍多，手感发硬，色泽发红或者发白。一些不法分子还在干鱼翅加工前即使用双氧水浸泡过，这类产品在用水发时会产生泡沫。

使用工业试剂加工的市售水发食品在外观上，多数与正常食品无法区分，它们构成了近年来餐饮业食品安全的一大隐患，一些地方政府颁布法规规定，只许出售干制品，不许出售水发食品。加强市售制品的毒物检测，落实市售水发食品的定点生产，取缔作坊式经营，将是有效的措施。餐饮业应尽可能自己加工水发食品。规模较小的单位也应该从可靠的供应商处获取货源。

（二）碱发卫生与安全

1. 碱发的特点

碱发就是使用1%～10% Na_2CO_3溶液来涨发原料。由于蛋白质具有亲水基团，而且使肌肉类干制品在稀碱溶液中吸水性增强。所以碱发比水发时间要短。

2. 碱发的卫生与安全

碱性溶液对微生物性污染物具有抑制作用。但是过浓的碱水或涨发时间过长易使原料表面腐蚀；已膨润的蛋白质水解为小分子，溶于水中，从而失去应有的营养价值和风味，例如蛋白质在碱液中加热一段时间，胱氨酸分解为氨基丙烯酸和H_2S，赖氨酸转变成赖氨酸丙酸，精氨酸分解产生脲酸和尿素，温度超过60℃，还引起丝氨酸的分解破坏。因此，碱发原料应注意控制碱液含量和涨发的温度与时间，经常抽检食品的感官品质，减少不必要的浸泡以免营养损失。

碱发后食品的感官品质要求为：色呈半透明，形态丰满，富有弹性和应有的质感，无残存的碱味。因此，碱发后的原料应用清水将碱液漂洗干净。

二、热膨胀涨发卫生与安全

（一）热膨胀涨发特点

热膨胀涨发包括油发、盐发、砂发等。其原理是通过不同的导热介质使干货原料受热，体积大大增加，形成膨松状制品，再放入温水或碱水中，使其复水回软。

（二）热膨胀涨发卫生与安全

热膨胀涨发时宜缓不宜急，防止原料外部焦化而内部涨发不透。使用油发，不宜高温或使用反复加热过的油，以防油脂热分解产物污染原料。涨发后的原料，要用温水或碱水清除油分，洗去杂质。

第四节　原料洗涤的卫生与安全

一、洗涤的卫生与安全意义

动植物性原料在生长、运输和储存过程中受到外界环境的污染，原料表面附着了大量污染物，而有碍食品卫生，这些污染物是：① 附着的寄生虫及其虫卵；② 附着的昆虫；③ 附着农药类化学污染物；④ 附着含有放射性的尘埃；⑤ 附着各种有害的微生物。

原料洗涤的目的就是要尽可能地除去这些污染物，达到较高的卫生标准。

食品经放置时间 t_1 后，微生物的增殖数即达到危险界限，每当达到时间 t_1 时，就要对食品进行洗涤。如果能洗去 90% 的微生物，那么剩余的微生物就回到 t_2 点，或接近原点，所以只要重复这种洗涤过程，就永远不会达到这种危险界限，这就是洗涤的意义（图 5－1）。

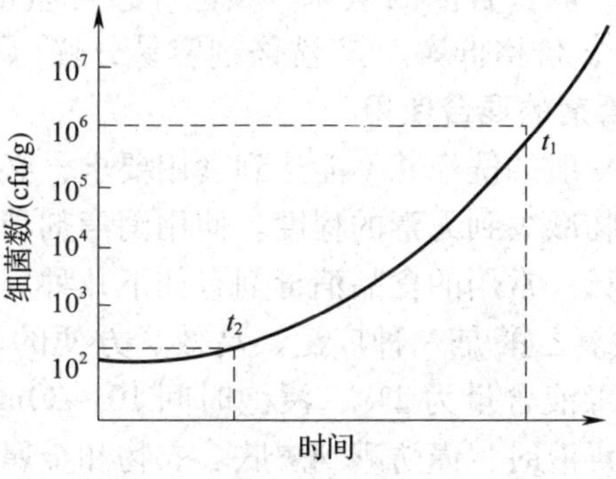

图 5－1　洗涤的除菌效果示意图

二、洗涤剂选用原则

（一）水的选用

水是一种天然的洗涤剂，在烹饪原料洗涤时得到最广泛的使用，由于水洗涤常常难以去除污垢和油垢，所以常常与热力、搅拌产生的滚动摩擦、压力喷射结合使用，以提高其洗涤效果。

水的洗涤在厨房间起着极大的作用。饮食业所用水的相当大部分是用于洗涤的。水作为洗涤媒介，具有如下特性。

（1）有较强的溶解力和分散力水　由于其极性结构，可以溶解或分散于较广范围的电解质和亲水物质中。例如能溶解于食盐、硫酸盐、碳酸盐等无机盐中，能溶解或分散糖、蛋白质等许多有机物。这种有广泛溶解力的特性是其他液体所没有的。

（2）有良好的物理特性　在常压下0℃时融化，直到100℃都是以低黏度的液体状态存在，其蒸汽压对洗涤操作也无大的妨害。此外，即使将洗涤过的原料放置于空气中，也能在短时间内自然干燥。水的比热和蒸汽潜热差异较大，也能加以有效利用。

（3）操作安全　原料洗涤用水应符合《无公害食品畜禽产品加工用水水质标准》，它适用于畜禽产品加工成制品（成品）或半成品（初级产品、分割制品）过程中需要的生产性用水，包括添加水和原料洗涤用水。水的基本卫生要求是：① 感官性状良好：水质应为无色、无臭、无异味、透明清亮；② 毒理学上可靠：水中不含病原生物，不因水而传播传染病；③ 流行病学安全：水中所含化学物质对机体无害，对人体健康不产生急慢性中毒。

（二）合成洗涤剂的选用

我国对食品用合成洗涤剂制定了国家卫生标准。目前用于洗涤食品原料的洗涤剂有椰子油、二乙醇胺壬酚、聚羟乙烯醚、异丙醇、ABS钠盐等。

食品用合成洗涤剂必须符合下列卫生要求：① 食品用洗涤剂不会对食品的安全性带来不良影响，残留量对人经口安全无毒。不吸附、浸透、残留到食品中。既能充分乳化疏水性的油脂，又有一定亲水性，容易被水冲净。② 使用洗涤剂应保证不破坏食品的营养素，以及食品的风味、颜色等感官质量。③ 洗涤剂的效果迅速。④ 洗涤剂的用量少，价格低廉。⑤ 洗涤剂容易分解，不造成环境污染。

（三）洗涤剂和消毒剂的混合使用

对于生食的食品，一般的洗涤并不能达到食用要求，必须要经过消毒过程。消毒的要求是将有害微生物减少到无毒的程度。使用消毒剂消毒可在洗涤后完成，也可以洗涤、消毒同时进行。常用的食品消毒剂有如下几种。

（1）过氧乙酸　过氧乙酸是一种广泛、高效、方便的消毒剂，在低温下就具有很好的杀菌效果。消毒液含量为2%，浸泡时间10～30min。过氧乙酸具有强氧化性、腐蚀性。配制消毒液时，谨防溅到皮肤、衣物和金属物品上。若触及后，应立即以2%苏打水冲洗。

（2）高锰酸钾（$KMnO_4$）　高锰酸钾是一种强氧化剂，通过氧化细菌体内活性基团而发挥杀菌作用。其使用浓度低，毒性小。对果蔬消毒，消毒液含量为0.1%，浸泡时间5～10min，即可达到消毒目的。

（3）洗涤消毒剂（简称洗消剂）　食品洗消剂是专为食品的洗涤和消毒而配制的，在洗涤的同时，完成对原料的消毒。其中的洗涤剂成分大多为烷基苯磺酸等表面活性剂，加入含氯、含碘的消毒剂，同时加入水、香料、护肤剂等构成。

三、原料洗涤的质量控制

（一）洗涤条件的控制

1. 洗涤液含量

洗涤液具有一定的最佳含量范围，不是越浓越好。

2. 洗涤液活性

洗涤液在使用过程中逐渐老化，活性衰减。使用过度老化的洗涤液，不仅洗涤能力降低，还可能再污染洗涤物。

3. 洗涤温度

较高的温度能提高洗涤液的活性，但对于新鲜食品原料，温度要适中。必须注意，洗涤液保持在25～60℃的中温条件下，有时反而会促进微生物的生长。

4. 洗涤时间

浸泡洗涤后的原料，黏附的污染物松动脱落，用流动水冲洗可除去污染物和洗涤剂。试验表明，用烷基苯磺酸钠洗涤蔬菜，冲洗 30s 后洗涤剂残留量为225mg/kg，远小于人体的进口安全剂量。

5. 洗涤速度

影响浸泡洗涤效果的不只是洗涤液，还有搅拌、搓洗及其他物理方法。它们对洗涤液的流动性有重要影响，也决定了洗涤的速度与效率。但应防止对原料的机械损伤，以及过度浸泡影响色泽、口味等。

（二）原料洗涤的方法

1. 物理性洗涤

（1）漂洗　将原料置于容器中，缓慢地流入清水，然后漂去原料上的少量血渍、色素、鳞、毛、草、壳等杂质。漂洗能保持易碎原料的光滑与完整，适合骨髓、蹄筋、虾仁等原料。

（2）淘洗　将原料置于漏水容器中，边洗边揉擦，以滤去泥沙杂质，适合于粮谷及豆类等颗粒状原料的洗涤。

（3）冲洗　利用水流的冲击力对物体洗涤，以冲去泥沙，寄生虫虫卵及化学性污染物，一般用于蔬菜、瓜果类菜肴的洗涤。

（4）浸洗　将原料置于多量清水中经较长时间浸泡（常为1d），使其中的淤血块、污垢、异味物溶出。适用于野禽、野兽开膛后的洗涤，以及腌制品食用前的处理。

（5）灌洗　将流动水不断注入肺支气管中，以洗涤小支气管及肺泡中的淤血块及杂质。多用于家畜肺组织的洗涤。

（6）烫洗　将原料置于80～90℃热水中洗涤，去除黏液、油脂及腥味物。如畜禽肉、胃肠以及鳝鱼、鳗鱼、鱼等。

对用自然洗涤方法效果不佳的原料，可以借助外力的作用辅助洗涤。

（7）刮洗　一边自然洗涤，一边用刀刮去原料表面的污垢、黏液等杂质，常用于对带皮组织的洗涤，如肉皮、蹄子、火腿等。

（8）刷洗　用毛刷、竹帚、草把等工具刷去或擦去附在原料表面的泥沙污物，如对蜇皮、螃蟹、龙虾的缝隙、萝卜的凹槽处的洗涤。

（9）翻洗　将原料正反面翻转洗涤，适用于内外都比较脏的原料如畜禽的胃、肠以及软体动物的洗涤。

2. 化学性洗涤

除使用合成洗涤剂洗涤外，厨房间尚有以下洗涤方法。

(1) 盐溶液洗涤　在洗涤水中加入1% ~1.5%食盐，对原料洗涤。常用于贝类动物，食盐的渗透作用可使动物肌肉收缩而排出沙粒。

(2) 碱溶液洗涤　用3% ~5%碳酸钠（食碱）溶液洗涤。碳酸钠与脂类起皂化作用而去除油污。如香肠使用3%碳酸钠溶液洗涤，火腿用5%碳酸钠溶液洗涤。

有人测定，正常果蔬表面的细菌数在10^4 ~10^5cfu/g之间，叶菜和根茎类蔬菜附着的微生物数量尤其多。而采用各类洗涤工艺，则可以使微生物数量降低95%以上。

对一些较脏、多脂、腥臊味较重的原料，常需将各种洗涤方法结合使用，才能达到卫生要求。

第五节　原料腌制的卫生与安全

原料的腌制加工一方面可使原料中的微生物受到抑制，改善食品的质地、色泽和风味，便于原料的保藏，一些烟熏、烤制食品烹调前也常常经过腌制处理。另一方面，腌制过程中可能带来一些化学性污染，嗜盐菌残存还可能引起原料的腐败变质，因此应加强腌制过程中的质量控制。

一、腌制的抑菌作用

食品的腌制可有效地抑制微生物的活动，达到长期保存的目的。食盐的抑菌作用表现为：① 提高渗透压的作用；② 降低水分活度的作用；③ Na^+的毒性作用；④ 抑制微生物酶的活力；⑤ 减少食品含氧量。

当盐含量为1% ~3%时，大部分微生物受到暂时性抑制。当含量达到10% ~15%时，多数微生物停止生长。若含量达到20% ~25%时，包括霉菌在内的所有微生物都受到抑制或被杀死。抑制各种微生物的食盐含量见表5-5。

表5-5　不同微生物可耐受的最高食盐浓度

微生物	醭酵母	黑曲霉	乳酸杆菌	变形杆菌	沙门菌	腐败球菌	肉毒梭菌
食盐含量/%	10	17	12 ~13	10	12 ~19	15	6

细菌中只有极少数是耐盐菌。一般情况下，球菌耐盐性高于杆菌；非致病菌高于致病菌。某些耐盐菌在20%的盐溶液中仍可保持生命力，如微球菌属、嗜盐杆菌属、假单胞菌属、黄杆菌属、八叠球菌和明串珠菌等。

霉菌和酵母菌的耐盐能力比细菌强得多，霉菌、酵母菌和嗜盐细菌经常是腌制食品的主要污染菌。

一般认为，18% ~25%的盐溶液，已能达到阻止微生物生长的目的。但随着腌制卤水的陈化，会有与卤水环境相适宜的高度特殊的微生物出现。微生物的类型取决于盐含量、温度、原料成分等因素。这些因素的变化，使卤水中微生物的类型也随之改变。在这些微生物的作用下，原料蛋白质分解产生的碱性物质使卤水的 pH 上升，有利于腐败菌的生长，而导致腌制品变质。

各类腌制品相关的微生物类型决定于盐的含量以及食物的类型。某些耐盐微生物与盐渍制品的腐败有关。另外腌渍制品中还可能检出对人致病的金黄色葡萄球菌、副溶血性弧菌（见表 5－6）。

表 5－6　　盐腌制品可能出现的微生物

腌制品类型及食盐量	嗜盐菌	致腐败菌	致病菌
腌肉 （1% ~7%）	耐盐霉菌、酵母和革兰阳性细菌	腌牛肉： 霉菌 乳酸杆菌 微球菌和弧菌 罐头腌肉： 梭菌	低盐肉中肠杆菌科致病菌 肉毒梭菌 产气荚膜梭菌 金黄色葡萄球菌
少盐腌鱼 （1% ~10%）	微嗜盐和耐盐类型	微盐鱼中：假单胞菌 罐装鱼：梭菌 5% ~10% 盐鱼中：微球菌	决定于盐含量，低盐腌鱼肠杆菌科中的致病菌副溶血性弧菌可以出现在1% ~7% 盐制品中 金黄色葡萄球菌
多盐腌鱼（鱼中盐 10% ~15%，卤水 70% ~80%）	中等嗜盐和极嗜盐型	嗜盐杆菌、嗜盐球菌、微球菌	
腌菜 （1% ~15%）	中等和耐盐霉菌、酵母和革兰阳性细菌	低盐腌菜中： 乳酸菌 酵母和霉菌 需氧芽孢杆菌 肠杆菌科 包装腌菜中： 梭菌	决定于食物中盐量 低盐腌菜：肠杆菌科中的致病菌

腌制品中的寄生虫大部分被杀死。对于米猪肉，凡是 $40cm^2$ 肌肉上，囊尾蚴或钙化虫体少于 3 个者，可将肉块切成 2.5kg 以下，厚度不超过 8cm，在浓盐水中腌制 20d 即可杀死寄生虫，可供食用。华枝睾吸虫的囊蚴在食醋（含醋酸 3.4%）中可存活 2h，酱油（含食盐 19.3%）中可存活 5h。

二、腌制对食盐的卫生要求

食盐为晶体氯化钠，用于食用。我国的食盐资源丰富，有海盐、湖盐、井盐、矿盐等不同来源。食盐按生产和加工方法可分为精制盐、粉碎洗涤盐、日晒盐。按商品等级可分为优级、一级、二级。产地来源不同，其杂质成分也不尽相同。

（一）食盐的卫生问题

1. 食盐的化学性污染

食盐中常含有一些杂质，主要是钙、镁、钾、铁的硫酸盐和氯化物以及沙土和有机物等。其中的 $CaCl_2$ 和 $MgCl_2$ 是苦味物质，还会导致腌制品的质地粗硬，爽脆感不足。在水溶液中 Ca^{2+} 和 Mg^{2+} 含量达到 0.15% ~0.18% 时和在食盐中含量为 0.6% 时，即可品尝出苦味。岩盐中含的钾盐数量较多，会刺激人的咽喉，甚至引起恶心、头痛等症状。食盐中的铁盐会与腌制香料中微量的鞣酸和醋反应而变为黑色。微量的铁、铜、铬等还会加速腌肉的脂肪氧化酸败。

2. 食盐的微生物性污染

食盐中还可能带有一些微生物，如嗜盐细菌、霉菌、酵母菌等。干燥的食盐中，由于不能形成高渗透压，更易被微生物污染。劣质的食盐，尤其是晒盐，含有的杂质多，微生物的污染极为严重。用此种盐腌制食品，常会使腌制品耐保藏性差。精制盐经过高温处理，微生物数量减少，因此应选用优质食盐加工腌制。

（二）食盐的卫生要求

食盐应白色、味咸、无异味，无明显的与盐无关的外来异物，其理化指标应符合国家标准要求。

三、腌制品品质变化及其控制

腌制加工品常见的有咸肉、香肠类畜肉制品，板鸭、风鸡、咸蛋类禽制品，咸鱼类咸干水产品，各式酱腌菜等。它们长期以来多由餐饮业组织加工销售。

（一）畜肉腌制品

咸肉、腊肉、火腿、香肠、香肚等腌制品，都是以鲜猪肉为原料，利用食盐腌渍，或再加入其他调味品，再经风吹，成形加工而成。它们对丰富菜肴品种发挥了很大作用。

由于食盐的抑菌、防腐作用有一定的限度，如果在气温适宜、卫生条件差、原料肉不新鲜或处理不当、用盐量和用盐方法未掌握好等情况下，都容易造成腌肉腐败变质。主要发生于制品深部食盐不容易渗透，以及用盐不均匀的部位。

判定腌肉卫生质量时，常采用“看”、“扦”、“斩”三步检验法。“看”是从表面和切面观察其色泽和硬度；“扦”是用竹扦插入腌肉深部以探测腌肉深部的气味。“斩”是在看、扦所得结果的基础上，对其卫生质量发生疑问时所采取的辅助方法。必要时还可试煮，以品评熟腌肉的气味和风味。

1. 咸肉

咸肉系指用鲜猪肉经过干腌加工而成的肉制品。其品质判定见表 5－7。

表 5-7　　咸肉的品质判定

卫生标准	变质感官指标
外表干燥清洁，质地紧密而结实，切面平整有光泽，肌肉呈红色或暗红色，具有咸肉固有的风味，挥发性碱基总氮 TVBN（mg/100g）≤20，亚硝酸盐（mg/kg）≤30	外表稍湿润，发黏，有霉点或其他变质现象，质地松软，切面发黏，肌肉切面呈酱色，脂肪呈黄色或带绿色，有酸味或腐败味，挥发性碱基总氮 TVBN（mg/100g）>45

2. 肴肉

肴肉系指由精选猪腿肉，加盐腌制，经特殊加工制成的熟肉品。

感官指标：皮白，肉呈微红色，肉质呈透明晶体状，表面湿润，有弹性，无异味，无异臭。

理化指标：亚硝酸盐含量（以 $NaNO_2$ 计）≤30mg/kg。

3. 腊肉

系指用鲜猪肉切成条状腌制后，经烘焙或晾挂而成的肉制品。其品质判定见表 5-8。

表 5-8　　腊肉品质判定

卫生标准	变质感官指标
色泽鲜明，脂肪透明呈乳白色，肌肉呈鲜红色或暗红色，结实有弹性，指压后无明显凹痕，具有腊肉固有香味，水分≤25%，食盐（以 NaCl 计）≤10%，酸价（脂肪以 KOH 计）（mg/kg）≤4，亚硝酸盐（mg/kg）≤20	肌肉灰暗无光泽，脂肪呈黄色，表面有霉点，抹后仍然有痕迹，肉身松软、无弹性，指压后凹陷不易恢复，有酸味或臭味

4. 火腿

火腿是指用鲜猪肉后腿经过干腌（洗晒）、发酵加工而成的肉制品。其品质判定见表 5-9。

表 5-9　　火腿品质判定

项目	一级鲜度	二级鲜度
色泽	肌肉切面呈深玫瑰色或桃红色，脂肪切面呈白色或微红色，有光泽	肌肉切面呈暗红色或深玫瑰红色，脂肪切面呈白色或淡黄色，光泽较差
组织状态	致密而结实，切面平整	较致密而稍软，切面平整
气味和煮熟尝味	具有火腿特有香味或香味平淡，尝味时盐味适度，无其他异味	稍有酱味，豆豉味或酸味。尝味时允许有轻度酸味或涩腥味
过氧化值/（meq/kg）	≤20	≤32
三甲胺氮/（mg/100g）	≤1.3	≤2.5
亚硝酸盐（以 $NaNO_2$ 计）/（mg/kg）	≤20	

变质火腿感官指标：肌肉切面有各色斑点，脂肪呈黄色，有霉点，肉身松软、无弹性，指压后凹陷不易恢复，有臭味。

5．灌肠类腌制品

灌肠类腌制品是指以鲜（冻）畜肉经加工、腌制、切碎、加入辅料灌入肠衣内后经煮熟而成的红肠、肉肠等制品。灌肠类品质判定见表5－10。

表5－10　　肉灌肠的品质判定

卫生标准	变质感官指标
肠衣（肠皮）干燥完整，并与内容物密切结合，坚实而有弹力，无黏液及霉斑。切面坚实而湿润，肉呈均匀的蔷薇红色，脂肪为白色。无腐臭，无酸败味亚硝酸盐含量（以 $NaNO_2$ 计）≤30mg/kg	肠衣湿润、发黏，易与肉馅分离并易断裂，表面霉点严重，抹后仍有痕迹，切面不齐，裂缝明显，中心有软化现象，肉馅无光泽，脂肪呈灰暗色，有酸味或臭味

6．醋渍的腌制肉

腌渍的猪腿、香肠和类似的制品浸泡在有醋的盐水中之所以稳定，是由于低pH、醋酸、没有可发酵的糖和密封的关系。适当数量的乳酸菌以及 10^4 cfu/g 的芽孢菌可以存在。大肠菌群和金黄色葡萄球菌很少存在。乳酸菌数量超过 10^7 cfu/g时可使盐水浑浊。

食物传播性病原细菌一般不能存活，但是如果容器密封不严，霉菌可能会生长，引起潜在的霉菌毒素的污染。

（二）禽、蛋类腌制品

1．板鸭（咸鸭）

板鸭（咸鸭）系指将健康鸭经宰杀、去毛、净膛，经盐腌、复卤、晾晒而成的腌制品。其品质判定见表5－11。

表5－11　　板鸭（咸鸭）品质判定

项　目	一级鲜度	二级鲜度
外观	体表光洁，黄白色或乳白色，咸鸭有时为灰白色，腹腔内壁干燥有盐霜，肌肉切面呈玫瑰红色	体表呈淡红色，或淡黄色，有少量油脂渗出，腹腔潮润稍有霉点，肌肉切面呈暗红色
组织状态	肌肉切面紧密，有光泽	切面稀松，无光泽
气味	具有板鸭固有的气味	皮下及腹内脂肪有哈喇味，腹腔有腥味或轻度霉味
煮沸后肉汤及肉味	芳香，液面有大片团聚的脂肪，肉嫩味鲜	鲜味较差，有轻度哈喇味
过氧化值/（meq/kg）	≤197	≤315
酸价（以KOH计）/（mg/g脂肪）	≤1.6	≤3.0

2. 风鸡、风鹅

风鸡、风鹅是将宰后的鸡、鹅取出内脏，经擦盐和放花椒后再缝合，挂于通风处吹干而成。

风鸡在制作时不拔弃羽毛，因而减少了细菌侵入的机会。并由于盐腌和干燥，故不易变质。冬季制作时可保藏6个月。风鹅则拔除羽毛加工。我国加工风制食品已有上千年历史，现在已形成规模化生产，尤以馋神牌风制食品最为著名。

3. 咸蛋

良质的咸蛋，蛋壳完整，无裂纹及发霉现象，轻轻摇动时，蛋白因稀薄而流动，有轻度水荡声，以灯光透视时，蛋白透明，亮度清晰，蛋黄缩小。打开蛋壳，可见蛋白稀薄，浓厚蛋白层消失，透明；蛋黄呈红色或淡红色，浓缩，黏度增加，但不硬固。煮熟后有香味，蛋黄呈朱砂色，食时有沙感，富有油脂，咸度适当。

变质的咸蛋有黑黄蛋和混黄蛋两类。

（1）黑黄蛋　多数情况下是由于加工前蛋壳破裂，或是由于存放太久或是配料不清洁，变质败坏而引起的。轻度的黑黄蛋，灯照时蛋黄发黑，蛋清尚清晰透明。打开蛋壳，见蛋黄黑而坚硬，蛋白较清晰，透明，具腐败气味。严重的，打开蛋壳时，蛋黄与蛋白皆成水样，呈黄黑或黑绿色，有强烈臭味。

黑黄蛋因腐败较轻，有人喜食，所以应在充分煮熟后，方可食用。

（2）混黄蛋（又叫混水黑黄蛋）　多是由于加工后存放时间过久或是原料蛋不新鲜造成蛋黄破裂与蛋白相混的结果。灯照时模糊不清，色暗淡浑浊。打开蛋壳，可见蛋白呈淡黄色或白色，粥状。蛋黄缩小或变形，常呈乳白色，质地稀薄，带有臭味。

混黄蛋因腐败严重，具有恶臭，应严禁食用。

（三）咸鱼

咸鱼是用食盐加工的制品，味咸是其特征。

1. 咸鱼的卫生问题

由于食盐的脱水作用有一定的限度，经盐腌的鱼制品，组织内仍有一定量的水分，加上食盐并无杀菌作用，因此咸鱼也存在腐败变质的问题。特别在气温高、卫生条件差、原料鲜度差、或原料处理不当、用盐量和用盐方法不当等情况下，都容易造成咸鱼在加工储藏中发生腐败变质。

咸鱼的腐败常常发生于鱼体内部食盐不容易渗透或者用盐不均匀的部位；或者由于卫生条件不好，鱼体血污未洗净以及鱼体可溶性含氮物渗出到卤水中，结果使卤水腐败。这就要求严格掌握原料鲜度，不同原料分别腌制，原料剖割适当，去净内脏，洗净血污，用盐均匀合理，腌渍的用具清洁。要做好定期检验工作。

咸鱼在储运不当时，还会出现发红和油酵等变质现象。前者是嗜盐菌（最常见的是黏质沙雷氏菌）在鱼体繁殖产生红色素的结果，后者是油脂氧化的结果。应采取遮阴、通风、控制温度并实行低温腌制。

2. 咸鱼品质的判定

首先观察鱼体外观是否正常，条形是否完整，外表有无因脂肪氧化引起的油酵（泛油发黄）现象，色泽是否发红。次质和不新鲜的咸鱼体表多不清洁。然后注意鱼鳃、肌肉等处有无生虫。用手触摸鱼体有无黏糊、腐烂现象。

为了检查咸鱼深层肌肉的色泽以及肌肉与骨骼结合状况，可用刀切鱼体，观察鱼肉断面，鉴定肉坚实度及气味。好的咸鱼肉质坚实、肌肉色泽均匀，无陈腐、霉变、发酸、臭味。也可试煮测定其气味和风味。

对于保藏有一定时期的咸鱼，尤其要注意有无回潮、盐析、发霉、生虫现象。其品质判定见表 5－12。

表 5－12　　咸鱼及其他咸干水产品的品质判定

种类	质量	感官指标
咸鱼	良质	鱼体无伤痕，鳞完整，表面白色，有光泽，肉质紧密，坚实，无破肚离骨现象，有咸鱼固有色味
	变质	鱼体有重伤痕，鳞不全或大部分脱落，表面发黄肉质疏软，有破肚离骨现象，有哈喇味或臭味
鱼干	良质	外表清洁，有光泽，鳞片紧贴，肉质干燥、紧密，呈白色或淡黄色
	变质	外表污秽，暗淡无光，鳞易脱落，肉质疏松，呈黄褐、深黄色或发红
海蜇	良质	色泽光亮，呈淡黄色，质坚实而脆
	变质	表面发黑，有脓样液，质发酥、易破裂、有腐臭味
虾米	良质	味淡而鲜美，表面干燥洁净，色淡黄而光泽，无搭壳现象，肉质紧密，坚硬，具虾米固有气味
	变质	碎米多，表面潮湿，暗淡无光，色呈灰褐色或黄褐，搭壳严重，肉质疏松，有霉味、异味
虾皮	良质	外壳清洁、淡黄色，有光泽，体形完整，尾弯成钩状，头部和躯体相连，紧捏一把放松后，能自动散开，无杂质
	变质	外表污秽，暗淡无光，体形不完整，碎米较多，呈苍白色或淡红色，紧捏一把放松后，互相黏结不易散开，有霉味、异味

（四）酱腌菜

酱腌菜是指用食盐、酱、酱油、糖、醋等腌渍的蔬菜制品，是消费者喜爱的一种佐餐食品。我国加工酱腌菜的历史大约有 2000 年左右。现在一些产品已经成为著名产品。

1. 酱腌菜类别

酱腌菜品种较多，分类方法也较多，按腌制工艺不同，大致可分为酱菜、非发酵性咸菜、发酵性咸菜以及其他腌菜。

酱菜是盐腌的半成品（即咸菜）经过酱料的浸渍加工而成，如酱黄瓜。非发酵性咸菜是指在加工过程中，通过盐和调味品发生的化学作用，使制品获得特定的风味，如辣萝卜。发酵性咸菜是指：在加工过程中，除原料和各种辅料经发生化学作用外，还需要借助曲霉、酵母、乳酸菌等有益微生物发酵，使加工品增添特殊风味。

2. 腌菜制作过程中亚硝酸盐的产生及其控制

蔬菜中含有大量硝酸盐。腌制过程中，在亚硝基化微生物的作用下，硝酸盐转化成亚硝酸盐，使亚硝酸盐大量积累。有人认为，腌制 1 周的蔬菜，亚硝酸盐含量开始增加，在第 14d 左右达到高峰，在 10℃以下可持续 3 周。鲜菜与腌菜亚硝酸盐含量的比较见表 5－13。

表 5－13　鲜菜与腌菜亚硝酸盐含量比较表　单位：mg/kg

室温	项目	鲜萝卜	腌萝卜 食盐含量/%				鲜白菜	腌白菜 食盐含量/%			
			3	5	10	15		3	5	10	15
5℃	平均含量	0.04	1.46	0.45	0.32	0.19	0.04	0.37	4.25	5.51	0.56
13℃	平均含量	0.16	0.16	0.16	0.19	0.22	0.16	0.96	0.16	0.46	0.38

（1）影响腌制过程中亚硝酸盐生成的因素　影响腌菜中亚硝酸盐生成的因素包括五个方面：

① 食盐含量：食盐的含量越高，就越能有效地抑制亚硝基化微生物的活动，亚硝酸盐生成慢，高峰值出现晚。

② 温度：腌制温度越高，亚硝酸盐生成越早，含量越低。有人试验，用5% 食盐水腌白菜，在室温为 20℃、13℃、10℃、5℃下，出现亚硝酸盐峰值的时间分别为第 6 天、第 7 天、第 10 天、第 15 天，亚硝酸盐高峰值为 1.4mg/kg、10.3mg/kg，9.5mg/kg，11.6mg/kg。原因有三个方面：一是温度高时，乳酸发酵旺盛，亚硝基化微生物的活动受到抑制；二是亚硝酸盐在高温发酵形成的酸性环境中易被分解；三是较高的温度有利于亚硝酸盐溶于卤水中。

③ 酸度：较高的酸度可以抑制亚硝基化微生物的活动，并能分解部分已生成的亚硝酸盐。有人试验，将足够的醋酸加入一定量的亚硝酸盐溶液中，亚硝酸盐分解量在 10min 后，为 20.7%，6h 后为 48.5%，24h 后为 79.1%。

④ 微生物污染：腌制操作不卫生，抗酸能力强的霉菌、酵母菌等亚硝基化微生物十分活跃，产生大量亚硝酸盐。例如，在用 8% 盐水腌渍过程中，未洗的白萝卜 36d 亚硝酸盐含量为 38.04mg/kg，洗净的白萝卜 36d 亚硝酸盐含量为 21.9mg/kg。

⑤ 糖的作用：腌制时，食品的含糖量与亚硝酸盐的合成量呈反比关系。食品中含糖量高有利于乳酸菌发酵产酸，抑制了亚硝酸盐的形成。腌白菜梗部亚硝酸盐含量高于叶部正是这一原因。腌制时适量加白糖或葡萄糖，有利于抑制杂菌生长，阻止亚硝酸盐的生成。

（2）腌菜的致病性　我国河南林县是世界食道癌高发区之一，这与当地居民爱吃酸菜，喝酸菜水有关。日本人胃癌发病率较高，有人认为这与日本人喜食咸鱼和腌菜有关。

(3) 控制　腌制品在制作过程中，应注意操作卫生，食用腌制品应避开亚硝酸盐高峰。表5－14列出了食用腌菜安全期的参考值。

表5－14　　食用腌菜安全期的参考值

食盐含量 气温/℃	腌白菜		腌萝卜	
	3%～5%	10%～15%	3%～5%	10%～15%
10以下	30d	30～45d	20d	30d以后
11以上	20d	30d	15d	25d

3. 酱腌菜品质的判定

感官指标：应具有酱腌菜固有的色香味，无杂质，无其他不良气味，不得有霉斑白膜。

理化指标：亚硝酸钠（以 $NaNO_2$ 计）≤20mg/kg。

4. 几种盐腌菜加工过程中卫生问题的控制

(1) 酸泡菜卫生问题　在自然发酵卤水中，如发酵发生在适宜的温度、食盐含量、固体（食品）与盐水的质量百分比都差不多的情况下，占优势的正常微生物菌相为乳酸菌，其数目超过大肠菌群，然后发酵性酵母由于卤水供给的营养而发育。腌制者总是希望卤水的微生物菌相尽快连续以同性发酵的乳酸菌菌种占优势，即起初为啤酒片球菌（*Pediococcus cerevisiae*），随后是胚芽乳酸杆菌（*Lactobacillus plantarum*）、异性发酵的乳酸菌（发酵产气），如短乳酸杆菌（*Lactobacillus*）和肠膜样白色念珠菌（*Leuconostoc mesenteroides*）。

大肠菌群、专性嗜盐菌、异性发酵乳酸菌和发酵性酵母菌在卤水表层具有旺盛产气发酵的能力。这种情况下可引起乳黄瓜的所谓空心现象，降低品质。

在各种盐浓度的卤水内可以有丰富的膜生酵母菌生长，从而使盐水酸度消失。当某些霉菌伴随这种泡沫而生长的时候，蔬菜可变软，甚至不能食用。如蔬菜原料不卫生，还会导致大量能形成泡沫的酵母菌、霉菌共同生长或单独生长。

(2) 醋渍菜的卫生问题　经盐渍的蔬菜，可先用醋酸化，然后再加糖使形成甜味。如果醋、糖控制不当，可经常发生以产生乳酸的细菌和酵母菌为主的菌相。腌菜罐封闭不严，会造成真菌和生膜酵母在液体表面生长。

(3) 控制　为了确保消费者的安全，对酸泡菜、醋渍菜现多经巴氏消毒后进行包装。一般在包装物内加入足够数量的食用有机酸（醋、醋酸和乳酸），使卤水的pH稳定在4.0或以下。常用醋的含量为10%～20%。

消费者一般会要求减少酸化或降低盐含量。但如果任意地减少某种卤水中的醋、食盐用量，也可能会造成某些轻度的反常味道，而不被接受，应引起注意。

第六节 原料分割、切配、放置的卫生质量控制

一、原料分割、切配的卫生质量要求

（一）肉类分割切配卫生质量要求

禽类血污、气管、肺、嘴壳、爪皮、舌尖、硬壳等物要去净，否则影响菜肴质量；并要根据菜品和烹调的要求，摘掉禽类尾脂腺和脖头淋巴，以去掉腥臊味并保证卫生要求。禽类内脏中的污物要反复洗净，有的还需用盐搓洗，以去掉黏液和异味。

家畜内脏的粪便污染物及杂质较多，污秽而油腻，如果不清洗干净，根本不能食用，特别是肠、肚一定要翻过来将里面的污秽油腻及黏液洗刮干净才能食用。在初加工中还必须将畜禽内脏中的腥臊味洗去除掉。

野味原料大多是死的，而其蛋白质含量又较高，时间一长，细菌极易侵入野味原料内导致原料变质，一旦变质则不可食用。凡用枪射死的野味原料，要注意取尽枪弹及铁砂。野味的内脏容易变质，应注意识别。在加工野味食品时，必须将毛、血去掉并洗涤干净，特别是臊气较重的野味，必须用香料、生姜等处理，去掉腥臊臭味方可进一步加工食用。

动物类原料应去除甲状腺、肾上腺、病变淋巴腺。

甲状腺所分泌的激素叫甲状腺素，人一旦误食，因过量甲状腺素扰乱人体正常的内分泌活动，出现类似甲状腺机能亢进的症状。猪甲状腺位于气管喉头的前下部，是一个椭圆形颗粒状肉质物，附在气管上，俗称“栗子肉”。如错误地将甲状腺与其他“碎肉”混在一起，就可能引起中毒。甲状腺素理化性质非常稳定，在600℃以上的高温才能被破坏，一般的烹调方法不可能做到去毒无害。

动物的肾上腺左右各一，分别跨在两侧肾脏上端，俗称“小腰子”。大部分包在腹腔油脂内。肾上腺的皮质能分泌肾上腺素。如果在牲畜屠宰时未加摘除，或髓质软化在摘除时流失，被人误食，引起中毒。患者血压急剧升高，急性胃肠炎，对高血压、冠心病者可因此诱发中风、心绞痛、心肌梗死等，危及生命。

淋巴腺分布于全身各部，为灰白色或淡黄色如豆粒至枣大小的组织，俗称“花子肉”。当受病菌侵入后，出现不同的病理变化，如充血、出血、肿胀、化脓、坏死等。这些病变淋巴腺含有大量的病原微生物，可引起多种疾病，对人体有害。对无病变的淋巴腺，可能有化学污染物残存，最好一并废弃。

鸡、鸭、鹅等的臀尖不可食。鸡臀尖是位于鸡肛门上方的那块呈三角形肥厚的肉块，其内是淋巴腺集中的地方，是病菌、病毒、化学污染物集中的地方，故应切除。

动物肝脏是人们常食的美味，也是动物最大的解毒器官，动物体内的各种毒素，大多要经过肝脏来处理、排泄、转化、结合，因此肝脏中暗藏着毒物。进入动

物体内的细菌、病毒、寄生虫往往在肝脏生长、繁殖，动物也易患肝炎、肝硬化、肝癌等疾病。初加工前应选择健康肝脏为原料，对肝脏淤血、肿大、内包白色结节、肿块或干缩，坚硬或胆管明显扩张，流出污染的胆汁或见有虫体等，都为病态肝脏，不可加工食用。对可食肝脏，食前必须彻底清除肝内毒物。一般方法是反复用水浸泡3~4h，在肝表面割上花刀可缩短浸泡时间，去除肝内积血，并充分加热烹调。不能半生带血食用以防食物中毒发生。

（二）水产类分割切配卫生质量要求

水产品中往往带有较多的黏液、血水、寄生虫等污秽杂物和腥臊臭味，必须除尽，以保证菜肴的卫生质量。

（三）蔬菜切配卫生质量要求

蔬菜在洗涤中，要注意洗涤干净，要去掉泥土、虫卵、农药等，因此在洗涤时采用的方法要得当。有的原料要掰开洗或刷洗，不使污秽物质夹在原料中，有的要先用清水浸泡一段时间，以去掉残留的农药等。

洗涤后的蔬菜必须放置在加罩的清洁架上，以防沾染上灰尘杂质。

蔬菜必须先洗后切，防止营养素流失。

二、初加工制品放置过程中的卫生质量控制

烹饪原料切配后放置时间过长，可能产生原料变质或污染微生物而腐败，也可对人体健康产生危害。

（一）放置的特点

1. 肉类初加工制品放置的特点

家畜家禽在宰杀后，就要进入放置过程。放置过程中的卫生问题主要是微生物的侵入引起的腐败变质。因此，必须采取各种方法保管好初加工制品。

低温放置是保管肉类最好的方法。因为低温能冻结肉中的水分，控制微生物的生长繁殖，甚至使其死亡。所以，一般肉类初加工制品应放在-4~0℃下保管。若肉类初加工制品在室温下放置，放置的温度以10℃以下为宜，并放在阴凉、通风、干燥处。

2. 水产类初加工制品放置的特点

水产类有的是鲜货，有的是冻货，对它们进行初加工后，应根据不同的品种，分别放置。水产品初加工后，很容易变质，应注意保鲜，一般采用低温保鲜来抑制组织蛋白酶的作用和细菌的生长繁殖，以延长其僵硬期和自溶期。若在室温下放置不能放置过久，应及时烹饪。已解冻的鱼品，不应重复冷冻。

3. 蔬菜类初加工制品

新鲜蔬菜是易腐的烹调原料，质量极易发生变化。特别是经过初加工的蔬菜类，损伤处较多，微生物于损伤处侵入，然后迅速繁殖扩展，引起腐烂。因此，蔬菜类初加工制品要注意放置在低温度、低湿度下，造成不利于微生物繁殖的条件。因为蔬菜在温度高、湿度大的情况下，会加速呼吸，使新陈代谢过程加快，

消耗多量的营养成分，从而降低品质。但蔬菜类初加工制品也不能在太低的温度下放置，因为新鲜蔬菜含有大量水分，当温度降到0℃以下时会产生冻伤，使蔬菜的滋味、外形和颜色发生变化。因此，蔬菜初加工制品宜在0～1℃低温下放置。若在室温下放置，也应放在阴凉、干燥处，但不宜过于干燥。

（二）室温放置过程中的卫生质量控制

烹饪原料经宰杀、洗涤、去皮、修剪、切丁、剁碎和切片后，若不马上进行烹饪，则需在室温中放置一段时间，此时的烹饪初加工原料暴露在室温下，在危险温区，很容易受微生物污染，影响原料的卫生质量，因此，不能长时间放置。

烹饪初加工原料应尽可能放在阴凉、干燥、通风良好、清洁的室内。加工好的原料不能靠墙着地放置，并与墙壁地面保持一定距离。初加工原料放置要合理，不可过分密集，并放置整齐，不同的原料要分开放置，不能与有毒物、不洁物放在一起。不能放在污水易溅泼到的地方，以免造成污染。

烹饪初加工制品的放置室温度不能变化过大。放置烹饪初加工制品的周围不允许有鼠、蝇或昆虫存在或有它们生长繁殖的场所，以防止老鼠、苍蝇、蟑螂、蚂蚁等爬到原料初加工制品上污染食品。放置间应有纱门纱窗，以防尘、防蝇。

（三）冷却放置过程中的卫生质量控制

烹饪初加工制品如果暂时不用的，可放在冰箱里冷却放置。要根据食品的性质掌握冷却的温度，温度不能忽高忽低，以抑制微生物的繁殖。

烹饪初加工制品在冰箱中要合理放置，要按不同的品种分开存放，有血水的原料放在下面，无血水的放在上面搁架上；生原料与熟原料分开；先存放的与后存放的分开，并存放整齐。取用时采取先进先出的原则。

如果餐饮业宰杀的家禽数量多，冷却后放冰箱里保管，温度应控制在－4～0℃，并尽可能把禽肉放在架子上或挂起来，不可层层堆叠，这样可保管1周左右。如放在普通冰箱里，只能放2～3d。

本 章 小 结

禽类宰杀初加工卫生应重视宰前停食喂水管理和宰杀过程中的卫生管理。禽畜在宰杀前应单独饲养，断食12～24h，给水至宰前3h。宰杀放血要求切口小，放血充分。应尽量使用动脉放血法和口腔放血法。烫毛的水温，一般为秋冬季高于春夏季，老禽高于仔禽，鸭、鹅高于鸡。净膛分不净膛、半净膛、全净膛三种。放血至净膛的时间一般不超过40min。要做好净膛后的卫生检验工作并及时剔除病变脏器单独处理。

对鳖应进行健康状况检查，剔除体弱鳖、病鳖、注水鳖，宰杀过程中去除病变脏器。餐饮业对鱼类做好活养保鲜工作，一般通过停食、降温、充氧来实施。一些鱼类和水生生物在脏器、血液、黏液、表皮、腺体、棘刺部位存在毒性成分，在宰杀过程中应彻底去除毒素，避免毒素污染其他可食部位。

冷冻食品烹调前必须彻底解冻，以利切配和烹调制熟。常用的解冻法有空气解冻法、水解冻法、微波解冻法。三种不同方法的解冻时间及解冻后原料鲜度会有所不同。对解冻肉、解冻鱼都应做好鲜度的判定工作。

干货原料在烹调前必须进行涨发。不同的原料常选用不同的涨发方法。水发可除去杂质和原料中可溶性污染物。中温水发会诱使微生物的生长，而高温水发则可杀死微生物。碱发速度快，但表面易腐蚀。碱性条件下，原料中氨基酸也发生变化。油发、盐发、砂发等涨发时，宜缓慢加热，涨发后的原料应清洗干净。已经涨发的水发原料属易腐食品，油发原料可以发生脂肪的氧化酸败。涨发后的原料耐藏性普遍较低，易出现变色、变味、腐烂等现象，应妥善管理。

原料洗涤的目的就是要除去原料表面的微生物、寄生虫虫卵、农药残留物和其他杂质。水作为洗涤剂有很多优点，但对油垢不易清除。使用的合成洗涤剂应安全无毒，不破坏食品的营养和感官质量，在食品中残留量小，效率高，价格低，不造成环境污染。洗涤后应再用清水冲去残留的洗涤剂。常用的食品消毒剂有过氧乙酸、高锰酸钾及合成的洗涤消毒剂。不同原料有各自不同的洗涤要求，应区别对待。

腌制通常使用食盐来提高渗透压，其抑菌机理在于高浓度的盐溶液可制造高渗透压环境，杀死微生物；卤水和腌制品的水分活度低，抑制了微生物的活动；钠离子可与微生物原生质的阴离子结合，对微生物具有毒害作用；盐溶液抑制和破坏了微生物分泌的酶，减少了食品含氧量，从而使需氧菌被抑制。腌制可较为有效地抑制或杀死微生物。而霉菌、酵母菌和嗜盐性细菌则是腌制品的主要污染菌。经乳酸发酵的酸菜则微生物菌群较为复杂。应注意腌制过程中亚硝酸盐的消长规律，掌握安全食用期，以确保饮食卫生。应掌握各类腌制制品卫生质量的判定方法。

经烹饪初加工形成的制品，应建立统一的卫生质量要求。畜肉应去除甲状腺、肾上腺、病变淋巴腺。禽类应去除尾脂腺。动物肝脏应去除肝内毒物。野味类应去血除腥，取尽枪弹、铁砂等异物。水产类应去除脏器毒、寄生虫性污染物。净菜、各类包装食品应符合市场准入制度，由取得食品安全生产许可证的单位提供。各类初加工制品应选择合适的条件放置，对室温放置要做好放置环境的卫生，避免病媒生物污染，对冷却放置要避免放置过程中的细菌性交叉污染，对所有初加工制品均应进行卫生质量的判定，确保其安全卫生。

习　题

1. 宰前如何鉴别病、健鸡？
2. 充分放血有什么卫生意义？选用禽类放血法的原则？
3. 净膛有哪些形式？餐饮业为什么提倡使用全净膛的加工方式？
4. 禽类宰后可能发现哪些病理变化？怎样处理？
5. 冷宰死鸡的特征如何？
6. 怎样区别体弱鳖、病鳖、注水鳖？
7. 列举海生动物可能存在的毒性组分与初加工过程中的安全防范措施。
8. 怎样防止食泥螺中毒？

9. 分析常用解冻方法可能存在的风险及控制方法。
10. 干货原料涨发前后的易腐性有什么不同?
11. 分析常用原料涨发法对食品品质的影响（提示：分析其有利作用和不利影响）。
12. 原料水洗的意义是什么？概述洗涤用水的卫生要求。
13. 食品用合成洗涤剂应符合哪些卫生要求?
14. 影响原料洗涤除菌效果的因素有哪些?
15. 食盐中杂质对腌制品质量会产生哪些不利影响?
16. 以一种动物性腌制品为例，说明影响其卫生质量的因素和品质判定方法。
17. 以一种腌菜为例，说明影响其腌制过程中亚硝酸盐生成的因素与控制方法。
18. 动物类原料为什么应去除“三腺”?
19. 分析烹饪初加工制品放置过程中可能存在的风险与控制方法。
20. 名词解释：净膛、解冻、空气解冻、水解冻、微波解冻、复水、食品洗消剂。

第六章 烹饪工艺卫生与安全

［**学习目的**］ 领会厨师的操作规范对餐饮食品卫生的重要性；掌握各类调味、烹制方法对食品卫生质量的控制作用，烹饪制品的质量控制技术；掌握厨房设备与环境的卫生维护方法。

［**主要内容**］ 厨房卫生、厨师的卫生素养与生食菜肴的卫生；蒸煮、煎炸、烟熏、烤制工艺的卫生意义、卫生要求，加工制品的卫生质量控制，加工设备的卫生维护；面点工艺卫生。

烹饪工艺包括冷菜、热菜、热制冷菜、主食、点心的加工工艺，多数具有手工操作的特点。随着厨房设备的开发，一些操作实现了机械化。而烹饪机器人的发明标志着烹饪工艺已迈入标准化、程序化、自动化的时代。烹饪工艺的卫生与安全涵盖食品、设备设施、人员的卫生与操作规范，其任务是通过加热、调味及与其他方法的联合运用，达到杀灭病原生物，彻底消除天然毒物，尽可能减少各类化学污染物，避免新的毒物产生及预防人为污染的目的，是把好病从口入关的关键。

第一节 厨房的卫生

厨房是烹饪加工的场所，厨房卫生是餐饮卫生的前提和保证。厨房的建筑设计、设备布局、环境条件、废物处理对确保烹饪制品卫生和消费者的信任会产生重大影响，现在一些特色菜肴的加工常在明档厨房进行，这对厨房卫生的要求提出了更高的要求。

一、厨房布局的卫生

1. 厨房食品处理区的划分

食品处理区指食品的粗加工、切配、烹调和备餐场所、专间、食品库房、餐用具清洗消毒和保洁场所等区域，分为清洁操作区、准清洁操作区、一般操作区。而如办公室、厕所、更衣场所、非食品的库房等非直接处理食品的区域属于非食品处理区。

（1）清洁操作区 指为防止食品被环境污染，清洁要求较高的操作场所，包括专间、备餐场所。

专间：指处理或短时间存放直接入口食品的专用操作间，包括冷菜间、裱花间、备餐专间、集体用餐分装专间等。

备餐场所：指成品的整理、分装、分发、暂时置放的专用场所。

（2）准清洁操作区　指清洁要求次于清洁操作区的操作场所，包括烹调场所、餐用具保洁场所。

烹调场所：指对经过粗加工、切配的原料或半成品进行煎、炒、炸、焖、煮、烤、烘、蒸及其他热加工处理的操作场所。

餐用具保洁场所：指对经清洗消毒后的餐饮具和接触直接入口食品的工具、容器进行存放并保持清洁的场所。

（3）一般操作区　指其他处理食品和餐具的场所，包括粗加工操作场所、切配场所、餐用具清洗消毒场所和食品库房。

粗加工操作场所：指对食品原料进行挑拣、整理、解冻、清洗、剔除不可食部分等加工处理的操作场所。

切配场所：指把经过粗加工的食品进行洗、切、称量、拼配等加工处理成为半成品的操作场所。

餐用具清洗消毒场所：指对餐饮具和接触直接入口食品的工具、容器进行清洗、消毒的操作场所。

食品库房：指专门用于储藏、存放食品原料的场所。

2. 厨房食品处理区的卫生条件

食品处理区应按照原料进入、原料处理、半成品加工、成品供应的流程合理布局，食品加工处理流程宜为生进熟出的单一流向，并应防止在存放、操作中产生交叉污染。成品通道、出口与原料通道、入口，成品通道、出口与使用后的餐饮具回收通道、入口均宜分开设置。

食品处理区，应设置专用的粗加工（全部使用半成品原料的可不设置）、烹调（单纯经营火锅、烧烤的可不设置）和餐用具清洗消毒的场所，并应设置原料和（或）半成品储存、切配及备餐（酒吧、咖啡厅、茶室可不设置）的场所。制作现榨果蔬汁和水果拼盘的，应设置相应的专用操作场所。进行凉菜配制、裱花操作和集体用餐配送单位进行食品分装操作的，应分别设置相应专间。

食品处理区宜设置独立隔间的场所。食品处理区的面积应与就餐场所面积、供应的最大就餐人数相适应，各类餐饮业食品处理区与就餐场所面积之比、切配烹饪场所面积之比要合理（表6－1）。

食品处理区内应设专用于拖把等清洁工具的清洗水池，其位置应不会污染食品及其加工操作过程。各类水池应以明显标识标明其用途。拖把等清洁工具的存放场所应与食品处理区分开，集体用餐配送单位和加工经营场所面积500m^2以上的餐馆和食堂宜设置独立隔间。

烹调场所食品加工如使用固体燃料，炉灶应为隔墙烧火的外扒灰式，避免粉尘污染食品。

表 6-1　　　　　　　　　　　　**餐饮业布局要求**

餐饮业类别	加工经营场所面积/m^2	食品处理区与就餐场所面积之比	切配烹饪场所累计面积	冷菜间累计面积	食品处理区为独立隔间的场所
餐馆	≤150	≥1:2.0	≥食品处理区面积 50% 并且≥8m^2	≥5m^2	粗加工、切配、烹饪、餐用具清洗消毒
	150 ~ 500（不含 150，含 500）	≥1:2.0	≥食品处理区面积 50%	≥食品处理区面积 10%	粗加工、切配、烹饪、餐用具清洗消毒
	500 ~ 3000（不含 500，含 3000）	≥1:2.5	≥食品处理区面积 50%	≥食品处理区面积 10%	粗加工、切配、烹饪、餐用具清洗消毒、清洁工具存放
	>3000	≥1:3.0	≥食品处理区面积 50%	≥食品处理区面积 10%	粗加工、切配、烹饪、餐用具清洗消毒、餐用具保洁、清洁工具存放
快餐店、小吃店	≤50	≥1:2.5	≥8m^2	≥5m^2	加工、（快餐店）备餐
	>50	≥1:3.0	≥10m^2	≥5m^2	
食堂	供餐人数 100 人以下食品处理区不小于 30m^2，100 人以上每增加 1 人增加 0.3m^2，100 人以上超过部分每增加 1 人增加 0.2m^2。切配烹饪场所占食品处理区面积 50% 以上			≥5m^2	备餐、其他参照餐馆相应要求设置

二、厨房设施的卫生

（一）地面与排水卫生要求

（1）食品处理区地面应用无毒、无异味、不透水、不易积垢的材料铺设，且应平整、无裂缝。

（2）粗加工、切配、餐用具清洗消毒和烹调等需经常冲洗场所、易潮湿场所的地面应易于清洗、防滑，并应有一定的排水坡度（不小于 1.5%）及排水系统。排水沟应有坡度、保持通畅、便于清洗，沟内不应设置其他管路，侧面和底面接合处宜有一定弧度（曲率半径不小于 3cm），并设有可拆卸的盖板。排水的流向应由高清洁操作区流向低清洁操作区，并有防止污水逆流的设计。排水沟出口应有防止有害动物侵入的设施。

（3）清洁操作区内不得设置明沟，地漏应能防止废弃物流入及浊气逸出（如带水封地漏）。

（4）废水应排至废水处理系统或经其他适当方式处理。

（二）墙壁与门窗卫生要求

（1）食品处理区墙壁应采用无毒、无异味、不透水、平滑、不易积垢的浅色材料构筑。其墙角及柱角间（墙壁与墙壁间、墙壁及柱与地面间、墙壁及柱与天花板）宜有一定的弧度（曲率半径在3cm以上），以防止积垢和便于清洗。

（2）粗加工、切配、餐用具清洗消毒和烹调等需经常冲洗的场所、易潮湿场所应有1.5m以上的光滑、不吸水、浅色、耐用和易清洗的材料（例如瓷砖、合金材料等）制成的墙裙，各类专间应铺设到墙顶。

（3）食品处理区的门、窗应装配严密，与外界直接相通的门和可开启的窗应设有易于拆下清洗且不生锈的防蝇纱网或设置空气幕，与外界直接相通的门和各类专间的门应能自动关闭。窗户不宜设室内窗台，若有窗台台面应向内侧倾斜（倾斜度宜在45°以上）。

（4）粗加工、切配、烹调、餐用具清洗消毒等场所和各类专间的门应采用易清洗、不吸水的坚固材料制作。

（5）供应自助餐的餐饮单位或无备餐专间的快餐店和食堂，就餐场所窗户应为封闭式或装有防蝇防尘设施，门应设有防蝇防尘设施，以设空气幕为宜。

（三）屋顶与天花板卫生要求

（1）加工经营场所天花板的设计应易于清扫，能防止害虫隐匿和灰尘积聚，避免长霉或建筑材料的脱落等情形发生。

（2）食品处理区天花板应选用无毒、无异味、不吸水、表面光洁、耐腐蚀、耐温、浅色材料涂覆或装修，天花板与横梁或墙壁结合处宜有一定弧度（曲率半径在3cm以上）；水蒸汽较多场所的天花板应有适当坡度，在结构上减少凝结水滴落。清洁操作区、准清洁操作区及其他半成品、成品暴露场所屋顶若为不平整的结构或有管道通过，应加设平整易于清洁的吊顶。

（3）烹调场所天花板离地面宜在2.5m以上，小于2.5m的应采用机械通风使换气量符合饮食建筑设计规范的要求。

（四）供水设施卫生要求

（1）供水应能保证加工需要，水质应符合生活饮用水卫生标准的规定。

（2）不与食品接触的非饮用水（如冷却水，污水或废水等）的管道系统和食品加工用水的管道系统，应以不同颜色明显区分，并以完全分离的管路输送，不得有逆流或相互交接现象。

（五）通风排烟设施卫生要求

（1）食品处理区应保持良好通风，及时排除潮湿和污浊的空气。空气流向应由高清洁区流向低清洁区，防止食品、餐饮具、加工设备设施污染。

（2）烹调场所应采用机械排风。产生油烟的设备上部，应加设附有机械排风及油烟过滤的排气装置，过滤器应便于清洗和更换。

（3）产生大量蒸汽的设备上方除应加设机械排风外，还宜分隔成小间，防止结露并做好凝结水的引泄。

（4）排气口应装有易清洗、耐腐蚀并可防止有害动物侵入的网罩。

（5）采用空调设施进行通风的，就餐场所空气应符合饭馆（餐厅）卫生标准的要求。

（六）采光照明设施卫生要求

（1）加工经营场所应有充足的自然采光或人工照明，食品处理区工作面不应低于220lx，其他场所不应低于110lx。光源应不至于改变所观察食品的天然颜色。

（2）安装在食品暴露正上方的照明设施宜使用防护罩，以防止破裂时玻璃碎片污染食品。

（七）防尘防鼠防虫害设施卫生要求

（1）加工经营场所门窗应设置防尘防鼠防虫害设施。

（2）加工经营场所必要时可设置灭蝇设施。使用灭蝇灯的，应悬挂于距地面2m左右高度，且应与食品加工操作保持一定距离。

（3）排水沟出口和排气口应有网眼孔径小于6mm的金属隔栅或网罩，以防鼠类侵入。

（八）废弃物暂存设施卫生要求

（1）食品处理区内可能产生废弃物或垃圾的场所均应设有废弃物容器。

（2）废弃物容器应配有盖子，以坚固及不透水的材料制造，能防止有害动物的侵入、不良气味或污水的溢出，内壁应光滑以便于清洗。

（3）在加工经营场所外适当地点宜设置废弃物临时集中存放设施，其结构应密闭，能防止害虫进入、孳生且不污染环境。厨房食品废弃物是细菌生长的理想场所，如不采取严密措施将会引来苍蝇、老鼠和其他各种害虫，从而将细菌传播到厨房的新鲜食物上。

厨房生产过程中留下的剩饭、加工蔬菜丢弃的菜叶菜皮，或加工其他原料时的废弃物，如从肉中剔除的骨头等，必须从工作区迅速移开。

厨房里必须有足够数量的垃圾桶，不能装得过满。要在厨房外边离窗户稍远的地方辟出一块专门放置垃圾桶或垃圾袋的地区，等候将垃圾运走。桶要有严密的顶盖，使之不被猫、狗扒开或被风吹开。垃圾桶周边应设计成圆形，便于清洗。

现在许多装备先进的厨房已建立起废弃物处理装置，它是处理废弃物的一套现代化的便利方法。该装置由一套高速切割系统构成，用以将废弃物切碎，再用水冲洗排入下水道。对该处理系统应经常检修，保持畅通。

为了减少废弃物的产生，对烹饪原料除了尽可能做到物尽其用外，根据废弃物类别不同，实施分类管理，以实现废弃物的综合利用。如将食品废弃物妥善保存，用作饲料，以及堆放于密封池中，用作草坪和花园的肥料。废弃的煎炸油可作工业用原料。对金属、塑料、铁罐或易拉罐、包装纸应尽可能进入资源再循环系统。对难降解又无再利用价值的物品如使用过的餐具盒可考虑焚烧处理，也有经过压缩再填埋处理。厨房废弃物类别较多，为了减少处理成本，实现可利用资源的再循环，也可将垃圾出售给农业相关部门或委托环保部门处理，以维护企业环境卫生。

三、专间的卫生

（1）专间应为独立隔间，专间内应设有专用工具清洗消毒设施和空气消毒设施，专间内温度应不高于25℃，宜设有独立的空调设施。加工经营场所面积500m^2以上餐馆和食堂的专间入口处应设置有洗手、消毒、更衣设施的通过式预进间。500m^2以下餐馆和食堂等其他餐饮单位，不具备设置预进间条件的，应在专间内入口处设置洗手、消毒、更衣设施。洗手消毒设施应符合规定。

（2）以紫外线灯作为空气消毒装置的，紫外线灯（波长200～275nm）应按功率不小于1.5W/m^3设置，紫外线灯宜安装反光罩，强度大于70μW/cm^2。专间内紫外线灯应分布均匀，距离地面2m以内。

（3）凉菜间、裱花间应设有专用冷藏设施，需要直接接触成品的用水，还宜通过净水设施。

（4）专间不得设置两个以上（含两个）的门，专间如有窗户应为封闭式（传递食品用的除外）。专间内外食品传送宜为可开闭的窗口形式，窗口大小宜以可通过传送食品的容器为准。

（5）专间的面积应与就餐场所面积和供应就餐人数相适应，各类餐饮业专间面积要求宜符合规定要求。

对专间内从业人员的规定是：专间操作人员进入专间时宜再次更换专间内专用工作衣帽并佩戴口罩，操作前双手严格进行清洗消毒，操作中应适时地消毒双手。不得穿戴专间工作衣帽从事与专间内操作无关的工作。

第二节　厨师厨具卫生与安全

一、厨师的卫生素养

厨师或炊事员要有健康的身体素质，要养成良好的卫生习惯和操作规范，才能保证冷菜食品的卫生质量复合规定的要求。

（一）厨师的健康要求

要先进行健康检查。新参加或临时参加工作的人员，应经健康检查，取得健康合格证明后方可参加工作。凡患有痢疾、伤寒、病毒性肝炎等消化道传染病（包括病原携带者），活动性肺结核，化脓性或者渗出性皮肤病以及其他有碍食品卫生疾病的，不得从事接触直接入口食品的工作。

要定期参加体检，每年至少进行一次健康检查，必要时接受临时检查。发现疾病后要采取积极防治措施。从业人员有发热、腹泻、皮肤伤口或感染、咽部炎症等有碍食品卫生病症的，应立即脱离工作岗位，待查明原因、排除有碍食品卫生的病症或治愈后，方可重新上岗。应建立从业人员健康档案。

要定期学习卫生科学知识，了解食品安全法和有关卫生法规，不断更新卫生观念。

（二）个人卫生习惯

1．经常性个人卫生

要勤洗澡、勤换衣服，勤理发，不得留长指甲和染指甲油，上班时不得戴戒指、项链等首饰物品，不得涂抹有浓烈芳香气味的化妆品。

2．穿戴卫生

工作时，必须穿戴好清洁的工作服、工作帽，保持整洁，头发不得外露，不得穿工作服进入与生产无关的场所及上厕所。如工作中到另一不同卫生要求的场所（如原料间），应更换工作服。冷菜切配操作时宜戴口罩及手套。

对从业人员工作服的要求是：① 工作服（包括衣、帽、口罩）宜用白色（或浅色）布料制作，也可按其工作的场所从颜色或式样上进行区分，如粗加工、烹调、仓库、清洁等。② 工作服应有清洗保洁制度，定期进行更换，保持清洁。接触直接入口食品人员的工作服应每天更换。③ 从业人员上厕所前应在食品处理区内脱去工作服。④ 待清洗的工作服应放在远离食品处理区。⑤ 每名从业人员应有两套或以上工作服。

对更衣场所要求：① 更衣场所与加工经营场所应处于同一建筑物内，宜为独立隔间，有适当的照明，并设有符合本规范本条第八项规定的洗手设施。② 更衣场所应有足够大小的空间，以供员工更衣之用。

3．保护食品免受污染

操作间不得存放个人物品，操作时，禁止吃东西、随地吐痰。不准面对食品咳嗽、打喷嚏、不得用口含水喷洒任何食物。当准备工作进行时，或正洗涤设备和用具时，或正在上菜时，在这些场合都不能抽烟，因为烟草产品或烟灰可能污染食品。此外，唾液从烟头上传到手指上，再污染食品，这也是人们所不能接受的。

（三）操作卫生规范

1．切配卫生

切配和烹调实行双盘制。配菜的盘、碗，在原料下锅、烹调时撤掉，换用消毒后的盘、碗来盛装烹调成熟的菜肴。

2．品味卫生

在烹调操作时，试尝口味应用小碗或汤匙，尝后余汁一定不能倒入锅中，如用手勺尝味，尝完应立即洗净。

3．操作卫生

配料的水盆要定时换水，案板菜橱每日刷洗一次，菜墩用后要立放。炉台上盛调味品的盆、油盆、淀粉盆等在每日打烊后要端离炉台并加盖放置。淀粉盆要经常换水，油盆要新、老油分开，每日滤油脚一次，酱油、醋每日过箩筛一次，夏秋季每日两次，汤锅每日清刷一次。

烹调过程中应重视抹布、刀板的卫生。抹布要经常搓洗，不一布多用，菜板应勤刮洗消毒。

（四）手的卫生

操作人员进入冷菜专间前应将手洗净、消毒。接触直接入口食品的操作人员在有下列情形时应洗手：① 开始工作前；② 处理食物前；③ 处理生食物后；④ 处理腐败物后；⑤ 处理弄污的设备或饮食用具后；⑥ 上厕所后；⑦ 咳嗽、打喷嚏或擤鼻子后；⑧ 触摸耳朵、鼻子、头发、口腔或身体其他部位后；⑨ 处理动物或废物后；⑩ 从事任何可能会污染双手活动（如处理货项、执行清洁任务）后。

我国餐饮业卫生规范推荐的洗手程序：① 在水龙头下先用水（最好是温水）把双手弄湿；② 双手涂上洗涤剂；③ 双手互相搓擦 20s（必要时以干净卫生的指甲刷清洁指甲）；④ 用自来水彻底冲洗双手，工作服为短袖的应洗到肘部；⑤ 用清洁纸、卷轴式清洁抹手布或干手机弄干双手；⑥ 关闭水龙头（手动式水龙头应用肘部或以纸巾包裹水龙头关闭）。

推荐的洗手搓擦方法依次为掌心对掌心搓擦、手指交错掌心对手背搓擦、手指交错掌心对掌心搓擦、两手互握搓指背、拇指在掌中转动搓擦、指尖在掌心中搓擦。

推荐的手消毒方法是：清洗后的双手在消毒剂水溶液中浸泡 20 ~ 30s，或涂擦消毒剂后充分揉搓 20 ~ 30s。推荐的手消毒剂有 0. 3% ~0. 5% 碘伏、0. 1% 新洁而灭、75% 乙醇。

日本厚生省提出的洗手程序如下：

① 在手上擦肥皂，充分起泡，用刷子仔细刷洗；

② 用流动水充分冲洗手上的肥皂泡；

③ 把消毒肥皂原液（又叫药皂或称逆性肥皂）滴在手中数滴，双手涂擦、十个手指交叉，错动进行消毒；

④ 最后用一次性餐巾或新毛巾擦手，或用暖风吹干。

如果不能使用消毒肥皂原液，也可用其 100 倍的稀释液，将手浸泡 30s 即可。一般的肥皂是阴离子活性剂，而消毒肥皂是阳离子活性剂，洗手用的是氯苄烷胺。洗手池也应该专用，要配备洗手盆、指甲刷，擦干用的纸巾或干燥机。洗手时要确保指甲修剪得很短（1mm 以内），洗手时将指甲擦洗干净，制作食品时指甲上不得留有指甲油。对皮肤表面的裂缝、沟纹处以及指甲周围和指关节处，更要仔细刷洗。

对烹制冷菜进行切配、装盘时，厨师的手指洗涤、消毒极为重要。在没有消毒皂时也可使用酒精棉球擦拭消毒。先将切成 4 ~ 5cm^2 的脱脂棉或纱布用市售医用酒精［乙醇 75%（体积分数）］浸泡于广口瓶中备用。手指经仔细洗涤后干燥，再用浸过乙醇的脱脂棉球或纱布反复擦拭即可。注意不能在洗手后潮湿状态下擦拭，以免乙醇浓度降低，杀菌力减弱。

即使经过洗涤，手上未必完全除菌，应尽可能避免手与食物不必要的接触。取用烹制过的食品时应使用合适的夹子或刀具，取用消毒过的盘子应抓盘子边缘。

为保持手的卫生，在厨房内操作过程中应注意：① 禁止抽烟；② 禁止用手挖耳、掏鼻、抓搔；③ 禁止梳洗头发；④ 禁止用手指蘸食物尝味，或用舔过的手指去分食品；⑤ 手上的伤口和溃烂处必须用防水敷料包扎好，并定期换洗，如有脓毒性伤口、疖子、睑腺炎、甲沟炎等疾病，必须停止制作食物的工作，直到痊愈为止。

有时因洗手次数多，合成洗涤剂使用方法不当，引起手指的皮脂膜消失，角质外露，皮肤层状剥离，致使开裂。手指皮肤开裂反而会使病原菌污染增加，这与洗手的目的相反。其预防方法是不能使皮肤干燥，可选用雪花膏等护肤品，它们能增加角质层水分，其油脂成分能防止皮肤水分挥发，避免异常干燥及开裂。与大量合成洗涤剂接触时，最好戴上防水手套。

我国餐饮业卫生规范对洗手消毒设施的卫生要求的规定是：

① 食品处理区内应设置足够数目的洗手设施，其位置应设置在方便从业人员的区域。

② 洗手消毒设施附近应设有相应的清洗、消毒用品和干手设施。员工专用洗手消毒设施附近应有洗手消毒方法标示。

③ 洗手设施的排水应具有防止逆流、有害动物侵入及臭味产生的装置。

④ 洗手池的材质应为不透水材料（包括不锈钢或陶瓷等），结构应不易积垢并易于清洗。

⑤ 水龙头宜采用脚踏式、肘动式或感应式等非手动式开关或可自动关闭的开关，并宜提供温水。

⑥ 就餐场所应设有数量足够的供就餐者使用的专用洗手设施。

（五）厨房职业性伤害的预防

1．跌伤的预防

不防滑的楼板对所有厨房都可能存在危险。一个滑倒并摔下的职工可能因肋骨折断出现损伤，严重的损伤甚至可以影响终身的健康。在厨房设计时应选用不光滑的楼板，也可做铺砖处理。楼板应当密封无缝，不藏匿污垢和细菌，并定期进行细致的检查。地板应随时保持干燥和干净，应随时把溅在地面上的液体迅速擦掉。

厨师脚上应穿上带有鞋钉的防磨靴子和防滑鞋。

为保证厨房内的良好操作，应使用干湿真空吸尘器。使用拖把对厨房生产高峰期意想不到的溅出物的清洁也许是必须的，然而拖把头不能够也不应该用手来清洁，而用机械来洗涤和干燥拖把头似乎也存在一定的麻烦。现在市场上有一种所谓“万能拖把”，是靠特制把柄的旋转来干燥的，它对去除油污的效果也较好，可为餐饮业使用。

厨房内货物的错放能引起不必要的摔跤和损伤，例如一把扫帚或一只提桶无意地放在一些意想不到的地方而出现问题。因此对各种物品都应有一个相对固定的放置地方，并确保在该放的地方放置。应及时搬走放在走廊或过道内的操作用具和容器。抽屉和柜门要及时关闭。要增强卫生观念，对废弃物品如罐头盒、瓶子、烟头、报纸等决不能放在屋内，因为它们既不雅观，又有潜在的危险。

不要把箱子和砖块留在可能掉下来砸伤或绊倒人的地方。当蹲下或弯腰时，要注意不能堵塞通道，而且要搞清楚确实没有人正端着热东西朝你走来。不要站在门道中央，以免阻碍他人进出。端着东西走路要从他人的右边走过。走路时不要跑，要稳稳当当。在生产区域行走的路线要固定不变。杯盘锅碗不要摆在工作台靠边的地方。勺把、锅柄不要伸到通道中，以避免引起路过的人摔倒及跌伤。

2. 烫伤的预防

厨房热源无论煤、煤气、液化气，还是柴油、蒸汽给员工造成的烫伤事故，常占厨房事故的很大比例。

为了搬运盛有热制食品的容器、热锅或热的餐具时，应戴绝热手套，垫上干布、毛巾或使用专用的夹子，以保护手和前臂，免受烫伤。重的货物一人不能搬运时，要由两个人配合着从烘烤房安全移出。当移动这些热制食物的容器时，应向有关人员招呼一下是热的食物，以引起注意。对热的食物盛装不能过满。搬运时容器要加盖以预防空气源性污染。在洗锅、盘等炊事用具时，应戴上长胶皮手套，并防止热水进入手套内，可能烫伤手及手臂。

在厨房设计方面，凡在烧、烤、煎、炸、蒸煮设备的周围都应留出足够的空间。如非工作需要则应远离这些区域。热的厨房设备在准备清洗前应先进行冷却。使用的锅具不能手柄松动或容易折断，以免锅身倾斜，原料滑出或把手断裂，出现事故。

炊事人员手上应尽可能戴上防护手套，当它们被沾上热油脂时，应能迅速地扔掉。可穿上长的紧袖口的套袖，以防着火烫伤皮肤。可根据需要戴上护目镜及安全帽。

3. 扭伤、砸伤的预防

在举重物时容易受伤。如果估计自己抬得动，则应当把背挺直，用腿的力量来支撑，如抬不动不必勉强去做，以免腰部过分紧张引起扭伤。

在伸手去够高处的东西时，常会发生东西坠落，而使人砸伤，因此在取储存在高处的物品时，应当用梯子。用椅子、盒子、装物品的箱子来替代梯子则是不安全的。在把箱子垛起来时，应摆放得平平整整，以免倒下，造成意外事故。

二、厨具的卫生与安全

烹饪中所用的刀、菜板、容器以及操作人员的手要接触各种生熟食品，易遭到微生物的污染，从而影响菜肴的质量。

（一）刀的保养与安全使用

刀使用后，应当用清洁抹布擦干水分。特别是切咸味或带有黏性的原料，切后的黏附物容易氧化而使刀面发黑，所以刀切削原料后必须用水洗净揩干。遇阴雨天气，由于空气湿度大，应注意防止刀生锈。每天刀使用后要擦干，最好在刀口上涂上一层油，使起隔离保护作用。

刀工是对食物及原料进行的切割加工。厨房的生产加工从清理、拆卸、砍劈到切配都离不开刀工。对刀要加强保养和管理，避免出现卫生问题和安全事故。

1. 刀伤事故的起因

在厨房内所出现的事故中，由刀引起者最为常见。刀在手中脱落，切配时不随意的滑动，都可引起割破、损伤。切配时倘若使用不锋利的刀，切配的又是些质地坚实的原料如肉皮等，加上在切配时，另一不持刀的手的手指中间部位接触刀的末端，就容易引起割破。操作时，刀柄常常带有油污，变得湿润、黏滑，这样易引起刀从手中滑落。

2. 刀的安全使用

刀在使用前，首先应保持锋利和清洁。磨快的刀如暂时不用，应置于搁架上，而不宜放于抽屉中。刀刃不可接触硬的器具，以免损伤刀口。要避免刀刃对着人体或过道。

清洁时可用抹布擦拭，但并不安全，擦刀具要将专用抹布折叠到一定厚度，从刀口中间部分向外侧刀口擦，动作要小心谨慎。刀的清洁更适合用温开水洗涤，以去除残存的食物碎屑及细菌。洗涤水温度过高（如沸水），会软化钢刀的刀刃。当然铁刀因为硬度大而不受影响。清洁时切勿将刀置于敞开的容器中进行，以免使手碰破。

为避免刀引起的割伤事故，在做不同的炊事工作时，应当使用不同的刀具，不要用菜刀去开瓶子或罐头。在使用刀时，不要拿刀刃部。当刀往下掉落时不要伸手去接或去抓。使用刀时，不要转过头去和别人说话。当刀泡在水里时，把手伸进去是危险的。应当戴手套。

为了使切配时手对刀有良好的握力，可在刀柄和刀刃之间安装一防护套，这可以任何时候都能使人感到省力，也可减少持刀失去握力时引起的损伤。

对刀的使用应制订安全操作规程。将需切割的物品放在板上，刀在往下切时需抓紧所切物料，注意在切薄片时容易削到手指，刀斩食物时必须将手指弯曲抓住原料，使刀刃落在原料块上，刀具大小要适合，切配人员要清楚刀刃的锋利度，做到用力适度。

3. 刀伤的处理

由刀引起的损伤中，皮肤损伤显然是最轻微也是较多见的。但有时可能割破动脉、肌腱，引起截肢，而形成终身性残废。如果割破整个器官，其后果就更为严重。

皮肤是抵抗感染的一层屏障。有时微小的刀口也能引起严重的感染。遇出血时，可用碘酒、汞溴红（俗名红药水）或其他合适的消毒剂做对症治疗。刺破的伤口为了清洗，应先止血。管理人员应当提供针对性的供给如止血剂、创可贴、防水敷料，要及时包扎。对伤口的紧急处理管理方面最好接受培训或专业性教育。对严重病例应当立即送医院就医。

（二）菜板的卫生

1. 菜板的材质要求

案板、砧板都属切菜板，一板多用是引起食物中毒的原因之一。木制板常使用柏木、厚朴木、银杏木等，或采用符合卫生要求的其他材料、质地的砧板。切配过程中，细菌和食品的浸出物与水一起浸入，成为细菌的良好孳生地。即使经过仔细清洗，其效果也只是表面性的，要想除净木质中的细菌是难以做到的。即使用洗涤剂洗涤，用刷子刷，侵入木质中的脏物和细菌事后还会浮现出来，而干燥能防止这些污染物的浮出。案板经过煮沸消毒或开水烫洗后，要迅速晾干。木板不能使用烘干灭菌法，否则易干裂，也不能使用火焰灭菌法，否则易使表面焦化。日本规定加工生鱼片时不得使用木质砧板。

市场上有合成树脂和合成橡胶制作的菜板出售。其中一种称为揭层菜板，即经过适当处理后将表层揭去。通过揭去旧面换新面，这样可解决菜板表面易破损、易肮脏及难以去掉污物的问题。

合成树脂菜板有时产生红色斑点，是由于某种细菌产生的色素引起。用洗涤剂很难除净，但可以放在日光下暴晒消毒。合成树脂菜板与台面摩擦力小，比较滑，中间可加一层垫布以加强菜板的稳定性。但如果垫布脏，也可能会遭致细菌性食物中毒事故的发生。如不用垫布，可设计使用清洁宽幅的橡皮垫，以加强其稳定性。

比较厨房间木制菜板和合成菜板细菌污染状况，发现细菌数均在5000cfu/cm^2以下，因而不能过于相信合成菜板的卫生，应与木质板同样看待。

2. 菜板的洗涤与消毒

清代袁枚《随园食单》洁净须知中曾专门提及砧板卫生问题，说明多洗、多刮、多换是防止菜肴污染的一个关键。

菜板的清洗和消毒有各种方法。如使用中性洗涤剂、用热水及炊帚刷仔细擦洗后进行水洗的方法；用去污粉代替中性洗涤剂的方法；或者在加热水洗涤后，在200mg/kg的NaClO溶液中浸泡5min的方法。其中杀菌效果最为有效的方法是清洗后煮沸法和蒸汽消毒法（5min以上）。此外，还有人建议经清洗及上述方法消毒后，在使用前应再用同样的方法重复消毒一遍，以确保使用前带菌量最低。

菜板的洗涤与消毒程序见图6-1。

菜板的洗涤与消毒程序可概括为：

① 在炊帚上沾上洗涤剂，仔细擦去油脂；

② 用刀的背面削去菜板的破损部分；

③ 用流动水把洗涤剂洗净；

④ 将清洁的抹布置于菜板上，抹布上浇上消毒液；

⑤ 静置放置5min以上；

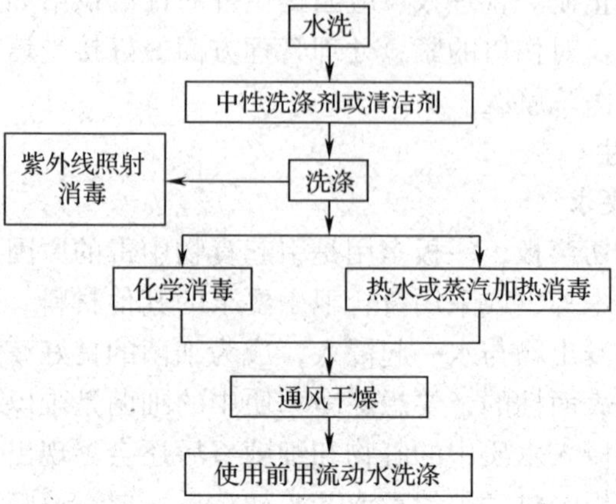

图6-1　菜板的洗涤消毒程序示意图

⑥ 用流动水冲去消毒液；

⑦ 消毒的抹布用流动水充分冲洗，拧干后用于擦拭菜板。

合成菜板虽然具有耐热性，但经过反复煮沸消毒后，稳定性下降，可能出现破损，所以只适宜轻微煮沸消毒，可与 NaCl 液并用进行消毒。

无论用哪种方法进行杀菌消毒，如遇潮湿放置，残存的细菌经过一定的时间后仍能繁殖起来，并恢复至原有数量。所以清洗后要迅速干燥。

由于切配的原料及其加工的方法不一样，附着于食品上的细菌各有特点，对鱼贝类、熟肉类、蔬菜类的切配，菜板应各自专用。菜板的类型、颜色、大小等要能清楚地加以识别。大的砧板可用三脚架支放，小菜板应吊挂或侧放，使其底部通风透气，以防止使用日久后木质发霉腐烂。

（三）抹布的卫生

炊事员在工作时，手中经常离不开抹布，它多用来擦拭案板、揩工具、抹炒勺、工作台，有时还用来擦抹盘、碗甚至手。现在一些企业似乎已形成了行业习惯，炊事员的抹布往往不能保持清洁，而且常常处于黏糊油臭状态，它们往往与厨刀一起，成为食源性疾病的主要媒介。对此，餐饮业管理部门应当强调抹布的清洗、杀菌、消毒和干燥的重要性。

1. 抹布的材质要求

抹布的材质，一般以漂白的棉布为主，也有用人造丝织品及丝麻混纺织品的，根据用途不同，有时也以毛巾代替。抹布的基本要求是吸水性和吸污力要好，脏物易除净，干燥速度要快，并且适合擦拭食具和食品用容器。

为了使抹布长期使用，常将用过的抹布做漂白处理。其方法是将抹布浸泡在5% ~6% 的 NaClO 溶液或其 1/2 稀释液中浸泡 5 ~6h。洗涤时要戴橡胶手套，并使用塑料容器，以免手和金属容器遭到漂白剂的腐蚀。

2. 抹布的消毒

抹布在含水分的情况下，易诱使细菌繁殖。抹布上的细菌数一般为 10^6 ~

10^7 cfu/cm^2，大肠菌群为 10^3 ~ 10^6 个/cm^2。

抹布的消毒一般由洗涤、消毒、干燥程序组成。

试验表明，抹布上附着并繁殖的葡萄球菌通过清洗会减少一定数量，抹布可用中性洗涤剂进行清洗。

抹布的消毒可用煮沸消毒、蒸汽消毒、漂白剂消毒等方法。煮沸消毒为30min，高压灭菌消毒为15min，蒸汽消毒为15 ~20min。漂白剂消毒可用0.5% NaClO 溶液中浸泡10min，它比对抹布漂白处理时所用的浓度要低得多。

对消毒过的抹布如果立即投入使用，则应弃水，可戴手套拧干。对来不及干燥的抹布，应在消毒后，将抹布叠好，并保存在冷藏室等处。对已煮沸过的抹布，不能再用洗涤盆洗涤。

抹布的干燥可使用紫外线干燥机、日光干燥、风干等方法。室外干燥（日光干燥）比室内干燥（沥干）费时少，带菌量低。干燥机干燥则效果更好。

3. 抹布的合理使用

抹布特别易脏，并且一使用就湿，常常处于潮湿的状态。抹布上稍带有食物碎屑，就成为细菌的良好繁殖源。有异臭的抹布细菌数更是多不可计。随抹布使用时间的延长，这些污染菌会不断增殖。它们再经过操作者的手、餐具、案板等传播，极易引起交叉污染。为了防止污染，应经常换用经洗涤消毒过的干燥抹布。

抹布不能一布多用，在烹调前的准备阶段，应根据使用场所，使用目的的不同，准备各自专用的抹布，并分别使用。例如专用于切肉片的抹布、专用于切鱼片的抹布、专用于蔬菜和其他原料的抹布，专用于切熟食品的抹布、专用于擦手的抹布等。对厨房间盛菜用消过毒的餐具和已盛装熟食品的盘子边缘，不能用抹布去擦拭，以防止食品受到污染。另外，为了防止抹布的错用，最好预先在颜色上加以区分，标出用途，易于识别，防止错用。

怎样正确使用抹布应作为职工卫生知识培训的重要内容。据了解，一些人对抹布的清洁维护缺乏应有的认识，白抹布一转手就成了黑抹布，如直接用抹布抹油锅、掏炉膛，在他们的手里，抹布就成了“万能抹布”。其实抹布在多数情况下只有控干水分的功用、要改“万能”为专用。

美国《饮食业服务卫生规范》对抹布使用的规定是：

① 用于擦拭餐具（如供客人使用的碗、盘）的抹布，必须是清洁的、干的，禁止挪作他用；

② 用于擦拭炊事用具和厨房设备与食品接触的抹布或海绵必须干净，而且经常用消毒液漂洗，并禁止挪作他用，不用时应保存在消毒液中；

③ 用于擦拭不与食品直接接触（如餐桌、柜台、餐具柜等）的抹布或海绵应当是清洁的，并加以漂洗，不许挪作他用，不用时应保存在消毒液中。

抹布的用途不同，其卫生要求也有所不同，应做好分类管理的工作。

（四）烹调用具的卫生

我国餐饮业卫生规范规定了设备与工具的卫生要求：

（1）食品加工用设备和工具的构造应有利于保证食品卫生、易于清洗消毒、易于检查，避免因构造原因造成润滑油、金属碎屑、污水或其他可能引起污染的物质滞留于设备和工具中。

（2）食品容器、工具和设备与食品的接触面应平滑、无凹陷或裂缝，设备内部角落部位应避免有尖角，以避免食品碎屑、污垢等的聚积。

（3）设备的摆放位置应便于操作、清洁、维护和减少交叉污染。

（4）用于原料、半成品、成品的工具和容器，应分开并有明显的区分标志；原料加工中切配动物性和植物性食品的工具和容器，宜分开并有明显的区分标志。

（5）所有用于食品处理区及可能接触食品的设备与工具，应由无毒、无臭味或异味、耐腐蚀、不易发霉的，符合卫生标准的材料制造。不与食品接触的设备与工具的构造，也应易于保持清洁。

（6）食品接触面原则上不得使用木质材料（工艺要求必须使用除外），必须使用木质材料的工具，应保证不会对食品产生污染。

（7）集体用餐配送单位应配备盛装、分送集体用餐的专用密闭容器，运送集体用餐的车辆应为专用封闭式，车内宜设置温度控制设备，车辆内部的结构应平整，以便于清洁。

调味用具很多，有盛装生料的料盘、盛装调味品的料罐。这些用具容易造成交叉污染。对盛装调味品的料罐，每天工作结束后，要将剩余的调味品倒出，对料罐进行清洗、消毒。经消毒后的用具晾干后，置于专用橱柜内存放保洁，以避免二次污染。

厨房用的搅拌机，其外部在每次用完以后，可用带有合成洗涤剂的热水溶液擦洗，然后漂净、擦干。搅拌桨可在原处清洗。上润滑油的可拆卸的部位要每月清洗上油一次。

切菜机应按有关说明来保洁和维修。一些经过切菜机加工的食品有许多不经烹调直接上桌，如不经适当的清洁处理，也能传播病菌。

罐头开启器必须每天清洗，把刀片上残留的食品清除掉。刀叶变钝以后要注意有可能引起金属碎屑掉进食品中的事故。

操作台面应当经常清洁。不锈钢面洗净后，必要时可以用抛光器抛光。也应做好案板、抹布的卫生管理工作。

（五）厨房制冷设备的卫生

对厨房用冰箱、冰柜、冷藏柜，应每天用含合成洗涤剂的温水擦拭外部，擦后用清水漂净并用干布擦干。对冰箱内食品应每周做一次彻底检查。先将存放在冰箱里面的食品移入另一冰箱内，将冰箱清洗，冰箱的隔板全部取下，用中性洗涤剂洗净内壁并漂净、拭干，以防止霉菌、细菌滋生。在清洗冰箱时，忌用有摩擦作用的去污粉或碱性肥皂。要坚持记录冰箱内部的温度，以便发现问题及时维修，避免食品腐败变质。对蒸发器、冷凝器应当每月检查一次，看是否需要维修。要将冷凝器和蒸发器上积的尘垢、油腻清除干净。每3个月将风扇和马达擦拭、检查一遍。对有玻璃门的冰箱，可以用玻璃清洁剂来清洗。冰箱至少每月除霜一次。

第三节　冷菜工艺卫生与安全

在宴席中，首先端向餐桌上的菜便是冷凉菜，其卫生质量如何，是顾客首先关注的问题。冷菜品种繁多，制法各异。冷菜制作过程中，由于操作不规范，设备器具的卫生要求不严格，以及食品内部的变化，都可能出现卫生问题。本节在讨论常用调味品对菜肴实际杀菌效果的基础上，阐述生食水产类菜肴，生食蔬菜类菜肴，工艺冷盘和其他熟食冷菜可能存在的卫生问题，并提出相应的卫生要求。

我国餐饮业卫生规范对凉菜配制的卫生要求作了规定：

（1）加工前应认真检查待配制的成品凉菜，发现有腐败变质或者其他感官性状异常的，不得进行加工。

（2）操作人员进入专间前应更换洁净的工作衣帽，并将手洗净、消毒，工作时宜戴口罩。

（3）专间内应当由专人加工制作，非操作人员不得擅自进入专间。不得在专间内从事与凉菜加工无关的活动。

（4）专间每餐（或每次）使用前应进行空气和操作台的消毒。使用紫外线灯消毒的，应在无人工作时开启30min以上。

（5）专间内应使用专用的工具、容器，用前应消毒，用后应洗净并保持清洁。

（6）供加工凉菜用的蔬菜、水果等食品原料，未经清洗处理的，不得带入凉菜间。

（7）制作好的凉菜应尽量当餐用完，剩余尚需使用的应存放于专用冰箱内冷藏或冷冻，食用前按规定要求进行再加热。

一、调味品对生食冷菜的控菌作用

1. 酒的杀菌效果

乙醇作用于细菌，是通过使蛋白质凝固、变性而显示杀菌作用的，但对细菌芽孢几乎无效。乙醇含量在50%～90%范围内均具有杀菌作用，但无水乙醇的杀菌力较差，表明乙醇的杀菌作用在有水存在时效果较好。

影响乙醇杀菌作用的因素有乙醇含量、细菌种类及作用时间等（见表6-2）。由下表可看出葡萄球菌对乙醇的抵抗力比肠道杆菌稍强。

表6-2　　乙醇的杀菌效果

细菌种类	乙醇含量/%	杀灭细菌的最短时间
伤寒杆菌	70	10s
	60	10s
	50	2min
	40	2min

续表

细菌种类	乙醇含量/%	杀灭细菌的最短时间
葡萄球菌	70	10s
	60	30s
	50	5min
	40	15min
大肠杆菌、绿脓杆菌、变形杆菌、克雷伯氏菌	70	10s
	60	10s
	50	10s
	40	15min

在有10%以上高浓度的食盐存在时，2% ~3%的乙醇显示很强的抗菌作用。使用不同乙醇含量加饭酒对温和气单胞菌和嗜水气单胞菌进行杀菌试验，结果表明当乙醇含量为7.5% ~30%时对气单胞菌培养物具有显著的杀菌作用，这与培养基中含有钠盐以及钾盐、镁盐、铵盐有关（见表6－3）。但酒精易挥发，一旦挥发便失效，不会有持久的杀菌力。

表6－3　乙醇含量和不同作用时间对气单胞菌的灭菌效果①

细菌种类	乙醇含量/%	作用时间/h	杀菌率/%
温和气单胞菌	3.75	1	0
	7.5	1	38.57
	15	1	51.79
	30	1	64.29
嗜水气单胞菌	37.5	1	0
	7.5	1	78.87
	15	1	80.28
	30	1	85.92
温和气单胞菌	7.5	1	38.57
	7.5	2	87.14
	7.5	3	50
嗜水气单胞菌	7.5	1	78.87
	7.5	2	67.06
	7.5	3	61.18

注：①气单胞菌用培养基：$K_2HPO_4 \cdot 3H_2O$ 7.0g，KH_2PO_4 3.0g，柠檬酸钠0.5g，$MgSO_4 \cdot 7H_2O$ 0.1g，$(NH_4)_2SO_4$ 1.0g，酵母浸出物10.0g，水1000mL，pH 7.6，121℃，20min。乙醇也能使病毒惰性化，失去感染能力。

2. 食醋的杀菌效果

食醋通过醋酸起杀菌作用。试验表明，2%醋酸15min可杀死绿脓杆菌；3%醋酸 15min 可杀灭沙门菌；4% 醋酸 15min 能杀死大肠杆菌；9% 醋酸 15min 能杀灭金黄色葡萄球菌。当醋酸含量为 6%（pH 为 2.3～2.5）时，可以有效抑制腐败性细菌的生长，醋酸抑制和杀灭微生物的效果见表 6-4。

表 6-4　醋酸抑制、杀灭各种微生物的作用

微　生　物	抑制的 pH	抑制的酸度	致死的 pH
亚逸坦克沙门菌（*Salmonella aertryche*）	5.9	0.04	4.8
金黄微球菌（*Micrococcus aureus*）	5.0	0.03	4.9
蜡样芽孢杆菌（*Bacillus cereus*）	5.2	0.02	5.2
肠膜芽孢杆菌（*B. mesentericus*）	4.9	0.04	4.9
啤酒酵母（*Saccharomyces cerevisiae*）	3.9	0.54	3.9
黑曲霉（*Aspergillus niger*）	4.1	0.27	3.9

无机酸的杀菌作用取决于氢离子浓度，而有机酸的杀菌、抑菌作用与 pH 就不一定成比例关系，可能是未解离的分子或离子或两者同时起作用。同一氢离子浓度下，醋酸比乳酸或盐酸对细菌、霉菌、酵母更具有毒性。

副溶血性弧菌在 pH 5.8 以上的食品中可以生长良好，而在醋渍菜中则不能生长。例如：生章鱼 pH 7.7，副溶血性弧菌生长得最快，而加工成醋渍章鱼后，pH 为 4.5，就无副溶血性弧菌生长。类似的还有醋拌竹荚鱼、醋拌黄瓜等，其 pH 均为 4.5，就没有副溶血性弧菌生长。

总酸含量为 2.5% 的食醋对温和气单胞菌（*Aeromonas sobria*）、嗜水气单胞菌（*Aeromonas hydrophila*）、豚鼠气单胞菌（*Aeromonas cariac*）20℃条件下作用 10～20min，可使细菌总数（cfu/mL）由 10^6 降为 0，表明已彻底灭菌。将这些细菌接种活鲫鱼后，鲫鱼在 3d 内急性死亡，立即取其肌肉，（肌肉细菌数 10^5 cfu/g），用总酸含量为 2.5% 的食醋腌渍 10min，即可完全灭菌。

烹调过程中，食糖与食醋一起食用具有增味作用，但在杀菌作用方面，并没有协同作用（表 6-5）。

表 6-5　糖醋黄瓜细菌数变化

项　　目	菌落总数/（cfu/g）
生黄瓜片+食盐（弃汁）	640
生黄瓜片+食盐（弃汁）+食糖水+食醋	570
生黄瓜片+食盐（弃汁）+食糖水+2 倍食醋	510
生黄瓜片+食盐（弃汁）+食糖水+3 倍食醋	220
生黄瓜片+食盐（弃汁）+食糖水+4 倍食醋	170

注：食糖用量为 8%（质量分数），食醋总酸含量 5%、用量 0.02mL/g。

食醋对河弧菌也有杀菌作用（表 6-6）。对虾的杀菌率可达到 55.81%，延长醉制时间虽然活虾会被醉死，但可增强食醋在虾内的渗透及杀菌作用。

表 6-6　调味品对河弧菌的杀灭效果[①]

调味品	起始菌数/(cfu/mL)	作用30min后的细菌数/(cfu/mL)	杀菌率/%
白酒（酒精含量为53%）	1.7×10^{7}	2.0×10^{6}	88.24
食醋（总酸≥5%）	4.8×10^{6}	0	100
食盐	4.4×10^{6}	7.2×10^{5}	83.64
大蒜泥	2.6×10^{7}	1.7×10^{7}	34.62

注：①调味品与细菌肉汤培养物为1:9（体积比或质量浓度比）。

pH影响细菌的热致死时间，例如蜡样芽孢杆菌在pH 6.6时10min的致死温度为100℃，pH 5.5时则为60℃。所以烧煮食品加醋能缩短烹调灭菌时间，提高安全性。现在随着人们对健康的追求，调醋在某种程度上将会比调盐更加普遍，食醋还有抑制病毒的作用。

3. *酱油和酱的抑菌作用*

食盐在抑制酱油、酱类调味品中细菌生长方面具有重要作用。10%～15%的食盐含量一般可抑制酱油、面酱中腐败性杆菌、伤寒杆菌、肉毒梭状芽孢杆菌的生长，同时可抑制蛔虫卵发育成有感染性的虫卵。甜面酱含食盐量低，是为了照顾品种的特点设计加工的，其杀菌作用较小或几乎没有。

在酱油、酱中，都加有各种食品添加剂，特别是防腐剂，它们对控制调味品自身卫生质量起着重要的作用（表6-7）。

表 6-7　酱油、酱中防腐剂及最大使用量标准

名　称	使用范围	最大使用量/(g/kg)	名　称	使用范围	最大使用量/(g/kg)
苯甲酸	酱油、醋	1.0	山梨酸钾	面酱类	0.5
苯甲酸钠	面酱类	0.5	丙酸钙	酱油、醋	2.5
山梨酸	酱油、醋	1.0	对羟基苯甲酸乙酯	酱油	0.25

从酱渍萝卜丝中分离到嗜水气单胞菌表明，萝卜可能受污水污染，经洗涤和酱渍后存活下来所致。我国上海等地1998年生食毛蚶引起甲型肝炎暴发。毛蚶是生食的，食前蘸酱油调味。表明酱油不能将肝炎病毒灭活。生食品蘸酱油食用不是一种安全进食方法。

4. *食糖和蜂蜜的抑菌效果*

食糖在烹调过程中，通过扩散作用进入制品内部，使入侵的微生物得不到足够的自由水，同时由于糖渍产生的渗透压很高，致使微生物发生脱水，严重地抑制微生物的生长繁殖。

蔗糖的抑菌效果，还与氧气在糖液中的溶解度大为下降有关。由于浓度较大的糖液起着隔氧的作用，从而抑制了需氧性微生物的活动，50%的糖液可抑制绝大多

数酵母菌和细菌的生长。65% ~70% 的糖液可以抑制许多霉菌的生长，70% ~80% 的糖液几乎能阻止所有微生物的生长。

表 6－8 列出了蜜汁黄瓜制作过程中蜂蜜的杀菌效果，蜜汁黄瓜的配方为黄瓜 500g，蜂蜜和食糖各 30g。

表 6－8　蜂蜜对蜜汁黄瓜菜肴的杀菌效果

试验项目	菌落总数/（cfu/g）
生黄瓜条	900
生黄瓜条＋食糖水	1.6×10^3
糖水汁	$4.4\times10^3$①
生黄瓜条＋食糖水＋蜂蜜	1.4×10^3
生黄瓜条＋食糖水＋蜂蜜，加盖 4℃冷藏 1h	850
生黄瓜条＋食糖水＋2 倍蜂蜜	380
生黄瓜条＋食糖水＋2 倍蜂蜜，加盖 4℃冷藏 1h	330

结果表明，6% 蜂蜜对带食糖水的黄瓜条只有微弱的杀菌作用，杀菌率为 10%，将蜂蜜量加大到 12% 时，显示出较强的杀菌作用，杀菌率为 76%。再置 4℃冰箱冷藏 1h（这也是蜜汁类菜肴制作过程中常用的一个工艺过程），细菌数降为最低值。由此可见，用蜂蜜杀菌必须要有一定的浓度，并最好结合其他抑（杀）菌方法联合使用。

5. 香辛料的作用

常用香辛料的杀菌组分见表 6－9。

表 6－9　香辛料的杀菌组分

香辛料	杀菌组分	香辛料	杀菌组分
生姜	姜油酮、生姜酚	八角茴香	烯丙基苯甲醚
洋葱	丙基烯丙基二硫化物、二烯丙基二硫化合物、二丙基二硫化合物	花椒	花椒素
大蒜	蒜氨酸	肉豆蔻	肉豆蔻素、丁香酚、异丁香酚
桂皮	桂皮醛	胡椒粉	胡椒碱、佳味碱
丁香	丁香酚	月桂油、月桂叶	桉油精、丁香酚
辣椒	辣椒黄素	黄油	丁二酮

大蒜的蒜瓣中含有蒜氨酸，当大蒜细胞破碎时，在蒜氨酶的作用下，蒜氨酸便分解出一种具有强烈杀菌作用的挥发性物质——蒜素，大蒜中含量为 0.3% ~0.5%。蒜素是一种植物杀菌素，杀菌力极强。据试验，蒜素的水溶液稀释到 1:（85000 ~125000）时，仍然能抵抗葡萄球菌、链球菌、伤寒杆菌和痢疾杆菌等。

十字花科蔬菜的芥子苷，在芥子分解酶的作用下，能分解出具有很强杀菌能力的芥子油。日本在生食冷菜中将芥子油作为允许使用的杀菌剂使用。

由于天然香辛料易受虫害和细菌污染，因而现在一些企业以蒸馏、抽提等简单操作分离出和天然物相类似的成分，制成液体香辛料。由于液体香辛料多不易溶于水，难以与食品均匀混合，因而又出现了将其制成乳浊液的乳化香辛料，以及制成微粒状态成为香辛料固体粉末。餐饮业常用的咖喱粉、五香粉是由多种香辛料复合配制而成的。这些复合香辛料应该无霉变、无虫蛀、无杂物、气味正常。

复合香辛料或复合调味料存在特殊卫生要求，即在上市和投放食品之前必须进行卫生毒理学安全性评价，由卫生部指定机构出具试验数据，确认无毒无害方可使用。

香辛料可以延长食品的保质期，如在酱肉制造时，添加肉豆蔻0.6%，干姜0.4%，丁香0.2%及大蒜泥1%（按香料与肉重的配比计）后24℃室温下可存放3d，而不加香料加工的酱肉只能存放2d。

研究蒜末黄瓜制作过程中细菌数的变化，蒜末黄瓜配方为黄瓜400g，食盐10g，大蒜10g，胡椒粉1g，味精2g，麻油4mL。结果2.5%蒜末并未显示出杀菌力，可能与蒜末用量偏低，与黄瓜接触时间过短有关。胡椒粉有杀菌作用，胡椒粉与蒜末还具有联合杀菌作用。味精、麻油无杀菌作用。麻油本身并不带菌，但加入菜肴后细菌数骤然增加，这表明麻油对细菌具有保护作用，它阻止着食盐、蒜末、胡椒粉的杀菌作用。随大蒜、胡椒粉用量增加，杀菌率可明显提高。

必须指出，香辛料对冷菜的杀菌作用有一定限度，有时仅仅依靠这样的作用还不能真正使菜肴符合卫生防病的要求，必须与其他措施综合使用。

二、生食水产类冷菜的卫生与安全

我国餐饮业卫生规范规定了生食海产品的加工卫生要求：① 从事生食海产品加工的人员操作前应清洗、消毒手部，操作时佩戴口罩。② 用于生食海产品加工的工具、容器应专用。用前应消毒，用后应洗净并在专用保洁设施内存放。③ 用于加工的生食海产品应符合相关卫生要求。④ 加工操作时应避免生食海产品的可食部分受到污染。⑤ 加工后的生食海产品应当放置在食用冰中保存并用保鲜膜分隔。⑥ 加工后至食用的间隔时间不得超过1h。

1. 生鱼片的工艺卫生与安全

食生鱼片原是日本的一种饮食习俗，现已为国内餐饮界广泛仿效。由于生鱼片别具风味，口感滑爽清凉，而备受消费者青睐。但应注意生鱼片的饮食安全。

（1）生鱼片原料可能存在的微生物菌群　生鱼片一般都由活鱼或鲜度极高的鱼加工，各种海产鱼一般带有弧菌属、假单胞菌属、无色杆菌属及黄杆菌属细菌。淡水鱼常常有假单胞菌属、气单胞菌属等。如水体受到生活污水、工业污水污染，则鱼体可能带有肠道致病菌如沙门菌属、志贺菌属，致病性大肠埃希氏菌等，有的还可能带有肝炎病毒。在引起的食物中毒案例中，以海鱼加工者，常以副溶血性弧菌引起食物中毒为主，以淡水鱼加工者，则多以沙门菌引起者居多。

在鱼体中，微生物主要分布在鱼的体表、鳃和肠道，鱼肠道和鱼体表的微生物菌群大致是相同的，但有时也有不同，这是由于鱼肠道 pH 较低以及胆汁的杀菌作用所致。

污染生鱼片的病菌在不同温度下生长繁殖的速度也不同。副溶血性弧菌在10℃完全不繁殖，20℃、25℃、30℃随着温度的升高，在短时间内细菌数就大量增多（见图 6－2）。

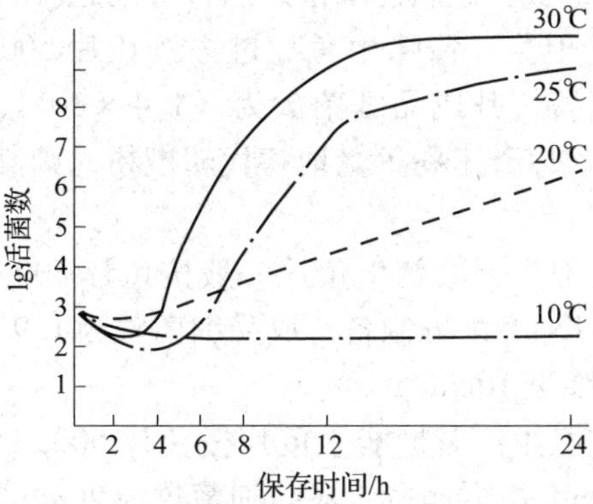

图 6－2　副溶血性弧菌在生鱼片上的生长

细菌在生鱼片上最佳条件时的分裂时间，副溶血性弧菌和不凝集弧菌最快，约10min。小肠结肠炎耶尔氏菌约 45min，其他细菌约 20～30min。所以生鱼片一经制成，应立即置于超低温冷却条件下。

（2）生鱼片原料可能存在的寄生虫　淡水鱼是一些人体寄生虫的中间宿主，较为多见的为肝吸虫和异形吸虫，而海鱼中以异尖线虫为主，见表 6－10。

表 6－10　　生鱼片原料中可能存在的寄生虫

鱼种类	寄生虫	寄生部位	被检出的幼虫
鲤鱼科	肝吸虫	肌肉	囊蚴
香鱼	异形吸虫	鳞、肌肉	囊蚴
鳟鱼	宽节裂头绦虫	肌肉	裂头蚴
泥鳅	有棘颚口线虫	肌肉	感染期幼虫
鲱鱼等各种海鱼	异尖线虫	肌肉、脏器	感染期幼虫

（3）生鱼片的工艺卫生　与淡水鱼类相比，海产鱼相对带菌量较少，鱼的深部肌肉应视为无菌。加工生鱼片的海鱼，一般选择大型鱼，但必须确保鱼的鲜度及鱼体表的完整性，防止体表污损及微生物入侵。加工生鱼片时，可先将整条鱼的表面用流水清洗，把血液等污物彻底洗净，除去头部、内脏后作再次清洗，解体后的肉用预先洗净的工具和器皿整理成所需要的大小和形状，放进清洁的容器内，一般进行低温或深度冷冻，抑制和灭活副溶血性弧菌等。加工生鱼片时，最好加些醋、蒜、

姜等，这除了提鲜增香的作用外，也有着一定的杀菌作用。当 pH <3.5 时，可抑制所有肠道致病菌的生长。我国沿海喜欢生吃或半生吃鱿鱼等，如蒜酱拌鱿鱼，用大蒜、料酒等调成蒜酱，鱿鱼剞花刀，切成斜方片，投入开水中汆一下捞出沥干，装盘，浇上蒜酱调拌而成。只要能控制好容器具和用具卫生，食用是安全的。

至于生态环境较好的大江大河大湖所产的青鱼、草鱼、鱼、鱼等，也可加工成生鱼片食用，不过要多加一些醋、酒、蒜等，用淡水鱼或鲑鱼、鳟鱼等回游鱼，在生吃时必须注意解决寄生虫、致病性细菌、病毒等问题。

① 酱味生鱼片工艺卫生：酱味生鱼片过去按鱼片 500g、酱油 85mL、胡椒粉 15g、白酒 15mL 配方制备，其成品细菌数为（1.4×10^4）～（1.7×10^4）cfu/g，如先将酱油煮沸后冷却，以芥末粉等量地替代胡椒粉，则制成的生鱼片成品中细菌数降为 70cfu/g。

② 酸辣生鱼片工艺卫生：酸辣生鱼片一般按鱼片 500g、食醋 100mL、生姜丝 50g、食盐 10g、加饭酒 15mL 配方制备，成品细菌数为 1.9×10^3cfu/g，而如将生姜丝烫制后拌入，细菌数降至 10cfu/g。

③ 糖醋生鱼片工艺卫生：对糖醋生鱼片按鱼片 500g、芥末酱 25g、食糖 50g、食醋 150mL、加饭酒 50mL 配方制备，成品细菌数为 20cfu/g，表明卫生质量较高。

由于健康鱼的生鱼片带菌数较少，一般为 70～100cfu/g，卫生状况往往取决于调味品自身的带菌状况。应尽量采用卫生程度高的调味品拌制。酱油、芥末粉宜用瓶装制品，且酱油煮制后才用。生姜应先用沸水烫制 3～5min 才用。酒类、食醋杀菌率高，且可除腥味，芥末粉和芥末酱中的芥子油有强烈杀菌作用。胡椒粉自身带菌偏多，其胡椒碱的杀菌作用在菜肴中实际上是微不足道的。食盐、食糖在含量不高时仅起调味作用，不但无杀菌力，反而有助于细菌的生长。

确保生鱼片卫生质量最关键的步骤是无菌操作，防止人为污染。调味前应将生鱼片原料进行冷藏。采购新鲜活鱼流水宰杀洗净。对刀、砧板进行消毒，控制人为污染。

因生鱼片选用优质鱼去皮、取净肉制成，故较洁净，带菌少。在符合卫生要求的厨房中即使非无菌操作，但如按上述配方及程序要求，将制成的生鱼片置于冷藏室片刻或在冰水中浸泡 30～60min 至其发白变硬，也可达到减少或消除污染的目的，使菜肴成品接近无菌化水平。

2. 醉制水产类冷菜的工艺卫生与安全

所谓醉制是指用酒浸泡加工而成的菜肴，主要品种有醉蟹、醉虾和醉螺等。由于各地加工醉制品配方不一，这些制品一般都有微生物残存，如处理不当，可能会引起食物中毒，应该加以严格控制。

（1）醉蟹工艺卫生与安全　活河蟹一般带有一定数量的细菌，据测定，腿肌为 1.4×10^3cfu/g，蟹黄为 3.4×10^3cfu/g，蟹鳃为 6.4×10^4cfu/g。一旦死亡，各部位的细菌数即可达到（1×10^5）～（9×10^5）cfu/g。

20 世纪 80 年代以来，特种水产养殖业迅速发展，由于投放蟹苗过于密集，水质卫生状况恶化，随之而来河蟹源性疾病不断发生。特别是由气单胞菌引起的河蟹水肿病时常发生，使河蟹病原菌带菌率不断增多。这些致病菌一般适宜15～30℃温度下生长繁殖，对健康带来潜在危害。

研究河蟹醉制前后细菌数的变化，醉蟹的一种配方为：河蟹2500g，米酒1750g，白酒750g，花椒17.5g，八角17.5g，炒盐325g。醉制至1周，醉蟹各部位均已达到完全杀菌的要求，表明在有食盐存在时，虽然乙醇浓度较低，但食盐与乙醇的联合作用可以控制醉蟹的卫生质量。以相似的方法加工醉蟹，结果在醉制7d、14d也都无活菌检出。表明传统醉制工艺中的一些配方具有科学道理，应加以科学验证和挖掘整理。

（2）醉虾工艺卫生与安全　以市售鲜活青虾加工醉虾，分析醉制过程中的细菌学变化。醉虾配方见表6－11。

表6－11　　醉虾配方及工艺流程

原料	河虾	白酒	葱白	葱末	食盐	味精	酱油	胡椒粉	麻油
用量/g	500	50	150	10	2	2	10	1	5
工艺流程	活虾清水浸养10min→加白酒、葱白醉制30min→兑制卤汁→临上桌浇上卤汁								

醉制过程中细菌数的变化见表6－12。

表6－12　　醉虾细菌数的变化

项　目	操作时间/min	菌落总数/（cfu/g）	杀菌率/%
活虾	0	2.4×10^3	—
活虾＋白酒＋葱白	30	1.7×10^3	29.17
活虾＋白酒＋葱白＋卤汁	45	1.4×10^3	41.67
活虾＋2倍白酒＋葱白	30	9.4×10^2	60.83
活虾＋2倍白酒＋葱白＋卤汁	45	7.8×10^2	67.50

结果表明，原配方用10%白酒（酒精含量53%，体积分数），杀菌率较低（29.17%），加入由食盐等卤汁的杀菌率有所提高（41.67%），白酒及卤汁量加倍后的杀菌效果达到60%以上。醉制时间对杀菌效果也有影响，一般醉制45～60min。经细菌学鉴定表明，残存的优势菌为河弧菌，属食物中毒的病原菌。而厨房里的醉制由于操作时间较短，不能从根本上消灭致病菌，因而食用这类菜肴是有风险的。应研究改进工艺过程，以确保彻底无菌。

（3）醉螺工艺卫生与安全　醉螺是以泥螺为原料醉制而成的。其肉质滑爽富于弹性，别具风味，是佐餐佳肴。泥螺属小型海产品类，生活在沿海的浅滩，以硅藻及有机污泥为食。我国沿海均有出产，以东海最多。

食用醉螺曾经引起人体的霍乱弧菌、不凝集弧菌的感染。1991年江苏南通城区甲型肝炎发病率突然上升，结果经调查发现吃泥螺组比不吃泥螺组发病人数高出3倍。对泥螺醉制前用40%食盐腌渍12h，或放在3%食盐水中放养吐泥3h，再沥弃污泥，即可去除致病性弧菌。泥螺分泌的黏性物质有利于微生物增殖。而泥螺加工过程中的三曝处理（盐处理及去砂）可以减少细菌、病毒数量，进一步用酒醉制36h，即可灭活肝炎病毒和致病菌。

一些市售醉螺经常保藏在4℃或-4℃，其制品中还可能有少量肠球菌、革兰阳性芽孢杆菌检出。所以应注意产品的保质期，尽量使食品处于低温下保存，控制腐败变质的进程。同时须改进其工艺卫生条件。

(4) 醉蚶工艺卫生与安全　醉蚶是用毛蚶、泥蚶加工而成的醉制品。毛蚶生长在有淡水流入的海区，大多栖息在浅海水深4~20m处的泥沙质海底。蚶无进出水管，所以只能生长在泥面上的浅处，其外套膜腹面是张开的，水流从外套膜边缘流入，通过鳃背部流出体外。

毛蚶易遭受海水中弧菌的污染，如溶藻性弧菌、副溶血性弧菌、拟态弧菌、嗜水气单胞菌等，毛蚶还有可能被肝炎病毒所污染，主要分布于鳃和消化腺内。

泥蚶生长于河口海岸，常居于波浪小，潮流通畅，有淡水流入的软泥滩处。泥蚶以硅藻为主食。泥蚶用鳃呼吸，水流出入途径与毛蚶等相似。泥蚶与其他贝类一样能吞入微生物，并有浓缩作用。泥蚶上被检出的微生物包括弧菌、杆菌和病毒。毛蚶、泥蚶在我国许多地方因生食暴发病毒性肝炎的流行，而被禁止上市及利用。

我国《水产品卫生管理办法》规定：有生食水产品习惯的地方，为保证食用安全，当地卫生部门应会同水产、商业部门制订卫生管理办法，限制品种，严格遵守卫生要求，防止食物中毒。卫生部门根据防疫要求，可随时采取临时控制措施。

三、生食果蔬类冷菜的卫生与安全

水果拼盘制作的卫生要求是：① 从事水果拼盘加工的人员操作前应更衣、洗手并进行手部消毒，操作时佩戴口罩。② 水果拼盘制作的设备、工用具应专用。每餐次使用前应消毒，用后应洗净并在专用保洁设施内存放。③ 用于水果拼盘的瓜果应新鲜，未经清洗处理的不得使用。④ 制作的水果拼盘应当餐用完。⑤ 上述方法亦适用于现榨果蔬汁的加工。

1. 果蔬凉拌菜细菌数的控制

(1) 同一蔬菜不同味型凉拌菜细菌数的控制　下面以萝卜作为生食菜原料，分析不同味型的杀菌作用。不同味型萝卜生食菜的基础配方见表6-13。

表6-13　萝卜生食菜肴基础配方

名称	配　方
酸辣萝卜	萝卜500g，食盐12.5g，食醋20mL，食糖25g，辣油20mL
麻辣萝卜	萝卜500g，食盐10g，大蒜33g，生姜33g，味精17g，辣油5mL
咸鲜萝卜	萝卜500g，食盐10g，生姜25g，味精12.5g，麻油5mL
糖醋萝卜	萝卜500g，食盐12.5g，食醋15mL，食糖50g

对不同味型萝卜生食冷菜的带菌状况研究见表6-14。

表6-14　　不同味型萝卜生食菜的杀菌效果

类别	酸辣萝卜	麻辣萝卜	咸鲜萝卜	糖醋萝卜
主料细菌数/（cfu/g）	2.1×10^3	9.4×10^3	3.2×10^3	6.4×10^3
基础配方细菌数/（cfu/g）	190	2.2×10^3	1.6×10^3	470
基础配方杀菌率/%	91	76	56	93
工艺改进措施	2倍食醋	姜烫煮（100℃，3min），大蒜加倍	生姜烫煮（100℃，3min）后加倍，麻油减半	3倍食醋
改进配方后细菌数/（cfu/g）	30	983	584	70
改进配方后杀菌率/%	99	90	82	99

结果表明，对萝卜生食菜，调味品杀菌率大小依次为：糖醋味>酸辣味>麻辣味>咸鲜味，其中前二者杀菌率较高的原因是配方中含有较高量的食醋。对麻辣味和咸鲜味而言，依靠生姜和大蒜杀菌。由于生姜本身起始菌数偏高，故应做烫洗处理，切成姜末的效果比姜丝的效果好。对不同味型菜肴，制成后菜肴的残余细菌数测定表明，带食醋调味者残余细菌数较低，而麻辣味、咸鲜味等调味品制成的菜肴残存细菌数仍偏高，应结合冷藏或使用保鲜剂加以控制。

（2）不同蔬菜同一味型凉拌菜细菌数的控制　下面以糖醋味生食菜为例说明同一味型对不同原料的杀菌效果的影响。糖醋味生食菜的基础配方见表6-15。同一味型菜肴，就不同原料而言，其调味品使用的绝对量和相对量均有一定的区别。

表6-15　　糖醋味生食菜的基础配方

名称	基础配方	
	主料	配　料
糖醋莴苣	莴苣500g	食醋10mL（2%），食糖50g（10%），食盐12.5g（2.5%）
糖醋卷心菜	卷心菜500g	白醋75mL（15%），食糖50g（10%）
糖醋黄瓜	黄瓜500g	食醋10mL（2%），食糖40g（8%），食盐12.5g（2.5%）
糖醋萝卜	萝卜500g	食醋10mL（2%），食糖50g（10%），食盐12.5g（2.5%）

由于原料质地不同，食醋渗透程度也不一样。从基础配方来看，叶菜杀菌率高于果菜。而在食醋、食糖用量基本一致的情况下，基础配方的杀菌率主要取决于主料的起始细菌数。原料起始菌数为萝卜>莴苣>黄瓜>卷心菜，这与这些原料种类、体表结构、初加工方法以及质地的致密性不同有关。糖醋味菜肴的杀菌效果见表6-16。

表 6-16　　糖醋味生食菜肴的带菌量

名称	生主料细菌数/(cfu/g)	基础配方细菌数/(cfu/g)	工艺改进措施	改进配方后细菌数/(cfu/g)	杀菌率/%
糖醋莴苣	2.6×10^3	660	4 倍食醋	60	90.00
糖醋卷心菜	850	80	1.5 倍食醋	40	50.00
糖醋黄瓜	1.1×10^3	500	食糖减半，4 倍食醋	190	62.00
糖醋萝卜	2.7×10^3	740	4 倍食醋	100	86.49

随着主要调味料食醋浓度的增加，均可使这些菜肴细菌数达到接近无菌的水平，而且不觉得酸味过重，在口感上依然具有原基础配方的风味，可接受性良好。有必要深入研究其他各种味型生食菜肴的实际杀菌效果。

2. 沙拉的卫生与安全

沙拉类食品所用的原料中，生的蔬菜有莴苣、卷心菜、胡萝卜、黄瓜、洋葱等，另外有马铃薯泥、蛋类、通心粉、蛋黄酱。除了部分蔬菜进行过预煮处理外，在制作过程及以后都不能加热。沙拉类食品很难长期保存，也易造成致病菌污染和增殖。韩国在举办 1988 年汉城奥运会期间就曾 2 次发生大型的沙拉类菜肴食物中毒事故。

(1) 沙拉用原料的细菌性污染　以制作蛋沙拉食品为例，水洗黄瓜细菌数 3.6×10^4cfu/g，切成黄瓜片后 1.5×10^4 cfu/g；水洗卷心菜细菌数 2.4×10^4 cfu/g，切成的卷心菜切片 1.0×10^5cfu/g；其他生通心粉、水洗胡萝卜与煮胡萝卜通心粉、蛋黄酱、生蛋与煮蛋切片中的细菌数均不超过 300cfu/g。但制成的蛋沙拉制成品中细菌数高达 4.0×10^5cfu/g，大肠菌群也呈阳性。沙拉的酸性腐败是由乳酸菌引起的，它在沙拉中会迅速增殖。

(2) 沙拉原料细菌数的控制　对原料洗净，可起到一定效果，一般可减少一个数量级的细菌数。卷心菜、洋葱外层皮细菌数多达 $10^3\sim10^4$ cfu/g，去除三层后其中心部位只有 0～12cfu/g，因而选用中心部位制作也是控制细菌数的一种方法。用含乙醇 6.2%、乳酸 3.9%、磷酸 1.8% 的酒精制剂洗涤20～30min，具有杀菌作用，特别是对大肠菌群的除菌效果较好。对黄瓜、卷心菜等进行预煮处理，即放进沸水中浸泡 1min 后，立即做冷却处理，除菌也很有效。

对沙拉制作间的环境、器皿、人的手实施除菌和净化，在合理的设备布局，手工操作卫生规范的基础上，要加强菜肴制作过程的卫生管理，对沙拉类制品一定要低温保存，并设法迅速送餐厅消费。

3. 食品围边的卫生

围边菜是在菜肴盘边周围用蔬菜水果切成有造型的别致图案、花刀去点缀，使消费者增加美感。围边菜在餐饮业食用频率很高，宴席档次越高，使用越普遍。如果加工制作过程中对手、刀、板消毒不严，则带菌率较高，大肠菌群数可达 430～

24000 个/100g。所以应当消毒后再装盘，设计围边时，最好不要与熟食菜及其汤汁直接接触。对切配成的围边用料如暂时不用时，最好放在凉开水或无菌水中，或放置于含有保鲜剂的溶液中备用，而不用自来水去浸泡，要避免手与食品过多接触。鉴于许多用作围边的原料是生料，可能由原料转移的细菌数偏高，对这些原料在使用前应充分洗净及消毒，应力求避免在菜肴装盘过程中生食品与熟食品交叉污染。

4. 食品雕刻的卫生

所谓雕刻食品一般不作食用，而只作为一种食品艺术造型供人观赏。有些虽然是用食品雕刻而成的，但带有习惯上不作食用的部位，如苹果皮、西瓜皮。有些雕刻品是不能食用的，例如用生南瓜、生马铃薯雕刻其成品只供摆设，并无食用意义，既浪费劳动力和时间，又浪费食品资源，对顾客还会增加不必要的开支。食品雕刻一般用专用雕刻刀，由厨师自备及自行管理，常无杀菌消毒措施，如不注意雕刻过程中的卫生管理，则细菌性污染必然会随着雕刻时间的延长，而不断增多。对这类食品尚无可参照的卫生标准。应开展对这类食品的卫生研究，确保菜肴既具有艺术性，更符合食品卫生的要求。

食品雕刻工具应采用优质不锈钢材质。拼摆时，防止使用钢丝、铝丝、铁丝等金属制品。立体图形的底座应采用无毒塑料制品。操作时切勿滥用化学色素，尽量运用原料的本色或符合卫生标准的食用色素。

四、什锦拼盘的卫生与安全

所谓拼盘是指用不同颜色，不同质地的原料，经过精细的切配摆盘，使之形成一定的造型，最后装入盘内供人食用。由于什锦拼盘在制作过程中以手工操作为主，涉及的环节复杂，经历时间较长，加上拼盘菜在制作后往往不再经过灭菌处理而直接食用，这样必然会使微生物性污染显著增加，菜肴卫生质量不断下降，乃至失去食用价值。

1. 什锦拼盘切配、摆盘过程中的细菌性污染

什锦拼盘根据用料多少分为双拼、三拼、五拼、十拼等。下面以盐水鹅、火腿肠、黄瓜三种原料组成的扇面三拼为例加以说明。三拼要求三种原料体积相等、摆放高度相等，呈三个扇面形摆放，每种原料与其他原料之间形成大约 0.5cm 的缝隙。扇面三拼（简称三拼）配方及制作时间见表 6－17。

表 6－17　　三拼配方及制作时间

名称	质量/g	切配摆盘时间/min	名称	质量/g	切配摆盘时间/min
火腿肠	82.5	8	盐水鹅	106.5	12
黄瓜	79.7	5	三拼	268.7	25

三拼原料切配前后细菌数的变化见表 6－18。

表 6-18　　三拼原料在切配、拼盘过程中细菌数的变化

名称	菌落总数/（cfu/g）		增菌数/倍
	切配前	切配后	
火腿肠	20	720	35
黄瓜	600	1.9×10^3	2.2
盐水鹅	2.5×10^4	4.2×10^4	0.7
三拼	1.0×10^4	1.7×10^4	0.7

注：三拼成品细菌数以拼料细菌数为 x，质量为 m，用公式 Σ_{xm}/Σ_m 求得。

从三拼原料带菌数量来看，盐水鹅 > 黄瓜 > 火腿肠，所以为了减少三拼成品中的细菌数，预防交叉污染，应先切火腿肠、次切黄瓜，再切盐水鹅。有些人常先切较难切配的盐水鹅，再切火腿肠和黄瓜，显然这种先难后易的做法应予以纠正。

三拼成品细菌数的多少，取决于各种拼料的质量和切配后细菌数的多少。经统计表明，三拼成品中的细菌数，95.5% 来自盐水鹅、3.2% 来自黄瓜、1.3% 来自火腿肠，从三种原料到三种拼料，其细菌数的平均增加幅度，与盐水鹅（即带菌量最高的那种原料）的变化相似。

2. 什锦拼盘存放过程中细菌的增殖

什锦拼盘摆成后都要做一定时间的存放，有时是为了等待顾客进餐，有时是为了展示菜肴的造型和艺术性，故菜肴制成后往往要放置 1h 到数小时，才被食用或处理，这样就可能带来卫生问题。

三拼存放过程中细菌数的变化见表 6-19。

表 6-19　　三拼存放过程中细菌数的变化（25℃）

名　称	时间/min	细菌落数/（cfu/g）	增菌数/倍
火腿肠	0	430	—
	30	1.0×10^3	1.3
	60	2.3×10^3	4.3
黄瓜	0	840	—
	30	1.8×10^3	1.1
	60	2.8×10^3	2.3
盐水鹅	0	6.6×10^4	—
	30	1.2×10^5	0.8
	60	2.8×10^5	4.3
三拼	0	2.7×10^4	—
	30	4.8×10^4	0.8
	60	1.1×10^5	3.1

结果表明在25℃放置条件下，三拼存放过程中，细菌数在不断增加，1h内污染菌增加了3倍，即大约30min繁殖一代，从而认为细菌生长速度较快。

什锦拼盘存放过程中易腐性的评价既要考虑拼料易腐性的大小，还要考虑起始菌数的高低，以及存放温度的影响。一般认为什锦拼盘的易腐性与拼盘中最易腐的那类食品相似。

3. 什锦拼盘细菌数的控制

为了使经过长时间拼制的艺术类菜肴不在短时间内发生腐败，又不致使菜肴在采取了诸如降低温度等处理后色、香、味、形发生改变，较为切合生产实际的做法是实施紫外线灭菌处理。

影响紫外线灭菌效果的因素有原料的营养组成、pH、质地致密性，细菌菌相和起始菌数，紫外线照射强度和照射时间等。因其穿透力有限，故常用于食品表面的消毒灭菌。

三拼紫外线灭菌效果见表6-20。

表6-20　三拼紫外线灭菌效果①

部位	菌落总数/（cfu/g）			杀菌率/%	
	0	15min	30min	15min	30min
表层	8.0×10^4	6.2×10^3	4×10^3	93	95
中层	1.7×10^4	1.0×10^4	8.9×10^3	41	48
底层	1.7×10^4	8.5×10^3	7.5×10^3	50	56

注：①照射条件：15W紫外线灭菌灯，距离50cm。

从三拼三种拼料灭菌效果来看，动物性食品紫外线灭菌效果比植物性食品稍高。从不同层次灭菌率来看，以表层灭菌率最高，中底层较低。其实菜肴在存放过程中，空气源性污染也集中在表层。拼盘表层拼摆花的时间最长，为了造型，常常一片拼料反复改刀及拼放多次，接触微生物最多，而紫外线灭菌处理正好能达到表面灭菌的要求。因而可以认为，紫外线照射对控制什锦拼盘卫生质量，是一种可供选用的方法。

第四节　蒸煮工艺卫生与安全

我国餐饮业卫生规范规定了烹调熟制加工的卫生要求：① 烹调前应认真检查待加工食品，发现有腐败变质或者其他感官性状异常的，不得进行烹调加工。② 不得将回收后的食品（包括辅料）经烹调加工后再次供应。③ 需要熟制加工的食品应当烧熟煮透，其加工时食品中心温度应不低于70℃。④ 加工后的成品应与半成品、原料分开存放。⑤ 需要冷藏的熟制品，应尽快冷却后再冷藏。

蒸与煮都是常用的烹调加工方法。如果加工工艺不符合卫生要求，则不能起到应有的杀菌作用。我国的蒸煮工艺历史悠久，加工的产品品种涉及肉、禽、蛋、鱼等多方面。下面将阐明使用这些烹调方法的卫生学意义，涉及的主要卫生问题和卫生要求，并提出有关制成品的品质评价方法。

一、蒸制工艺卫生与安全

蒸制是一种利用水蒸气传热的烹调方法，它具有传热迅速、均匀、稳定的特性。多用于质嫩的鱼、肉类菜肴、米饭与点心的加工。高压蒸制也是对包装食品灭菌的主要手段。蒸制的杀菌效果显著，可降解部分化学性污染物；水蒸气的化学成分较为单一，不会因加热合成或分解出有害物质。

（一）蒸制的灭菌作用

1. 灭菌机理

水蒸气温度高、热容量大、穿透力强，不但具有本身的高温显热，还具有蒸汽冷凝为水时放出的冷凝潜热。当物料的温度低于蒸汽温度时，蒸汽在物料表面冷凝为水。每克100℃的蒸汽凝结为100℃的水时，可放出2250J的热量。另外，水蒸气杀菌的温度范围较广。这些都为食品蒸制过程中达到灭菌要求提供了有利的条件。

根据蒸汽压力不同，蒸制方法分成三种：

① 低压蒸制法：其加热强度小，并不密封，蒸汽分压小于0.1MPa，温度小于100℃；

② 常压蒸制法：其蒸发空间不密封，加热强度大，蒸汽形成0.1MPa的压力，温度为100℃左右；

③ 高压蒸制法：采取密封措施，蒸汽压力高于0.1MPa，与之平衡的水的沸点相应升高，造成100℃以上的杀菌温度。蒸笼的温度可达105～110℃，一般高压锅可达到124℃。

蒸制过程中是由于微生物蛋白质受热变性凝固而失去了生理活性。微生物蛋白质受热凝固的难易程度不同，其耐热性也不同。蛋白质凝固时所需温度与环境水分活度成反比关系。湿热条件下，微生物易吸收水分，蛋白质也较易凝固，从而使微生物的耐热性降低，杀菌就比较彻底。

2. 影响灭菌效果的因素

当食品中存在食油等油质调味品时，对于油相内的微生物具有保护作用。对存在于油、甘油中的细菌及芽孢进行杀菌，采用140～200℃的温度，杀灭时间长达5～45min之久。所以食油等配料的多少对蒸制灭菌效果有一定影响。

若原料中起始菌数多，且存在耐热芽孢菌时，一般的蒸制并不能杀灭所有微生物。在一定条件下，如采用低压或常压蒸制法，加热时间短，原始菌数量高时，蒸制食品中仍有少量耐热芽孢菌存在，甚至有些致病菌尚能存活。有报告称，蜡样芽孢杆菌的芽孢在100℃2h后仍有少量活菌出现。A、B型肉毒梭菌的芽孢可耐120℃5min以上。

现代食品工业多利用流动蒸汽进行食品的间歇灭菌。一般每天蒸制30min可杀死繁殖体，连续进行3d，通常于第一次灭菌后于30℃左右保温2h，待芽孢发芽，再进行两次同样的灭菌，这样就可杀死所有的繁殖体和芽孢。一般将食品原料加工成半熟，经真空包装后再作间歇灭菌。其优点是易保持熟食品的风味、质构，杀菌彻底，保质期长。

一般蒸制食品中，寄生虫及虫卵已被杀死。例如旋毛虫的包囊、蛔虫卵、华枝睾吸虫的囊蚴都会因蒸制而灭活。

（二）蒸制对化学性污染物的降解作用

蒸制所形成的高热量环境，对某些化学性污染物具有降解作用。

1. 化学农药

有人测定了蒸熟鸡肉过程中，化学性污染物降解的百分率。艾氏剂降解21% ~30%，狄氏剂降解22% ~42%，DDT降解15% ~18%，异狄氏剂降解20% ~31%，高丙体六六六降解0% ~60%。由于蒸制过程无浸出作用，所以砷、汞、铅等有害元素减少的数量甚微。

2. 亚硝酸盐

高温蒸汽可减少亚硝酸钠在食品中的残留量。有资料表明，汽蒸后，食品中亚硝酸钠的残留可减少58%左右，但比水煮、微波加热减少的量要少。蒸锅水中易积累硝酸盐等污染物，应使用一次再换一次，蒸锅也应注意清洗干净。

（三）蒸制食品卫生质量控制

传统烹调工艺中，对蒸菜采用清蒸和粉蒸方法。清蒸即不加有色调味品和淀粉的保持原色原味的蒸法，如清蒸刀鱼，上笼蒸6min至鱼肉变性成熟即可。粉蒸即将原料外着淀粉及有时还使用有色调味品的方法，如粉蒸肉，先以酱油、黄酒等腌制，笼蒸3h至酥烂为止。可见同样是笼蒸，原料质地的老、嫩度不同，其调味和蒸制工艺也有很大差别。

现代烹饪工艺多将经调味的原料先用高于100℃的蒸汽焖热或水中煮熟作预处理，再进行高压蒸汽灭菌。高压蒸制灭菌技术符合无公害要求，今后在快餐工业中将有较广泛的应用。

蒸制食品引起的食物中毒主要是一些高组胺鱼类，这些鱼不适于蒸制，适于红烧等加工。蒸制的菜肴一般现蒸现吃，做热菜供应，只要符合烹调工艺条件，即可视为安全。对工业烹饪的制品应在厨房作低温放置，已开罐、开袋的食品立即切成冷盘供应且不能久置不用。对包装食品使用前应检验确保没有胀袋、胖听、腐败变质及超过保质期现象。

（四）蒸制设备的卫生

蒸汽锅每次用完都要擦净食物残渣。如有食物残渣黏糊在蒸笼里，应用水浸泡，然后用软刷子刷洗，筛网也应每天清洗，如有泄水阀应松开清洗，气阀应每周检查一次，输水管应每周将水放净一次。

对锅炉内的水垢应每半年清除一次。供应水为硬水时，清除水碱的工作更应经常进行。

高压蒸汽灭菌锅宜经常使用，不使用时应排净余水以防锈蚀。

蒸箱用完后，应先从蒸箱内部清洗，用毛刷将蒸箱内的隔层架、食品盒洗刷，除尽残渣，以水冲净，排放箱内存水，用专用抹布擦干。也应注意蒸箱外表的清洁。

二、烧煮工艺卫生与安全

烧煮是一种以水传热的烹调加工方法，包括烧、煮、焖、涮、汆等。这些烹调方式都是通过水的对流作用，使物料表面均匀受热，并逐渐深入制品内部，其温度范围从 30～50℃的中温水直至 100℃左右的沸水。动物性烧煮食品常称作卤菜，可作为热菜、熟制冷菜，烧煮也用于面条、米饭、粥、汤、火锅食品的制作，是使用最广泛的一类烹调方法。

（一）烧煮的灭菌作用

1. 灭菌机理

烧煮属于湿热杀菌，其杀菌效果较好。热量通过水的对流作用，使食品表面均匀受热，随之使热量深入到食品内部。烧煮可引起细菌蛋白质变性和凝固，其机理虽较复杂，但凝固是主要的。在烧煮条件下细菌易吸收水分，蛋白质也较易变性凝固，从而加速了微生物的灭活。

一般细菌在 70～80℃水温下 30min 可全部死亡，100℃时，1～2min 即可杀死致病菌或某些病毒。

细菌芽孢对煮沸杀菌抵抗力较强。其中嗜热芽孢菌耐热性最强，厌氧菌芽孢次之，需氧菌芽孢最强。炭疽杆菌的芽孢在沸水中可耐受几分钟，破伤风杆菌的芽孢可耐受 3h，肉毒梭菌的芽孢可耐受 330min。杀灭腐败菌芽孢必须煮沸1～2h。如在水中添加碳酸钠可加速芽孢死亡，这种方法适用于对一般小型食品的消毒。

一些病毒的耐热性也很强。甲型肝炎病毒在煮沸 5min 后可使其灭活，乙型肝炎病毒煮沸 10min 才失去传染性，而保留表面抗原活性，煮沸 20min 才能被灭活。

2. 影响灭菌效果的因素

在烹调加工中，由于食品的性质和成分不同，烧煮灭菌的效果也不一样。

（1）酸度　在影响烧煮杀菌效果的各种因素中，酸度对微生物的热敏性影响较为突出。酸和碱都能促进蛋白质的热变性。微生物细胞表面结构、各种代谢机能都直接受到环境酸碱度的影响。对于大多数芽孢菌来说，在微酸性到中性范围内耐热性最强，超出这个范围，过酸或过碱都有削弱其耐热性的趋势。因此，在烧煮时加醋或加碱都可提高杀菌能力。例如，若在沸水中加入 1%～2% 的小苏打，使水质为碱性，则杀菌效果良好。因为碱性环境可软化微生物的蛋白质，并能略提高水的沸点。

（2）食品的营养组成　烧煮食品的营养成分不同，杀菌的效果也不同。

高浓度的糖会导致细菌细胞中原生质脱水，有碍于蛋白质的凝固。因此，大量蔗糖、焦糖、麦芽糖等单、双糖的存在，其烧煮杀菌效果较差。

食品中的脂类、淀粉、蛋白质等有机成分对微生物也有保护作用，会影响杀菌效果。

(3) 食盐和温度的联合作用　食盐对烧煮杀菌的影响与盐的浓度有关。通常食盐的浓度在4%以下时，对细菌芽孢有一定的保护作用；而浓度在8%以上时，则可削弱细菌芽孢的耐热性。其他的盐类如碳酸钠、磷酸钠等可使杀菌时间大为缩短。

(4) 呈香物质的作用　香料物质中的芳香油及芥末、丁香、洋葱、胡椒、大蒜等调味品均能明显地减弱芽孢的耐热性，可提高烧煮的杀菌力。

3. 可能的残存菌相

烧煮食品中的微生物大多被杀死，但仍有少量耐热芽孢菌存活，甚至存在致病菌或病毒。尤其是使用涮、焯等短时间加热法，不能有效地杀死微生物。

烧煮食品中的寄生虫及虫卵，如蛔虫卵等在食品煮熟情况下可被杀灭，而在涮制肉片不熟即食时，囊尾蚴可能未被杀死。

(二) 烧煮对化学毒物的降解作用

烧煮对原料中的化学性毒物如农药、天然毒物有一定的降解作用。

1. 农药

煮熟的大豆中，DDT异构体降低20%～80%，DHC异构体降低31%～67%；煮熟的番茄中西维因降低69%，DDT降低85%，马拉硫磷降低90%。

2. 天然毒物

烧煮过程可以去除部分植物天然毒性成分，防止食物中毒。如发芽马铃薯的有害成分龙葵素易溶于水中，煮透即可破坏其毒性；鲜黄花菜中含有的秋水仙碱也可因烫泡或水焯而去毒；大豆中含有的皂素、血凝素、抗胰蛋白酶，以及木薯中含有的氰苷配糖体都可因烧煮而去毒。对于动物性天然毒性成分，如鳗鲡和黄鳝中含有的鱼血毒素，也可因烧煮而去除。

3. 亚硝酸盐

蔬菜、肉品中均含有一定数量的亚硝酸盐，亚硝酸钠易溶于水中，室温下的溶解度为66g/100mL，热水中为166g/100mL。因此烧煮方法可以部分地去除亚硝酸钠。实验证明：水煮肉片可使亚硝酸钠残留量减少83%，而水煮肉块可减少68%，在肉重2倍的煮肉汤中亚硝酸钠的含量是原样品的2倍，表明肉中的亚硝酸钠已向汤汁中发生转移。在酸性汤汁中烧煮，亚硝酸钠容易分解，产生不稳定的亚硝酸，继而分解为NO、NO_2气体而挥发。

在目前尚无法完全取代化肥来提高产量的情况下，通过烹调手段来降低硝酸盐、亚硝酸盐摄入是解决问题的一种途径。菠菜经切配后烫漂比整枝烫漂及未烫漂去除效果要好，烫漂2min，硝酸盐降低60%以上，草酸也下降，但亚硝酸盐未有显著降低。

(三) 烧煮食品卫生质量的控制

1. 熟肉卫生质量控制

熟肉包括酱肉、卤肉、熟畜肉、熟禽肉、熟兔肉以及熟畜禽内脏等熟肉制品。

熟肉中的细菌来自烹饪原料和加工处理过程。大部分煮熟制品经过烧煮，只有芽孢幸存，通常每克中仅数百个。有些熟肉是在较低温度加工的，这种温度可充分地消灭病原体，但最后细菌计数仍包括一些较耐热的细菌，如肠球菌。这些制品，最后细菌数通常为 $10^3 \sim 10^4$ cfu/g。如果熟肉不趁热包装和立即冷藏，来自器具、炊事员、灰尘的再污染常常发生。在良好的操作下，再污染的细菌数量，每克食品中不超过数千个。

大多数完全煮熟的新制备的肉制品，细菌数一般低于 10^4 cfu/g，其中含有一定数量的大肠菌群存在。在人员接触熟食时，例如，将肉切片或去骨中，总会有 10 ~ 100cfu/g金黄色葡萄球菌的污染，这样的水平是没有危害的，但是在时间 - 温度不恰当情况下，这种细菌得以充分生长，便可能达到引起中毒的水平。

对熟肉制品加入未煮熟的配料，如芹菜、香菜、香料则会改变细菌的状况。

从商场、菜场或超市购买的熟肉品潜在的危险性较高，或因其原料不佳，或为追求高出率而缩短蒸煮时间与降低蒸煮水温，或者归因于销售环境中没有达到卫生要求。我国对酱卤类熟肉制品制订了卫生标准，其感官指标的要求是：肉质新鲜，无异物附着，无异味，无酸败味。

现代食品工业将捆蹄、牛脯、肴肉、扒鸡等熟肉制品进行真空包装，辐照灭菌处理，实现常温保鲜目的。餐饮业对裸装熟肉在食用前可以用微波灭菌处理，以确保其卫生质量。

2. 熟水产品卫生质量控制

煮熟的蟹和熟龙虾等甲壳类动物在煮熟后实际上是无菌的，但在以后的处理和储存过程中，可再被污染。

其他预经煮熟的海味食品，如面拖虾、蟹饼等，是在加工中裹以面粉经烹调而成，这就减少了这些水产品原有的细菌数。但由于面粉等原料中所存在的细菌，所以这类制品在以后的处理中会有细菌增殖。

3. 烧煮食品放置的卫生

熟制食品可以直接上桌供应，也可加工熟制冷菜，主要是肉类、虾类、豆食制品。由于直接入口，食品经熟处理后需经过储存、改刀、切配、装盘等工序，与工具、容器、操作人员的手频繁接触，受细菌污染及引起食物中毒的可能性较大，对此必须加以严格控制。

烧煮过程中要使原料均匀受热，烧熟煮透，达到杀菌灭卵的目的，同时又不因过度高温破坏菜肴的营养成分和产生有害的化学毒物。加工时需防止外熟内生或表面烧焦。大块肉卷在烧煮时，都应使其中心达到足够的灭菌温度。

烹制烧熟的菜肴须立即趁热供应，或迅速冷却。若慢慢冷却，在不适宜的温度下保存，虽经第二天一般性加热，也易引起食物中毒。

对已经制作好的冷菜，应尽量缩短冷菜距食用的时间。冷盘应做到当餐制作，当餐食用，切好入盘至送至餐桌不超过 3h。

一些餐饮食业因任务需要必须提前制作时，做好后应及时放入熟食冰箱保藏。

如无上述条件，则不应一次接待过量顾客，或不上凉菜，以免勉强接待引起食物中毒事故。

凡制作好的冷盘，无论放入冰箱，还是在专间内暂时放置，盘与盘之间不宜交错重叠堆放，以免盘底污染下面的食品。对存放间最好装有紫外灯，并对室内空气预先消毒 0.5 ~ 1h。

4. 留食品小样备检

遇大型宴会或冷餐酒会，为防止意外，动物性熟制冷菜应实行留样制度。将供应的各种冷菜食品，按常规操作方法，待切好后，用经消毒过的工具拿取 100 ~ 200g，放于消毒容器内（常用铝盒）盖好，放入熟食冰箱或留样专用冰箱，保存 24h。留样期间，食用者如无不良反应，留样仍可作为正常食品利用。万一食用者有不良反应或可疑中毒，留样可供卫生检验用，以证实食用者的不良反应是否与冷菜类食品有关。

（四）熟食品再加热卫生要求

（1）无适当保存条件（温度低于 60℃、高于 10℃条件下放置 2h 以上的），存放时间超过 2h 的熟食品，需再次利用的应充分加热。加热前应确认食品未变质。

（2）冷冻熟食品应彻底解冻后经充分加热方可食用。

（3）加热时中心温度应高于 70℃，未经充分加热的食品不得食用。

（五）烧煮设备的卫生

灶具是最常用的烧煮设备。其他还有锅炉、漏勺等，一般都属金属制品，比较容易清洗。在烹调过程中，应对所有溢出、溅出在灶具上的污垢立即清除。炉、锅应每天清扫，灶面上的油垢、残渣可以用专用小铲子刮去。

对煤气喷嘴应每月用铁丝捅一次，将油垢除净。要经常检查油路、透气管道与阀门等是否有泄漏，以确保安全。

三、火锅食品工艺卫生与安全

（一）火锅汤汁加工过程中亚硝酸盐的浓缩

烧煮过程中，汤汁里硝酸盐和亚硝酸盐的数量具有增高的趋势。饮用水煮沸后，亚硝酸盐含量趋于上升，硝酸盐含量略有下降。而烧煮汤汁中，两者的含量都会升高。有人测定了市场上涮火锅汤汁硝酸盐和亚硝酸盐含量的增高情况。结果为：生水中亚硝酸盐含量为 0.0178mg/L，煮沸后为 0.0403mg/L，火锅汤汁中的含量为 0.964mg/L，比开水增高了 23 倍；生水中硝酸盐含量为 0.4169mg/L，开水中亚硝酸盐含量为 0.0848mg/L，火锅汤汁中为 279.35mg/L，比开水中猛增了 840 倍。升高的主要原因是蔬菜、肉品等在加热过程中，硝酸盐和亚硝酸盐溶于汤汁中，随着水分蒸发，汤汁浓缩，两者在汤中积累。硝酸盐和亚硝酸盐是致癌物亚硝胺的前体，并可造成急性中毒。由于摄入量距中毒剂量相差甚远，可以认为食用火锅汤汁对成年人一般不会有害，但 7 岁以下儿童及婴幼儿宜慎食火锅汤汁。

（二）火锅食品中禁止加入毒物

少数火锅店在火锅的汤料中加入带有兴奋性罂粟壳、子，以吸引顾客，这属违反食品卫生法的行为，应严格禁止。2003 年底，重庆市还发生过不法商家在火锅底料添加石蜡的犯罪行为。饭店购进火锅汤料的配料时应加以鉴别，并拒绝这类毒物。

（三）火锅引起的食物中毒及其控制

对火锅店采集的火锅菜肴样品检验表明，动、植物类原料均带有溶藻弧菌（条件致病菌）、副溶血性弧菌、变形杆菌，表明火锅菜肴存在严格的细菌性污染。由于火锅菜肴仅经过拣洗，未经灭菌处理即供消费者烫煮食用，烫煮时间没有规定，随意性大，消费者对部分食品单纯追求鲜嫩，烫煮时间较短，其食用方式常常不能将细菌杀灭。

火锅店在菜肴的拣洗、切配、装盘等过程中，不能做到工具、洗涤池等荤素分开，导致严重交叉污染。火锅食品是食物中毒的高危食品。它引起食物中毒的原因和污染途径与一般的细菌性食物中毒不同。一般的细菌性食物中毒通常是由于熟食品的二次污染所致；而火锅菜肴由于制作过程不卫生，极易污染致病菌，这种污染的菜肴由消费者自己在火锅中烫食，由于不同菜肴需不同的烫煮时间，不同烫煮时间又随人差异很大，过短的烫煮时间不足以杀死致病菌。

预防火锅菜肴细菌性食物中毒应从以下三个方面控制：

① 改善制作过程，原料群投群出，防止菜肴交叉污染；

② 引导消费者主动延长烫煮时间；

③ 为防止菜肴的污染，有必要在加工过程中增加消毒环节及养成无菌操作意识，生熟食品餐具分开，设置公筷公勺，以确保火锅食品的饮食安全。

近年来一些地方披露了火锅店辣汤反复使用、底料不标准及使用违禁添加剂、原料不卫生等问题，应加强该类食品的立法与卫生监督。

第五节　煎炸工艺卫生与安全

煎炸是最古老的烹调方法之一，也是食品熟制和干制的一种加工工艺。生的烹饪原料经过热油煎炸，吸入一定量的油分，这一方面增加了食物的风味和口感，另一方面通过放出水分，使食物由生变熟。随着人们生活水平的提高和生活节奏的加快，煎炸食品在所有烹调食品中所占的比重会越来越大。

传统的米面制品油条、油饺、油饼、麻花，菜肴如煎蛋、炸鸡、炸肉丸、脆鳝、食品工厂生产的方便面，一些街头炸货食品，如麻油馓、炸面圈都属煎炸食品。西餐中炸牛排、油炸土豆片、油炸培根肉也是以煎炸方式加工而成的。饭店蹄筋的油发、肉及鱼类的过油处理，也可以视为煎炸工艺。可见煎炸涉及的范围非常广泛，它对食品卫生质量的控制起着重要作用。

一、煎炸的卫生意义

1. 煎炸的灭菌作用

煎炸的灭菌效果取决于三个方面，即煎炸油的温度、食品的传热性、微生物的类别。与蒸煮灭菌的条件相比较，煎炸油温度足以具备杀死细菌体的条件。但应防止外熟内生引起细菌残存。

研究牡蛎对脊髓灰质炎病毒的影响，结果发现短时间煎炸仍可能有病毒存活，这与病毒主要分布于中心部位的消化系统有关。煎炸会使原料表层蛋白迅速变性凝固，但对带毒的中心起了保护作用。

煎炸对肉中的寄生虫有较好的灭活效果。有人试验将带旋毛虫的猪肉切成肉糜，并加工成肉丸，下油锅翻 2 次，炸 6min，丸子内温度为 60℃，结果发现已将旋毛虫灭活。又将带旋毛虫的猪肉切成 1 ~ 2mm 厚的肉片，入热油锅爆炒 2min，肉温为 80℃，结果也已将虫体灭活。但用油锅煸炒带囊尾蚴的猪肉加工成大锅菜，食用后引起了人体感染。表明只要将肉的内部温度加热到 80℃ 以上，不论煎炸或煸炒，均具有彻底的灭虫效果。

2. 煎炸对化学毒物的降解作用

（1）对农药残留物的作用　六六六熔点为 65℃，滴滴涕为 108℃，所以当温度达到 94 ~ 96℃，就可起降解作用。猪皮下脂肪炼油时，经炼制 10 ~ 18min，六六六可降解 9.8% ~ 16.5%，滴滴涕降解 8.9% ~ 14.5%。将炼制的油制作煎炸类菜肴时，可进一步发生降解 90% 以上。肉类经油炸后，肉中的六六六、滴滴涕分别降解 42.3% ~ 77.3% 和 43.6% ~ 82.2%。棉子油炸油条 0.5h，棉子油中六六六可降解 48.9%，炸 1h 降解 90%。加工炸鸡可使鸡肉中滴滴涕降解 15% ~ 18%。油炸也能彻底地破坏有机磷农药的结构。但油炸对鱼体中甲基汞农药无降解作用。

（2）对多氯联苯（PCBs）的作用　多氯联苯属亲脂性物质。食用前去除动物脂肪可以减少多氯联苯的含量。煎炸时，由于肉、鱼组织中脂肪的溶出，可使多氯联苯发生转移。

深海鱼油含有 3 ~ 13mg/kg 的多氯联苯，经精炼后可降至 0.5mg/kg 以下。对食用油脂的脱酸、脱色、除臭试验表明，多氯联苯降解与除臭温度有关，160℃ 降解 17%，200℃ 时降解 36%，230 ~ 258℃ 时减少 100%。可见商业炼油过程中除臭处理可以完全去除多氯联苯。

（3）对霉菌毒素的作用　黄曲霉毒素对热较稳定，煎炸只有部分降解作用。油炸花生仁可分别使黄曲霉毒素 B_1、黄曲霉毒素 G_1 减少 65% 和 62%。黄豆用清水洗净后放入热油锅内油炸，可使黄曲霉毒素 B_1 减少 70%。煎炸用油，本身可能带有一定量的黄曲霉毒素，食盐、生姜、大蒜对加热过程中去除黄曲霉毒素无作用，但如果向煎炸油中加入 0.5%、10% 的纯碱（Na_2CO_3），当油温为 200℃ 时，去毒率可分别达到 25% 和 98%。

二、煎炸的质量控制

油脂在煎炸过程中，均会不同程度地发生氧化、水解反应，导致酸败变质，失去食用价值。高温下长时间使用煎炸油后，还会生成脂肪酸的聚合物和多种劣变产物，对人体健康带来危害。采取相应的控制措施，研究新型煎炸工艺，对延长油脂的使用寿命，提高经济效益，确保食品安全，都具有实际指导意义。

（一）煎炸油的品质控制

1. 煎炸过程中油脂的热氧化、热聚合及其控制

煎炸过程中，由于加热温度高，以及油脂的反复使用，易发生热氧化反应，这种氧化反应也叫高温氧化，它比常温条件下酸败油脂的自动氧化要剧烈得多。

油脂的热氧化与煎炸锅的表面积大小有关。表面积越大，越易引起脂肪氧化。当煎炸工作暂时停止时，要用铝或不锈钢薄板盖住油脂的表面。

油脂抗氧化剂丁基羟基茴香醚（BHA）、二丁基羟基甲苯（BHT）在高温条件下会发生分解、挥发，失去抗氧化能力，其使用常受到限制。花生仁油炸在160～170℃，加热2～3min即完成。如按用油量计加入0.30g/kg的没食子酸丙酯（PG），则对煎炸油具有抗氧化能力。二甲基硅（二甲基聚硅醚）是一种食用消泡剂，当其使用量为2～5mg/kg时就能有效地延长炸油的使用时间，对间歇式油炸过程和连续油炸过程均有效。维生素E热稳定性好，在高温下仍然具有良好的抗氧化能力。如猪油中的维生素E在220℃加热3h仅消失50%。煎炸油中维生素E加入量通常为0.05%。抗坏血酸基棕榈酸酯（AP）可延长煎炸油的使用时间。炸油在196℃每天使用10h的使用期为10～14d，而在新油中先加入0.02% AP，以后每隔2d增加0.02% AP用量后，可延长10%的使用期。

热氧化初期，毒物以过氧化物为主，后期以醛类物质为主。油脂在150℃、200℃持续加热6h，含醛量增加还不明显，油脂仍然符合卫生要求。但250℃加热40min含醛量就超出卫生标准。

甘油分子在高温条件下会迅速发生脱水反应，生成丙二醛。当油温高出180℃时，会从煎炸锅的边缘冒出大量白烟，并产生一股难闻的怪味，这就是由于丙二醛所引起的。炊事员呼吸入带有丙二醛的油烟熏气之后，常引起食欲下降，甚至失去食欲，造成所谓“油醉”现象。这种油脂被人体食用后，还会引起食物中毒。因而必须保证厨房排油烟系统畅通有效。

随着煎炸时间的增加，油脂分子被分解，部分脂肪酸、醛类物质变成烟慢慢挥发。油脂的黏度增加，极易黏附在煎炸锅的表面，形成聚合油。它是由油脂的热聚合反应所形成的。应避免聚合油的形成。一经形成，不能继续使用。

2. 煎炸油卫生标准

评价煎炸油的卫生指标，为极性组分指标。极性组成是一个范围很大的综合性卫生指标，它包含了所有的氧化产物、聚合物、裂解物和水解产物。煎炸油卫生标准见表6－21。

表 6－21　　　　　　　　　　食用煎炸油卫生标准[①]

感官指标	具有正常煎炸各种食品过程中的植物油的色泽、气味和滋味，并且无异味、杂物和残渣
理化指标	酸价≤5
	羰基价/（meq/kg）≤50
	极性组分/% ≤27

注：① 本标准适用于食品煎炸过程中的各种食用煎炸植物油。

3．煎炸油的净化

餐饮业为了提高煎炸油品质及使用期，一般对油脂做自然沉淀处理。将当日使用的炸油放于密闭容器内，食品碎屑会因重力作用自然沉降，次日将上层清油继续使用，废弃底层油脚。对过油烹调操作后的油脂，先加热蒸发水分，再自然沉降去除残渣。在煎炸油使用量较小时，可直接用于菜肴烹制而不久藏。数量较大时，也可使用煎炸油过滤机处理。

煎炸油过滤机系利用真空抽吸的原理，使高温煎炸油通过助滤剂和过滤纸，有效地滤除油中的悬浮微粒杂质，从而抑制酸价和过氧化值升高，延长煎炸油使用期和油炸食品的保质期，还能明显改善油炸食品的外观和色泽，其中可使煎炸油的使用期延长 2～5 倍。煎炸油过滤机设计成不同大小规格后，有些可作为大型油炸生产线如炸鸡、炸鱼、方便面加工的配套设备，也有小型过滤机适于中西快餐店、酒楼食肆等餐饮业和加工薯条、虾片、果仁的食品企业使用。过滤机应配备油脂酸败、劣变指标的传感器显示系统，以利过滤过程中对油脂品质的监控，提高煎炸食品质量及降低成本。

4．废油的处理

对发生煎炸劣变、氧化酸败、不符合食品卫生标准的油脂，在餐饮业称为废油，只能作工业用，如生产肥皂、油漆，应建立厨房废油的流向记录台账制度，防止废油从源头上回流餐桌。

2002 年，我国湖南省曾发生不法中间商将麦当劳快餐店的煎炸废油转手卖给农民食用的恶性案例。2003 年 9 月，福建泉州查获“地沟油”500kg。地沟油是一些不法分子从饮食残渣泔水中提取的油脂加工而成的。一些人直接从宾馆、饭店、餐馆的下水道或地沟中捞取漂浮的油，作为食用油脂加工食品，或掺杂在食用油中销售。一些不法经营的餐馆、街头饮食摊点为了经济趋利，也常常使用这类油烹饪饭菜、加工面点，坑害顾客。

要使煎炸废油、劣变油从餐饮业绝迹，必须从源头上建立有效的管理机制。餐饮业应向政府工商部门定期提供每批废油的收集时间、销售数量、购油单位（工厂）及用途，要严控废油流向，不得将废油随意流入下水道，保证废油仅用于工业用途。

（二）煎炸过程中可能形成的有害化合物及其控制

1．*N*－亚硝基化合物的产生及其控制

尽管亚硝酸盐或硝酸盐作为发色剂和防腐剂在肉类食品的加工过程中应用很广

泛，但这些加硝制品中一般没有或仅含有少量的亚硝胺。然而当它们经过油煎、油炸后，二甲基亚硝胺、亚硝基吡咯烷可显著增加。

将加硝处理过的肉品肥瘦分开后分别油炸，发现油炸前的瘦肉和肥肉都不含有亚硝胺，油炸后的瘦肉和油炸瘦肉后的植物油中也不含有亚硝胺，而油炸后的肥肉和煎炸油中则有亚硝基吡咯烷存在。表明亚硝基吡咯烷来自于脂肪组织的煎炸过程中，而与瘦肉无关。有人提出肉品中亚硝基吡咯烷的成因，认为脯氨酸可与亚硝酸盐反应生成亚硝基脯氨酸，再经脱羧反应生成亚硝基吡咯烷；或者脯氨酸先经脱羧反应生成吡咯烷，再与亚硝酸盐反应生成亚硝基吡咯烷。

亚硝基与脯氨酸结合生成亚硝基吡咯烷受加热温度的影响。温度在100～250℃时都能生成亚硝基吡咯烷，以185℃生成量最多。在低于100℃的条件下，即使延长加热时间，也不生成或仅生成极少量的亚硝基吡咯烷。肉品在油煎过程中，尽管瘦肉中的脯氨酸含量远高于脂肪，但因瘦肉内温度较低，一般不超过100℃，而且瘦肉在煎炸过程中亚硝胺易随蒸汽挥发而不被检出。相反，脂肪组织在煎炸时，温度常超过200℃，当温度升高时，胶原中所含的脯氨酸容易发生脱羧反应。再者脂肪组织的非极性脂类以及由球形脂滴形成的表面体系为进一步进行亚硝化创造了条件。亚硝胺一经形成，也极易保留在脂肪组织中。

煎炸过程中亚硝胺的生成除原料的组织性状外，还与切配的形状有关。油煎咸肉片中的亚硝胺含量随厚度增加而下降。以不同方法煎炸咸肉发现，冷锅油炸亚硝基吡咯烷为9～17μg/kg，热锅油炸为20μg/kg，可见热锅油炸产生的亚硝胺高于冷锅油炸。

用^{60}Co、γ射线辐照食品可减少亚硝胺含量。用120mg/kg $NaNO_2$制成的咸肉片油煎后含二甲基亚硝胺2.89μg/kg，亚硝基吡咯烷9.28μg/kg，如用^{60}Co、γ射线以3.0Mrad剂量照射后再经油煎，则煎过的咸肉片中二甲基亚硝胺可减少到0.83μg/kg，亚硝基吡咯烷降至3.39μg/kg。把抗坏血酸十六烷基乙缩醛先溶于豆油内，再以这种豆油煎炸咸肉，当加入500mg/kg时，亚硝胺合成的抑制率可达到90%以上，而且抑制效果不受肉品煎炸条件、储存时间等因素的影响。在咸肉中加入500mg/kg的α-生育酚也能有效地降低煎炸肉片及煎炸油中的亚硝胺含量。

对油炸培根肉检测表明，含有较高的亚硝基吡咯烷及微量的二甲基亚硝胺，油炸过程中亚硝胺的生成与亚硝酸盐使用量有关。大约50%的亚硝基吡咯烷和70%的二甲基亚硝胺在油炸过程中已经挥发掉，余下的亚硝胺1/3分布于炸过的瘦肉中，其余2/3留在炸出的脂肪中。

油煎鱼中有二甲基亚硝胺产生。与肉类相比，鱼中胺含量较高，导致形成亚硝胺的可能性也较大。

街头食品中，有将加有亚硝酸盐的火腿肠、香肠油炸后出售。一些家庭也常将香肠作为配菜用料下油锅煸炒。这些方法都可以形成亚硝胺。有一道菜叫做杨梅芙蓉，盘子中间是白色芙蓉鱼片，周围以一圈紫色的杨梅球作为围边点缀。杨梅球以鱼茸为原料，滚火腿丁在锅内煎熟。由于火腿丁中含有亚硝酸钠，鱼茸中有胺类物质，煎炸后就有亚硝胺生成。故应改变使用火腿丁的做法。

2. 多环芳烃的产生及其控制

食用油脂中的多环芳烃，一部分来自植物种子的转移，另一部分可能来自于浸出用溶剂的污染。在煎炸过程中，含量稍有下降。煎炸形成的多环芳烃也可能来自于脂肪分子的热解热聚过程，如煎炸油条的油在反复循环使用后，苯并［a］芘含量会增高。

食物煎炸过程中，在吸入油分的同时，也可能吸入少量的多环芳烃。食物原料受热不均匀，常常发生焦化或炭化，这些部位多环芳烃浓度会大量增加。

对油脂中的苯并［a］芘，可加入0.2%～0.5%活性炭吸附除去。煎炸时经常翻动食物使其受热均匀避免焦化，是防止形成多环芳烃的有效措施。

煎炸过程中，还可能形成杂环胺类致突变物，应引起重视。

3. 丙烯酰胺的产生及其控制

一份对世界上17个国家丙烯酰胺摄入量的评估报告显示，按体重计，儿童丙烯酰胺的摄入量为成人的2～3倍。其中丙烯酰胺主要来源的食品为炸薯条16%～30%，炸薯片6%～46%，咖啡13%～39%，饼干10%～20%，面包10%～30%，其余均小于10%。可见，丙烯酰胺主要出现于煎炸的淀粉类食品。

丙烯酰胺的前体化合物氨主要来自于含氮化合物的高温分解，丙烯醛可能来自于食物中的单糖在加热过程中的非酶降解、油脂在高温加热过程中释放的甘油三酸酯和丙三醇以及 Maillard 反应形成、天冬酰胺产生。由丙烯醛或丙烯酸与氨反应生成，氨基酸分子重排转化形成或氨基酸与糖类经 Maillard 反应形成丙烯酰胺。

我国香港学者 Leung K. S. 等（2003）报道丙烯酰胺形成于深度煎炸的麦粉类制品，中国式菜馅及素馅油煎饼在170℃时，丙烯酰胺含量呈缓和的直线上升趋势，当油炸温度达到210℃时丙烯酰胺急剧上升。初步表明丙烯酰胺先于外表面反应形成，然后通过热传递途径辐射或传导，以及热油的迁移进入制品内部。

在烹饪实践中，应注意如下几点：

① 原料合理放置：认为马铃薯应避免低于10℃保存，切成片后浸在约60℃温水中15min，可减少其中的天冬酰胺和糖，用此制作的炸薯条丙烯酰胺含量比未处理的丙烯酰胺含量减少5～10倍，同时还保留了原有的烹调效果。虽然为了保持食品的新鲜度，对易腐食品均要求低温放置，但用于煎炸的淀粉类食品则是个例外，只有控制好其温度在室温范围，才能减少丙烯酰胺前体物的含量。

② 尽量选用发酵性原料进行煎炸：对减少高温烹调的淀粉类食品中加工过程中的丙烯酰胺的研究表明，通过发酵减少淀粉类物质，如炸薯条、炸马铃薯片、谷类食品、油炸面包等产品中的丙烯酰胺前体物质，达到减少丙烯酰胺生成的目的。淀粉类物质在煎炸前置于添加了糖、氨基酸、温度10～40℃，pH 4～8的水介质中，用能产生乳酸的食品级酵母、细菌进行发酵，发酵后进行干燥，再进行煎炸等加工，可显著降低产品中丙烯酰胺的含量。对中式烹饪而言，油煎小馒头、炸臭干等可能是减少丙烯酰胺较好的烹制方法。

③ 控制油脂的质量：油脂不能高温下长期煎炸或过油处理时油温偏高，否则，油脂中甘油脱水易形成丙烯醛（一种丙烯酰胺的前体物），煎炸时，应降低油脂的发烟点，提倡低温油炸。

4. 油烟的控制

食物烹调时会产生大量的油烟与刺激性气体，对人体的呼吸系统和视觉器官均有影响。烹调油烟，不仅含有高温蒸发出来的油和水蒸气，还含有多达上百种的污染物，有些还是致癌物质。现代科学研究证明：菜油在加热时产生的挥发性冷凝物具有损害染色体及细胞遗传的毒性；脱排油烟机中收集的油烟冷凝物显示致突变性；流行病学调查也发现烹调油烟与肺癌发病有关；油烟中一些挥发性有机物对周围环境造成污染。

肉食在加热过程中，产生的有机物以细微颗粒的形式散发到空气中，形成气溶胶。在污染空气的有机微粒中，肉食油烟就占了1/2，超过了其他单个污染源。

厨房长期处在烟气大、灰尘多、气温高、湿度大的状态，极有利于致病微生物的生长繁殖。厨房内的食品、餐具、容器、烟道、墙壁、地面、顶棚与炊事人员等容易受到污染，随着时间的积累，还会造成人与物的交叉污染与恶性循环。

治理油烟的方法很多，按其原理分，有水吸处理法、吸附过滤法、高压静电除油法。目前油烟治理方法存在成本偏高，运行操作自动化低，有的还有占地面积大、二次污染、风机噪声高等不足之处。

油烟处理要求以不影响周围居民正常生活为目的，兼顾对大气环境质量的影响。应体现高效、节能、低噪声性能。对净化设备应做到专人管理，专人监督检查，长期坚持设施正常运转，确保油烟净化质量。

对排油烟设施，应在炉灶、蒸锅上方装有油烟排风罩，以便使油烟、蒸汽、废气能够及时排出。油烟排风罩的罩内不宜使用排风扇，可在烟道口安装引风设备，以减轻厨房间的噪声。如果厨房位于地下室，还应安装送新风设备。

对油烟排风罩应按由内到外，自上而下的顺序用合适的洗涤剂抹洗，再擦干。对油烟排风管道内的排风扇及管道口处的引风机，也要定期擦尘清洗。要确保油烟排风设备洁净卫生，避免油渍随意滴落污染食品。

（三）煎炸食品放置的卫生

厨房里烹饪原料的过油处理只将原料加工成半熟制品，处理后虽然细菌数有所下降，但杀菌率有限，这类食品在存放过程中还会发生腐败变质，如鱼片、虾仁、肉片等，应低温放置。

干货原料的油发加工如油发肉皮、油发蹄筋，因加热时间较长，含水分少，不适合细菌、霉菌生长，所以较为安全。同样，煎炸类面食制品如油条、油面筋、油炸方便面也都可以放置较长的时间。

而一些带有馅心的食物如油饼，因其馅心可能有细菌的芽孢残存，存放过程中可能引起细菌性腐败，因而不能久放。目前有一种市售袋装馅心，本身为熟制品，又加入防腐剂，其保藏期限稍可延长。

油豆腐在加工过程中，由于煎炸不彻底，其中心保留有较多的水分和霉菌孢子，因此极易引起霉变，即使低温也不能久置。

菊花青鱼菜肴是将青鱼切成条状下锅深度煎炸制成的，不易腐败。但在食用时往往加上番茄酱等带水、带菌的调味品，其剩余食品往往因调味品的带菌污染而引起腐败，应现做现吃。

猪油的精炼过程其实也是一种煎炸处理，由于炼成的猪油不可能不带水，在存放过程中常由于霉菌的缓慢生长而引起霉变。

为了延长煎炸食品放置时间，增强抗氧化保质效果，科技人员研究使用抗氧化剂，近年取得一些新的成果。如将 PG（没食子酸丙酯）和柠檬酸加入煎炸油中，不仅 PG 对煎炸油提供最好的保护作用，还可增进 BHA（丁基羟基茴香醚）在油炸食品中的“携带进入”能力。如将 PG 和柠檬酸加入到油炸食品原料中，可补偿在油炸期间酚类抗氧化剂的损失，在加工过程中和放置过程中，这些抗氧化剂可以一直存留下来并仍能继续发挥作用，从而提高了油炸食品的稳定性。

AP（抗坏血酸基棕榈酸酯）保护油炸食品用油和油炸食品的能力均非常强，在经过高温、光照和长时间的油炸使用后，AP 仍有潜在的抗氧化能力保护油炸食品。

先在土豆泥中加入少量 BHA 或 BHT（二丁基羟基甲苯），煎炸过程中通过挥发使其分散，在煎炸和放置期间可保护食品。TBHQ（叔丁基对苯二酚）普遍用于油炸速煮面中，它对油炸食品的制作条件有足够的耐受能力。

也有将适当浓度的抗氧化剂加入到包装材料中，来稳定这些食品。

除氧剂已有专门厂家生产，将除氧剂置于煎炸食品或高脂肪食品的包装物内，也有较好的作用。

研究将耐高温、对油炸食品“携带进入”能力强的抗氧化剂加入油脂中，制成抗氧化专用煎炸油，及针对食品对象研制特定煎炸食品的专用抗氧化剂、抗氧化增效剂或复合保鲜剂，将具有很好的市场前景。我国规定允许在油炸食品中使用的抗氧化剂及使用卫生标准见表 6－22。

表 6－22　　油炸食品抗氧化剂使用卫生标准新标准

名称	使用范围	最大使用量/（g/kg）
丁基羟基茴香醚	油炸食品、方便面	0.2
二丁基羟基甲苯	油炸食品、方便面	0.2
没食子酸丙酯	油炸食品、方便面	0.1
茶多酚	油炸食品、方便面	0.2
	糕点	0.3
	糕点馅	0.4
叔丁基对苯二酚	油炸食品、方便面	0.2
甘草抗氧物	油炸食品、方便面	0.2（以甘草酸计）
抗坏血酸棕榈酸酯	含油脂食品、方便面	0.2（以油脂抗坏血酸计）

（四）煎炸设备的卫生

煎炸设备有各种设计类型。炸锅在不用的时候应盖严，以防止油脂的氧化变质。每天将煎炸油过滤一遍，可延长使用期。对煎炸锅的外部应每天用湿布擦拭，内部至少每周将油倒空并清洗一次。如果油炸食品生产量大，则应每天清洗一次。

煎炸锅的清洗程序是：

① 将油倒出，做过滤或废弃处理；

② 锅内倒入水，加合成洗涤剂，煮 10～15min；

③ 将洗涤水倒净；

④ 用特制的刷子将炸锅内壁、内膛刷净，除尽所有食物残渣；

⑤ 用醋液冲洗一遍，再用清水漂净；

⑥ 晾干；

⑦ 再将滤净的油或新油倒入锅内；

⑧ 将锅盖好，直到使用时打开。

供过滤用的滤纸属一次性用品，不能多次使用。过滤在储存时应加盖。

三、新型煎炸工艺

1. 水油混合式油炸

水油混合式油炸工艺是指在同一敞口容器内加入油和水，相对密度较小的油占据容器的上半部，相对密度较大的水则占据容器的下半部分，在油层中部水平位置设置加热器加热。油炸时，食品处于上部油层中，食物残渣则沉入底部的水中，并可以通过过滤除去（图 6－3）。

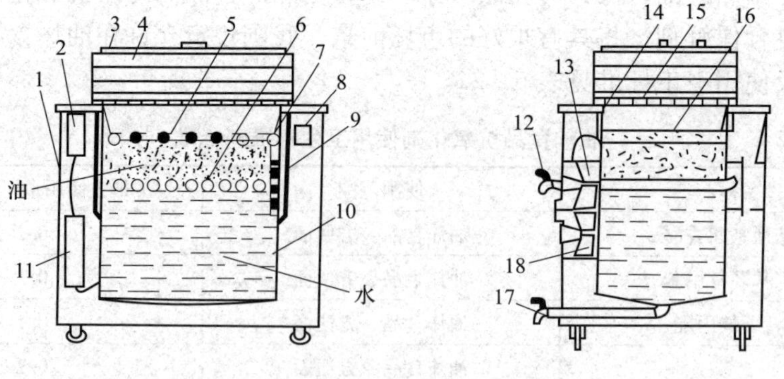

图 6－3　水油混合式油炸设备

1—箱体　2—操作系统　3—锅盖　4—蒸笼　5—滤网　6—冷却循环气筒　7—排油烟管　8—温控数显系统　9—油位显示仪　10—油炸锅　11—电气控制系统　12—放油阀　13—冷却装置　14—蒸煮锅　15—排油烟孔　16—加热器　17—排污阀　18—脱排油烟装置

采用水油混合式油炸时，只要严格控制上下油层温度，就可以使油的热氧化程度显著降低，污浊情况大为改善，而且用后的油无需再行过滤，只要将食物碎渣随水放掉即可。在炸制过程中，油始终符合卫生要求，所炸出的食品不仅色、香、味俱佳，而且外观洁净美观。更重要的是，没有与食物残渣一起弃掉的油，也没有因氧化变质而成为废油扔掉的油，所耗的油量几乎等于被食品吸收的油量，补充的油量也接近食品吸收的油量，因而节油效果明显，经济效益可观。

2. 真空低温油炸

真空低温油炸技术是利用在减压的条件下，食品中水分气化温度降低，能在短时间内迅速脱水，实现在低温条件下对食品进行油炸。它将油炸和脱水作用有机地结合起来，使该技术具有独特的优越性和广泛的适应性。

真空低温油炸机外形见图 6－4。

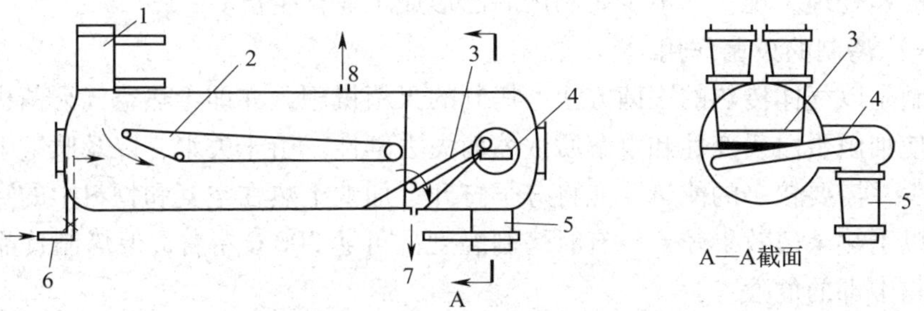

图 6－4　真空低温油炸机

1—闭风器　2—输送器　3，4—无油区输送带

5—出料闭风器　6—油管　7—出油口　8—接口

真空低温油炸的油温低，且处于缺氧或少氧的状态，油脂与氧的接触少，因此油脂的氧化、分解、聚合反应迅速减慢。真空低温油炸不必添加抗氧化剂，并且油可以反复使用，这样就有效地降低了耗油量。另外，对于同样的食品原料，用常压油炸其产品的含油率高达 40% ～50%，若采用真空低温油炸，其产品的含油率则在 20% 以下，这对控制人体脂肪摄入量有实际意义。

目前国外市场上出售的真空油炸食品有：水果类如苹果、猕猴桃、柿子、草莓、葡萄、香蕉等；蔬菜类如胡萝卜、南瓜、番茄、四季豆、甘薯、土豆、大蒜、青椒和洋葱等；肉类有鱼片、虾、牛肉干等，以及各种干果如花生和大枣等。

近年来我国对真空低温油炸技术也进行了开发研究和设备引进，市场上也已有真空低温油炸食品出售。这类产品开发前景较为广阔。

第六节　熏烤工艺卫生与安全

烤制、烟熏是我国最古老的烹调方法，由于风味独特，制品具有较强回味，故无论在民间、餐饮业、现代食品加工业，均有广泛用途，随着旅游业发展，它也构成了野炊的主要内容，现在日本的烟熏、西方的烤制均已向产业化方向发展。

我国餐饮业卫生规范规定了烧烤加工的卫生要求：① 烧烤加工前应认真检查待加工食品，发现有腐败变质或者其他感官性状异常的，不得进行加工。② 原料、半成品应分开放置，成品应有专用存放场所，避免受到污染。③ 烧烤时宜避免食品直接接触火焰和食品中油脂滴落到火焰上。

一、烤制工艺卫生与安全

在我国，烤制食品历史悠久，食用也比较普遍。烤制在古代又称为炙，是指运用于热空气作为传染介质，使食品直接受热变性成熟的一类烹调方法，因产品具有特有的风味，故至今仍有着十分重要的应用价值。烤制可用于动物性食品的加工，如烤乳猪、烤肉方、烤羊肉串、烤大排、烤鸡、烤鸭、烤鹅、烤鱼等，也常用于各种酥点的熟处理。现在，不少烤制产品已形成工业化生产。

（一）烤制的灭菌作用

烤制是以气体传热的灭菌方法。烤制的灭菌机理，亦即干热空气灭菌机理，干热空气使细菌蛋白质变性和电解质浓缩而失去毒性。由于失水，以及肽链上的极性基团减少，需要较多的能量才能将分子打开。加上干热在空气和物料中的穿透力较低，所以干热杀菌效果较差。有时烤制温度虽可达300℃左右，但烤制食品仍有细菌性食物中毒的危险。

1．烤肉

对烤方类整块肉，如在烤制后立即趁热供应，则安全性较高，因为多数细菌只存在于肉的表面，不会存在于肉的中心。

西方国家习惯上食用烤牛排，一般不会引起食物中毒，即使是半生的烤牛排，也认为是安全的，因为牛排深部带菌率极低。

2．烤禽

原料禽在其内部的微生物，可能有一部分仍然存活着，即使冷冻处理还能幸存。

对原料禽采用化学处理，可以大大地减少沙门菌数，包括使用200mg/kg的漂白粉溶液进行喷洒，使用热的3%琥珀酸浸泡处理，0.5%戊二醛浸泡处理等。但可能会导致产品外观和气味的不良变化。现在的加工业更强调在加工期间不断改善卫生条件以控制沙门菌。

烤制用冻禽在烹调前必须彻底解冻，不使鸡肉中心存在余冰，否则烤制后的中心温度不足以杀死沙门菌，相反是细菌繁殖的理想温度。烤鸡还可能有产气荚膜梭菌存在。

3．烤鱼

将鱼烤制、烘干是民间常用的加工保藏方法。主要是减少水分，降低 A_w，使微生物生长困难。但可能有霉菌的生长与产毒。

牡蛎中污染的脊髓灰质炎病毒，在烤制20min后还有部分幸存（见表6-23）。

表 6-23　烤制对牡蛎中脊髓灰质炎病毒的影响

烤制时间/min	病毒含量①/（PFU/g）	存活率/%	食品中心温度/℃
0	1.9×10^4	100	25
5	4.6×10^3	24.2	41
15	3.9×10^2	20.5	68
20	2.7×10^1	12.7	90

注：①PFU 为空斑形成单位。

（二）烤制对化学污染物的降解作用

1. 农药

烤制对动物肉中的有机氯农药去除率一般较低（表 6-24）。

表 6-24　烤制对鸡肉中残留农药的影响

残留农药	下降百分率/%	残留农药	下降百分率/%
艾氏剂	21~30	异狄氏剂	20~31
狄氏剂	22~42	七氯	0~21
DDT	15~18	高丙体六六六	0~60

2. 多氯联苯

将从大湖中捕获的受到多氯联苯严重污染的鳟鱼切成鱼片、鱼块，在 117℃烤制，另外用整鱼去皮后进行烤制，作为对照可以发现烤鱼片多氯联苯去除率最高，平均为 53%。带皮与否对去除多氯联苯并无显著影响（表 6-25 及表 6-26）。

表 6-25　烤鳟鱼片中多氯联苯含量

鱼片	多氯联苯（以 Aroclor1254 计）		
	肉中含量/（mg//kg）	脂肪中含量/（mg/ kg）	总质量/μg
生料	4.6	19.7	564
烤制后	3.9	13.8	372

表 6-26　去皮与不去皮的整条鳟鱼烤制后鱼肉中多氯联苯含量

整条鱼	性状	多氯联苯（以 Aroclor1254 计）		
		肉中含量/（mg/kg）	脂肪中含量/（mg/kg）	总质量/μg
带皮	生料	1.82	10.8	414
	烤制后	1.17	7.7	249
去皮	生料	1.87	10.6	415
	烤制后	1.34	7.3	208

3. 霉菌毒素

烘烤以面粉、玉米粉制作的面包，对黄曲霉毒素的降解作用并不显著。

据报道，在模仿商品油脂烘烤技术的条件下，烘烤人为污染的花生，结果可减少黄曲霉毒素 45% ~ 83%。烘烤人为污染的核桃，可使黄曲霉毒素减少 50% ~80%。

对含有 270μg/kg 黄曲霉毒素的玉米以气体燃料烤制时，在 150℃条件下，可使黄曲霉毒素去除 81%。

Ullcoa Sosa 将 1200g 污染有黄曲霉毒素 50mg/kg 的玉米，加入 2000mL 水与约 150g 石灰，煮沸 1h，再滤去石灰水（此步骤可破坏一定量的毒素），然后再将玉米磨碎，做成面坯，再在饼铛上烤熟（在烤熟过程中又可破坏部分毒素）。结果，残存的黄曲霉毒素含量只有原来的 25%，可见烤制以玉米为原料制成的饼糕时，结合加碱处理，具有显著的去毒效果。

（三）烤制过程中可能产生的毒物及其控制

1. 多环芳烃的产生及控制

（1）烤肉、烤禽中的产生及控制　早在 20 多年前，Liginsky 报告牛肉在燃烧着的煤气上炙烤时，含有一系列多环芳烃（PAHs），并发现焦炭炙烤的牛排，含苯丙［a］芘（B［a］P）8μg/kg。

烤制过程中，燃料燃烧产生的 B［a］P 会随热辐射进入食品中。烤焦食品由于营养素的裂解和热聚形成 PAHs。据报道，烤鱼的烤焦部位 PAHs 种类多达 18 种。

烤制过程中 B［a］P 的产生与燃料种类有关。以果木为燃料烤制，产生的 B［a］P 较高，以煤气、煤为燃料，则产生的较少。电、远红外线烤制，热源本身不产生 B［a］P。炉型不同，B［a］P 的生成量也不同，敞开炉膛的柳条炉比鼓风式炉、隧道式炉烤制生成的 B［a］P 多。

叉烧肉在加工时，脂肪熔化，脂滴滴落于热源质上，会发生高温热聚，而使 B［a］P 的形成量增加，这些 B［a］P 主要分布于肉的表面（见表 6－27）。

表 6－27　广东叉烧肉中的 B［a］P 含量

食品	烤炉类型	含量/（μg/kg）	含量平均值/（μg/kg）	增高倍数/倍
叉烧猪肉	生猪肉	0 ~ 0.09	0.04	—
	电炉	0.09 ~ 0.44	0.26	5.5
	炭炉	0.06 ~ 0.88	0.49	11
	柴炉	0.26 ~ 8.75	3.99	98
	煤炉	0.56 ~ 6.3	2.55	62
回收脂滴	生猪肉	0.46 ~ 0.77	0.58	—
	电炉	3.0 ~ 4.3	3.85	5.7
	炭炉	2.3 ~ 49.0	22.6	38
	柴炉	21.0 ~ 109.2	57.6	99
	煤炉	6.0 ~ 109.5	67.0	115

北京市卫生防疫站（1984 年）对烤鸭、烤羊肉进行了 B［a］P 测定，结果表明用液化石油气作燃料烤制比用果木烤制产生的 B［a］P 少，但都低于 1μg/kg（表 6-28）。

表 6-28　　北京烤制食品中的 B［a］P 含量

食品		B［a］P 含量/(μg/kg)	食品		B［a］P 含量/(μg/kg)
北京烤鸭	生鸭肉	0.08	北京烤羊肉	生羊肉作料	0.24
	果木直火挂炉	0.38		烤羊肉	0.26
	液化石油气焖炉	0.21			

绵羊肉和海鸟一直是冰岛人的主要食物。早先烤制时使用的燃料是泥炭、干草、木材碎屑和煤。当用煤或柴油作燃料时，烤羊肉中 B［a］P 含量高达 28μg/kg，在煤炉上烤熟、烤焦的海鸟高达 99μg/kg。后来改用丙烷及乙炔气体作燃料时，则未检出 B［a］P。

PAHs 在烤制过程中的产生还与食品中脂类物质含量以及食物与热源的距离有关。脂肪在 400℃ 时就可热聚产生 PAHs。胆固醇比其他脂类及类脂更易产生 PAHs。糖类也可热聚生成 PAHs，而 β-胡萝卜素生成 PAHs 的量极低。在靠近烧红了的煤块处长时间炙烤的牛肉片，B［a］P 高达 50μg/kg，而在距热源较远的地方制作的食物则含量较低。

为减少烤制过程中 PAHs 的产生，餐饮业应做到：

① 避免焦化；

② 尽可能使用电热法、煤气炉法烤制，少用煤炉、柴炉、草炉烤制；

③ 加工叉烧肉时，做好脂滴的回收利用；

④ 烤制时使用文火，避免火焰与食物接触；

⑤ 尽量在低温下长时间烤熟；

⑥ 应选用脂类含量较低的原料烤制。

（2）其他烤制食品中的产生国外还有人在烤制的咖啡豆、烤干的麦芽甚至加工奶粉、烤烟生产过程中，检出了 B［a］P 和其他 PAHs 污染物。

2. *N*-亚硝基化合物的产生及控制

Mastal 等人证实，导致烤制食品中亚硝胺形成的原因是：在火烤过程中，燃料周围产生的亚硝酐（N_2O_3）与被烤的食物直接接触，发生化学反应，生成亚硝胺。这是因为在火焰周围的空气中，氧与氮发生反应形成一氧化氮，其中部分一氧化氮进一步氧化生成二氧化氮，另一部分一氧化氮则与二氧化氮反应，生成亚硝酐。其反应式为：

$$N_2 + O_2 \rightarrow 2NO$$

$$2NO + O_2 \rightarrow 2NO_2$$

$$NO + NO_2 \rightarrow N_2O_3$$

食物在烤制时，原料中的蛋白质可因高温发生分解，产生胺类化合物，如吡咯烷、哌嗪等。而亚硝酐可与这些胺类物质直接发生亚硝化反应，生成亚硝胺。

（1）烤肉中的产生及控制　Pensabene 测定不同烤制方法加工的咸肉中亚硝基吡咯烷的含量，结果生咸肉中未检出，烤肉中均有相当量的亚硝胺生成，其含量为 12～35μg/kg。（表 6－29）。

表 6－29　烤咸肉中亚硝基吡咯烷含量

烤制方法	亚硝基吡咯烷含量/（μg/kg）		
	样品Ⅰ	样品Ⅱ	样品Ⅲ
生	0	0	0
烘	35	13	12
烤制	12	12	14

（2）烤鱼中的产生及控制　与肉相比，鱼中的胺含量较高，生成的亚硝胺也较高。

采用不同方法对鱼进行烤制，熟鱼中亚硝胺含量变化较大。干的生鱿鱼中可含有 15～84μg/kg 二甲基亚硝胺，用煤气炉烤熟后，亚硝胺含量急剧增加，二甲基亚硝胺为 23.6～313.1μkg，还检出了 2.4～12.9μg/kg 亚硝基吡咯烷。

表 6－30 列出了一些烤鱼中亚硝胺的含量。

表 6－30　烤鱼中二甲基亚硝胺（DMN）含量

食品及处理		检出样品数	阳性数	DMN 含量/（μg/kg）
黑线鳕鱼	生鱼	2	0	未检出
	烤鱼	1	1	5～9
	油煎鱼	1	1	1～4
比目鱼	烤鱼	1	1	18
	油煎鱼	1	1	15

烤制时，用铝箔盖住鱼体，或使用电烹调器炙烤，都能有效地降低烤鱼中的亚硝胺。用铝箔盖住的鱿鱼烤制后只检出 14.3μg/kg 二甲基亚硝胺，未检出亚硝基吡咯烷。

（四）远红外线烤制

所谓远红外线是指波长为 2.5～1000μm 的电磁波，很多物质对波长 3～15μm 范围的红外辐射有很强的吸收带。利用远红外辐射作为加热源，可以对食品进行烤制以及干燥杀菌等处理。

远红外烤箱在肉制品焙烤和糕点生产中已得到了广泛使用。它是一种较为新型的烤制方法，可以克服传统烤制方法产生毒物的问题。

（五）烤制食品的卫生

我国对烧烤肉制品制订了卫生标准（见表 6－31）。烧烤肉是指以兽医卫生检验合格的猪肉、禽肉为原料加上酱油、盐、糖、酒等调味料经电或木炭等烘烤而成的熟肉制品。

表6－31　　　　　　　　烧烤肉卫生要求

项　　目	烧烤猪、鹅、鸭类	叉　烧　类
色泽	肌肉切面鲜艳有光泽，微红色，脂肪呈浅乳白色（鹅、鸭浅黄色）	肌肉切面微赤红色脂肪白而有光泽
组织状态	肌肉压之无血水，皮脆	肌肉切面紧密，脂肪结实
气味	无异味、无异臭	无异味、无异臭
苯并［a］芘含量/（μg/kg）	≤5	≤5
细菌总数/（cfu/cm^2）	出厂时量：≤5000 销售时量：≤50000	—
大肠菌群/（个/$100cm^2$）	出厂时量：≤40 销售时量：≤100	—
致病菌（指肠道致病菌和致病性球菌）	不得检出	—

（六）烤制设备的卫生

1．烤炉的卫生

不能因为烤炉温度高能杀死微生物而忽略了烤炉卫生。由于与食品密切接触，在一定情况下也可以使食品污染。

烤炉的构件材料要对人体无毒无害，不会影响食品的感官与营养成分，不能用铜与锌等金属，因为铜离子易促进氧化，易引起食品变味变色，锌中常混有镉等有毒金属。可用铁制品，最好用不锈钢做烤炉的烤盘。

烤炉中的汤汁溢出、滴溅物在停用后应及时用浸有清洗剂的抹布擦拭干净，以防生长微生物。

要定期清理，保持整洁，烤炉的内膛和外部应当用热水和合成洗涤剂清洗。炉子至少每月清洁一次。挡板至少每天洗一次并晾干。对盛油的盘每天应当倒空、清洗和晾干。

2．烤盘的卫生

烤盘每次用完都应涂抹食用油，防止烤盘生锈，如长时期未用，在使用前应先用热碱水刷洗干净后才使用。为防止在烤制过程中食品黏着在烤盘上，每次烤完后可用一把金属刮刀把盘上的食物残渣刮净。对烤盘至少每周彻底清洗一次，方法是对烤盘受热的表面先用不含盐的油擦洗，使烤焦而粘在盘底的残渣软化，再用热碱水或热水加合成洗涤剂洗涤。洗净后，把烤盘表面漂净，揩干，抹一层油，以保护烤盘表面。

烤盘的别的部位也应每天清洁。烤盘背面可以泼一小滴水在上面，利用产生的蒸汽把黏在上面的食物残渣去掉。滴油碟应每天倒净，洗后晾干。

3．烤箱的卫生

随着餐饮业的发展，烤箱的使用已越来越普遍，它们多以热风、微波、煤气、电力作为能源。对烤箱内撒落下来的食品渣，应在炉子凉下来后扫掉。对炉膛内的残渣可先用小刷子扫去，然后用浸有合成洗涤剂的布去擦洗。要注意不能直接用水泼在开关板上，因为水可以使热的烤箱变形。也不能用含碱的液体去洗烤箱内膛和外部，以免损害镀膜、喷漆。烤箱的喷嘴应每月清洁一次。控制开关也应定期校正。鼓风式烤箱的风扇应每月拆开清洗一次。微波炉的内部则只需用合成洗涤剂溶液擦洗。面包烤箱应每天清扫。

二、烟熏工艺卫生与安全

烟熏是利用熏料的烟雾，以辐射热使食品成熟的方法。它是一种古老的烹调技法。早期的游牧人首先发现肉悬挂在树枝燃烧的火焰上，能获得诱人的风味。烟熏常常与腌制、加热的方法结合使用。烟熏有防止肉类腐败变质的作用。烟熏可直接将原料熏制成菜，也可以作为特种风味制品的加工方法。

我国烟熏方法主要用于动物性食品的加工，如烟熏鳗鱼、烟熏鲳鱼、熏白鱼、熏带鱼、烟熏香肠、熏鹅、熏鸭。也有用于植物性食品的加工，如烟熏豆腐干。国外烟熏食品主要有熏红肠、熏火腿、熏绵羊肉、烟熏咸肉、熏火鸡、烟熏鳕鱼、烟熏牡蛎等。

木柴发生的熏烟中有200多种化合物，许多成分对制品风味和杀菌不起作用，起作用的成分主要为酚、酸、醇、羰基化合物，而一些烃类则可能有毒。

烟熏可分为冷熏和热熏两种方法。食品周围熏烟和空气混合物温度低于22℃的烟熏过程称为冷熏。冷熏时间较长，需4～7d。高于22℃的烟熏过程称为热熏，常用温度为35～50℃，时间为12～48h。冷熏适合商业性加工，常在专门烟熏室进行熏制。热熏比较适合餐饮业加工，在熏制过程中，熏料在下，中隔网络，上置食料，如图6-5、图6-6所示。

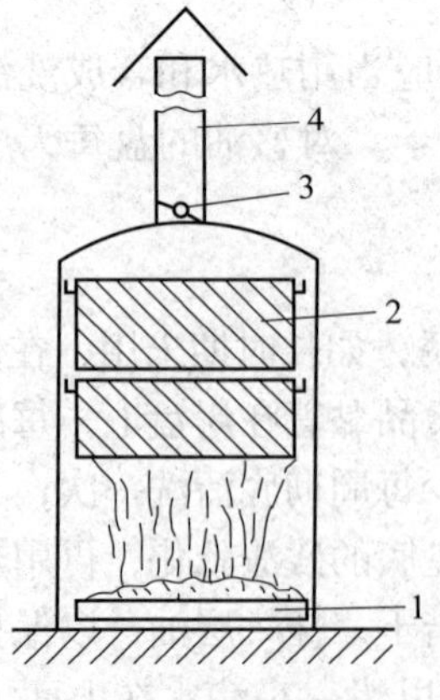

图6-5 简单烟熏房

1—铁盘（熏烟发生器） 2—食品挂架

3—调节阀门 4—烟囱图

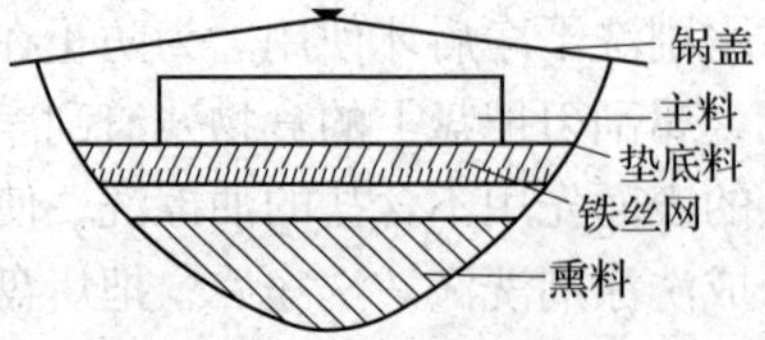

图6-6 烟熏锅

（一）烟熏的灭菌作用

烟熏的灭菌作用效果，是熏烟与干燥、盐腌联合作用的结果。冷熏食品比热熏食品耐保藏，这是因为冷熏时间较长，熏烟成分在肉组织中渗入较深，再者冷熏食品失重量大，熏烟成分相对浓缩。热熏时，食品外表面微生物的死亡比较迅速，但因加热时食品蛋白质迅速凝固，致使制品表面上很快形成干膜。妨碍了制品内的水分外渗，也阻碍了熏烟成分向制品内部渗透。

温度为30℃较淡的熏烟对细菌影响不大。温度为13℃而较浓的熏烟则能显著地降低微生物数量。温度为60℃时不论淡的或浓的熏烟都能将微生物数量下降到原数量的0.01%。熏烟中的酚、醛、酸类物质都具有杀菌抑菌作用，但烟熏难以防止霉菌的生长。

烟熏食品中可能检出的革兰阳性菌如微球菌属、芽孢杆菌属、棒状杆菌属。

1. 熏鱼

在经少量食盐腌制的冷藏过的熏鱼中，革兰阴性菌如假单胞菌属、不动杆菌属、无色杆菌属等，与革兰阳性菌数相接近，它们构成了烟熏鱼的细菌菌相。引起熏鱼腐败的优势菌为革兰阴性杆菌。熏鱼还可能受霉菌孢子污染，在冷藏温度下导致腐败。也有在熏鱼中查出酵母，但并不导致腐败。

由于烟熏食品在制作过程中，生原料接触媒介物较多，可以推测人手和土壤表面及空气中的微生物会大量污染食品。葡萄球菌对烟熏食品无作用，归因于烟熏对葡萄球菌的杀菌作用，酚类化合物和甲醛对葡萄球菌具有抑制作用。已烟熏的食品也不适合葡萄球菌繁殖和肠毒素的产生。而沙门菌则可引起烟熏鱼食物中毒。冰岛 Kartenink 等 1991 年报道熏鱼中李斯特氏菌的检出率达到29%。日本 Karunasagar1986 年报告梭鱼及沙丁鱼经 30℃烟熏后还有副溶血性弧菌残存。

天然存在于鱼体的 E 型肉毒梭菌具有潜在危险性。有必要控制适当的盐分（$NaCl$、$NaNO_2$）及存放温度，以阻止其生长、产毒。热熏过程可以使存活的 E 型肉毒梭菌芽孢降低几个数量级，这主要是加热和降低水分活度的结果，熏烟成分的杀菌作用则是次要的。由于生鱼中 E 型肉毒梭菌芽孢较多，它们仍可在烟熏产品中残存。

2. 熏肉

肉类烟熏时，将旋毛虫杀死的内部温度应达到60℃，对热熏加工来说，可能由于时间短，肉温较低而不足以杀死虫体，应引起重视。

烟熏用的燃料以硬木屑为主，民间也有以茶叶、蔗皮、果树皮以及核桃壳、花生壳、干草、木柴、玉米穗轴等进行加工。木柴中含有 40% ~60% 纤维素，20% ~30% 半纤维素和 20% ~30% 木质素，加热时发生热分解而生成熏烟。大多数木柴在 200 ~260℃已有熏烟发生，260 ~310℃时产生焦木液和焦油，超过 310℃时，木质素裂解产生酚及其衍生物。400℃时形成的酚较多，同时有一些烃类物质包括 B［a］P 的形成。

（二）烟熏过程中可能产生的毒物及其控制

1. 多环芳烃

木柴燃烧时，生烟温度在400℃以下时，只形成极微量的B［a］P。生烟温度在400～1000℃之间，B［a］P的生成量则由5μg/100g木屑增至20μg/100g木屑。表明随生烟温度的升高B［a］P浓度呈直线上升。

生烟温度在380℃时，酚类、羰基化合物、有机酸的生成量也较少，而在600℃时，各种有用成分的含量达到最高，超过600℃时又渐渐减少。为了使熏烟中含有尽可能多的有用成分和相对较少的B［a］P，一般认为使用400～600℃的生烟温度较为合理。

（1）熏鱼　Masuda及Kuratsune（1971年）报道日本熏干鱼制品中B［a］P高达37μg//kg。烟熏时选用东方弧鲣、鲐鱼、沙丁鱼为原料，经剔骨、烘焙后，将鱼间歇式暴露在木烟中1～2周，再经日晒干燥制成。被检前，熏鱼在木盒内已存放一周。结果在熏鱼制成品中发现了16种PAHs，其中12种有4～5个缩合环，包括B［a］P在内，这些物质大多具有致癌性。他们承认这些产品可能是世界上受PAHs污染最为严重的食品之一。

我国学者对烟熏鳗鱼和熏豆腐干B［a］P检测结果表明，经烟熏处理后产品确实受到了污染，但程度较为轻微（表6－32）。

表6－32　烟熏鳗鱼和熏豆腐干中的B［a］P的分布

食品名称	加工方法	B［a］P含量/（μg/kg）
鲜鳗鱼	—	0.18
鳗鱼半成品	热风干燥	0.18
	烟熏0.5h	0.38
	烟熏后热风干燥	0.53
花生油	—	2.55
烟熏鳗鱼成品	加花生油	0.94
豆干白坯	—	0.25
熏豆腐干	烟熏10min	0.75

（2）熏肉　烟尘中的PAHs可附着于食品表面，并逐渐渗入食品内部。冰岛研究人员Thorsteinsson（1969年）发现家庭烟熏的羊肉B［a］P多达23μg/kg，还有很高含量的其他PAHs，包括苯并［a］蒽。刚从烟熏室取出的大块羊肉制品甚至含有B［a］P达107μg/kg，其中60%～75%出现于羊肉制品的表层。

（3）烟熏香肠B［a］P是由五个苯环组成的大分子，很难穿进烟熏食品内部，大部分集中在外层较浅的范围内。如烟熏猪肉香肠B［a］P为0.12～0.44μg/kg，外层塑料肠衣则为3.0～4.4μg/kg。烟熏的红肠B［a］P为2.45μg/kg，红肠肠衣高达164.8μg/kg，熏豆腐干为0.75μg/kg，而熏豆腐干表皮则为 2.36μg/kg。

对不同烟熏时间与猪肉香肠风味及 B［a］P 含量关系的研究表明，随烟熏时间的增加，色泽、风味均有改善，而正常烟熏食品中 B［a］P 的增加是极微量的，可以忽略不计（表 6－33）。

表 6－33　不同烟熏时间对猪肉香肠 B［a］P 产生及风味、色泽的关系

烟熏时间/min	B［a］P 含量/（μg/kg）	风　味	色　泽
0	0.15	没有烟熏味	原色
16	0.15	基本没有烟熏味	原色
30	0.15	稍有烟熏味	浅黄色
46	0.17	良好的烟熏味	褐色

为避免 B［a］P 对烟熏食品的污染，在生产猪肉香肠罐头时，可以先把配制好的原料辅料灌制在塑料肠衣内成型，经过热风干燥、烟熏、水煮等程序后，剥去塑料肠衣再装罐，则其产品既具有风味、色泽，又安全卫生。

由于使用传统的焖烧生烟法难免会受 B［a］P 污染，现在一些食品企业使用两室烟熏法，即将生烟室与食品烟熏室隔开，两室以管道相通。先由生烟室生烟，生成的熏烟经冷水淋洗或水层滤除，然后再由管道进入烟熏室。我国学者李思汉（1984 年）报道以水层滤过的熏烟熏制香肠，与未经水层滤过的直接熏制法相比，其产生的 B［a］P 可由 2.29μg/kg 降为 0.59×10^{-9}μg/kg。

改善发烟条件，用锯木屑代替木柴燃料，能降低 B［a］P 的污染。食品经烟熏后，一部分 B［a］P 随烟尘颗粒附着于食品表面。用干布擦去表面的烟尘颗粒和烟油，可以使 B［a］P 减少 20% 左右。

2. *N*－亚硝基化合物

熏制的鱼、肉制品中还含有某些致癌性亚硝胺——二甲基亚硝胺、二乙基亚硝胺、亚硝基吡咯烷等。

（1）熏鱼　鱼类含胺量较多的是三甲胺、二甲胺和氧化二甲胺。鲱鱼、墨鱼中的仲胺含量可达 30～50mg/kg，干鱿鱼和鳕鱼可达 230mg/kg。鱼在烟熏过程中加入硝酸盐或亚硝酸盐，胺类物质便经亚硝化作用而生成亚硝胺。

美国学者（Fazio 等，1971 年）报道了烟熏鱼中二甲基亚硝胺的产生，结果不同种类的鱼经加硝处理后烟熏，亚硝胺含量都有所增加（表 6－34）。

表 6－34　熏鱼制作过程中二甲基亚硝胺的产生

样品名称	检出样品数	阳性数	含量/（μg/kg）
银鳕（Sable）			
生	4	4	4
烟熏	3	3	4～9

续表

样品名称	检出样品数	阳性数	含量/（μg/kg）
烟熏 + NO_3	4	4	12 ~ 14
烟熏 + NO_2	4	4	8 ~ 26
鲑鱼（Salmon）			
生	2	0	未检出
烟熏	2	1	5
烟熏 + NO_3	2	2	16 ~ 17
烟熏 + NO_2	2	2	4 ~ 6
西鲱（shad）			
生	1	0	未检出
烟熏 + NO_3	1	1	10
烟熏 + NO_2			4 ~ 6

据国内研究，生鳗鱼中的亚硝胺含量为4μg/kg，经熏制后增至9μg/kg，经硝酸盐发色处理后再烟熏，可增高至14 ~ 26μg/kg。有人比较三种烟熏制作方法发现，燃烧木材烟熏的鳕鱼中出现大量的亚硝胺；用烟发生器产生的锯木屑冷烟熏时产生极微量的亚硝胺；用烟液烟熏时未检出亚硝胺，表明熏鱼中亚硝胺的生成与熏制方法和加热温度有关。

目前对熏鱼中形成亚硝胺的机制研究得还不够。据认为是由于亚硝化剂（亚硝酸盐和硝化气体）的作用而形成的。半熏制品和生熏制品中亚硝胺的含量高，说明是由于硝化气体的亚硝化作用所致。前苏联学者（Taytc，1977 年）指出在鱼烟熏过程中，亚硝酸盐含量平均提高4倍，硝酸盐含量平均提高1倍，说明可能由于熏制烟中所含硝化气体的作用而产生亚硝胺。

（2）熏肉　我国一些地方喜食腊肉，它由肉经过腌制和烟熏加工而成。熏制的原料肉中，有时含酚量达300mg/kg，在有亚硝酸盐存在时，为亚硝胺特别是亚硝基酚的形成创造了潜在的条件。

熏肉中已被检出的亚硝胺类有二甲基亚硝胺、二乙基亚硝胺、亚硝基吡咯烷等。近年来，有人发现以锯末为燃料烟熏的肉制品中有一种新型的亚硝胺——亚硝基噻唑烷。它是由烟熏过程中锯末烟的凝集物与肉中的某些成分反应而生成的。尤其是甲醛可与肉中的胱氨酸或半胱氨酸作用，分别生成噻唑烷和硫代脯氨酸，遇亚硝酸根或氮的氧化物后分别生成亚硝基噻唑烷和亚硝基硫代脯氨酸，后者经加热、脱羧也能生成亚硝基噻唑烷。

在熏肉配料中添加不同浓度的维生素C表明，熏肉中亚硝基吡咯烷随维生素C增加而降低，维生素C用量达到1000mg/kg时，就可抑制熏肉中亚硝胺的生成（表6 – 35）。

表 6-35　　维生素 C 对熏肉中生成亚硝胺的抑制作用

亚硝酸盐量/（mg/kg）	维生素 C 量/（mg/kg）	亚硝基吡咯烷量/（mg/kg）
170	0	20～92
170	250	14～26
170	500	10
170	1000	0～7
170	2000	0

（3）烟熏香肠　香肠经烟熏处理后也能生成一定量的亚硝胺。熏制前加入 1500mg/kg 亚硝酸钠，熏制后香肠中会检出 10μg/kg 二甲基亚硝胺。

维生素 C 能够抑制肉制品在烟熏过程中亚硝胺的产生。在香肠烟熏时，同时加入 1500mg/kg 亚硝酸钠与 5500mg/kg 维生素 C，就可以抑制二甲基亚硝胺的产生。维生素 C 起抑制作用的原因，在于能与亚硝酸盐作用，生成无活性的亚硝酸酯。

（三）烟熏食品放置的卫生

使用透气的包装是一项安全措施。有人试验将 E 型肉毒梭菌菌株接种于烟熏鳕鱼中，以不透气袋盛装，10℃放置 18d 还未出现腐败变质，但在第 5d 就有肉毒毒素检出。肉毒梭菌在烟熏鱼中的生长和产毒，在抽真空不透气袋中比在透气袋中要快得多。

美国 Krumbiegel 1973 年针对真空包装烟熏鱼发生的数起 E 型肉毒中毒事件，提出鱼的每一部分至少加热烟熏到温度达 82.2℃时间为 30min 以上，生产后立即进行冷却和包装；标明包装必须保持在冷冻条件下；储藏温度必须≤4.4℃，并且从烟熏生产日期起不超过 7d。加拿大《食品与药品管理条例》规定："不允许烟熏鱼包装在紧密的、不透气的袋中"。FDA 提出制作熏鱼时加热要达到 82.2℃30min，NaCl 不得低于 3.5%，相对湿度严格控制，制品存放于 2℃以下。

（四）液体烟熏

液体烟熏法也叫湿熏法，它是一种用液态烟熏制剂代替烟熏的方法。

与传统烟熏相比，液体烟熏法有以下优点：

① 制得的烟熏液中无固相组分，即无多环芳烃类致癌物存在；

② 风味成分比较稳定，具有可操作性；

③ 设备容易维持清洁状态，而使用传统烟熏加工时常会使设备带有焦油或其他残渣沉积，以致经常需要清洗，否则易发生自燃起火；

④ 减少开支。

第七节　面食工艺卫生与安全

面点使用的原料种类多，制作工艺既涉及较多的手工劳动，又离不开各种机器设备、工具的操作，这些都会增加食品污染的机会。

一、裱花蛋糕工艺卫生与安全

我国将裱花蛋糕的加工列入专间管理。餐饮业卫生规范对裱花操作的卫生要求作了规定：① 专间内操作卫生应符合相应的要求。② 蛋糕胚应在专用冰箱中储存，储存温度10℃以下。③ 裱浆和新鲜水果（经清洗消毒）应当天加工、当天使用。④ 植脂奶油裱花蛋糕储藏温度在（3±2）℃，蛋白裱花蛋糕、奶油裱花蛋糕、人造奶油裱花蛋糕储存温度不得超过20℃。

（一）裱花蛋糕用奶油的卫生

经乳脂分离机处理，牛奶分离出稀奶油，其含脂率为25%～45%，可供制黄油，也可直接食用，稀奶油加入1/4的白砂糖进行人工或机械摔打，成为掼奶油，其含脂率不低于28%。

黄油又叫奶油或鲜制奶油，系用稀奶油经杀菌、成熟、加盐（或不加盐）、压炼等工序制成。

近年来，为避免黄油中过高的饱和脂肪酸可能对人体健康带来潜在的危害，人造奶油应运而生。它以植物油（豆油、菜子油等）为原料，经催化剂镍的作用后，使其分子中的双键碳链氢化，熔点上升，乳化后即冷却制成。其特点是具有天然黄油特色。

人造奶油卫生标准见表6-36。

表6-36　人造奶油卫生要求

感官指标	外观呈乳白色或淡黄色半固体状，质地均匀细腻，具有天然奶油特有的风味，无霉变、异味、异臭和杂质	
理化指标	酸价	≤1
	过氧化值/（mL/kg）	≤12
	脂肪含量/%	
	A级	≤80
	B级	≤75
	水分含量/%	
	A级	≤16
	B级	≤20
	食品添加剂	按GB 2760—1996规定
微生物指标	细菌总数/（cfu/g）	≤200
	大肠菌群（近似数）/（个/100g）	≤30
	致病菌（指肠道致病菌和致病性球菌）	不得检出

（二）裱花蛋糕制作的卫生

各种添加剂应做好标签，无标签的不得使用。

鲜蛋应清洗、消毒。打蛋时要剔除变质蛋和蛋壳，防止磕入蛋液内。制清蛋糕糊时，蛋液容器、搅拌桨、钵无油污，并掌握好温度、转速和时间的关系。

烘烤时应掌握炉温、烘烤时间的关系及炉内湿度。根据面点品种的不同控制上火和底火大小、时间长短、湿度大小，以防止干裂、中心未熟、着色不均、焦煳现象发生。焦煳部位应予剔除。

（三）裱花蛋糕成品的卫生

我国制定了裱花蛋糕的卫生标准，适用于以面、糖、油、奶油为主要原料，经焙烤与冷加工制成的裱花蛋糕（表6－37）。

表6－37　　裱花蛋糕卫生要求

感官指标	具有裱花蛋糕的正常色泽、气味和滋味，不得有酸败、发霉等异味，食品内外不得有霉变、生虫及其他外来污染物	
细菌指标	细菌总数（出厂）/（cfu/g）	≤3000
	（销售）/（cfu/g）	≤5000
	大肠菌群（出厂）/（个/100g）	≤90
	（销售）/（个/100g）	≤150
	致病菌（系指肠道致病菌及致病性球菌）	不得检出
霉菌指标	霉菌计数（出厂）/（个/g）	≤100
	（销售）/（个/g）	≤300
	黄曲霉毒素 B_1/（μg/kg）	<5

裱花蛋糕的卫生标准也适用于其他西式面点的卫生评价。

二、点心工艺卫生与安全

我国餐饮业卫生规范规定了点心加工的卫生要求：① 加工前应认真检查各种食品原辅料，发现有腐败变质或者其他感官性状异常的，不得进行加工。② 需进行热加工的应按本规范第十四条要求进行操作。③ 未用完的点心馅料、半成品点心，应在冷柜内存放，并在规定存放期限内使用。④ 奶油类原料应低温存放。水分含量较高的含奶、蛋的点心应当在10℃以下或60℃以上的温度条件下储存。

（一）点心制作过程中的卫生

点心制作程序：原、辅材料的处理→面团的调制→制品的成型→熟制加工→冷却及盛装（或包装）。各道工序中的卫生问题及其控制如下。

1．点心用原、辅材料处理的卫生要求

面粉使用前必须过筛，并根据季节的不同而保持恒温，剔除杂物、硬块。豆油需熬炼，冷却后使用，猪油、奶油用温热溶化备用，不宜高温加热。砂糖的晶粒应加工粉碎，过筛后使用，防止高温烘焙时产生焦糊物。

2. 面团调制和制品成型的卫生要求

面团的调制、静置（或醒发）、成型区域应分开。搅拌不同的面团或面糊，其间应洗手，且机器设备应清洗干净。使用各种机器设备、工具、容器及操作台时，应保证这些设备、工具的卫生非常重要，防止设备的污渍直接污染制品。醒发箱应注意定期清洗、换水，保持清洁。

馅料的开启或制作，应根据生产需要量来准备。制擦馅时所用小麦粉应预先进行熟制加工，目的是使馅心熟透，不致夹生。炒馅的馅心应避免受热不均匀引起焦糊。使用加馅机后，应取下加馅口、料斗、加馅机头中残馅，并清洗干净。剩余料及残馅应单独存放，勿与新鲜料混放。

生产结束，应彻底清除机器设备中残余的面团、面粉等物料，以防发酵、霉变、腐败。刮除操作台、面案、模具上粘结的残面。

3. 点心熟制加工的卫生要求

熟制加工包括烘烤、油炸、蒸制、烙制、煮制、炒制等。熬糖浆一般采用铜锅，较理想的为蒸汽熬糖锅，以避免砂糖结底焦化而影响品质并产生有害物；油炸时最重要的是控制油温和油炸时间。炸油使用过程中要及时清除锅底部的杂质，以免影响油的清洁度，造成产生异味，要定期更换炸油；

4. 冷却及盛装（或包装）的卫生要求

面点食品熟制以后一般需经过一段时间的凉置和存放。需储存的面点一定要晾透后方可包装，以防止霉变。要防止面点的吸潮变形或水分蒸发而干裂。

（二）面条、饺子皮的工艺卫生

面条根据含水分多少分为水面和挂面。挂面耐藏性好，而水面则容易变质。

水面的保藏一般采用低温处理，保藏期长短与起始细菌数有关。如制作后起始菌数在 10cfu/g 以下，4℃下能放置 3 ~ 4d。添加丙二醇、有机酸、乙醇等可以提高其保藏期限。

丙二醇由于生面保湿作用，早先作为确保生面耐藏性的化学品使用，后来又作为防腐剂加以使用。FAO 和 WHO 规定每人一日内丙二醇允许摄入量（ADI）为 25mg/kg。日本卫生福利部制订了丙二醇的使用标准，生面及其制品 < 2%；饺子、烧卖、春卷及馄饨皮 < 1.2%。

在生面中加入丙二醇，在冷藏条件下，其保存性获得提高。特别是在冷藏温度下保藏效果较好，而在 25℃以上保藏则效果较差。

在生面保藏方面也可使用乙醇但对耐热芽孢杆菌来说加入乙醇是无效的，这些生面条随保藏时间延长，残存菌逐渐生长繁殖，最终引起面条的变质。

为了确保生面、煮面的耐藏性，还必须对生面材料、工艺流程及保藏过程中出现的微生物进行严格控制。

（三）馒头、包子的工艺卫生

1. 发酵面团的卫生控制

（1）发酵温度的控制　酵母在面团发酵过程中的最适温度在 25 ~ 28℃之间。

如果发酵的温度低于酵母作用的最适温度，就会造成面团发酵速度迟缓，延长生长周期。如果发酵的温度高于酵母作用的最适温度，虽然能缩短发酵时间，但是如果温度过高也有利于产酸菌的生长（乳酸菌的最适温度为37℃，醋酸菌的最适温度为35℃），容易使面团的酸度增高，造成制品的质量下降。

另外还需考虑到在面团发酵过程中，由于酵母菌的代谢作用而产生一定的热量，也会提高面团的温度，所以面团发酵时的温度最高不要超过30℃。

（2）酸度的控制　酸度是衡量发酵性面食制品质量优劣的一个重要指标，面团在发酵过程中生成的酸性物质有乳酸、醋酸、丁酸等，其中大约60%是乳酸，其次是醋酸。在面团发酵过程中，要防止乳酸菌和醋酸菌的污染，这些产酸菌主要存在于鲜酵母中，所以应保持酵母的纯度，及严格掌握面团的发酵温度，防止产酸菌的生长与繁殖。

为了调整酸味，发酵后的面团必须兑碱。应防止过酸过碱。

（3）发酵菌种的控制　面团发酵菌种的来源有使用面肥和鲜酵母两种形式。面肥也叫老面，多由过去剩下的小部分发酵面团接种在面粉中揉和。由于这种面肥长期使用，已不是纯酵母菌，还存在大量杂菌。这将对发酵面团的卫生质量非常不利。

近年多使用活性干酵母、压榨鲜酵母等生物膨松剂，这些酵母菌本身含有丰富的营养素，不含杂菌，发酵过程不产酸，发酵完成后也不必加碱中和。但是生物膨松剂若保存不当，同样会造成杂菌污染。许多微生物能够在鲜酵母上生长繁殖。例如，乳粉孢霉可使鲜酵母产生霉味，青霉属的一些菌种能在压榨鲜酵母上产生绿色的菌斑，这些都影响到发酵面团的卫生质量。另外，变质生物膨松剂中含有的谷胱苷肽是一种还原剂，能够破坏面筋蛋白质，使面团筋力减弱。因此，生物膨松剂应妥善保存，打开包装后应低温保藏并尽快用完，防止杂菌污染。

（4）水质控制　面团的发酵，一般使用啤酒酵母，其最适pH为5~5.8，为弱酸性环境。若发酵用水为碱性，应加入适量的乳酸进行调节。

（5）面粉质量的控制　面粉中细菌总数一般为$10^2 \sim 10^3$ cfu/g，其中以芽孢菌为多，如巨大芽孢杆菌、黏膜芽孢杆菌等。面食制熟后，其中心常会残留少量细菌，引起面食变质。另外，杂菌的存在也影响到面团的正常发酵过程。如面粉中野酵母的存在会限制生产用菌种的生长，降低其发酵能力。因此，制作面食应选用卫生质量好的面粉。发酵用具也应保持清洁。

2. 包子馅心的卫生控制

包子的馅心品种多样，受到污染的情况较为复杂，而原料大多未经杀菌处理。因此，馅心内易带有大量微生物。

制作馅心须使用各种果仁、果料。使用果仁时需去净杂质，有皮者应烘烤后去皮，防止制品烘烤时焦煳。果仁含油量高而且不饱和脂肪酸成分较多，容易酸败，应该妥善保存，对已经酸败的不能再用。对霉变的花生仁禁止使用，因为它可产生致癌物黄曲霉毒素。糖渍果料、果酱、干果泥等果料含糖量高，属高渗透压食品，不适于多数微生物的生长繁殖，但一些耐糖细菌如明串珠菌属，耐渗透压的酵母菌及霉菌，如鲁氏酵母、灰绿曲霉等，常能引起高糖食品的腐败，应妥善保管。

在馅心的保藏过程中，微生物的生长，使馅心的鲜度发生变化，在一定条件下，引起馅心腐败变质。不同包子馅心在20℃保藏过程中细菌数的变化情况见表6－38。

表6－38　　包子馅心20℃保存过程中细菌数的变化①

保藏时间/h	虾　馅	肉　馅	菜　馅
0	1.4×10^4	3.8×10^3	2.4×10^3
6	6.2×10^5	3.5×10^3	4.5×10^2
12	3.2×10^6	8.0×10^3	2.7×10^3
18	3.9×10^6	6.5×10^4	8.3×10^6
24	5.4×10^6	8.3×10^5	2.4×10^6
30	—	2.7×10^6	2.6×10^6
36	—	—	1.0×10^7
42	—	—	1.0×10^7
48	—	—	4.9×10^7

注：① 细菌计数单位为cfu/g，“—”表示已变质不再检测。

对于原始菌数较高的馅心，其保藏期也较短。在制作馅心时应认真对原料洗涤消毒，控制原始菌数。由表6－43可知，菜馅中细菌生长速度快，18h时已超过肉馅中的细菌数。这与菜馅中无灭菌效果较好的调味品，如生姜、黄酒等有关。

包子馅心的保藏期与温度有关，在餐饮业加工面食时，往往将制成的馅心置于4℃条件下冷藏，营业时取出，在20～30℃条件下存放，在这种变温条件下经常使用多天。其保藏期应参照20℃条件下的保藏期为好。表6－39列举了三种馅心的保藏期限。

表6－39　　三种馅心的保藏期限（参考值）

名称	虾　馅			肉　馅			菜　馅		
温度/℃	30	20	4	30	20	4	30	20	4
保藏期限	8h	18h	2d	10h	24h	6d	10h	42h	7d

3. 馒头、包子放置的卫生

包子蒸熟后立即食用是安全的。但现代餐饮连锁经营企业和食品工厂在生产后，往往要放置一段时间使其冷凉后包装及进行速冻加工。放置过程中细菌数会不断增加，部分细菌直接污染馅心，增加了风险，应做好放置环境的卫生工作。过去少数企业以生包子速冻后流通，结果出现严重霉变，带来经济损失。速冻包子应确保冷冻保藏，食用前应充分加热，以免李斯特氏菌生长引起食物中毒。

（四）面包的工艺卫生

1．面包烘焙过程中的微生物学变化及其控制

面坯中的微生物主要是酵母菌和部分产酸菌。当面坯入炉后，酵母就开始了比以往更加旺盛的生命活动，使面坯继续发酵并产生大量的气体而膨胀。当面包坯加热到35℃左右时，酵母生命活动达到最高峰，大约到40℃时，酵母的生命活动仍然强烈，当加热到45℃时，其产气能力立即下降，到达50℃以上时，酵母菌就开始死亡，60℃时数分钟后全部死亡。

面包中的产酸菌主要是乳酸菌。各种乳酸菌的最适温度不同，嗜温性的为25℃左右，嗜热性的为48～54℃之间。当面包坯开始烘烤时，它们的生命活动随着温度的升高而加快，当超过最适温度到一定程度后，其生命活动就逐渐减弱，大约到60℃时，乳酸菌全部死亡。面包中微生物生命活动的加强或减弱，随着烘烤温度而变化，因此，有人认为面包坯到烘烤结束后，在面包瓤的中心部分还可能保留有个别活的微生物。

2．面包烤制过程中丙烯酰胺的产生

Surdyk N. et al.（2003）报道了小麦面粉酵母发酵面包中天冬酰胺、果糖含量、烤制条件等对丙烯酰胺形成的影响。烤制试验用面粉选择低浓度天冬酰胺和还原糖的面粉，以确定在没有前体物加入时，丙烯酰胺在烤制中的形成。在未添加前体物的以标准粉作原料的面包烘烤条件下，丙烯酰胺在干面包皮中为80μg/kg（干面包皮重）。结果发现，发酵面包的面包皮中，添加天冬酰胺者对丙烯酰胺形成具有极其强烈的作用，丙烯酰胺最高达到6000μg/kg（干面包皮），而果糖并不影响丙烯酰胺的含量，天冬酰胺与果糖两者内部反应对丙烯酰胺的形成也无显著性作用，这与油炸热处理马铃薯片中添加果糖会大量地增加丙烯酰胺情形不同。表明在酵母发酵型麦粉面团烤制过程中，会形成游离的糖，但通常游离的还原糖不是丙烯酰胺形成的限定性因素。

加入天冬酰胺的面团，在发酵制成的面包心中也分离出了丙烯酰胺，浓度也有增加。天冬酰胺加入量对丙烯酰胺形成有显著性作用，而加入果糖及天冬酰胺与果糖两者内部反应对丙烯酰胺形成无显著性作用。

面包中超过99%的丙烯酰胺分布在面包皮中，而面包心的中心温度通常不超过100℃。烤制的时间和温度两者都增加了面包皮中的丙烯酰胺浓度。在较低温度下烤制较短时间，面包中的丙烯酰胺含量较少，低于20μg/g（干面包皮重），而较高烤制温度下，面包制品中的丙烯酰胺含量较高，当在290℃下烤制20min丙烯酰胺达到最大值1800μg/kg（干面包皮）。烤制的温度、时间以及温度与时间的协同作用都对丙烯酰胺的形成有显著性作用，以温度的影响最大。面包皮中的丙烯酰胺大约占全面包中的99%以上。面包中丙烯酰胺显著增加出现于230℃烤制18min时，而200℃时则需烤制32min才出现丙烯酰胺最高值。

面包色泽（由纯白色到深褐色）与面包皮中丙烯酰胺含量之间有极显著的相关性。结果表明除天冬酰胺和还原糖外，其他氨基化合物参与了面包皮褐色反应。

需要对面包烤制过程中丙烯酰胺的产生进行深入研究并制订出有效的控制措施，不能片面追求面包的色泽。

3．面包的放置卫生

刚出炉的面包，瓤的温度很高，在98℃左右。如果立即包装，热蒸汽不易散发，遇冷产生的冷凝水便吸附在面包的表面或包装纸上，给微生物的繁殖提供了条件，使面包容易发霉变质。

面包坯在冷却过程中，不论采取自然冷却还是吹风冷却，都要使面包的中心冷却至接近室温才可进行包装。

经过包装的面包，可以避免水分的大量损失，防止面包干硬，维持面包的新鲜程度。面包经包装后，既能维持面包的清洁卫生，减少微生物对面包的败坏，又能增加产品的美感。

4．便餐面包的卫生控制

便餐面包是指将炸牛肉饼和沙拉等夹进橄榄形面包里食用的一类面点，也包括三明治面包及汉堡牛肉饼等。由于这类面包携带方便，价格适宜，无论在什么地方均可简便食用，深受人们欢迎。

便餐面包引起食物中毒的主要是葡萄球菌，来自于从业人员的带菌及污染。便餐面包使用的肉菜等原材料适于细菌增殖。

加工过程中，往面包里夹菜用的勺子、刮刀、压勺等必须洗净消毒。销售期间，加工保存温度和时间往往成为细菌增殖的条件。面包从加工到售出之前，间隔的时间比其他食品都更长，所以应尽可能低温保存。夹心面包在30℃条件下可保存3h，在10℃下可以保存15h。

（五）点心制品的卫生

我国颁布了糕点、面包的卫生标准，该标准适用于以面、糖、油、奶油及果仁、果料为原料，经焙烤、蒸、炸等加工制成的各种中式糕点和面包，见表6－40。

表6－40　糕点、面包卫生要求

感官指标	糕点、面包应具有各自的正常色泽、气味和滋味，不得有酸败、发霉等异味，食品内外不得有霉变、生虫及其他外来污染物	
理化指标	酸价（以脂肪计）	≤5
	过氧化值（以脂肪计）/%	≤0.25
细菌指标	细菌总数（出厂）/（cfu/g）不含奶油者	≤70
	含奶油者	≤1500
	（销售）/（cfu/g）不含奶油者	≤1000
	含奶油者	≤2000
	大肠菌群/（个/100g）不含奶油者	≤30
	含奶油者	≤40
	致病菌（系指肠道致病菌及致病性球菌）	不得检出

续表

霉菌指标	霉菌计数（出厂）/（个/g）	≤50
	（销售）/（个/g）	≤100
	黄曲霉毒素 B_1/（μg/kg）	<5

包装对食品的基本作用是对食品起保护作用，使食品免受外界因素的影响，延长食品的保藏期限，使食品销售更加安全、卫生、经济和美观，也便于消费者食用或烹饪。随着食品科学技术的不断发展，化工、生物工程、物理、机械、电子等多种学科的先进技术在食品包装中的运用越来越广泛。

1. 包装材料的卫生

我国食品卫生法第十一条规定："食品容器、包装材料和食用工具、设备必须符合卫生标准和卫生管理办法的规定。"

食品包装材料多种多样，从古老的植物叶片（如荷叶、箬叶）、竹、木、纸、布、陶瓷、玻璃发展到当今广泛使用的树脂制品、金属制品等。包装材料除了要满足对食品的耐冷冻、耐高温、耐油脂、防渗漏、抗酸碱、防潮、保香、保色、保味等性能外，特别要注意包装材料中的某些成分可以转移到食品中，造成污染，因此必须确保包装食品的卫生与安全。

2. 面点的包装

（1）面条的包装　干面条、挂面、通心面包装的目的首先是防潮、防霉，其次是防灰尘污染，可采用聚乙烯、聚丙烯和双向拉伸聚丙烯薄膜制作的包装袋。

（2）面包的包装　面包包装的要求主要是保持面包水分，防止老化和防止细菌、霉菌等微生物的侵染以及防尘。包装材料可用蜡纸、玻璃纸、塑料薄膜等。另外，面包产品松软而富有弹性，应避免受挤压而变形。收缩薄膜和泡罩包装面包都具有较大的发展潜力。

（3）其他糕点的包装　糕点含有较高脂肪和糖分，相对于面包来说不易陈化。其包装的目的主要是为了防止糕点的色、香、味以及组织发生变化。因此，糕点的包装应具有防潮、不透气和抗挤压的特性。通常用纸盒或带透明窗的纸盒包装，有的采用高性能的复合材料包装（表6-41）。

表6-41　复合包装材料在面点等食品中的应用

复合包装材料构成	用　途
赛珞玢/聚乙烯	米制糕点
双向拉伸聚丙烯/聚乙烯	米制糕点、干紫菜、珍味食品、冷冻食品
聚偏二氯乙烯涂层赛珞玢/聚乙烯	豆酱、咸菜、火腿、煮豆、果酱、果汁粉、鱼品
赛珞玢/未拉伸聚丙烯	米制糕点、豆制糕点、油炸糕点
双向拉伸聚丙烯/赛珞玢/聚乙烯	豆酱、咸菜、煮豆、红烧小鱼虾、果酱

续表

复合包装材料构成	用　途
双向拉伸聚丙烯/聚偏二氯乙烯涂层赛璐玢/聚乙烯	高级肉制品、豆酱
双向拉伸聚丙烯/聚偏二氯乙烯/聚乙烯	鱼糕、火腿、香肠
聚酯/聚乙烯	年糕、蜜点、软罐头、冷冻食品、果汁粉
尼龙/聚乙烯	鱼糕、年糕、冷冻食品、果汁粉
双向拉伸聚丙烯/乙烯－乙烯醇共聚物/聚乙烯	气密性袋（干鱼片、果汁粉）
聚碳酸酯/聚乙烯	片状火腿，含水分多的食品袋
聚酯/铝箔/聚乙烯	咖喱饭、煮制食品、豆腐炖菜的软罐头

三、米饭加工的卫生与安全

大米、玉米粉等谷类原料中，存在大量细菌芽孢和霉菌孢子，其中细菌芽孢风险更大，特别是蜡样芽孢杆菌的芽孢，它能耐受大多数蒸煮过程而存活下来。孢子不能繁殖，但如果米饭米粥慢慢地冷却，或在供应前保持温热（温度为15～50℃）一段时间，芽孢就会发育生长形成繁殖体，并在这种温度下迅速繁殖，在繁殖的同时还产生大量的菌体外毒素，这些毒素耐热，米饭二次加热往往不能破坏这些已形成的毒素，米饭即成有毒食物，吃下后会引起食物中毒。

大米、粮谷类制品在低温下长期存放期间，霉菌孢子可以缓慢地发育，在米制品表面形成霉斑、霉点，引起食品霉变，丧失食用价值。

米饭在销售或二次加热前，应检验是否有轻度发黏、入口不爽或带有异味的现象。隔日的剩饭如倒入刚煮熟的米饭中混匀出售易引起中毒，因为这种处理不仅起不了杀灭细菌的作用，反而使污染的细菌大量繁殖产生毒素，造成食物中毒事故。米饭应现煮现售，米饭加工应准确估算，减少剩饭量。剩饭在食用前必须充分加热后再销售，加热要保持在100℃20min以上。

米饭加工成锅巴，则应作速冻加工，锅巴制作菜肴前先解冻并保持低温放置。因为常温下存放最易生霉变质。

米饭加工成炒饭，则应使用当日制作的米饭。如隔夜制作，则一次淘米量不宜过多，煮热的米饭应通风散凉。避免在温热条件下长时间堆垛在一起。因为其最后的炒制不足以破坏可能已经存在的细菌毒素。

米饭加工成快餐米饭与盒饭时，常将热的米饭和菜肴混匀装盒，这种温热的盒饭其温度存在严重问题，盒饭的温度在3～4h内可由55℃降至与外界气温大致相同的温度。盒饭中的细菌数随保存时间延长而增加，特别是在2～4h后增加明显，细菌会急剧繁殖。

因此，要避免在车辆内长时间放置。盒饭装好后必须在2h内供应食用完毕。

如要保存盒饭，米饭和其他菜肴必须同时放凉后装盒。盒饭的保管要避免高温多湿，日常饭菜要在10℃以下或65℃以上条件下保存。而如果将温热的米饭和菜肴混合装盒，用车辆运输较长时间，操作人员又不洗手及戴口罩操作，则成为食物中毒隐患，风险加大。因而在加工盒饭时一定要在原料选择、烹调操作和装盒时，加强卫生管理，确保低温保存，尽量缩短制作到食用的时间。各种粥类饮品也应低温放置。食前重新加热后应迅速销售食用，推荐食用粥类罐头制品。

本 章 小 结

冷菜是宴席的重要组成部分，冷菜制作人员应具有良好的个人卫生习惯和操作卫生规范。生食类菜肴主要依靠调味品的杀菌、抑菌作用来控制卫生质量。调味品和香辛料本身在保藏过程中可能出现各种卫生质量问题，必须及时加以检验处理。对传统醉制工艺进行科学论证和挖掘整理，具有重要的现实意义。生食蔬菜、瓜果类菜肴在夏秋季节食用较为普遍。国外常发生沙拉类菜肴食物中毒事故，应引以为戒。经营生食食品已成为餐饮业的一种特色，但应以确保卫生安全为前提，对各种熟制凉菜，应确保加热的灭菌效果，做好存放过程中的卫生质量控制工作。

烹饪除了提供食物供人食用外，还常以某种食品艺术供人欣赏，这类加工食品包括什锦拼盘、菜肴围边和瓜果雕刻等。要让烹饪艺术在符合食品卫生要求的前提下，得以继承和发展。

蒸煮杀菌的机理是微生物蛋白质受热凝固变性，最终导致死亡。蒸制除了可以有效地杀灭微生物外还可以降解部分化学性污染物，如农药、亚硝酸盐等。烧煮还可以除去一些动植物的自然毒素。

煎炸时，食油的卫生状况会影响煎炸食品的品质。食油精炼程度高，杂质含量少，则较易保存。煎炸有较好的灭菌效果，但轻度煎炸的食品因外界微生物污染及残存水分，还会引起细菌性腐败或霉变。油煎牡蛎、油爆虾等由于带菌部位的特殊性，及肌肉蛋白质容易凝固，反而对肠道菌群有一定的保护作用，对该类食品更应小心处理。煎炸不当，除了形成各种氧化产物、聚合物外，还可能有 *N*－亚硝基化合物、多环芳烃及致突变物的生成，但可以通过改进煎炸工艺而避免发生。新型的煎炸工艺如水油混合式油炸、真空低温油炸等方法，既能改善煎炸食品的品质，又能延长炸油的使用时间，应加以使用。

烟熏烤制都属传统的烹调方法。其杀菌作用机理有所不同，烟熏主要依靠熏烟中醛类、酚类、有机酸进行杀菌，过去常列入化学杀菌法范畴。烤制则依靠热空气灭菌，属高温杀菌法范畴。烟熏、烤制食品经常在加工后的存放过程中引起微生物的二次污染及腐败，应重视这类食品的品质变化判定及处理。熏烟中除具有一系列风味成分外，还存在多环芳烃，而带来潜在的食品卫生问题。这可通过改进烟熏条件及使用液体烟熏法来加以控制。如果生鱼中含 E 型肉毒梭菌芽孢，则可能在烟熏制品中残存。一些烟熏鱼中检出有少量 *N*－亚硝基化合物，与鱼类原料含胺量偏高及使用亚硝酸钠作为护色剂有关。燃料的不完全燃烧、脂肪加热后滴落及热聚都会使烤制品加剧多环芳烃的污染。烤制不当还可能产生 *N*－亚硝基化合物、营养素热解物。应避免火焰与食品的直接接触、避免焦化，尽可能使用电热烤制、远红外线烤制。

面点从原辅料使用、面团发酵、馅心加工以及熟制、保藏与包装各方面，涉及许多卫生问题，并有其自身的特点。面点用食品添加剂种类较多，应掌握其使用范围和使用卫生标准，面点制作过程会影响到成品的卫生质量，应加强管理。我国已制订了裱花蛋糕（相当于西点）和面包、糕点（相当于中点）的卫生标准，其微生物指标值较为具体，应重视面点保藏过程中的防腐、防霉工作，面点所有包装材料均须符合食品专用包装材料的卫生标准。

厨房是烹饪的场所，厨房内器具、设备的使用卫生与安全对确保餐饮食品卫生具有重要意义。要做好油烟排除与废弃物处理工作。要防止割伤、烫伤、电击、火灾等意外事故和职业性伤害的发生，并具有对这些事故应急处理的能力。

习　题

1. 厨房的专间卫生有哪些规定要求？
2. 在教育厨房新来的炊事员时，在个人卫生方面应强调那几点？
3. 接触直接入口食品的操作人员在出现哪些情况时应立即洗手？
4. 怎样对厨房切配用具和抹布实施规范化管理？
5. 我国对凉菜配制的卫生有哪些规定要求？
6. 列举下列食品中所含的杀菌物质：生姜、洋葱、大蒜、桂皮、丁香、胡椒粉、茴香、芥末、黄油。
7. 怎样控制生食海鱼类食品的卫生质量？
8. 举例说明怎样控制生食果蔬类冷菜的卫生质量？
9. 怎样使什锦拼盘菜符合卫生要求？
10. 如何控制烧煮熟食品的卫生质量？
11. 怎样确保火锅食品的卫生质量？
12. 煎炸过程中可能出现哪些毒物？控制措施如何？
13. 怎样控制油烟的危害？
14. 熏烤过程中控制 PAHs 污染的措施有哪些？
15. 怎样控制裱花蛋糕的卫生质量？
16. 食品包装材料有哪些卫生要求？
17. 怎样处理好厨房内废弃物？
18. 名词解释：食品处理区、清洁操作区、准清洁操作区、一般操作区、非食品处理区、油脂的热聚合、水油混合式油炸、真空低温油炸，液体烟熏法。

第七章　餐饮服务卫生与安全

［**学习目的**］　了解服务与烹饪在餐饮食品卫生控制中的分工合作关系，领会分餐制在疾病控制中的积极意义，掌握餐饮服务、餐具消毒的技术与卫生规范，了解餐厅和餐饮公共区域卫生的一般要求。

［**主要内容**］　餐厅服务员的卫生素养，分餐制的卫生意义、形式，各类餐饮服务对食品、设备操作的卫生要求，餐具消毒技术与卫生要求，餐厅和公共区域的卫生与维护。

食物在厨房烹制完成后，都要由服务员端向餐桌，让顾客消费。一旦服务过程中违反了卫生要求，疾病的媒介物——细菌、病毒就可能因此而传播给顾客，因而不能忽视。

餐饮服务的卫生安全包括备餐与送餐卫生、餐桌食品服务卫生、餐具消毒保洁、餐厅卫生等内容。

第一节　服务员的卫生素养

餐厅服务员，一般指直接参与餐饮服务的人员，是餐饮业的主要从业人员。过去一些饭店也曾用“招待员”来称呼。餐厅服务员应具有基本的服务职业技能、食品卫生知识和良好的卫生理念。

一、与卫生素养有关的服务技能

餐厅服务员分为初级、中级、高级三个级别。我国劳动和社会保障部颁布的《餐厅服务员职业技能标准》、《餐厅服务员职业技能鉴定规范》对餐厅服务员的卫生素养与职业技能作了规定。

初级餐厅服务员应经正规初级餐厅服务员技能培训，取得毕（结）业证书，其考核知识有卫生安全知识部分。卫生安全知识的考核内容有：① 食品卫生知识；② 餐具消毒知识；③ 个人卫生知识；④ 操作环境卫生；⑤ 食品卫生“五四”制度；⑥ 安全知识，如安全用电、用煤气、防火常识等；⑦ 常用物品的正确使用与保管，如木器、银器、玻璃陶瓷器皿、地毯等。

中级餐厅服务员在取得初级《技术等级证书》后，经正规中级餐厅服务员技能培训，取得毕（结）业证书。其考核知识有餐厅管理、设备保养知识。其中餐厅管理知识方面考核的内容有：服务质量标准与内容、培训初级服务员。设备保养知识方面考核的内容有：清洁器具：如吸尘器、打蜡机、洗衣机、洗碗机、消毒柜。

高级餐厅服务员，应在取得餐厅服务员中级《技术等级证书》后，经正规高级餐厅服务员技能培训，取得毕（结）业证书。高级餐厅服务员考核知识有食品卫生、营养、烹饪知识、设备保管、营销知识五个方面，其中在食品卫生方面考核的内容有：① 食品污染的不同类型及对人体的危害；② 食物中毒的特点及分类；③ 各类食品的卫生与储藏要求：谷类、豆制品、蔬菜、水果、肉与肉制品、水产品、蛋类、奶类、实用油脂；④ 各类食品容器的卫生要求。

另外，在高级餐厅服务员技能考核方面还强调了培训能力方面的考核内容与要求，包括：① 能将具体的餐厅服务程序、规则条例性地讲授；② 能培训和指导中级餐厅服务员进行技术练习；③ 能独立带初、中级服务员开展工作。

由此可见，餐厅服务员除应掌握服务技巧外，还应具有必要的卫生知识和卫生素养，包括个人卫生、服务操作卫生、食品卫生、食具卫生、环境卫生等多个方面。

二、餐厅服务员的个人卫生

（一）身体健康要求

餐厅服务员也属食品生产经营人员，其健康要求与厨师相同。应持健康证上岗，每年体检一次。有的企业要求服务员每半年体检一次。对有传染性疾病者不得继续上岗。

（二）勤洗澡理发

服务员应勤洗头洗澡，最好每天洗澡一次。要勤换内衣。为确保身上无异味，或其他可能为顾客不能接受的难闻气味，应使用防臭剂和香皂，但不宜喷涂过度浓烈的香水，以免顾客反感。

经常理发、洗发及梳理，可以减少有碍卫生的问题发生。要确保头发洗净、无味、无头屑。发型要大方，男服务员不留长发及大鬓角、小胡子，女服务员不留披肩长发及烫怪发型。为防止头发脱落污染食品，建议服务员戴帽子或发网。

（三）口腔卫生

服务员上岗前不饮酒，不吃葱、蒜、韭菜等味重的食品，不嚼口香糖。工作过程中不吸烟，因为长期吸烟口痰多，手易被污染。牙齿的清洁对微笑服务很重要，要经常漱口，每天至少刷牙2次，要掌握正确的刷牙方法，学会保护牙齿，如有必要，定期请牙科医生检查咨询。

（四）面容卫生

服务员应注意仪容仪表，做到面容卫生，皮肤清洁。每个人身上都可能带有某些病原微生物。肝炎病人肤色发黄、发黑，贫血病人肤色苍白。要保持皮肤的良好状态，应注重饮食和锻炼。如利用空余时间做健身操、广播体操，早晨坚持跑步都是有益的。

皮肤肤色也可通过化妆品加以改善。女服务员可选用合适的化妆品，施以淡妆，但不化浓妆，以免顾客反感。

（五）穿戴卫生

服务员按企业规定穿制服工作，这既能反映企业形象，也便于顾客辨认。服装应整洁、干净，定期清洗和修理。

鞋也要认真选择，要宽松合脚且与服装配套。要确保站立数小时不致过累。对鞋应经常擦拭。

每天上岗前应戴好服务标牌。标牌应完整无损、佩戴端正。

服务员上岗时不戴手镯、耳环、贵重项链、不带不合要求的发夹。不留长指甲，不涂指甲油，因为其碎屑可以污染食品。

服务员工作服的管理同厨师相关要求相一致。

三、服务操作卫生规范

良好的操作卫生规范有助于减少不卫生事故的发生，增加顾客的满意程度。餐厅服务员在掌握了这些规范后，会自觉地保持食品的服务卫生状态。

（一）勤洗手消毒

餐厅服务员手的卫生要求与厨师相同。每餐工作前，服务员应主动洗手消毒。工作过程中，遇到下列情况必须立即洗手：① 用手摸过头发或皮肤；② 擦过鼻涕或咳嗽时捂过嘴；③ 用过手绢或卫生纸；④ 抽过烟；⑤ 上过厕所；⑥ 拿过使用过的或弄脏了的餐具。

（二）操作卫生

为在餐厅服务时把好食品卫生质量关，在日常操作过程中应做到如下几点。

1．防止污染

防止污染措施如下：

① 防止交叉污染，养成准无菌操作意识；

② 不在工作场所挠头抓痒、不用手捂口咳嗽打喷嚏；

③ 装盘、取菜、送菜使用托盘、盖具，拿取食品使用夹具，不用手抓。夹具不用时应以符合卫生要求的方式予以存放；

④ 对餐具与食品或顾客的嘴接触的部分，服务员的手应避免触及。手拿杯子时，应拿杯把或杯的下部，禁止拿杯的上部。拿餐具时，禁止拿餐勺的勺口、餐刀的刃部、餐叉的叉齿。端盘子、端碗或端碟子时，应小心不要触到食品，不要把手指伸进餐具的边缘。

2．食品温度的控制

装冷菜用冷盘，装热菜用热盘，以确保食品出售温度，使食品不致处于温热状态。

3．用具的卫生

保持用具卫生的措施是：① 对掉在地上的餐具、餐巾或掉到地上的食品，应立即用干净的替换。禁止将盘中滑出或掉到地上的食品拿给顾客；② 盘子等餐具放到餐桌之前，要确保其底部处于清洁状态。对所有用脏的餐具应立即撤走，并送到指定场所清洗消毒。

工作要小心谨慎。快速服务在早餐、午餐时很重要，因为多数顾客要赶着上班。不能因为快而忽视卫生。要使快速和仔细两者兼顾，以避免因不细心导致不卫生事故的发生。

四、卫 生 教 育

餐饮业应有组织地培训服务员，开展卫生宣传教育工作。其形式有以下几种。

（1）讲座或讲习　举办讲座或讲习会。利用开工前、工作结束后、中途休息时间进行。具体日期、内容要提前与经理及各部门协商。教学时可以采用录像、幻灯投影、多媒体等手段，使教学内容形象直观。有黑板便于书写、张贴宣传材料。听课人数以每次 30 人为好，人多的单位可分批进行。讲授内容应通俗易懂，尽量使职工了解“如何做”、“为什么”。

（2）举办卫生竞赛活动　在个人卫生、包干区环境卫生等方面定期组织评优活动，评出优秀职工给予奖励。

（3）制作宣传材料　如制作穿戴须知、洗手程序、餐具消毒程序、公筷公勺标识等挂图、标语、制度牌悬挂于明显处。

（4）以典型案例组织教学　对职工的违法行为、不卫生习惯，采取批评、教育、制止等道德规范范畴内的教学。也可对职工进行罚款、调离工作，甚至取消使用合同等行政措施。通过抓典型案例来强化服务卫生行为。

第二节　备餐、分餐的卫生与安全

一、备餐的卫生与安全

备餐指成品的整理、分装、分发与暂时放置。

1. 备餐场所的卫生

我国餐饮业卫生规范规定：备餐场所指成品的整理、分装、分发、暂时放置的专用场所，属于清洁操作区。

规范规定：集中备餐的食堂和快餐店应设备餐专间。

2. 备餐及供餐的卫生要求

我国餐饮业卫生规范对备餐及供餐的卫生要求作了规定：

（1）操作前应清洗、消毒手部，在备餐专间内操作应符合以下要求：① 操作人员进入专间前应更换洁净的工作衣帽，并将手洗净、消毒，工作时宜戴口罩。② 专间内应当由专人加工制作，非操作人员不得擅自进入专间。不得在专间内从事与凉菜加工无关的活动。③ 专间每餐（或每次）使用前应进行空气和操作台的消毒。使用紫外线灯消毒的，应在无人工作时开启 30min

以上。④ 专间内应使用专用的工具、容器，用前应消毒，用后应洗净并保持清洁。

(2) 操作人员应认真检查待供应食品，发现有感官性状异常的，不得供应。

(3) 操作时要避免食品受到污染。

(4) 菜肴分派、造型整理的用具应经消毒。

(5) 用于菜肴装饰的原料使用前应洗净消毒，不得反复使用。

(6) 在烹饪后至食用前需要较长时间（超过 2h）存放的食品，应当在高于 60℃或低于 10℃的条件下存。

二、分餐的卫生与安全

（一）分餐制的概念

分餐制（Separate meal）是指多人一起用餐时服务人员或消费者通过使用公共餐具分配菜点，使用各人餐具进食的就餐方式。与分餐制相对应的是合食制，也有人称为共食制、和食制、聚餐制，它是指共同进食的就餐者用个人的餐具直接在公用的食器中取食的用餐方式。合食制长期以来在中餐馆是主要的饮食习俗，但因为易传播食源性疾病，而必须进行改革。

在 21 世纪里，深化饮食改革，进一步普及分餐制等良好的饮食习惯，吸取西方饮食中先进的合理的管理制度，是一种极好的机会。要做到文明用餐，科学用餐，使消费者真正吃得安全、健康，使餐饮业与绿色食品消费的大趋势保持一致。

（二）分餐制的卫生与安全学意义

由于在合食制过程中，个别就座患病消费者口腔唾液中的病原生物可经非公用餐具转移进入进餐的食物中，会被同桌共餐的其他健康者接触并摄入，健康消费者就可能患病及传播病原，餐饮业提供的食物虽经严格烹饪和准无菌化服务，还是不符合卫生要求。

我国《餐饮业食品卫生管理办法》第二十九条规定：销售直接入口食品时，应当使用专用工具分检传递食品。专用工具应当定位放置，防止污染。这里的专用工具在餐饮服务过程中就是提供公筷公勺，而且只有公筷公勺，才可能在餐桌上防止被有病消费者污染。可见，餐饮服务采用的分餐制形式，是法律赋予餐饮业的义务。

目前餐饮业对食品中细菌、病毒快速检测制度尚未完善，对前来消费的病人、病原携带者也无从识别与隔离。餐饮业是接受消费者服务的单位，《消费者权益保障法》规定“经营者应当保证其提供的商品或者服务符合保障人身、财产安全的要求。对可能危及人身、财产安全的商品和服务，应当向消费者作出真实的说明和明确的警示，并说明和标明正确使用商品或者接受服务的方法以及防止危害发生的方法。”因此只要不能排除有食源性疾病发生的可能，服务过程中均应对公筷、公勺及有关食品进行标识（不同颜色、不同款式等）

标志或说明。作为接受专业培训的餐厅服务员，有系统的食品卫生、食品污染和疾病预防的科学知识，应当主动积极地采取各种防止病从口入的措施，不提供有风险的服务。

应研究具有前瞻性的科学方式，切不可为了适应一部分忽视健康的人群而又恢复过去已经被淘汰的、落后的、不科学的、不卫生的一些旧的经营、服务方式。分餐制作为一种时尚，餐饮业有着引领这一时尚的使命。要加强企业职工分餐制方式的操作培训，对消费者做好提倡文明用餐的宣传教育与引导工作，以促进餐饮业走上健康可持续发展的道路。

（三）分餐制的形式

分餐制的主要形式有三种：即厨师分餐制、服务分餐制和就餐者自行分餐制。

1. 厨师分餐制

厨师分餐制指厨师在厨房将制作的菜点成品按每人一份分配，分餐后由服务员送给每位就餐者进食。

2. 服务员分餐制

服务员分餐制是指餐厅服务人员在调理台或餐桌上将菜点成品按每人一份分配给每位进餐者进食。

3. 就餐者自行分餐制

就餐者自行分餐制是指就餐者通过使用公筷、公勺等公用餐具分取菜点成品，再用各自餐具进食。

自助餐和套餐也叫份餐，快餐形式均属于分餐制范畴。实行分餐制对弘扬我国饮食文化，推进移风易俗，促进传统就餐方式的科学化和文明化，防止疾病的传播感染，保证消费者就餐安全和广大人民群众的身体健康，引导和规范餐饮企业和行业的健康发展等都具有重要意义。

（四）分餐制服务的实施

为实施分餐制，企业要为每位就餐者提供符合卫生要求的独立餐具，包括筷子、餐勺、餐碟、餐碗等。每个餐桌上都要配备公筷、公勺，公筷公勺要区别于就餐者的餐具。实行就餐者自行分餐形式的要做到上桌的每道菜、点、汤都要配备分餐餐具。

1. 分餐制操作方法

对分餐的具体操作，有以下一些做法：

（1）派菜分餐法　服务员将菜肴送上餐桌，报出菜名并简要介绍特色。将菜盘放回托盘上，左手托盘，右手执分菜叉、勺从客人右侧开始进行分菜，然后按顺时针方向依次进行。将未分完的菜肴整理好，放回餐桌。配公筷、公勺，以备客人添加。

（2）转台分餐法　从服务桌上拿取与客人人数相应的餐盘摆放在转台上。用分菜工具给每个盘中分菜，分量大致均匀。将分好菜的餐盘从客人右侧开始，然后顺时针方向依次递送给客人。将未分完的菜肴整理好，配公筷、公勺，以备客人添加。

（3）服务桌分餐法　将菜盘拿回服务桌上，在服务桌上拿取与客人人数相应的餐具，进行分菜。将分好菜的餐盘装上托盘，从客人右侧开始，然后顺时针方向依次递送给客人。将未分完的菜肴整理好，放回转台上，配公筷、公勺，以备客人添加。

（4）公用餐具分餐法　厨房在出菜时，由传菜部或备餐间负责为每盘菜配公用筷或勺，做到一菜一公筷或一菜一公勺，随菜同时上桌。既卫生又不会使不同的菜品串味。给宾客配以双筷双勺，代替传统的一人一筷进食方式，每位客人有自己夹菜的筷子、勺子，不互用。根据不同规格餐台，配以2～4套公用筷、勺。将公用筷、勺与客人用筷、勺，从款式、颜色上加以区分。服务员要主动引导客人使用公筷、公勺。

餐厅可将多种分餐法独立或组合使用，如派菜分餐法和公用餐具分餐法适用于凉菜、热炒等，而转台分餐法和服务桌分餐法适用于汤类、面食等。

2. 各类餐厅对分餐制的实施

对分餐制的实施，各类餐厅可采用不同的做法。

（1）高档餐厅分餐制的实施　在高档酒店，可采用接近西餐的服务分餐制，把每一道菜肴都分装在小碗里，顾客吃完后再上下一道。

（2）中档餐厅分餐制的实施　在中型酒店，一般只为顾客提供公筷公勺。在大众化酒店，既可使用接近西式的公餐制，也可提供公筷公勺由消费者各自自行取食。在餐厅包间宜实行服务分餐与公筷公勺并用的方法。

（3）普通饮食厅分餐制的实施　在普通饮食厅，一般只分出汤、面，其他的提供公筷公勺。

（4）小卖部分餐制的实施　在小卖部，一般提供一次性使用的环保型餐具如饭盒、隔菜盒、纸质汤杯等。

第三节　餐桌服务的卫生与安全

一、宴席服务的卫生与安全

（一）餐饮服务的形式与卫生要求

餐饮业餐厅服务形式不同，卫生要求也有区别。传统的宴席服务形式有端盘服务、分菜服务、桌旁服务、宴会服务等形式。

1. 端盘服务的卫生要求

端盘服务是指把在厨房里做好的所有菜肴都装好盘，直接送给顾客的服务形式。为了确保菜肴的温度适于顾客食用，就必须尽快地送给顾客。由于菜肴不可避免地暴露于空气中，对冷菜由于在厨房拼摆时间较长，应进行紫外线灭菌消毒，必要时可做加盖放置。对热制冷菜应迅速冷却，在出售前确保一直处于低温状态，以抑制污染菌生长。对热菜要趁热供应。如暂时不立即供应，则应有保温设施。

2．分菜服务的卫生要求

分菜服务是指在厨房里把烧好的完整菜肴如整鸡、整鸭、整鱼、整乳猪等用大盘装上，端到餐桌上给顾客欣赏，然后由服务员给顾客分菜的服务方式。对分菜服务来说，虽然菜肴也是厨房里做成的，它能保持食品内部达到一定的温度，符合杀菌需要，但从厨房拿到餐厅时，较难维持原有温度。在服务员把菜肴向客人展示，以及从大盘分向小盘时，温度会继续下降。因此分菜应尽可能缩短时间。分菜服务是分餐制的一种具体形式。

3．桌旁服务的卫生要求

桌旁服务是指由服务员在餐桌旁，当着顾客的面做菜的服务形式。如加工火锅食品、烧烤食品、拌腌生食食品就属这种形式。桌旁服务虽然省去了搬运环节，但服务员必须有许多烹调卫生知识。如服务员必须保证把食品内部的温度加热到合适的程度，防止半生不熟及食物中毒事故发生；拌腌食品要拌腌足够时间，且成品与原料容器具严格分开、防止交叉污染。此外，餐厅的通风设备应能使热气、油和烧菜产生的气味排除。如用电、气、火设备，还应注意安全操作。

4．宴会服务的卫生要求

宴会服务是指把菜肴装在大碗、大盘或大盆中送上桌，由客人相互传递，从中自取所需分量的服务形式。它适用于大型宴会或晚间服务。由于菜肴传来传去，热菜很可能会变凉。也可能因为客人来回走动，意外的咳嗽或打喷嚏而使整盘菜受到污染。因此对大容器内盛放的菜肴如菜汤、大盆冷菜均应加盖保护。为实施分餐制，同样应提供专用分检用具。

（二）宴席服务用设备的卫生要求

顾客对企业的感受一般都在餐厅。餐厅设备设施的卫生状况对企业形象至关重要。

在营业开始前，要对餐厅做常规性检查。重点检查地面、墙壁、天花板、菜单的清洁状况。对餐厅照明度做调节，以制造合适的气氛。应调节通风，使客人不觉憋闷和有烟雾。

1．摆台用设备的卫生

（1）台布的卫生　摆台时要检查台布是否清洁，有无破损现象。为确保台布卫生，一些企业常使用廉价的一次性塑料台布。

为防止餐具与桌子碰撞发出噪声，桌子与台布之间应设一层垫布。

（2）餐具摆置的卫生　桌面上的筷子在摆放时，与食物接触的细端应放在筷子架上。调羹放在汤碗内，如多人共餐，应设公筷公勺，确保分餐卫生。

餐巾应放于杯子中或碟子上，放置前应叠好，不被弄脏。纸质餐巾只能一次性使用。尽管看上去还干净，在清洁桌面时也应全部废弃。布质的餐巾每次用后都要洗净。不能用餐巾去擦已经消毒的餐具。

（3）其他物品的卫生　摆台时还要考虑放置适量的调味品、牙签、烟灰缸。餐桌上摆放的调味品常用的有酱油、辣酱、食醋、果酱等。盛装这些食品的容器其外部应定期清洁。可用湿布把瓶子外面的指印、食品溢出物擦净。这类瓶子不能洗涤，也不能向这些瓶子中倒入或补充调味品。如果顾客自行取用，容易造成污染和浪费。最好使用细口瓶，并严格控制调味品流量。

烟灰缸在摆上桌子前应清洗干净。清理时应将烟灰倒入指定的金属器内，以防火燃。

2. 托盘的卫生

托盘有大中小型、方圆型之分。一般大中型方盘用于装运菜肴、点心、饮料，收运餐具、盘碟等较重的器皿。小方盘和大小圆盘用于上菜肴、上饮料、斟酒、上毛巾。摆台、收台、端送食品饮料都要使托盘，能否使用好托盘也是服务工作的一项基本技能。

在开始服务之前，应检查托盘的底部、面上、四周，不应有油污、食物或别的残渣。要检查托盘是否有裂缝、破损。装托盘时，物品不能过多。各种物品都要小心轻放。为了防滑，可在盘内垫上垫布。

3. 设备的存放

在餐厅一般设有墙侧柜，用于服务设备的存放。服务员应在每次换班前把墙侧柜装满，在营业时随用随取。对所用餐具应防止污染。对用脏了的台布、盘碟、夹具都不得放进墙侧柜中保存，并防止其腐败变质。

（三）宴席服务中的食品卫生

1. 上菜的卫生

在餐厅服务过程中，食品可能暴露于室温条件下，导致微生物污染及生长繁殖。上菜时，热菜应用经过加热的盘子盛装，冷菜应当用经过冷却的盘子盛装。不用抹布擦拭盘子。菜肴装托盘时，不加盖的菜肴，应放在远离身体一侧的托盘内，以免送菜时落入头发。热菜不能置于冷菜上。

为了避免手与食品不必要的接触，服务员应使用分菜工具，或给客人配备分菜工具。如分菜工具暂时不用，可以放置于食品中，要确保刀柄、叉柄露在外面；或放在循环水中；或将其洗净、擦干后存放在带盖的工具盒中。

2. 饮料供应的卫生

作为饮料供应的牛奶应为消毒奶。商业上的消毒只能杀灭非芽孢菌，因此消毒的瓶装奶必须在低温下存放。用奶粉冲制的奶茶，必须先煮沸后供应。饮料杯必须消毒。

对冷冻饮品，使用前必须处于冷冻状态。对清凉饮料必须低温存放。

给客人供应冰时，服务员应使用勺、夹子、冰铲等专用工具，禁止让客人自取，以免污染。冰、工具不用时均应放置在不受污染的地方。

3. 斟酒的卫生

中餐宴会一般作用酒精含量较高的蒸馏酒和酒精含量较低的葡萄酒。其他饮料还有啤酒、汽水、矿泉水等。应当着客人的面将酒打开。斟酒之前须用洁净布将瓶口、瓶塞擦净、嗅察一下瓶塞的味道，对异味酒、变质酒不能使用，瓶如有裂纹也不能使用。

西餐宴会上用酒较多，供应的食品不同，搭配的饮料也有区别。供应开胃食品时搭配供应含气软饮料，并加入一些冰块，这些饮料应事先放在冰箱做冷却处理；供应鸡鱼菜肴时搭配供应白酒，其酒和酒杯均应提前冷却。斟酒前要将酒瓶擦干；供应牛排、烤肉、野味食品时搭配供应红葡萄酒，常在室温下饮用。红葡萄酒可能沉淀物较多，斟酒时要避免摇动或振荡，也可先用纱布或滤纸过滤后再入瓶。

斟酒时，瓶口不要触及酒杯，但也不要离杯过高，以免酒水溅出。如失误碰翻酒杯时，应迅速铺上餐巾，将溢出的酒水吸干。瓶内酒越少时酒的出瓶速度越快，因此在倒半瓶的酒时，要掌握好酒瓶的倾斜度。斟啤酒时泡沫较多，倒的速度要慢些。斟酒完毕时，要使最后一滴酒均匀分布于瓶口，以免滴在桌上。斟酒后可用酒布揩干瓶口。

斟酒取杯时，对高脚杯要倒过来用手指夹住杯脚部分。对大玻璃杯则要拿住杯底部分。不能在杯口边缘留有指纹。

有些顾客饮酒过度不能节制，易导致醉酒，表现为呕吐、哭笑无常等。对醉酒者可在其额上敷湿毛巾，供醒酒菜，助其醒酒。

4. 剩余食品的处理

对已经给客人送过的食品，如果剩下了，不能再送给别的客人使用。有的时候顾客确实是传染源，他们通过各种途径使食品受到污染。这些剩余食品即使再有利用价值，企业职工也不能盲目使用。

对一些经过包装的、易腐性较低的食品，在包装完好的情况下，则可以再次使用。如顾客提出带走剩余食品，则应主动为顾客提供便利。如提供符合卫生要求的食品包装袋、方便饭盒等。

二、自助餐服务的卫生与安全

自助餐是指就餐者通过使用公筷、公勺等公用餐具分取菜点成品，再用各自餐具进食的一种餐饮服务形式。具有菜式多样、营养丰富、供应快速、节省人力等特点，是全世界最流行的用餐方式之一。

自助餐食品包括各种开胃菜、甜品。有些自助餐是服务员分菜，或者分送饮料、面包、黄油及甜品，直接送至各个餐桌，但更多是全自助的形式。有些自助餐还有厨师表演雕刻的项目，把所有的菜摆成一长列，可以给就餐者一种深刻的印象和强烈的刺激。有些就餐者喜欢自己随意挑选爱吃的食品而不被限量。自助餐的形式也是展示花色品种（如装饰得很美的肉、鱼、鸡和贝肉）的好机会。

自助餐，包括热餐和冷餐，其食品安全方案包括：① 应尽量在非现场制作；② 执行 HACCP 安全标准，以保证食品安全；③ 冷却的餐饮原料和有关食品通过冷藏车运送到销售处；④ 冷却的餐饮原料和有关食品宜在夜间按规定时间送到销售处；⑤ 食品的卸货和储存，保存工具专用，有温控设施；⑥ 食品在备餐间中制作完成。

（一）自助餐食品时间与温度的安全控制

时间和温度控制十分关键。厨房生产中很难一下子在现场准备出几百种、几千种菜点，因此，通常是事先装盘，放在保温箱里保温或保冷。对移动式的冷冻储存系统应当把温度维持在食品内部温度为10℃以下。移动式保温箱应当使食品内部温度达到至少60℃。

当大量的菜肴摆上桌子展示时，需要有特殊设备维持菜肴的温度范围。对冷菜来说，一般使用冰来取得所需的冷却效果。可是，要注意不得使菜肴直接接触到冰或冰水。把菜肴盛在小一些的盘里，不仅可以增加菜肴的吸引力，而且便于控制温度。

热菜可以有几种方法使它保持在60℃。通常可用电炉盆、酒精炉盆。大块的烤肉、火腿、鸡等则放在红外线下。

设置自助餐食品摆台时，冷热食品应分区分开摆放，避免串温。经常更换食品品种，做到品种多样化，以缩短各种食品的供应时间，每种食品供应时间不超过4h。

（二）自助餐食品服务过程中的安全控制

要确保自助餐食品在服务过程中，不得染上尘土和病菌。为了保证做到这一点，应当准备特殊的罩子，从食品被拿出厨房一直到使用都应当罩上。

（三）自助餐食品进餐过程中的安全控制

就餐者进餐过程中，常常对某类喜爱的食品追加供应，服务员应指导就餐者不用个人使用过的餐具夹取食品，而应提示使用公筷、公勺，建议就餐者用另一未使用过的餐具夹取食品，如果使用个人已用过的餐具，则会有交叉污染的嫌疑和可能。

应劝导就餐者取食时，使用公用餐具严格做到一菜一用，不能混用。不要对着食物讲话、打喷嚏，以免口腔中的细菌污染食品。

三、茶艺茶点服务的卫生与安全

提供茶艺茶点服务可以展示中国的茶食文化独特魅力。

（一）茶艺服务的卫生与安全

通常将茶当作解渴饮料时，称为喝茶。如在细细品味基础上，进一步探究茶叶的品质、冲泡的技术、茶具的鉴赏、品茶的环境及茶在人际间的关系，那就进入茶艺的境界了。

1. 茶艺用水质的卫生控制

自来水取之方便，但偶有消毒气味，会破坏茶叶原本的甘香，故须稍作处理。方法是将自来水过滤，再存放于洁净的容器内。约沉淀一个晚上后，取上面的净水即可煮开泡用。使用蒸馏水泡茶，过滤器要经常清洗，否则易于滋生细菌。

烧水时勿让水开得太久，水沸后的几秒钟内即可取用，或者改以小火维持水的温度。因为水开时间太久，水蒸气蒸发过多，会使水变成硬水，容易与茶叶里的多元酚类物质发生氧化作用，降低鲜纯的程度，不适于泡茶。

2. 茶叶卫生控制

茶叶是由茶树鲜叶加工而制成的绿茶、红茶、紧压茶（茶砖）、花茶等制品。茶叶极易吸湿、吸收异味，同时在高温、高湿、阳光照射及充足的氧气条件下，会加速茶叶内含成分的变化，降低茶叶的品质，甚至在短时间内使茶叶发生陈化变质。

要使茶叶的品质在较长期内保持不变，必须很好地储藏和保管，注意防潮防高温，避光避氧气，远离有异常气味的物品。茶叶如受潮，则易诱使霉菌孢子生长，引起霉变。

茶叶应具有良好的感官性状，具有正常的商品外形及固有的色香味，不得混有异种植物叶，不含非茶类物质，无异味，无异臭，无霉味。

装运茶叶的运输工具必须清洁、无毒、无异味，不得与其他有毒有异味的物品同车装运，运输途中要注意防雨、防潮、防污染。

3. 茶具卫生控制

（1）茶壶卫生控制　茶壶与茶的互相搭配，可增加茶艺的欣赏价值。饮茶用茶壶应具有吸湿性和保温性。茶壶无论瓷制品还是陶制品均应符合陶瓷制食具卫生标准的要求。茶壶应专用于泡茶，不能用于煮茶水，煮水，也不能用于盛放酒或酸性饮料。

（2）茶杯卫生控制　茶杯一般为陶瓷制品，瓷制品适合表现香气，陶质品适合表现滋味。因而尽可能配备各式茶杯。对茶杯使用前应严格消毒并包装完好，使用前可由服务人员或就饮者打开包装，供各位就饮者专用，切忌混用造成交叉污染。

茶杯消毒应使用物理学方法如微波消毒或烤箱灭菌。切忌使用化学洗涤剂消毒。也可提供一次性的纸杯或带盖塑料杯，以确保饮具的安全卫生，对使用的托盘应保持清洁。服务人员在茶艺馆操作前，手应消毒，茶艺服务应接受专门培训，端杯服务应规范要求，手应接触杯把或杯底，避免接触杯口，以免细菌污染。

4. 泡茶卫生控制

（1）煮水卫生控制　自来水应符合饮用水卫生标准要求。自来水沸腾后开盖继续煮2 ~3min，不仅有效地去除氯味，而且能杀菌。煮沸时水中的一些矿物质产生沉淀后析出，使水的硬度下降。

（2）泡茶水温与时间的安全控制　茶水中各种成分溶解速度、溶解度随水温的改变而改变。组成茶香的香气物质有700余种。这些物质在茶叶泡制的过程中挥发出来，水温高时挥发得多而快，水温低时挥发得少而慢。茶汤的香气随水温的升高而增强。

茶汤的滋味由多种成分组成，包括有苦涩味的茶多酚、苦味的咖啡碱、鲜爽味的氨基酸、甜味的糖类等。其中茶多酚占主导地位，其次为咖啡碱，再加上其他各种呈味物质的配比，就出现了茶汤的浓淡、清鲜、醇和、甜爽等滋味。

高级绿茶叶子嫩，各种成分易溶出，可用80℃水冲泡。乌龙茶注重香气，则需要95℃以上的高水温冲泡。红茶香气中高沸点化合物较多，也需95℃以上高温冲泡。红碎茶冲泡时间不需很长，1～2min即可。

一般茶叶在第一次冲泡时，其可溶性成分的50%以上被溶出，第二次冲泡时浸出约30%，第三次冲泡时浸出约10%，到第四次已没有味道了。故应以三次冲泡为宜。

5．饮茶的安全控制

对心血管病人、糖尿病人等在饮茶过程中应加强监控，防止意外事故发生。心血管病、心肾功能不全的人群，不宜喝浓茶，以免增加心脏、肾脏的负担，要淡饮，以隔年陈茶或中低档的绿茶、红茶、乌龙茶为宜。饮茶可以降低血糖，糖尿病人可以适当增加饮茶量，冲泡水可用煮沸后的冷凉水，使充分浸泡后饮用。神经衰弱者喝浓茶会影响其精神的自我调控，影响到其睡眠时间和质量。建议喝红茶或二泡茶、三泡茶，不要在睡前喝茶，以免影响睡眠。茶不能与安神、止咳、止哮喘、助眠类起镇静作用的药物同服，以免抵消作用。茶叶中的茶多酚类会与空腹状态下的胃酸及消化道黏膜发生作用，使胃壁破损，对该类人群，建议其不在空腹时喝茶，宜喝淡茶及乌龙茶、红茶等，且以热饮、温饮为妥。

（二）茶点食品安全控制

点心加茶叶可口芳香，也能促使体内营养平衡。一般的饮料如咖啡、碳酸饮料、乳酸菌饮料、果汁等全都加入相当数量的糖，结果造成糖分的吸收过剩，妨碍身体内的代谢作用，而血液呈现酸性倾向，有碍人体健康。如在吃上点心时，泡上一杯茶，不仅茶叶的口味和点心的相互融合，可产生一种芳香扑鼻的气味，是一种享受，并可维持身体健康。因为茶叶中所含的维生素促进糖分分解，使吸取糖过量者获得平衡。如果吃点心、零食时能兼饮茶汤，就不担心会发胖，而又解口渴，可谓一举多得。

茶点服务时，茶饮服务的食品安全控制与茶艺服务要求相一致，点心供应同米面主食食品安全控制要求相一致。

四、咖啡厅服务的卫生与安全

咖啡已成为人们饭后经常享用的饮品，西方人几乎每天都要设法喝上一杯，因为这种含有咖啡因的饮料会振奋精神。除此之外，它给人们带来社交机会，也可以使人们忙里偷闲、放松身心。

咖啡厅服务包括咖啡豆粉碎、加配料调制等程序。过去“新鲜咖啡”仅仅指刚制作好的咖啡，而现在细心的消费者会在咖啡厅中观察那里的咖啡是否是“现磨”或者“新鲜焙制”。因而对咖啡的卫生质量要求更高。

（一）咖啡豆安全控制

1．咖啡豆质量检验

对供货商提供的咖啡豆进行质量检验，判定其是否新鲜，方法是闻、看、剥。

将咖啡豆靠近鼻子，深深地闻一下，是不是可清楚地闻到咖啡豆的香气？如果是，代表咖啡豆够新鲜。相反，如香气微弱，或者已经开始出现油腻味的话（类似花生久放后出现的味道），或者有霉腐味的话，表示这些咖啡豆已经完全不新鲜了，不能使用。

将咖啡豆倒在手上摊开来看，确定咖啡豆的产地及品种，也确定一下咖啡豆烘烤得是否均匀。

拿一粒咖啡豆，试着用手剥开看看，如果咖啡豆够新鲜的话，应该可以很轻易地剥开，而且会有脆脆的声音和感觉。若是咖啡豆不新鲜的话，会感觉到很费力气才能剥开一粒豆子。剥开咖啡豆还可判断烘烤时的火力是否均匀。如果均匀，豆子的外皮和里层的颜色应该一致。如果表层颜色明显比里层深得多，表示烘烤时火力太大，这对咖啡豆的香气和味道会带来不利影响。

2．咖啡豆的包装与保藏

（1）咖啡豆的包装　咖啡豆在烘烤过后会产生相当于自身体积3倍的二氧化碳，因此，咖啡豆的包装除了避免与空气接触氧化外，还要处理咖啡豆产生的二氧化碳。

① 含气包装：为最普通的包装，用空罐、玻璃、纸袋或塑胶容器来包装咖啡豆粉，因时刻与空气接触，需尽快饮用，饮用期间为一周左右。

② 真空包装：包装容器（罐、铝箔袋、胶袋）在填充咖啡豆后，将容器内的空气抽出。虽名为真空，但事实上最多去除了90%的空气，且咖啡粉的表面积比咖啡豆的表面积大，即使是剩余的一点空气也很容易地与粉末接触而影响风味。

③ 气体填充包装：在金属袋上设计一个针孔，在填充咖啡后，将非活性的氮气灌入，把袋内的二氧化碳自针孔挤压出去。此法较为普遍，但所有的气体被排除后，氧气从针孔反钻入袋内。

④ 气体吸收剂包装：将由脱氧素、脱碳素所制成的吸收剂放入袋中，包装中的空气可被吸收，且咖啡豆所产生的碳酸完全吸入，咖啡的香气也会被吸收是其缺点。

⑤ 单向阀包装：为目前最理想的咖啡外包装。单向活塞可阻止袋外的氧气无法进入袋内。

⑥ 咖啡饼：咖啡饼是近年来的一种新的咖啡的包装。将咖啡包装成一个一个咖啡饼。咖啡饼排除了在煮制咖啡时一些难以控制的变量，使每一杯咖啡品质保持一致。这些变量指：咖啡用量，咖啡粉粗细，咖啡粉压实的程度等。咖啡饼则把这些变量变成了常量。从卫生角度看，咖啡饼比咖啡粉干净、整洁得多。

（2）咖啡的保藏　保持咖啡新鲜应做到如下几点：① 新鲜的咖啡豆开袋后，

要在一周内用完，不得超过14d。咖啡保质期从烘烤之日起或开启封装之日起为一周。② 一经开袋，咖啡要尽量避光、防潮、避高温、避空气。③ 不要把咖啡同气味较浓的物品放在一起。咖啡是一种极易吸味的食品。④ 不要将新豆和老豆掺和。⑤ 研磨咖啡粉，一次不要超过1h的用量。⑥ 浓缩咖啡粉要在1h内用完。

（二）咖啡机及磨粉过程中的质量控制

咖啡豆研磨太粗或太细都无法泡出浓稠而又美味的咖啡。咖啡粉太细，过滤碗里的咖啡粉缝隙太大，对水阻力不够，咖啡粉流速太快，容易造成萃取不足，咖啡清而无味。咖啡粉磨得太细也不对，因为阻力过大，热水滞留过滤碗的时间太长，流速太慢，容易造成萃取过度，咖啡过于焦苦。

磨豆机里的咖啡粉滞留时间最好不要超过半小时，以免受潮或氧化，香味尽失。咖啡机每天要做好清洁工作，以免咖啡油脂残留，产生不好的味道。

（三）配料的卫生要求

1. 水质卫生要求

一杯咖啡里99%都是水，水质卫生要求同茶艺用水。

（1）水过滤　流进咖啡机的水，最好先经过滤。过滤系统由纸质和碳过滤器组成。它可以过滤掉杂质和怪味。过滤系统可以极大地改进咖啡的味道。

（2）水软化　硬水中含有大量矿物质，易形成水垢，矿物质堆积会极大地妨碍咖啡机的工作，甚至造成咖啡机堵塞，停止运转。水软化过程可以除去水中过量的矿物质。

2. 牛奶卫生要求

咖啡中往往加入牛奶和香料，才能最终成为咖啡饮品。要注重牛奶的新鲜度，牛奶的保温时间和保持层次的时间。牛奶的温度要控制在66～71℃之间。因为如果超过82℃牛奶就会被烧糊。

向咖啡里倒奶时，要用勺来挡住奶沫，然后把奶倒入咖啡。切不要用勺把奶沫舀到咖啡里，以免影响咖啡饮品的质量。

用湿毛巾擦干净喷嘴和溅出的奶沫。要把奶缸和剩下的牛奶冷藏起来。重新加热时，再补充新牛奶。牛奶不能多次加热，否则做出的奶沫味很糟糕，而最终影响咖啡饮用的效果。

（四）速冲咖啡的卫生

传统冲煮咖啡时，因为水通过咖啡粉时间太久，无法使用细致的咖啡粉，因而不易获得最佳的萃取率。冲制的咖啡味感不足。但对于大量客员集中式进入咖啡厅时，也许速冲咖啡是个不错的选择。同样，咖啡杯应专用，并经物理消毒，避免只经洗涤不消毒重新使用，引起感染。

（五）咖啡厅其他食品供应的卫生

咖啡厅除了供应咖啡外，还可搭配供应一些餐点，如糕点、沙拉、三明治、汤品等，应从制定供应商处获取安全的原材料，如水果、草莓、柠檬、花椰菜、包心菜、胡萝卜、葡萄、洋葱、番茄等，让消费者在享受低热量、高纤维美味的同时，达到美容、养颜、抗衰老等保健功效。

五、酒吧间服务的卫生与安全

(一) 酒水的安全控制

酒是酒吧经营的主要项目。酒吧服务的食品包括烈性酒类、鸡尾酒及混合饮料、葡萄酒及果酒、啤酒、软饮料、热饮、果拼、佐酒小吃等。

烈性酒可直接饮用，也可加冰块饮用，或再加软饮料饮用。鸡尾酒是用一种或一种以上的烈性酒，加软饮料、果汁饮料、冰等调制而成的混合酒。其中软饮料常用的有可乐、矿泉水、橘子汁等，热饮通常包括咖啡、牛奶、各色茶、可可等。

酒吧一般提供一些简单的小食品，供就餐者配酒用。酒吧小食品一般制作简单，或是半成品与成品，便于食用，常用小食品包括三明治与馅饼类、饼干与面包类、油炸食品、坚果类、蜜饯类、肉干类、干鱼片或干鱿鱼丝等。所有酒水均应由制定供应商处购置，对小食品应按相应卫生标准进行质量检验和合理保藏，应防止霉变、潮解、褐变或其他变质变化发生。

(二) 调酒的卫生与安全控制

酒吧在营业前，要清洁工作台、吧台、雪柜，准备足够的手布，所有的调酒用具要清洗干净，所有的酒瓶和瓶口都要抹净。杯具用热水或蒸汽抹一次，使杯身通透光亮不带水渍。配酒用的装饰物放入果盆覆盖，或用保鲜纸包好。果汁的质量应符合卫生标准，避免果汁变质。

要检查小食品的质量和已开瓶的各种酒水是否有变质现象。检查啤酒是否有足够的气体。

调酒过程中按规定的用料、分量、装饰物准确无误地调酒，随时维持吧台清洁。

收吧时，应清洁所有酒吧的用具，各种已用过的杯具、烟灰缸和工作台，抹净地面，保持环境整洁。

(三) 酒吧消费行为的安全控制

酒在某种程度上可以使人兴奋和愉快，减轻或解除精神上的压力，但若嗜酒如命，则会损害健康，甚至危及生命。一经出现醉酒者，应立即停止为其进一步提供含酒精饮料。

对醉酒者的判断如下：

(1) 稍醉　酒精在血中浓度为0.05%以下，大约为1瓶啤酒。

(2) 醉酒　酒精在血中浓度为0.1%～0.2%，为2～3瓶啤酒，这时大多饮酒者都会出现语言障碍。

(3) 大醉　酒精在血中浓度为0.2%～0.3%，为4～6瓶啤酒，饮酒者东倒西歪，重复同一句话。

(4) 烂醉　酒精在血中浓度为0.4%，大约为8瓶啤酒，饮酒者步行困难，不管到哪里，倒头就睡。

（5）昏睡期　酒精在血中浓度为0.5%，若达到0.8% ~1%便会发生酒精中毒死亡。

酒吧中经常会出现醉酒者，他们也许会制造事端，甚至造成其他人员的人身伤害。要知道一个醉酒者是绝不讲道理也绝不会按正常逻辑办事的。遇到醉酒者时，应注意：

（1）要求醉酒者离开酒吧，如醉酒者有同伴，则应要求同伴将其带走；

（2）如果酒吧难以劝走，则应通知保安部门或警察。

六、VIP贵宾服务的卫生与安全

VIP贵宾服务，是餐饮服务单位专为高级官员、重要人物或被邀请的客人提供的贵宾用餐服务。

VIP贵宾服务要求供应非常讲究味美的餐宴。高质量的食品与提供的其他用餐大不相同，在食品安全控制方面，除了遵守餐饮服务安全总体原则外，贵宾服务要以典雅优美的风格，以显示其与众不同的特色。如在上主菜前给客人上一种加果汁的冰水以增进食欲。还要供应一些特色菜目，上一些上好的葡萄酒和特殊饮料如餐后酒等。酒杯应使用经消毒过的高档玻璃杯。视需要穿小礼服、戴白手套服务。

七、特餐服务的卫生与安全

餐饮服务业为有特殊饮食和文化要求的用餐人群提供特餐，包括低脂肪餐、低钠餐、糖尿病人餐、低胆固醇餐、清真餐等。

低脂肪餐食品适于肥胖人群及脂肪肝高血脂的人群。肥胖是指人体脂肪过量储存，体重超过标准值20%以上的人群。低脂肪餐适于肥胖、脂肪肝、高血压、糖尿病人使用，其制作上应多选瘦肉、奶、水果、蔬菜和谷类食物，少选择肥肉和煎炸的烹调法。

低钠餐食品适于高血压病人群。高血压是指动脉收缩压和（或）舒张压增高的疾病。常由肥胖、高钠饮食、饮酒等引起。低钠餐限制食盐、味精等钠盐用量，增加含钾高的食物如新鲜绿色蔬菜、豆类和根茎类、香蕉、杏、梅等，以及增加高钙食物如牛奶、豆类等。

糖尿病餐适于糖尿病人群，糖尿病是由于人体内胰岛素分泌绝对或相对不足或外周组织，对胰岛素不敏感而引起的以糖代谢紊乱为主的疾病，糖尿病餐中以高纤维食物为主，避免高糖、高脂食物的使用。供应的菜肴和点心应使用糖醇类代糖制品。

胆固醇会加重肥胖、糖尿病、高血压人群的病情。低胆固醇餐应禁止使用动物脑，肝、肾等动物内脏，鱼子、虾子、蛋黄等。

为信仰伊斯兰教的用餐人群提供清真餐类食品服务，所有菜品中的牛羊肉及禽类必须由清真屠宰商提供，要有一个清真热菜服务区以及一个清真冷菜服务区，清真服务区使用单独的、以颜色区分的厨具和餐具，使用不同颜色区分的餐具需单独清洗，厨房备餐区至少要有一个清真专业的备餐操作台，厨房内至少要有一个清真专用的灶台，厨房冷藏区至少要有一个清真专用区。

第四节　桌外服务的卫生与安全

一、外卖零点服务的卫生与安全

1. 外卖服务食品的安全控制

在外卖食品运输前，食品和食品用具应保存在有盖容器中，或者包装起来以防止污染。运输车应有保温和冷藏设备。外卖食品运输过程中的要求与储存过程中的要求相同，应保证食品保存所需要的温度，以确保食品的质量与安全性。如果运输失当就会增加在食品安全方面的风险。为了保护就餐者的健康，在这方面应当特别加以重视。

2. 零点服务食品的安全控制

零点服务是指没有固定地点的服务。例如利用小摊车、保温车或冷藏车在一些热闹地点出售小吃、冰淇淋、点心等食品。零点服务仅需要给顾客提供一次性的食品。

餐饮零售点及餐桌零点服务在食品的安全控制方面基本一致。可以出售易感染的食品，但必须是只能出售那些只经过简单准备的食品（如汉堡包、猪牛肉混合香肠等）。其他易感染食品包括奶油馅饼、蛋糕，含肉、鸡、蛋、鱼的沙拉，都禁止出售。冰淇淋、土豆沙拉可以出售，但应当在符合卫生要求的条件下制作，出售之前应储存于10℃以下。

冰可以售卖，应制成块状、薄片状或屑状，密封在防潮纸或塑料袋制成的小包装中，出售时应当用合适的工具拿取。如果没有配备餐具消毒的设备，则应提供一次性的餐具。食品不能储存在与水接触的包装中或者没有化冻的冰水中，以免污染。包好的三明治不应储存在与冰直接接触的地方。

3. 临时售货点服务的卫生

临时售货点指那些得到有关部门批准，在较短的时期内（通常不超过14d）允许出售食品的机构。如在集市、运动会、美食节、庆典活动出售食品。餐饮业开设临时售货点服务既可增加经济收入，又能满足特殊消费者的需要。

临时售货点已脱离餐饮业，对设备的卫生尤其不能疏忽。使用的设备应便于运输、安装和消毒。

必须配备足够数量适于饮用的水，以供食品制作使用，以及餐具清洗消毒、手的清洗。售货现场还应有加热设备，以提供热水。

必须有洗手设备。至少应配备热水、肥皂、纸巾。要有相应的下水道或废水桶。

最好配备流动式餐具消毒车。如果没有消毒设备，则应向顾客提供一次性使用的餐具。

应根据需要配备售货柜。售货柜应配备门和窗，以防蚊蝇飞入。售货柜的开启处在不用时应立即关上。

防尘设备　临时售货点的地面应能有效地控制尘土的飞扬。必要时应配备防尘罩。与食品接触的设备表面应予以保护，使其不受顾客、尘土或其他媒介物的污染。

垃圾处理设备　对垃圾处理应符合环境卫生要求，禁止将垃圾、废品扔在售货点附近的地面上。

临时售货点，常常缺乏食品保温设备和冷藏设备，所以供应的食品应选择易腐性较低的食品。而对易腐性较高的凉拌菜、生食菜应限制供应。对各类供应食品均应严格控制好时间与温度的关系，以确保食品一直处于安全状态。

食品的烹调应符合杀菌要求。出售时应使用售货工具，做到货款分开。要避免各种交叉污染现象。

如用餐车供应食品，则餐车应当专用，要配备食品保温设备。

4. 街头食品服务的卫生

街头食品，是指在城乡街头、集贸市场或其他类似的公共场所生产经营的直接入口食品。近年来有向车站、码头、公园、学校发展的趋势。提供街头食品服务对解决职工就业和方便消费者，使家务劳动社会化，都具有积极的意义。现在一些城市的机关食堂，职工食堂在自负盈亏的形势下，也在致力于开拓街头食品市场。

街头食品一般包括家常炒饭、稀饭、面条、包子、饺子、油条、油饼、豆浆、酱小菜以及粉丝、凉粉等，有时也包括快餐食品。过去经常经营的是家常饭菜，传统小吃食品，现在则已向多样化方向发展。

对供应直接入口的街头食品，存在的主要卫生问题包括：① 摊位环境卫生脏乱；② 防尘防蝇设备不完善；③ 操作人员无洗手设备；④ 易腐食品无冷藏设备、在室温下放置时间过长。

对这类食品的服务更应重视售货工具卫生、食品容器卫生和包装用材料如包装纸、包装袋的卫生。

对供应现场制作的街头食品则既有服务卫生问题，也有烹调卫生问题。如缺少下水道，废弃物处理不当，无冷藏设备，室外温度过高，摊售时间过长，易引起食品腐败变质及发生食物中毒等事故。对此应重点加强餐具消毒环节的卫生管理。

我国于1995年由卫生部、工商行政管理总局颁布并正式实施《街头食品卫生管理暂行办法》。

二、电话订餐服务的卫生与安全

电话订餐服务是指消费者在就餐前给餐厅打电话预订，由服务员送餐至客房或消费人员工作室的服务形式，服务员可将菜点放在一部手推车上，用干净布单盖好后送到相应房间。

对订餐食品，可以一道一道分别订做，其菜肴质量往往比成批做的好得多，其食品的质量与安全控制紧密相关。供应的热菜就应当是热的，凉菜就应当是凉的。两者都应当及时送到，而且要确保味道鲜美。时间温度是其重要的控制点。因为随着保存的时间延长，感染的机会也在同时增加。送餐要尽可能速度敏捷，讲究效率。服务员送餐时应先把餐具，冷饮和作料摆在手推车上，然后再摆凉菜，之后再放上咖啡或其他热饭，热菜做好以后，再盖好放上。热菜可放在托盘中或保温器中推送。对吃过的盘碟应及时收走。

三、送餐的卫生与安全

集体用餐配送单位是指根据集体服务对象订购要求，集中加工、分送食品但不提供就餐场所的单位。我国餐饮业卫生规范对配送用设备、配送的卫生、餐配送检验等方面作了规定。

（一）集体用餐配送用设备要求

集体用餐配送单位应配备盛装、分送集体用餐的专用密闭容器，运送集体用餐的车辆应为专用封闭式，车内宜设置温度控制设备，车辆内部的结构应平整，以便于清洁。

（二）集体用餐配送的卫生要求

（1）集体用餐分装应按专间要求设置，专间内操作应符合专间卫生的要求。

（2）集体用餐配送的食品不得在 10～60℃ 的温度条件下储存和运输，从烧熟至食用的间隔时间（保质期）应符合以下要求：烧熟后 2h 的食品中心温度保持在 60℃ 以上（热藏）的，其保质期为烧熟后 4h。烧熟后 2h 的食品中心温度保持在 10℃ 以下（冷藏）的，保质期为烧熟后 24h，但供餐前应按规定要求实施再加热，再加热时的食品中心温度应高于 70℃。

（3）盛装、分送集体用餐的容器表面宜标明加工单位、生产日期及时间、保质期，必要时标注保存条件和食用方法。

（4）运送集体用餐的容器和车辆应安装食品热藏和冷藏设备，在每次配送前应进行清洗消毒。

（三）集体用餐的检验

我国餐饮业卫生规范规定：集体用餐配送单位、加工经营场所面积 3000m^2 以上的餐馆、食堂及连锁经营的餐饮业经营者宜设置检验室，对食品原料、接触直接入口食品的餐用具和成品进行检验，检验结果应记录。

第五节　餐具卫生与安全

影响餐具卫生的化学性污染物来自于劣质餐具材质及使用过程中毒物的溶出，

生物性污染物来自于有病消费者的接触及交叉污染。确保餐具卫生对饮食安全具有十分重要的意义。

一、餐具卫生评价

餐桌上的碗、碟、盘、匙等餐具，从其制造材质来看，有陶瓷、铝制品和不锈钢制品等。

（一）陶瓷餐具的卫生评价

陶瓷包括陶器和瓷器两类。

陶器是指经高温热处理工艺所合成的非金属无机材料。常用高岭土、长石、石英等硅酸盐原料，经加工处理、成形、烧结等生产工序制成，烧结温度在1000～1200℃。陶器具有吸水性。

瓷器是以长石、石英等在1300～1500℃下烧制而成，具有透光性。

陶瓷食具容器在其表面附有一层釉质（连续玻璃层），它不仅能增强陶瓷的机械强度和表面光泽性，还能增添艺术装饰效果，并使餐具易于清洗。釉上彩装饰的颜料，大都使用一定量的铅化合物作溶剂，当酸性食物与其接触时，铅将被析出而混入食物中。这种铅被酸性溶液浸泡而溶出的数量，即为“铅溶出量”。

铅的溶出和其他有毒金属如镉、锑（Sb）的溶出，及混入食物中，一般是极微量的，但它在人体内长期蓄积也能造成危害。

1. *釉和颜料中的铅及其溶出*

为了陶瓷器皿上的釉层光泽性好，釉面滋润，降低釉面烧成温度，特别是调整各种颜料能在同一温度下，或相近的温度范围内熔融，通常加入适量铅的化合物，见表7－1。

表7－1　釉用铅原料

原料名称	分子式	相对分子质量	熔点/℃	熔融物中氧化物状态
氧化铅	PbO	223.2	880	PbO
四氧化三铅	Pb_3O_4	685.6	500	PbO
碱式碳酸铅	$Pb(OH)_2PbCO_3$	775.6	1600	PbO
硫化铅	PbS	239.6	1019	PbO
碳酸铅	$PbCO_3$	267.2	315	PbO
氯化铅	$PbCl_2$	278.1	498	PbO
硼酸铅	$Pb(BO_3)_2 \cdot H_2O$	310.9	717	PbO

用不同pH的饮料放入瓷杯中，然后将杯子放在4种温度（10℃、35℃、50℃、75℃）下30min，分别测定在此4种温度下不同pH的饮料中铅的溶出量见图7－1。

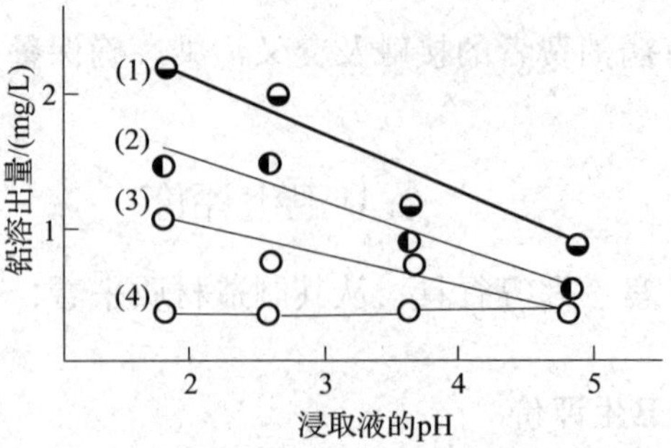

图 7－1　铅釉铅溶出量与温度、pH 的关系

反应温度（1）75℃（2）50℃（3）25℃（4）10℃

注：浸取时间均为 0.5h，10% 柠檬酸，pH 1.75；5% 乙酸，pH 2.55；苹果酱 pH 3.60；速溶咖啡pH 4.80

结果表明当 pH 在 1.75～4.80 的范围内，在一定温度下，铅溶出量的变化随着 pH 增加而直线下降；当温度在 10～75℃范围内，铅溶出量的变化在一定的 pH 条件下是随着温度的升高而增加的。

2. 釉和颜料中的其他金属及其溶出

陶瓷食具容器的釉层或表面装饰的彩色颜料除采用含铅原料外，还有镉、锑、砷、铜等。

（1）镉　有镉黄和镉红。这类镉化合物能溶解于酸；经酸处理后仍有一定程度溶出。

（2）锑　釉中锑的氧化物 Sb_2O_3有毒性。

（3）砷　在陶器中用得不多，但在搪瓷生产上使用很广。砷在酸中浸出量不大。

（4）铜　黑色釉中含 CuO。铜的毒性较大，釉中仅加入微量作着色剂使用。在弱酸中溶出量很大。

3. 控制措施

（1）我国陶瓷食具容器卫生标准　感官指标：内壁表面光洁、釉彩均匀，花饰无脱落现象；理化指标应符合表 7－2 的要求。

表 7－2　我国陶瓷食具容器卫生标准理化指标

项　目	指　标
铅（Pb，4% 乙酸浸泡液中）含量/（mg/L）	≤7
镉（Cd，4% 乙酸浸泡液中）含量/（mg/L）	≤0.5

（2）国际标准化机构陶瓷食具安全性标准（表 7－3）。

表 7－3　ISO 陶瓷食具安全性标准

形　状	Pb	Cd	单　位
浅型（深度 2.5cm 以下）	<1.7	<0.17	mg/dm^2
深型（1.1L 以上）	<5.0	<0.5	mg/L
深型（1.1L 以下）	<2.5	<0.25	mg/L

注：检液：4% 乙酸注满；温度：（22±2）℃；时间：24h±10min（暗处放置）；限定值；用原子吸收法测定。

要确保餐具不与酸性调味料、饮料和食品长期接触。

近年有生物陶瓷餐具、无菌陶瓷餐具等新产品面世。生物陶瓷餐具是由多种天然矿物质经提纯、加工与陶瓷原料一起烧制而成的，具有改变饮品质地等功效。无菌陶瓷餐具是“非典”后期研制的，对大肠杆菌、金黄色葡萄球菌等具有高效抑制作用，其杀菌、抑菌率达到95%以上。无铅釉绿色餐具则是新一代高科技安全产品。

（二）金属餐具的卫生评价

金属餐具容器常用的有铁、铝、不锈钢等原料经浇制或冲压成型制成。

1. 铝质餐具

铝制餐具重量轻，经久耐用，使用中表面会形成氧化膜，抗腐蚀性强，较稳定。

铝制餐具和容器表面应光洁均匀，无碱渍、油斑，无气泡砂眼。

各种铝制餐具要求必须是精铝制品，不得使用回收铝制作的劣质品，因回收铝来源复杂，杂质多，制品质量不稳定，使用过程中会产生毒性。

2. 铁质餐具

铁质餐具无毒，且对人体健康有益。但应防止生锈。马口铁表面涂锌，不宜用作食品餐具容器，以免盛装酸性食品引起急性锌中毒。

3. 不锈钢餐具

不锈钢餐具和容器日益增多，因用途不同，型号很多。不锈钢餐具由铁铬合金掺入镍、钼、钛、锰等微量金属元素合成，某些型号的不锈钢餐具在酸性条件下，会迁移出大量的有害金属如镉等，污染餐饮食品危害健康。长时间存放酱油、食盐会遭腐蚀，也不能用强碱或强氧化性药剂如苏打、漂白粉洗涤消毒。

4. 铜质餐具

铜主要用于火锅。铜如长期使用可能对肝脏等器官有害。不能用铜器存放油脂或煎炸食品。

5. 金银等高级餐具

一些高级餐具包括金质餐具、银质餐具、象牙制餐具、玉石制餐具等，价格昂贵，使用场合较少，对其研究资料较少。但金、银属重金属，不能断定这类餐具一定无毒。应从定点厂家购置。

（三）其他餐具的卫生评价

市售餐具还有玻璃餐具、塑料餐具、木竹餐具、一次性使用的纸餐具等等。

1. 玻璃餐具

玻璃餐具是以二氧化硅为原料加入助剂经熔融而成的一类器皿。劣质玻璃制品主要存在澄清剂中三氧化二砷和着色剂中铅、镍、镉等有害金属物的污染。故应选用优质的玻璃制品。

2. 水晶餐具

水晶餐具华丽大方，但具有潜在毒性，水晶制品中的氧化铅含量往往高达

20% ~30%，用它来盛水，不至于引起铅中毒，但若用它盛酒，酒会将水晶制品中的铅溶解出来并溶于酒中，因此水晶餐具有“美丽的毒品”之称，要合理使用。

3．塑料餐具

塑料餐具以合成树脂为原料，添加适当的增塑剂、稳定剂、抗氧化剂等助剂制成。用作餐具的是高密度聚乙烯、聚丙烯、聚苯乙烯、聚氯乙烯等。其主要卫生问题是某些助剂和裂解产物，以及一些塑料的单体可能存在毒性作用。塑料餐具应符合国家颁布的卫生标准要求。

4．木竹餐具

使用木竹餐具在我国有着悠久的历史，一般说来，只要选用的是无毒材料制成，都是安全无毒的，但如外表喷涂油漆，则可能形成污染。这类餐具还可能发生受潮霉变。

5．一次性环保餐具

一次性餐具主要用于小吃和快餐，品种有一次性可降解环保餐具，一次性筷子，一次性纸质餐具。环保餐具要求满足易于降解、易回收、易处理的基本要求，其生产要有环保和卫生许可证。

为了满足我国的快餐业迅速发展的需要，目前市场上的一次性可降解环保塑料餐具品种较多，但应加强质量优劣的鉴别。

（1）一次性塑料环保餐具　环保塑料餐具的质量，可以通过如下方法进行判定。

质量好的餐具外形正规且棱角、纹路、字迹清晰，产品内外都具有光洁度。若是餐盒则应四角厚度均匀，无砂眼，边缘剪切平整、卡扣开收方便。不合格或者伪劣的环保塑料餐具不具备以上条件。

质量好的餐具手感光滑，具有很强的韧性和弹性。劣质餐具因为加入了大量的填充材料，降低了树脂强度，手摸会感到很软，内层会有摸细砂纸的感觉。如果用手撕，会像撕牛皮纸一样容易撕开。

劣质餐具可以闻到一种刺鼻的味道，尤其是经过加热后的餐具味道更强烈，这是因为树脂内填充了过量碳酸钙所致。碳酸钙在制成颗粒前要经过使用偶联剂、分散剂、润滑剂等材料进行表面活化处理，树脂中的碳酸含量过多就会产生异味。而且，某些物质会残留在产品中，经过较高的温度就会释放出来，危害消费者的身体健康。

一些小型生产塑料餐具的不法厂家，利用回收的废塑料，经过简单的去污、粉碎处理后生产餐具，这样的餐具会直接危害人体健康。餐饮企业在选购一次性餐具时，一定要选择质量合格的产品。

需指出的是，目前市场上虽有泡沫餐具出售，但它在65℃高温下即会分解出对人体有害的毒物，且在自然界不易降解，带来环境污染，焚烧还会产生多种有害气体，对一次性发泡塑料餐应禁止使用的规定。

（2）一次性环保筷　一次性环保筷子，采用植物秸秆材料淀粉胶制成，秸秆筷子外面涂上一层薄薄的可以食用的防水材料。据统计，我国目前生产和丢弃450亿双木筷，按照这个速度，将在10年内消耗掉剩下的森林。而同时我国每年生产秸秆近6亿t，利用率仅为20%。因此环保筷的使用将具有非常大的社会效益。

（3）一次性纸质餐具　纸质餐具比较安全，可以加以推广，如方便面盒等，也易自然降解，属环保型餐具。应防止使用回收纸加工餐具及荧光物质含量超标。

6. 新型功能性餐具

（1）淀粉瓷餐具　淀粉瓷餐具是一种新型可降解环保产品，由90%左右的玉米淀粉经特殊处理变性制成“淀粉瓷粉”。用淀粉瓷制造的餐具，既具有塑料的强度又有陶瓷的洁白、光亮，同时它还可以完全降解。

（2）磁性餐具　磁性餐具具有保健功能，长期使用可补充人体缺少的白细胞，增强免疫功能，对人体有益。

二、餐具洗涤与消毒

（一）餐具的基本卫生要求

我国餐饮业卫生规范规定了餐具的卫生要求：

（1）餐用具使用后应及时洗净，定位存放，保持清洁。消毒后的餐用具应储存在专用保洁柜内备用，保洁柜应有明显标记。餐具保洁柜应当定期清洗，保持洁净。

（2）接触直接入口食品的餐用具使用前应洗净并消毒。

（3）应定期检查消毒设备、设施是否处于良好状态。采用化学消毒的应定时测量有效消毒浓度。

（4）消毒后餐具应符合GB14934《食（饮）具消毒卫生标准》规定。

（5）不得重复使用一次性餐饮具。

（6）已消毒和未消毒的餐用具应分开存放，保洁柜内不得存放其他物品。

（二）餐具消毒保洁场所和设施的卫生要求

我国餐饮业卫生规范对与餐具消毒保洁相关的场所的卫生、设施卫生、卫生管理作了规定。

1. 餐具消毒保洁场所的卫生要求

餐用具清洗消毒场所指对餐用具和直接接触入口食品的工具、容器进行清洗、消毒的操作场所，属于一般操作区。餐用具保洁场所指对清洗消毒后的餐用具和直接接触入口食品的工具、容器进行存放并保持清洁的场所，属于准清洁操作区。

2. 餐用具清洗消毒和保洁设施卫生要求

（1）餐用具宜用热力方法进行消毒，因材质、大小等原因无法采用的除外。

（2）餐用具清洗消毒水池应专用，与食品原料、清洁用具及接触非直接入口食品的工具、容器清洗水池分开。水池应使用不锈钢或陶瓷等不透水材料、不易积垢并易于清洗。采用化学消毒的，至少设有3个专用水池。各类水池应以明显标识标明其用途。

（3）清洗消毒设备设施的大小和数量应能满足需要。

（4）采用自动清洗消毒设备的，设备上应有温度显示和清洗消毒剂自动添加装置。

（5）应设专供存放消毒后餐用具的保洁设施，其结构应密闭并易于清洁。

3. 清洗和消毒的卫生管理要求

（1）应制定清洗和消毒制度，以保证所有食品加工操作场所清洁卫生，防止食品污染。

（2）使用的洗涤剂、消毒剂应符合 GB 14930.1《食品工具、设备用洗涤卫生标准》和 GB 14930.2《食品工具、设备用洗涤消毒剂卫生标准》等有关卫生标准和要求。

（3）用于清扫、清洗和消毒的设备、用具应放置在专用场所妥善保管。

（4）设备及工具、操作人员手部应消毒。

我国食品卫生法第八条规定："餐具、饮具和盛放直接入口食品的容器，使用前必须洗净、消毒，炊具、用具用后必须洗净，保持清洁。使用的洗涤剂、消毒剂应当对人体安全、无害"。

我国还制订有《食（饮）具消毒卫生标准（GB 14934—1994)》，对卫生指标、消毒效果的评价方法、消毒卫生管理规范都作了具体规定。其中消毒卫生管理规范对洗涤消毒的人员提出了个人卫生和健康方面的要求：

● 食（饮）具洗涤、消毒员及有关人员，应勤洗澡、理发、剪指甲、洗衣服，工作时应穿戴白工作衣（白围裙）、帽，上班前，大、小便后，坚持洗手消毒；

● 消毒员应进行健康检查和预防注射。患有痢疾、伤寒、传染性肝炎等消化道传染病（包括带菌者）和活动性肺结核；化脓性或渗出性皮肤病者，不得从事此项工作。

对食（饮）具消毒制度的规定是：

● 食（饮）具根据不同的消毒方法，应按其规定的操作程序进行消毒、清洗。严格执行一洗、二清、三消毒、四保洁制度；

● 在餐饮业，餐具包括碗、盘、碟、勺、匙、筷子以及西餐用的刀、叉等，饮具主要指茶具和酒具。盛装直接入口食品的容器包括用塑料、不锈钢、铝、铜、铁、陶瓷、玻璃、纸等材料制成的各类制品，对此我国颁布有专门的卫生标准并由定点厂家生产。

（三）餐具的洗涤

餐具几乎每天、每餐与顾客接触。顾客流动性大，有的顾客可能患有某些传染性疾病，饮食业管理部门事先往往难以发现。他们用过的餐具不仅可能把病菌病毒带给其他健康的顾客，还能通过病人用过的餐具、服务人员的手、食品这一途径，使其他食品和饮料受到污染。

许多食物中毒案例是由于餐具未经彻底洗涤引起的。已使用过而未经洗涤的餐具一般都留有残菜剩汤，病菌可依赖其营养大量地繁殖起来。例如，痢疾杆菌在饭粒、馒头屑上经2h增殖2～5倍，4h增殖100～800倍，8h增殖10000～20000倍。1只未经洗涤的碗上有细菌3000个，1支筷子上有2000个。

一些人在洗涤餐具时采取漫不经心的态度，洗涮时往往不很仔细，或流于形式，特别是一些顾客比较多的餐馆，在客流量大时，洗涤员图省事，常常只把餐具冲一下，冲掉较大的残渣就算了，不管粘附在上面的油腻污垢是否去除。有些洗涤员把碗筷放到水里涮一下就捡出来，一盆水一直用到发黏为止。有时把碗筷涮一下，看看不干净，就随手取块抹布一擦了事。有人洗碗时不洗碗底，结果碗叠碗，上面的脏碗底又污染下面的干净碗面。还有人向用过的茶杯里倒些水，涮一下再倒进另一个杯子里，如此这样连续涮洗好多个杯子，这种洗涮表面上似乎完成了，实际上杯子还是脏的，洗与不洗没有差别。因此，正确地清洗餐具，建立规范化的洗涤程序，应列入洗涤员的培训教学内容并加以实施。

为了防止脏餐具污染食品，洗涤不能在烹调间进行，而应紧靠餐厅。最好在专设的洗涤间进行。洗涤可用手工或用洗碗机进行，手洗时需要2～3个洗涤池。

推荐的餐饮具清洗方法：

采用手工方法清洗的应按以下步骤进行：① 刮掉沾在餐饮具表面上的大部分食物残渣、污垢；② 用含洗涤剂溶液洗净餐饮具表面；③ 最后用清水冲去残留的洗涤剂。

洗碗机清洗按设备使用说明进行，餐具表面食物残渣、污垢较多的，应用手工方法先刮去大部分后，再进入洗碗机清洗。

不管使用哪一种方法，洗涤均可分为准备、洗涤、漂清或一涮、二洗、三冲三个步骤进行。

1. 准备

先倒净餐具、容器中所有的食物残渣，倒入废物缸或废物桶，应立即用盖子盖好，同批餐具处理完后，立即将废物缸（桶）移出洗涤区。可用刮具把剩余在餐具上的大块食物残渣尽可能刮净。陶瓷餐具不能用金属刮具，应选用竹木刮具，以免损害釉质，如可能，餐具也可先用热水冲一下，这样可保持第二步洗涤时的水较为干净。

2. 洗涤

先将洗涤剂加在水中，将水温调节到45～60℃，以更好地发挥洗涤剂的效果。但不要超过63℃，以防一些蛋白质凝固在盘子上。

将待洗餐具放进水和洗涤剂的混合液中，浸泡大约10min。洗涤剂分子的亲水端进入水里与水混合溶，疏水端伸入油脂分子，最后使水、洗涤剂、油脂连成一体。

手工洗涤时，可以用干净的布、刷子、丝瓜筋，将餐具的上上下下、里里外外都擦洗到。同样不能用钢丝球擦洗陶瓷餐具。

要注意经常更换洗涤水，这样既能使洗涤池始终处于清洁状态，又能维持适当的温度。如果在水的表面已形成一层油垢，表明洗涤剂已无消毒效果，应及时换水，并适当提高洗涤剂加入量。

为了节省时间，提高洗涤速度，现在许多企业用洗碗机洗涤，使洗涤剂循环洗涤，从而增加洗涤剂与油脂分子接触的机会（见图 7－2）。

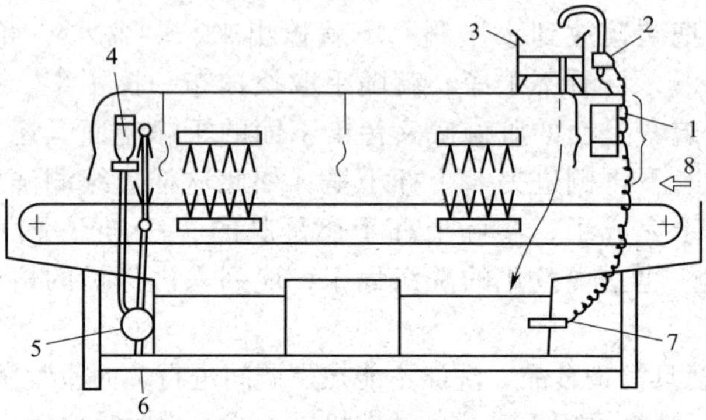

图 7－2　刮板式餐具洗涤机洗涤示意图

1—电气装置　2—供水电磁阀　3—洗涤剂容器　4—消毒液瓶

5—活塞泵　6—热水管　7—酸度计　8—用 pH 指示槽内洗涤剂浓度

洗碗机洗涤时，先将餐具放在传送带上移动，用清水喷射或用旋转式刷子旋转，除去污垢后，用适当的碱性洗涤剂喷射，以分解蛋白质类污垢，乳化分散油脂类污垢。最后用清水喷水器冲洗，用热风吹干。

3．漂洗

将餐具取出，放入另一盛有清水的水池中浸泡 1～2min。其目的是漂清餐具上残留的微量洗涤剂和减少细菌数。因为留在盘子上的洗涤剂会影响食物的味道，而且如果长期摄入，还会对人体产生毒性。

我国食（饮）具消毒卫生标准规定残留的烷基（苯）磺酸钠限量标准为 $0.1mg/100cm^2$。

（四）餐具的消毒

餐具消毒方法分为物理消毒（包括煮沸、蒸汽等热力消毒）和化学药物消毒两大类。

1．物理性消毒

（1）消毒方法常用的消毒方法如下：

① 煮沸消毒：是经济、安全的消毒方法，不需要特殊的设备，不存在药物残留问题，只要有适用的消毒锅或深度合适的带盖的不锈钢桶、搪瓷或铝桶就能进行。为控制好水的温度，确保消毒效果，应在水沸后将餐具放入水中，使餐具的每个部位都能接触到沸水。

② 蒸汽消毒：适合于有锅炉的大型企业。消毒时将洗净的碗盘等餐具侧放于

木质或耐高温的塑料盘内，再放入蒸汽箱，也可将餐具直接放入蒸汽箱。直接放入时，碗盘口应向下，以免消毒后餐具内积水。消毒时关紧门，开足蒸汽，使箱内温度升至 95℃ 维持 5min 以上再关蒸汽，此时由于压力关系箱内温度可达 101 ~ 102℃。

有些大型单位采用洗碗机清洗餐具，在餐具出来之前通过蒸汽，或喷表面干燥剂，使餐具表面的细小水珠聚合成大的水点流下来，其特点是餐具表面干燥、无积水。

③ 红外线消毒：企业由于燃料的原因或其他条件影响，而使用红外线消毒，由于属于干热消毒，因而消毒时间比湿热的要长。另外，有机物遇高温易发生炭化，并贴附于餐具表面不易去除，会影响餐具的感官和消毒效果。因此餐具在放入红外线消毒柜前要确保洗涤干净。

(2) 卫生要求　我国食（饮）具消毒卫生管理规范规定了物理消毒的条件。煮沸、蒸汽消毒保持 100℃ 作用 10min 以上；洗碗机消毒水温控制在 85℃，冲洗消毒 40s 以上；红外线消毒一般控制温度 120℃，作用 10min 以上，一般为 15 ~ 20min。

《食（饮）具消毒卫生标准》规定了物理消毒的感官指标：食（饮）具必须表面光洁、无油渍、无水渍、无异味。

物理消毒的细菌指标见表 7 - 4。

表 7 - 4　物理或化学消毒的食（饮）具细菌指标

项　　目	指　　标
大肠菌群（发酵法）/（个/100cm^2）	<3
大肠菌群（纸片法）/（个/50cm^2）	不得检出
致病菌	不得检出

注：发酵法与纸片法任何一法的检验结果均可作为判定依据。

需指出，食物消毒与餐具消毒有很大区别。某些加热蒸煮类电器设备，因受其工作原理的限制，杀菌消毒不是其核心功能，满足不了餐具消毒的基本要求。企业在购置消毒柜时应看清产品上卫生部门的消毒许可证，以确保达到应有的消毒效果。

2. 化学性消毒

食（饮）具消毒卫生管理规范规定了化学消毒法使用的前提条件：

- 饮食企业所使用的食（饮）具无法进行煮沸或蒸汽消毒或在食品卫生监督机构指定的情况下，方可用化学洗消剂进行洗涤和消毒。

可见化学药物消毒主要用于不适用热力消毒的餐具、饮具和无条件对餐具进行热力消毒的情况。应尽可能多用物理消毒法少用化学药物消毒法。

目前用于餐具消毒的药物基本上是含氯消毒剂，常用的药物品种有漂精粉、漂精片等。含氯药物遇水产生次氯酸，破坏细菌的酶系统，阻碍其新陈代谢，对细菌起杀灭作用。

食（饮）具消毒卫生管理规范规定了有关消毒的条件：

- 对于食（饮）具消毒的洗消剂如含氯制剂，一般使用含有效氯 250mg/L 的制剂，食（饮）具全部浸泡在液体中，作用 5min 以上。化学消毒后的餐饮具应用净水冲去表面的消毒剂残留。

（1）常用消毒剂

① 漂白粉：主要成分为次氯酸钠，还含有氢氧化钙、氧化钙、氯化钙等，配制水溶液时应先加入少量水，调成糊状，再边加水边搅拌成乳液，静置沉淀，取澄清液使用。漂白粉可用于环境、操作台、设备、餐饮具、工具及手部浸泡消毒。

② 次氯酸钙（漂粉精）：使用时充分溶解在水中，普通片剂应碾碎后加入水中充分搅拌溶解，泡腾片可直接加入溶解。使用范围同漂白粉。

③ 次氯酸钠：使用时在水中充分混匀。使用范围同漂白粉。

④ 二氯异氰尿酸钠（优氯净）：使用时充分溶解在水中，普通片剂应碾碎后加入水中充分搅拌溶解，泡腾片可直接加入溶解。使用范围同漂白粉。

⑤ 二氧化氯：因配制的水溶液不稳定，应在使用前加活化剂现配现用。使用范围同漂白粉。因氧化作用极强，应避免接触油脂，以防止加速其氧化。

（2）消毒液配制方法举例

以每片含有效氯 0.25g 的漂粉精片配制 1L 的有效氯浓度为 250mg / L 的消毒液为例：

① 在专用消毒容器中事先标好 1L 的刻度线。

② 容器中加水至满刻度。

③ 将 1 片漂粉精片碾碎后加入水中。

④ 搅拌至药片充分溶解。

（3）化学消毒注意事项

① 使用的消毒剂应在保质期限内，并按规定的温度等条件储存。

② 严格按规定浓度进行配制，固体消毒剂应充分溶解。

③ 配好的消毒液定时更换，一般每 4h 更换一次。

④ 使用时定时测量消毒液浓度，浓度低于要求立即更换。

⑤ 保证消毒时间，一般餐具、工具消毒应作用 5min 以上。

⑥ 应使消毒物品完全浸没于消毒液。

⑦ 餐具消毒前应洗净，避免油垢影响消毒效果。

⑧ 消毒后以洁净水将消毒液冲洗干净。

配制消毒液时，无论药物是粉剂还是片剂，应将其放在合适的容器内，先加少些水调成糊状，再倒入水中。使用消毒液也应注意消毒液的有效性。一般每 4h 应更换一次。在消毒过程中，有时因为餐具清洗不干净，会使消毒液表面漂浮有油脂等有机物，尤其在消毒液中搓洗抹布，容易将大量有机物带入消毒液中，影响消毒效果，此时应及时更换消毒液。在消毒时，还应尽量把餐具内的水沥干，以免过多的水混入消毒液中，造成有效氯含量下降，必要时应补充有效氯，以使其维持一定浓度，确保消毒效果。

对已实施了化学消毒的餐具应充分漂清，以免药剂残留。

表7-5　　餐饮具内外表面洗涤剂与消毒剂残留量的检测结果

样品名称	检测样品数/份	烷基苯磺酸钠		余　氯	
		超标样品数/份	超标率/%	超标样品数/份	超标率/%
餐台小碟	25	0	0	4	16
保管柜内饭碗	25	4	16	0	0
厨房菜盘	25	0	0	5	20
消毒间茶杯	25	5	20	24	96
合计	100	9	9	33	33

结果表明洗涤、消毒后尚未擦干和沥干的餐具上洗消剂残留物超标严重（见表7-5）。因此餐具在洗涤及化学消毒后认真冲洗是很必要的。

3. 清洗剂、消毒剂及有毒有害物的管理

（1）有专人保管　杀虫剂、杀鼠剂及其他有毒有害物品存放，均应有固定的场所（或橱柜）并上锁，包装上应有明显的警示标志，并有专人保管。

（2）有使用记录　各种有毒有害物的采购及使用应有详细记录，包括使用人、使用目的、使用区域、使用量、使用及购买时间、配制浓度等。使用后应进行复核，并按规定进行存放、保管。

三、餐具的保洁

餐具消毒的目的是为了杀灭粘污在餐具上的致病菌，因此经过消毒的餐具要做好保洁工作，防止再污染，否则就失去了消毒的意义。

餐具的保洁方法是：① 消毒后的餐饮具要自然滤干或烘干，不应使用手巾、餐巾擦干，以避免受到再次污染。② 消毒后的餐饮具应及时放入餐具保洁柜内。

已经消毒的餐具应及时放入餐具保洁柜内。或放在蒸汽箱内，待下次使用时再取出。保洁柜应专用，柜门要完整，关闭要严密。对未经消毒的餐具、食品容器和私人生活用品不得存放于保洁柜内。保洁柜的材料最好用瓷砖或不锈钢，以便于做好清洁工作。要防止在缝隙内隐藏蟑螂等害虫。在拿取、使用餐具时，再不能用抹布擦拭，以免造成新的污染。

四、餐饮业其他设备及工具的卫生与安全

我国餐饮业卫生规范对设备及工具卫生管理的规定是：

（1）应建立加工操作设备及工具清洁制度，用于食品加工的设备及工具使用后应洗净，接触直接入口食品的还应进行消毒。

（2）清洗消毒时应注意防止污染食品、食品接触面。

（3）采用化学消毒的设备及工具消毒后要彻底清洗。

（4）已清洗和消毒过的设备和工具，应在保洁设施内定位存放，避免再次受到污染。

（5）用于食品加工操作的设备及工具不得用作与食品加工无关的用途。

第六节 餐厅卫生与安全

一、餐厅环境的卫生

我国餐饮业卫生规范规定了餐饮业环境卫生管理要求：

（1）生产加工经营场所内环境（包括地面、排水沟、墙壁、天花板、门窗等）应保持清洁和良好状况。

（2）餐厅内桌、椅、台等应保持清洁。

（3）废弃物至少应每天清除 1 次，清除后的容器应及时清洗，必要时进行消毒。

（4）废弃物放置场所不得有不良气味或有害（有毒）气体溢出，应防止有害昆虫的孳生，防止污染食品、食品接触面、水源及地面。

（5）食品加工过程中废弃的食用油脂应集中存放在有明显标志的容器内，定期按照《食品生产经营单位废弃食用油脂管理的规定》予以处理。

（6）污水和废气排放应符合国家环保要求和排放标准。

（7）应定期进行除虫灭害工作，防止害虫孳生。除虫灭害工作不能在食品加工操作时进行，实施时对各种食品（包括原料）应有保护措施。

（8）使用杀虫剂进行除虫灭害，应由专人按照规定的使用方法进行；使用时不得污染食品、食品接触面及包装材料，使用后应将所有设备、工具及容器彻底清洗。

（9）场所内如发现有害动物存在，应追查和杜绝其来源。扑灭方法应以不污染食品、食品接触面及包装材料为原则。

我国于 1996 年颁布了《饭馆（餐厅）卫生标准》（GB 16153—1996），对饭馆（餐厅）的微小气候、空气质量、通风等提出了环境卫生标准值，它适合于有空调装置的饭馆（餐厅）（见表 7－6），该标准对企业供水、建筑设计、洗手间及厕所设置、灭鼠除虫等方面的卫生要求也做出了规定。

表 7－6　　餐厅卫生标准值

项　目	标 准 值	项　目	标 准 值
温度/℃	18～20	可吸入颗粒/（mg/m^3）	≤0.15
相对湿度/%	40～80	空气细菌数	
风速/（m/s）	≤0.15	撞击法/（cfu/m^3）	<4000
CO_2 含量/（mg/m^3）	≤0.15	沉降法/（个/皿）	≤40
CO 含量/（mg/m^3）	≤10	照度/lx	≥50
甲醛含量/（mg/m^3）	≤0.12	新风量/［m^3/（h·人）］	≥20

（一）餐厅空气的卫生控制

1. 餐厅空气中微生物污染及其控制

（1）微生物类别　空气虽然不是微生物产生和生长的自然环境，其中没有为细菌和其他微生物生长所需要的足够水分和养料，但由于人们的生产生活活动，使空气中可能存在某些微生物，包括一些病原微生物，并可通过空气引起疾病的传播。

在通风不良、人员拥挤时，饭馆（餐厅）空气中可有较多的微生物存在，病原微生物如结核杆菌、白喉杆菌、溶血性链球菌、金黄色葡萄球菌、脑膜炎球菌以及感冒病毒、流感病毒、麻疹病毒等。但空气中极大部分为非致病性的腐生微生物，如芽孢杆菌属、无色杆菌属、八叠球菌属、细球菌属和真菌。

空气中的微生物可通过三种不同的方式进行疾病的传播：

① 附着于尘埃上；

② 附着于自鼻腔和口腔喷出的飞沫小滴上；

③ 附着于飞沫表面蒸发后所形成的“飞沫核”上。

（2）微生物学指标的检测　我国饭馆（餐厅）卫生标准以细菌数为空气微生物污染指标，可采用撞击法或沉降法两种方法中任意一种进行检测。

① 撞击法：抽吸定量的空气快速撞击在一个或数个、转动或不转动的平皿的培养基表面上，然后将平皿进行培养，计数生长的菌落数。

② 沉降法：此种检测方法较原始，一些悬浮在空气中的带菌小颗粒在短时间内也不易降落在培养皿内，因而无法确切地进行定量测定。但由于此方法手续较简便，不需要专用空气采样器，故仍在使用。

（3）微生物污染的控制　主要控制措施如下：

① 通风换气：是简便易行的方法。特别是在空调关闭或不用的间隙期间加以实施更有必要。但要防止室外尘土对餐厅的污染。② 紫外线照射灭菌：波长200～296.7nm的紫外线具有杀菌作用，市售紫外线灭菌灯的波长为253.7nm左右，有较好的灭菌作用。餐饮业冷菜制作间、熟食销售间、餐厅均可安装使用。

集体单位食堂设置病人专用餐厅、销售人员戴口罩上班，喷雾空气杀菌剂如1% NaClO（漂白粉）溶液，稳定性 ClO_2 等，对餐桌上食物在顾客食用前加盖、加保鲜膜覆盖，也是有效的预防控制措施。

2. 餐厅空气中化学性污染及其控制

（1）化学污染物类别　主要有：

① CO：CO无色无味无臭，是含碳物质不完全燃烧时产生的气体。餐饮业周围环境中的CO主要来自机动车辆发动机排出的尾气。如餐厅设置于交通频繁的路口，顾客进餐时又把窗户打开，那么CO就可能扩散进入餐厅。

CO也是冶金厂、化工厂排出的污染物之一。

厨房空气中CO主要来自于燃煤的燃烧，如厨房通风不良，CO含量可高达100～300mg/kg，甚至更高。如果炊事员工作疏忽，拧开煤气灶开关而不点燃，CO

吸入含量过高可导致中毒死亡。在一些中小企业，如管理不善，厨房空气可能会向餐厅扩散。

顾客就餐时，抽吸香烟时散发出的烟气是CO的主要来源，吸1支烟约放出100mL CO。当1支烟刚吸完时，散发的CO含量最高。吸雪茄比吸香烟放出的多。就是不吸烟者也会被动吸入。

CO的有害影响主要表面为血液缺氧，尤以心脏、脑组织的缺氧最为敏感。CO对血红蛋白（Hb）有巨大的亲和力（比O_2与Hb的亲和力大200～300倍），形成稳定的碳氧血红蛋白（HbCO），使血液带氧功能受阻，而引起急性中毒。

② CO_2：室外空气在正常状态下是主要含O_2、N_2、CO_2的无色、无臭、无味的混合气体，其中N_2占78%、O_2占21%、CO_2占0.03%，还有少量水蒸气和其他惰性气体（氖、氙、氪、氦），以及微量的臭氧、过氧化氢、氨、氮、氧化物等。大气中的基本组成通常保持相对恒定。

如果餐饮业周围有化纤厂、橡胶厂、发电厂，则空气中CO_2含量增高。餐厅接近频繁交通地段，则汽车尾气中的CO_2通过扩散而进入餐厅。

人体在安静状态下，每小时需吸入氧25L，呼出$CO_2$22.6L，餐厅空气不流通，营业高峰时人员大量集中，则是导致CO_2升高的重要原因。

CO_2本身并无毒性，空气中CO_2的含量高，则O_2的含量相对降低，造成缺氧，引起慢性毒害。人体表现为头痛、嗜睡、疲劳、食欲不振、口腔异臭等。如果空气中CO_2高出10%时，就会严重气喘、甚至窒息死亡。事实上，餐厅空气中的CO_2很少会引起人体疾病。CO_2的卫生学意义在于，它表明了空气的污浊程度，表明存在其他有害气体的可能性。它是作为一个比较可靠的间接指标而受到重视的。

③ 甲醛：甲醛为无色具有刺激性的气体，其40%的水溶液叫做福尔马林，在医药上用作杀菌剂。餐厅空气中甲醛主要来自顾客抽烟，以及加工火锅用的煤块燃烧，现场加工烤肉的燃料。

香烟烟雾的蒸气中含有相当高浓度的甲醛。每吸一口烟约吸入40mg甲醛，它是人体呼吸道内壁的强烈刺激物，能使人出现眼痛、流泪等眼部刺激症状，及可能造成上呼吸道感染，引起鼻炎、支气管炎，表现为鼻塞、喉痒、胸闷、咳嗽、呼吸困难。

（2）化学污染物的控制　控制化学性污染物，主要通过改善通风条件来进行，《饭馆（餐厅）卫生标准》中对风速和新风量都做出了规定。具体控制方法如下：

① 控制风速（即气流速度）；

② 控制通风量；

③ 配备饭馆（餐厅）通风设备，要按照由我国建设部、商务部、卫生部颁布的《饮食建筑设计规范（JGJ64—1989）》规定配备通风设备。

3. 餐厅空气中物理性污染及其控制

饭馆（餐厅）卫生标准中对可吸入颗粒规定了标准值。

可吸入颗粒是指以固体或液体小颗粒形式存在于空气中的分散胶体。可以为尘、烟、雾三种。粒径大于1μm的固体微粒称为尘，小于1μm的固体微粒称为烟。雾是液体尘粒，它是在蒸汽冷凝过程中形成的。

(二) 餐厅微小气候的卫生控制

微小气候一般由温度、湿度、光照、风速等要素构成。

1. 温度的控制

人体对空气温度的变化，可以通过神经性调节，而得以维持体温的基本稳定。

空气中温度升高时，汗腺的活动显著增加，使蒸发散热成为主要的散热方式。由于汗液的分泌，引起体内水分、盐分的损失。高温能抑制胃腺、胰腺、肠腺活动而使人体对食物的消化吸收率降低。高温的环境还能使人体的肌肉活动能力下降，在餐厅服务时容易感到疲劳。

在低温时，人体常常蜷缩起来，通过减少体表面积而使散热减少。但通过多穿衣服来保暖时，又使人活动不方便。寒冷的环境，人体的肌肉活动就不很灵敏、正确，对餐厅服务员以手部肌肉做精细操作就会感到困难。食欲增加会使产热增加而维持平衡。

因此对人体来说，应当有一个适宜的温度范围。空调器的使用已能有效地确保对饭馆（餐厅）温度的控制。

2. 湿度的控制

空气在任何温度下都含有水气，表示空气潮湿程度的物理量称为空气湿度。相对湿度指空气中实际水气压与同温度下饱和水气压之比，用百分率表示。

空气相对湿度对人体的热平衡和温度感有重大的影响。高温高湿时，会妨碍汗液的蒸发，使人有闷热感。脉搏跳动次数也会增高，而产生不适应感觉。低温高湿时，会加速机体散热，同时衣服在潮湿的环境中吸收水分后其导热性增高，使人体更感寒冷，严重时出现冻伤事故。而在温度适中时，相对湿度的影响则很小。

空气也不宜过于干燥，相对湿度过低时（低于10%~15%），会因过于干燥而引起皮肤以及口、鼻、气管黏膜开裂出血，甚至引起感染。过于干燥还将促使尘土飞扬而使卫生条件恶化。

防潮防湿一般通过改善通风、采暖设施来实行。对餐厅建筑物的外墙应采用热稳定性良好的建筑材料，并保证有一定厚度。采取排水措施，降低地下水位，垫高墙脚设置隔层地板等，均对餐厅环境的防潮防湿有实际意义。湿度的调节还应与温度调节以及通风采光的控制相结合。

3. 照度的控制

餐厅应确保有足够的照度。要根据《饮食业建筑设计规范》规定，确保餐厅有足够的采光和照度值。

(三) 餐厅的一般卫生要求

《饭馆（餐厅）卫生标准》对餐厅的卫生要求作了规定：

① 餐厅内外应保持清洁、整齐，清扫时应采用湿式作业。

② 各类空调饭馆（餐厅）内必须设洗手间。

③ 餐厅每个座椅平均占地面积不得低于1.85m^2。

④ 对旅店的餐厅必须与客房、厨房分开，要有独立的建筑系统及合理的通道相连接。

⑤ 餐厅内部装饰材料不得对人体产生危害。

⑥ 根据餐厅席位数，在隐蔽地带设置相应数量的男女厕所，厕所采用水冲洗式，禁止设座式便桶，厕所内应有单独排风系统。

⑦ 餐厅应有防虫、防蝇、防蟑螂和防鼠害的措施。

二、餐厅的保洁

餐厅是顾客直接就餐的场所。一批顾客结束就餐之后，餐厅就要实施彻底的清洁打扫，餐具要实施洗涤消毒，才能接待下一批客人。在食物加工体系中，餐饮保洁虽然列于最后，但就其重要性而言，可以列第一。

（一）保洁员的卫生素养

在高级饭馆（餐厅），保洁员是企业的正式职工，因为保洁工作涉及许多专用设备的使用。在中级饭馆（餐厅），也常常以招聘临时工来完成这项工作。还有一些小饭馆，往往由服务员兼任保洁员。

保洁员应有一定的文化，至少初中毕业。有相关的化学知识，能学会正确使用洗涤剂和消毒剂。应了解餐厅环境和设备的清洁保养规则，并自觉遵守。

企业应对保洁员进行培训教学，内容包括清洁的意义、标准和方法，清洁过程中设备的保养，怎样避免二次污染。要对保洁员工作建立包干负责制，这种制度应包括：清洁保养责任人；保养的内容；何时进行；用何种方法进行；是否符合要求的检查标准；避免二次污染的措施；保洁工作注意事项。

（二）保洁的内容和方法

1. 地面

地面所用材料要便于清洁，如混凝土、水磨石、瓷砖、木质板等，对这些光洁地面每日至少拖3次。

地面不要选用质地疏松的地毯，因为不易用吸尘器吸净。对地毯地面每日吸尘至少3次，并铺设平整。

2. 墙壁、天花板

墙壁、墙面装饰物、天花板应为浅色、光滑，用不吸湿材料构成，以便于清洁。墙壁如用墙纸，则应粘住，并防止脱落。天花板所使用的材料应无毒性，确保不会脱落及没有碎屑进入食品。

清洁墙壁、天花板时要使用无尘打扫法，如用水冲洗、用湿布擦，用吸尘器吸，以避免尘土飞扬。

清洁工作应选择在顾客离开之后，或两餐之间进行，应严格避免可能发生的食品污染现象。

3. 装饰物

对灯罩、灯架、安装在墙上的风扇、灭蝇灯灯槽等应经常性保持良好的清洁状态。

对盆栽盆景，应新鲜舒适，无烟头废纸。

4. 桌椅

用于擦拭餐桌、餐椅、餐具柜、送餐车的抹布应当清洁，经常用允许使用的消毒液漂洗，不作他用。不用时应妥善保存。

5. 门窗

门窗玻璃应无污点、印迹，光亮透明，字画条幅整齐美观，表面无灰尘。门厅过道无脏物、杂物存在。

6. 卫生设备

设置客人用挂衣架。痰盂应加盖，餐后立即清理。配套卫生间负责好日常卫生，确保清洁舒适无异味。

三、餐饮业公共区域的卫生

所谓餐饮业的公共区域是指所有顾客都可能享用的活动区域，包括：厅堂、通道、楼梯、走廊、公共洗手间、会议室、休息室、舞厅、卡拉OK厅、演出餐厅、康乐中心以及餐馆周围的邻近区域如花园、广场、停车场等。顾客习惯于根据公共区域的卫生状况来判断企业的管理水平，它们将给企业声誉带来很大的影响。

（一）公共区域的卫生要求

公共区域的卫生工作，内容繁杂琐碎，从事保洁的人员涉及饭店的许多部门。因此，公共区域的卫生质量控制具有一定的难度。它需要各管理人员之间加强横向联系并做好协调工作。公共区域卫生工作的基本内容是：

① 负责饭店室内和室外的清洁卫生；

② 负责饭店所有下水道、排污管道的清理；

③ 场地消毒，杀虫灭鼠。其卫生要求见表7－7。

表7－7　　餐饮业公共区域卫生要求

区域	卫生要求
地面	硬质地面及接缝洁净，上蜡匀称光亮
	地毯清洁、无污点、无霉坏
	墙脚线、地角线无积尘、杂物、污渍
墙面	墙纸干净、无破损
	大理石、瓷片、砖、塑胶板墙干净明亮
	木板墙、胶合板、竹墙、木雕装饰墙以及门、窗、挂钩洁净无积尘、无脱漆
玻璃	玻璃幕墙、门、窗洁净明亮
	玻璃趟槽、窗门趟槽干净、无积尘、无沙粒

续表

区域	卫生要求
金属制品	金属制装饰物、栏杆、指示牌、台、架、灯座用指定的清洁剂擦拭，光亮、无锈迹和污渍
家具	台具、茶几、花几、椅子、沙发等洁净，椅、沙发缝隙无客人遗留物及其他杂物
大厅	烟缸、废纸及其他脏物按规定及时清除
	电梯洁净
	地毯按时更换
园林建筑	假山、花槽、花盆无烟头、糖纸等杂物
	各种花叶积尘不超过规定要求，金鱼池中水质洁净，无青苔、杂物

（二）公共区域的保洁

1. 常用清洁剂

（1）酸性清洁剂　盐酸（pH1），可清除建筑时留下的水泥、石灰斑垢。

硫酸钠（pH5），可与尿碱起中和反应，用于清洁卫生间马桶。

草酸（pH2），用途同盐酸和硫酸钠。

市场上出售的马桶清洁剂、“84”消毒液均属酸性消毒剂，可按商标说明加以使用。

（2）中性清洁剂　多功能清洁剂（pH为7～8），主要含表面活性剂，可去除油垢，使用面很广。

洗地毯剂为专用于洗涤地毯的中性清洁剂，根据所含泡沫稳定剂的量不同，又分为高泡和低泡两类。低泡型用于湿洗地毯，高泡型用于干洗地毯。

（3）碱性清洁剂　玻璃清洁剂（pH为7～10），主要用于玻璃的清洁，类似于多功能清洁剂。

家具蜡（pH为8～9），内含蜡（填充物）、溶剂和硅铜（润滑、抗污），可去除动植物性油污，并在家具表面形成透明保护膜，具有清洁和上光的双重功能。

去蜡水（pH为10～14），具有强碱性可将陈醋及脏垢浮起而达到去蜡功效，可用于需要再次去蜡的大理石和木板地面。

（4）其他　擦铜水又叫省铜剂，可除氧化铜表面的铜锈而达到光亮制品的目的。用于纯铜制品的上光。但不能用于镀铜制品。

金属上光剂，含少量磨蚀剂、脂肪酸、溶剂和水，用于如锁把、扶手、水龙头、卷纸架、浴帘杆等纯金属制品包括铜制品的除锈、除污、上光。

地面蜡，分封蜡和面蜡。封蜡内含填充物，可堵塞地面表层的细孔，起光滑作用。面蜡主要是打磨上光，增加地面的光洁度。封蜡、面蜡又都分水基蜡和油基蜡。水基蜡主要用于大理石地面，油基蜡主要用于木板地面。

药用酒精，用于电话消毒。

杀虫剂，为喷罐装的高效灭虫剂，对房间定时喷射后密闭片刻，可杀死蚊、蝇和蟑螂等爬虫和飞虫。

空气清洁剂，市售品种很多，兼具杀菌、去除异味、使空气带有芳香味的作用。

清洁剂使用过程中应注意安全。强酸、强碱清洁剂会对人体肌肤带来危害，高压罐装清洁剂、挥发性溶剂清洁剂属易燃易爆制品，对此应对有关人员进行安全教育。

2. 大厅的保洁

大厅保洁的主要内容是除尘、倒烟灰和整理座位。要求天花板、墙面无蜘网灰尘，地面无废纸杂物，门窗、玻璃无污点印迹，门厅过道无障碍无杂物，并始终保持清洁、整齐、明亮。

除尘包括推尘和抹尘。推尘必须不间断地进行，使地面保持光亮如镜。雨雪天可在门口铺上踏垫、小地毯，并不停地擦洗地面的泥沙水迹。除尘即抹去各种物品上的浮尘，包括告示牌、电话台、电梯门、总服务台台面、灯座、挂画、玻璃门，要捡去花盆内的烟头、火柴梗等垃圾。

大厅的烟灰缸不能积两个以上的烟头，应及时更换。供客人休息的沙发、茶几、桌、椅等，由于客人使用频繁，必须随时整理归位，地面、桌面、沙发上如有垃圾、果皮、纸屑等要立即处理。

电梯是客人使用频繁的地方，自动电梯的保洁难度更大。要定期更换地毯，对电梯的保洁应特别重视对金属部分的除渍保洁。

3. 舞厅与多功能厅的保洁

舞厅与多功能厅保洁内容与餐厅相似，主要内容有家具设备的清洁，金属器件的擦拭、地面的吸尘与磨光打蜡、桌椅和墙面的清洗等。

4. 花卉的保洁

花卉生机盎然的神态和绚丽夺目的色彩给公共区域的装饰增添了光彩。要使这些花卉维持良好的状态，就必须精心养护。包括每周浇水、定期修剪整枝、施肥、防治病虫害等。对室内花卉，则应提供适宜的水分、空气、光照、温度、养分以及土质。如温度为21～24℃，光照时间12～24h以及相对较高的空气湿度。所选土壤要能经常保持湿润状态又比较干净。如企业人力不足，也可将花卉养护由专业户和专业性公司承包。

5. 垃圾的处理

所有的垃圾，包括定期从垃圾管道里清除的垃圾，都要集中到垃圾房，然后统一处理。将垃圾喷洒药物，然后装进垃圾桶加盖，以便于灭菌杀虫。要定时将垃圾运往垃圾工厂或垃圾处理场。要保持垃圾房的清洁卫生，垃圾桶要排放整齐，要保证地面无遗留垃圾，尽量减少异味。

6. 停车场的保洁

停车场清洁对顾客接近饭店时的第一印象很有好处。所用的清洁方法要根据该区域的地面特性、要清除的垃圾类型以及清洁工作的频率而定。旋风抽吸机的原理是先以风扇吹出的风吹开垃圾，再用胶管将垃圾吸入收集槽。旋扫吸尘器是先用一个旋转的圆盘扫帚把垃圾扫起来，再用真空吸尘器吸入储槽。冬天下雪时，还常用冰雪消融剂。

对汽车道路上的污泥、油污、煤烟等，可用浓碱性洗涤剂和高压热水洗涤。

7. 建筑物外部的保洁

建筑物外部墙面易遭尘土、水垢的污染。其清洁方法随建筑的类型、外观设计而有所不同。清洁工作常用的工具是胶皮管和喷枪。在喷洗过程中要注意保护窗子、铝合金构件和树木。

清洁玻璃时，首先要准备一种橡皮扫帚，其柄是硬木的，头部是铜制的，以防止断裂及弯曲。还要准备一些海绵、毛巾，用来把橡皮扫帚上的污垢清除掉。此外，还要准备一些刷子，用来把洗涤剂或玻璃清洁剂刷到玻璃上。对玻璃面进行定期的有计划的清洁工作，可以防止尘埃堆积，并可以使清洁工作较容易地进行。

对陶瓷砖可用海绵、抹布或刷子沾上中性的洗涤剂擦洗，然后用清水把洗涤剂冲净，彻底擦干。禁用碱类、盐类、酸类或摩擦性除垢剂，以免损坏瓷砖表面的色泽及周围缝隙中的水泥浆。对炉渣砖、拉毛水泥墙和石头建筑，水泥构件，可用水、砂和洗涤剂的混合液用低压喷射清洗。对经过抛光的花岗石可用洗涤剂溶液冲洗，未打磨过的花岗石墙壁可用喷砂的方法洗刷污垢。对新铺设的大理石可用干净的抹布沾上中性洗涤液擦洗。旧的、有污迹的大理石要用有摩擦力的去污粉和热水擦洗。去污剂应为弱碱性，不能用酸性去污剂，要彻底漂净，最后用软布擦干。

对建筑物外部的清洁，不仅使建筑物的外观显得漂亮，而且可以延长建筑物的寿命，增加建筑物的价值。有些饭店把建筑物外表的清洁工作承包给一些专业公司，以免非熟练保洁员出现安全事故。

本章小结

服务的职能是用符合卫生规范的操作方式把食品从厨房送给顾客。服务员的卫生素养、技术水平影响到能否最终使顾客满意。我国的餐厅服务员职业技能标准和职业技能鉴定规范都对服务卫生要求和服务员的资格提出了明确的规定。

服务卫生包括服务员个人卫生、服务过程中的操作卫生规范、餐厅服务卫生和特殊服务形式的卫生等内容。由于服务过程都属手工操作，因而“无菌操作”的意识显得更为重要。要避免病菌、病毒污染食品，对剩余食品要做出妥善处理。服务设备的正确使用可以确保食品卫生和最终使顾客满意。

近年社会各界呼吁中餐服务实行分餐制，这对纠正千百年来流行的合餐制可能因顾客之间密切接触传播疫病造成的缺陷，具有积极意义，餐饮界应努力探索实施分餐制的新方法，既保持中华饮食优秀的传统文化，又开拓创新，要从根本上解除消费者“病从口入”的后顾之忧，使之成为企业发展新的增长点。

餐具卫生与烹调卫生、服务卫生有着密切的联系，要按照食（饮）具消毒卫生标准及管理规范，做好餐具的洗涤、消毒、保洁工作，餐具洗涤保洁人员要接受培训教学，避免草率行事。

近年来，餐饮业环境卫生日益受到重视，我国颁布了餐厅有关空气、微小气候的环境卫生标准，为了保证餐厅卫生质量，除了搞好通风换气外，可以喷洒空气杀菌剂、安装紫外线灭菌灯，还应有计划地搞好定期的清理、保洁工作。应配备专用检测设备，定期对空气卫生状况进行检测，为管理部门提供评估依据。

顾客对餐饮业公共区域驻足机会多，对其卫生状况的感受也更为直观，维持这些区域的清洁、美化，与提高烹调服务卫生质量而采取的综合性管理措施相比，较为简便，但也不应忽视。

习　题

1. 餐厅服务员应具有哪些食品卫生知识？

2. 培训新来的服务员时，在避免手指污染食品或触及餐具方面，你应特别向她（他）强调哪几点？

3. 餐饮业如何开展卫生教育工作？

4. 备餐的卫生要求有哪些？

5. 列举分餐制的形式。

6. 自助餐的食品安全方案如何？

7. 怎样做好宴席服务中的食品卫生工作？

8. 茶艺用水与泡茶的卫生要求？

9. 咖啡的保藏有哪些要求？

10. 怎样做好酒吧消费行为的安全控制工作？

11. 特餐的类型与适用对象有哪些？

12. 集体用餐配送食品对温度控制的要求？餐具使用过程中怎样避免毒物溶出？

13. 何谓环保餐具？怎样鉴别环保塑料餐具的质量？

14. 简述餐具物理性消毒方法的类别与条件。

15. 餐具常用消毒剂及其使用方法如何？

16. 评价餐厅卫生的指标有哪些？

17. 说明餐饮业公共区域餐的卫生要求。

18. 名词解释：分餐制、厨师分餐制、街头食品、集体用餐配送单位、餐具铅溶出量、餐厅微小气候、餐饮公共区域。

第八章　餐饮企业卫生管理

［**学习目的**］　领会卫生管理与企业发展的关系，了解卫生管理涉及的法律法规，掌握餐饮企业卫生管理工作计划的制定与实施办法，了解HACCP卫生管理方法有关原理。

［**主要内容**］　卫生管理在企业发展中的作用，卫生管理员的素养，卫生管理工作应遵守的食品卫生法规和应接受的卫生监督指导，卫生管理工作计划的制定与实施，HACCP管理体系的基本原理及认证的一般方法，创建绿色饭店的意义。

第一节　卫生管理的作用

一、卫生管理的概念

管理从字面上解释是“管辖”、“处理”之意。系统论认为，管理就是根据一个系统所固有的客观规律，施加影响于这个系统，使之呈现一种新的状态的过程。所谓系统是指由相互依存的若干个要素（或称作子系统）所构成的有机整体。用系统论的思想和观点更能全面正确地表述管理的概念，它把管理的对象做了高度概括；它强调了作为管理的主体——人的能动作用。人们常把管理科学称为软科学，而把管理理解为一种“软生产力”，它对企业的发展起着十分重要的作用。

食品卫生工作内容复杂、环节多，政策性强，要保证食品安全、卫生，就得实行科学的卫生管理。餐饮业食品的经营涉及原料、储运、初加工、烹调、保存、服务等多个环节，每个环节都会影响产品的卫生质量，因而餐饮食品卫生管理具有多环节性和系统性的特点。

餐饮业食品卫生管理主要包括食品卫生监督管理、企业自身的卫生管理两大方面。食品卫生监督管理还与动植物检疫，以及工商管理、兽医监督等有关部门的协调管理有关。食品卫生管理由于同人民生命健康有关，已列入法制化管理，所以具有政府行为、企业行为和消费者监督的多层次性管理特征。

二、卫生管理在企业发展中的作用

（一）餐饮业的发展

我国是最早出现餐饮业的国家之一。据考证，早在殷代就有官办的招待所，当时称作“驿传”。到了唐朝，国家所办的招待所已有相当规模，内部设施也很豪华，并出现了接待各国使节和达官贵人的“国宾馆”。

由于种种原因，我国现代餐饮业的发展相对较为滞后。自改革开放以来，各地兴建了一大批旅游饭店，随着我国经济的发展和社会的不断进步，餐饮业的发展进入了一个新的历史阶段。餐饮业经济收入年平均增长速度多年位居国民经济各行业的前列，已成为一个热门行业。

餐饮业的发展还体现在企业类别不断增多。当前，根据规模和服务对象的不同，我国的餐饮业可以分成餐馆、小吃店、快餐店、食堂和集体用餐配送单位，但不包括无固定加工和就餐场所的食品摊贩。餐馆又称酒家、酒楼、酒店、饭庄等，指以饭菜（包括中餐、西餐、日餐、韩餐等）为主要经营项目的单位，包括火锅店、烧烤店等。小吃店：指以点心、小吃、早点为主要经营项目的单位和提供简单餐饮服务的酒吧、咖啡厅、茶室等。快餐店：指以集中加工配送、当场分餐食用并快速提供就餐服务为主要加工供应形式的单位。食堂：指设于机关、学校、企业、工地等地点（场所），为供应内部职工、学生等就餐的单位。集体用餐配送单位：指根据集体服务对象订购要求，集中加工、分送食品但不提供就餐场所的单位。这类企业对传统食品实施工厂化生产，进一步保证了食品营养质量、产品嗜好性特征与卫生质量的规格化与标准化，其卫生管理更加有序，容易达到法规标准的要求。

餐饮业的服务项目大大超出了传统的、仅为客人提供食宿的范围，它已经成为社交、休养、健美、文化娱乐、商务活动的重要场所。随着国际交往的不断增加，餐饮业的卫生管理水平不仅直接与企业本身的经济效益有关，还影响到国家的声誉。加入 WTO 后，餐饮业与国际接轨，卫生管理要求更高。

（二）卫生管理与企业发展的关系

从餐饮业经理直接关心的问题如企业的利润、生存与发展有关的各个方面去深入分析，不难看出卫生管理对企业发展的重大意义。

1．卫生管理是顾客的期望

在卫生管理方面，顾客对餐饮业的信任，是建立在餐饮业守法的基础上的。我国政府颁布的食品卫生法、食品卫生标准，由各级卫生行政部门监督在餐饮业的实施结果。顾客有理由设想，假如企业卫生管理工作存在什么缺点，管理人员必然会采取措施加以纠正的。这就提示我们，如果餐饮业卫生管理的某一环节经常有问题存在，顾客就会对企业失去信任，不但不会光顾你的企业，还会向监督部门举报、起诉。

顾客是消费者，其消费权益得到法律保护。但他又是一个业余的卫生检查员，在消费过程中，每一位顾客都在进行一种默默的、非正式的检查，下面举例说明：

当王先生（顾客中的一位）从停车场走近富豪酒店时，先看一看酒店的窗户和人行道是否干净，也看了一下停车场和垃圾存放区的卫生状况。进入餐厅时，会不自觉地闻一闻有没有油烟或香烟味，会留意一下照明的情况。用洗手间，他会立刻判断出是否清洁，有臭味没有。在餐厅坐下点菜时，会在意菜单是否清洁，很细心地观察服务员端盘、斟酒时手指使用方法，如发现不用托盘端菜，一盘一盘摞起来端时，他感觉很失望。桌上的一个汤盆有裂纹，减少了他的满意度。喝茶时又发现玻璃杯是脏的，只是用水冲了冲，没有洗净和消毒。他点的一道主菜风鸡，色泽红得不自然，他感觉到菜没有做好，一吃，口味也偏咸。这顿饭有些倒胃口，使他扫兴，可是他什么话都没有说，只是下决心今后不再光顾了。走在路上，他边走边想，要告诉他的亲友，绝不能再到这家酒店了。

只有加强卫生管理才能使顾客满意。

2．搞好卫生管理是企业竞争的优势

透过街头，经常可以看到，一些企业新开张了，而另一些企业却关闭了，真可谓优胜劣汰。面对顾客需求的提高以及饮食市场的激烈竞争，显然各个企业不一定都会成功。那么成功的筹码在哪里呢？在于多把握一份竞争的优势。餐饮业经理掌握的专业知识越多，就越有能力超过自己的竞争对手。丰富的卫生管理知识会使经营工作更好地满足顾客的欲望和需要。将卫生知识用之于实践中，企业就可以成为更好的竞争优胜者。有发展眼光的企业家不断地向卫生要效益，将卫生管理内容融进企业的综合管理之中，在保障人民身体健康的前提下，努力开拓餐饮市场。可见，卫生管理是使企业兴旺的一种潜在力量，它关系到企业的盈与亏、兴与衰。

3．卫生管理与经济的关系

卫生管理的经济意义，表现在以下几个方面。

（1）原料采购卫生管理与经济的关系　餐饮业采购食品的要求是货要新鲜、价格要便宜。兼顾两者关系，就能产生经济效益，顾此失彼则适得其反。采购员在接近散市时去市场采购，就是为了想得到廉价的而同时又是符合卫生要求的食品。

（2）食品保藏卫生管理与经济的关系　合理保藏可以减少经济损失。过去扬州的名面点三丁包子只有来扬州的游人可以品尝到，产销量很有限。而现在速冻三丁包子已远销日本、新加坡、美国等地，形成了繁荣的包子产业群。不仅如此，餐饮业不需专门配备面点师，只需将库房的速冻包子取出略加处理即可供应。食品的冷冻保藏技术，延长了食品的保藏期限，既克服了盲目生产的缺陷，又减少了职工工资的开支。

（3）烹调卫生管理与经济的关系　具有卫生安全意识的烹调人员，能避免烫伤、摔伤、割伤等安全事故，增加出勤率，减少医药费开支。对一些危险品如消毒剂、亚硝酸钠妥善管理和合理使用也能减少意外事故的发生。提高烹调卫生水平，防止食物焦化，可以减少经济损失。

烹调应充分发挥食品卫生质量控制的作用。烹调不当常常发生中毒事故。企业对受害者负有赔偿责任，包括误工工资费、医疗费、生活补助费、丧葬费、遗属抚恤费。而卫生监督部门还要给予经济处罚。媒体报道会进一步带来负面影响。

（4）环境卫生管理与经济的关系　厨具、餐具的清洁卫生是餐饮业环境卫生工作的主要内容。用什么样的洗涤剂既省钱，清洁效果又好，餐具消毒时究竟哪些方法既方便操作更节约开支，这很有选择的必要。未经培训的保洁员只管一股脑儿倒消毒液，连浓度的概念都说不出，他们就不会知道节约使用消毒液也能产生经济效益。

常有一些经理舍得花钱盖饭店或更新改造饭店，但舍不得花钱保养饭店。新地毯不用吸尘器而用扫帚，结果带走了绒毛。不用“钢水”擦不锈钢设施，而用水加去污粉，把好端端的设施腐蚀得斑斑驳驳。表面看起来似乎成本降低了一些，但他们并没有领会到，延长设备、设施的使用寿命可以减少设备更新、维修的开支。

（5）卫生管理与投资的关系　从业人员为了保证健康，每年得支付一些防疫费。企业为了防止食物中毒等重大事故的发生，必然会有一些卫生管理方面的开支。与支付大笔事故费用相比，这种预防性开支只占较小比例。

美国暴发过一场由餐饮业引发的沙门菌食物中毒，在那次事故中125人生病，50人找医生治疗，11人住院治疗，花费非常惊人。而如采取正常预防措施，则其开支只占事故开支的0.2%（见表8-1）。

表8-1　　食物中毒事故开支与预防性开支的比较

食物中毒事故开支/美元		预防性开支/美元	
误工工资费	31302	人员卫生知识培训费	850
医疗费	5041	每年质量监察费	36
顾客减少带来的损失	8500	小计	886
事故调查费	4021		
小计	48864		

可见，企业在卫生管理方面花些钱是值得的，与支付大笔的赔偿费、处罚费等使企业大伤元气的费用相比，数额要低得多。

第二节　卫生管理组织与卫生管理员

我国食品卫生法第十八条规定：“食品生产经营企业应当建立健全本单位的食品卫生管理制度，配备专职或者兼职食品卫生管理人员，加强对所生产经营食品的检验工作。”

餐饮业不论规模大小，都应建立相应的卫生管理组织机构，配备卫生管理员，制定卫生规章制度，这已成为法律上的规定。

一、卫生管理组织

餐饮业应设置卫生管理职责部门，对本单位食品卫生负全面管理职责。

卫生管理是一项系统工程，具体包括对食品采购、储存、加工、销售全过程的食品卫生以及人员录用培训、体检等相关环节的全面卫生管理。因此必须发挥管理团队的优势、要通过设置与自身经营规模、品种、档次相适应的卫生管理职责部门或组织，来全面承担本单位具体的食品卫生管理工作。

卫生管理职责部门可以是专门成立的部门，也可以是一个构建在各相关部门如原料采购、厨房加工、餐厅服务等基础上的管理组织。有由组织中的成员共同行使管理职责。

卫生管理部门具体的职责是：卫生管理的理念、策略和规章制度的制定，卫生管理措施落实的督促、协调和检查验证等。有关职责的具体划分应由餐饮单位的相关文件明确作出规定并予以公布，以便于操作执行和监督实施。

餐饮业的法定代表人或负责人是食品卫生安全的第一责任人，对本单位的食品卫生安全负全面责任。虽然作为第一责任人、法定代表人或负责人通常并不具体承担卫生操作活动，其主要职责和作用是提出有关企业卫生管理的总体目标要求并决定餐饮单位落实要求应采取的措施，并督促、协调有关食品卫生管理职责部门和食品卫生管理员予以落实。但根据《中华人民共和国企业法人登记管理条例》要求，法定代表人和不具备法人条件的企业负责人，对企业的生产经营和管理全面负责。企业法人有违法行为时，除法人承担责任外，对法定代表人可以给予行政处分、罚款，构成犯罪的，依法追究其刑事责任。

二、卫生管理员

应设置食品卫生管理员，集体用餐配送单位、加工经营场所面积1500 ㎡以上的餐馆、食堂及连锁经营的生产经营者应设专职食品卫生管理员，其他生产经营者的食品卫生管理员可为兼职，但不得由加工经营环节的工作人员兼任。

我国的食品卫生管理员应具备高中以上学历，有从事食品卫生管理工作的经验，参加过食品卫生管理员培训并经考核合格，身体健康并具有从业人员健康合格证明。

食品卫生管理人员不是随便指定的，应有一定的专业知识。日本《食品卫生法》规定，卫生管理人员必须是专门学过医学、药学、兽医学、水产学或农业化学等课程毕业者，以保证卫生管理工作的质量。我国餐饮业的卫生管理员一般都应当由接受过专业高等教育的人员担任，或取得餐饮职业经理资格证书的人员担任。

食品卫生管理员承担本单位食品生产经营活动卫生管理的职能，主要职责包括：

（1）组织从业人员进行卫生法律和卫生知识培训；

（2）制定食品卫生管理制度及岗位责任制度，并对执行情况进行督促检查；

（3）检查食品生产经营过程的卫生状况并记录，对检查中发现的不符合卫生要求的行为及时制止并提出处理意见；

（4）对食品卫生检验工作进行管理；

（5）组织从业人员进行健康检查，督促患有有碍食品卫生疾病和病症的人员调离相关岗位；

（6）建立食品卫生管理档案；

（7）接受和配合卫生监督机构对本单位的食品卫生进行监督检查，并如实提供有关情况；

（8）与保证食品安全卫生有关的其他管理工作。

三、卫生检验员

集体用餐配送单位、加工经营场所面积3000 ㎡以上的餐馆、食堂及连锁经营的餐饮业经营者宜设置检验室，对食品原料、接触直接入口食品的餐用具和成品进行检验，检验结果应记录。

检验对象主要是食品原料、接触直接入口的餐用具和成品如热菜、主食、冷菜等。检测项目主要包括原料的新鲜度、质量状况、病原微生物携带情况、农药残留、餐用具消毒情况和成品的卫生质量等。

餐饮单位食品检验员应具有相应资质，如接受过卫生检验专业培训学习并取得毕业或结业证书，并具有实际工作能力。

检验必须有记录，记录内容至少应包括样品名、生产或供货单位、规格及包装情况、检验项目、检验依据、仪器设备、判断标准、检验日期、检验人等。要记录下对不合格的原料和产品的处理情况。检验结果应报送主管领导，特别是对于检验结果异常和不合格的必须及时上报，以便迅速采取有效措施防止事故的发生。

所有检验记录应妥善保存，档案至少保存12个月。

近年来餐饮业的卫生检验发展趋势是由兼职向专职发展、由感官检查向科学检测发展，由被动工作向主动工作发展。

第三节　从事卫生管理应遵循的法律法规

一、食品卫生法规与标准

食品卫生法规是国家立法机关制定或批准的有关食品卫生的法令、条例、规程等法律性文件的总称。我国食品卫生法规体系是以宪法为母法，食品卫生法为基本原则，与其派生性法规所构成的法规体系。它既体现了国家法律的权威，又体现了具体执行的卫生规范标准。

（一）食品卫生法

《中华人民共和国食品卫生法》是用以保证食品生产经营卫生，防止食品污染、变质和有害因素对人体造成伤害，减少食源性疾患，保障人体健康，增强人民体质的法律。它适用于一切食品，食品添加剂，食品容器、包装材料和食品用工具、设备、洗涤剂、消毒剂；也适用于食品的生产经营场所、设施和有关环境。

（二）食品卫生标准

食品卫生标准是在食品卫生科学研究的基础上，由国务院卫生行政部门制订并发布的具有法律效应的技术规范的总称，是评价所经营食品是否合格的依据。根据我国《中华人民共和国标准化法》和《中华人民共和国食品卫生法》的有关规定，食品是属于涉及人体健康与安全的产品，因此，食品卫生标准属于强制性标准。在我国，食品卫生标准由卫生部门统一制订，是对直接入口的食品所受微生物和化学物质的污染程度作定性或定量的限制，因此食品卫生标准必须规定感官指标、理化指标和微生物指标，以及相应的检验方法和食品卫生管理办法。

通常在食品的产品标准中包含了该产品的相关卫生标准的指标要求。产品标准是指以产品及其生产过程中各个环节的物资（如原材料和设备）和方法作为标准化对象，对其功能和/或特性必须实现的使用性能所作的规定。食品的产品标准是由产品质量标准、技术标准、基础标准等组成，通常是以法律和管理条例的形式发布的，如各类食品加工厂的卫生规范、食品添加剂标准、食品用包装材料的标准、各类食品检验方法的标准、食品标签标准以及各种食品产品的质量标准等。食品的产品标准适用供再加工或烹调后食用和可直接食用的加工食品，标准规定的质量指标用以确保食品质量的规范化。制订食品的产品标准，目的在于保护消费者的合法权益和身体健康。食品的产品标准内容很多，一般包括该标准的适用范围、引用标准、相关定义、原辅材料要求、感官指标、理化指标、微生物指标、检验方法、检验规则、标志、包装、运输和储存要求等。

我国的食品产品标准既有国家标准，也有行业、地方及企业制订的标准。基础性的卫生标准一般都是国家标准，而产品标准多为行业标准，有一大部分罐头类产品是国家标准。通常国家标准的代号在开头冠以“GB”，如：GB 1536—1986《菜子油》,“GB/T”则为推荐性国家标准的代号，“GB/Z”为国家标准化指导性技术文件。原轻工部的标准冠以“QB”开头，如：QB 1401—1991《雪菜罐头》；原商业部的标准冠以“SB”开头，如：SB/T 102250—1994《熟粉类糕点通用技术条件》；农业部的标准冠以“NY”开头，如：NY/T422—2000《绿色食品白砂糖》；而地方标准代号冠以“DB”开头加省级行政区划代码前两位。行业标准和地方标准也分为强制性标准和推荐性标准，通常推荐性行业标准和地方标准的代号分别是在强制性行业标准代号和强制性地方标准代号的后面加“/T”形成；企业标准的代号为“Q”后加企业代码形成。

产品标准是企业标准化体系中的主体，是保证和提高产品质量的技术依据，也是组织生产和产品检验的技术依据。

二、餐饮业食品卫生管理办法与卫生规范

（一）餐饮业食品卫生管理办法

餐饮业食品卫生管理办法由卫生部颁发，于2000年6月1日起施行，属于行业生产卫生管理技术规范，分总则、卫生管理、食品的采购和储存、食品加工的卫生要求，餐饮具的卫生、餐厅食品和外卖食品的卫生等。《餐饮业食品卫生管理办法》是食品卫生法规在餐饮业的实际应用，对指导奥运餐饮的卫生管理具有指导意义。

（二）餐饮业和集体用餐配送单位卫生规范

为加强餐饮业和集体用餐配送单位食品安全卫生管理，规范其生产经营行为，保障消费者身体健康，由卫生部于 2005 年 10 月制定的规范。适用于餐馆、小吃店、快餐店、食堂等餐饮经营业。

其他与餐饮业卫生管理直接相关的法律法规有：《学校食堂与学生集体用餐卫生管理规定》，2002 年 9 月；《学生集体用餐卫生监督办法》，1996 年 8 月；《饮食建筑设计规范》，1990 年 1 月；《食品卫生监督量化分级管理指南》，2002 年。

其他与餐饮食品卫生有关的法规还包括：农产品安全法，有机食品技术规范，产品质量法，安全生产法，动物防疫法，商检法，突发公共卫生事件应急处理条例，消费者权益保障法，环境保护法，水污染防治法等等，对餐饮食品的卫生与安全也具有指导意义。

第四节　卫生管理工作应接受的监督指导

餐饮业应接受卫生监督机构的检查指导，从而使企业卫生管理工作与国家食品卫生法治管理协调一致。

食品卫生监督是国家卫生监督机构依照食品卫生法规对食品生产经营者的生产经营活动进行检查，审批或督促活动的过程。其职责是：① 对食品生产经营企业的新建、扩建、改建工程的选址和设计进行卫生审查，并参加工程验收；② 协助培训食品生产经营人员，监督食品生产经营人员的健康检查；③ 进行食品卫生监测、检验和技术指导；④ 对食物中毒和食品污染事故进行调查，并采取控制措施，对违法行为进行巡回监督检查、追查责任，依法进行行政处罚；⑤ 宣传食品卫生知识，进行食品卫生评价，公布食品卫生情况。

根据世界卫生组织和国际上普遍采取的风险性分析理论，依据有关法律法规，卫生部近年来在全国建立并实施食品卫生监督量化分级管理制度（以下简称量化分级制度），它是通过综合卫生许可审查和日常卫生监督管理的量化评分结果，确定食品生产经营单位的卫生信誉度等级的一种制度。

一、卫生许可审查的监督管理

发放卫生许可证是卫生监督机构对餐饮业实施卫生监督的重要内容。餐饮业通过申请领证，接受现场审查、产品检验，经卫生监督机构审定合格，由卫生行政部门发放。未取得卫生许可证的，不得从事食品生产经营活动。卫生许可证是国家允许该企业生产经营食品的法律证件，在规定期限内有效。食品生产经营者不得伪造、涂改、出借卫生许可证。卫生监督机构对违法经营的企业可按相关法规要求吊销卫生许可证。

我国近年来实施了卫生许可审查的量化评价制度。通过使用卫生许可审查量化评分表（表 8－2）对食品生产经营场所的卫生条件、卫生防护设施和从业人员健康卫生状况等方面进行现场卫生审查，分别做出良好、一般和差的评价结论。评价得分为总分的85%以上者，评为良好；得分为总分的60%～85%者，评为一般；得分低于总分的60%或有关键项目不符合要求者，评为差。卫生许可审查结论为差的，依法不予许可。

表8－2　　　　　　餐饮业卫生许可审查量化评分表

被检查单位：＿＿＿＿＿＿＿＿负责人：＿＿＿＿＿结论：良好，一般，差

单位地址：＿＿＿＿＿＿＿＿＿联系电话：＿＿＿＿＿＿＿＿＿

基本情况：加工经营场所面积：＿＿＿＿m^2　　申报最大供餐人数：＿＿＿人

就餐场所面积：＿＿＿＿m^2　　食品处理区总面积：＿＿＿＿m^2

<table>
<tr><th>类别</th><th>子类别</th><th>审查内容</th><th>分值</th><th>得分</th><th>小计</th></tr>
<tr><td rowspan="4">卫生管理（15分）</td><td rowspan="2">管理组织机构人员（5分）</td><td>设置卫生管理职责部门</td><td>5</td><td></td><td rowspan="4"></td></tr>
<tr><td>配备专/兼职食品卫生管理员</td><td>※</td><td></td></tr>
<tr><td>证件</td><td>从业人员持有有效的健康合格证明及培训记录</td><td>※</td><td></td></tr>
<tr><td>制度（10分）</td><td>有健全的卫生管理制度和岗位责任制</td><td>10</td><td></td></tr>
<tr><td rowspan="12">建筑与布局（56分）</td><td rowspan="2">选址</td><td>远离垃圾场（站）等污染源25米以上</td><td>※</td><td></td><td rowspan="12"></td></tr>
<tr><td>有给排水条件，加工用水水质符合《生活饮用水卫生标准》</td><td>※</td><td></td></tr>
<tr><td rowspan="3">建筑材料与结构（9分）</td><td>食品处理区厨房地面应平整、不渗水。易潮湿场所应易于清洗、防滑，并有一定坡度</td><td>2</td><td></td></tr>
<tr><td>食品处理区墙壁采用浅色、不渗水材料覆涂，食品处理区有1.5米以上的墙裙，专间铺设到顶</td><td>5</td><td></td></tr>
<tr><td>食品处理区天花板应选用光洁、不吸水的浅色材料涂覆或装修。水蒸气较多的场所，其天花板结构应能减少凝结水滴落</td><td>2</td><td></td></tr>
<tr><td rowspan="3">流程布局（5分）</td><td>食品处理区设置在室内，按原料进入、原料处理、半成品加工、成品供应的流程合理布局</td><td>※</td><td></td></tr>
<tr><td>成品通道与原料通道、餐具回收通道分开设置</td><td>5</td><td></td></tr>
<tr><td>生熟食品的存放场所无交叉污染</td><td>※</td><td></td></tr>
<tr><td rowspan="2">面积（10分）</td><td>食品处理区的面积与就餐场所面积、供应的最大就餐人数、加工和供应品种及数量相适应</td><td>※</td><td></td></tr>
<tr><td>食品处理区与就餐场所面积之比符合《规范》规定</td><td>10</td><td></td></tr>
<tr><td rowspan="2">粗加工操作场所（5分）</td><td>分别设动物性食品原料和植物性食品原料的洗涤池，并有明显标识</td><td>※</td><td></td></tr>
<tr><td>加工动物性食品原料和植物性食品原料的操作台、用具、容器分开，并有明显标识</td><td>5</td><td></td></tr>
</table>

续表

类别	子类别	审查内容	分值	得分	小计
建筑与布局（56分）	烹调场所（10分）	使用对食品无污染的炉灶	5		
		设有足够的操作台，能满足生熟分开的要求	5		
	洗消场所（5分）	充足、有效的清洗消毒设施（采用化学消毒的，至少设3个专用水池）	※		
		餐具采用热力消毒	5		
	餐用具保洁（5分）	充足、有效的餐用具保洁设施，并有明显标识	5		
	就餐场所（7分）	有充足的、供用餐者使用的专用洗手设施	2		
		有符合要求的餐具保洁设施	5		
食品储存（17分）	原料库（15分）	设有专用的食品存放场所	10		
		库房内设足够的物品存放架，有通风防潮设施	5		
	热藏、冷藏（冻）设施（2分）	有相应的、足够数量的热藏、冷藏（冷冻）设施，满足生熟分开存放的要求	※		
		热藏、冷冻（藏）库有温度监测装置	2		
辅助卫生设施（20分）	“三防”设施	加工经营场所内设有符合《规范》要求的防尘防鼠防虫害设施	※		
	更衣场所（7分）	设从业人员更衣室（场所），并与加工经营场所处于同一建筑物内	5		
		设有更衣柜、洗手设施	2		
	卫生间（7分）	厕所设在食品处理区外、且为水冲式	※		
		其门口与食品加工间不直接相通	5		
		设有洗手设施	2		
	其他卫生要求（6分）	有相应的采光、照明和通风排烟设施，符合《规范》要求，有专用的清洁工具清洗池	2		
		按有关规定管理废弃油脂	2		
		可能产生废弃物的场所应设置密闭的废弃物盛放容器	2		
	专间要求（6分）	为独立隔间	※		
		入口处设预进间（加工经营场所 $500m^2$ 以上的餐馆和食堂）	※		
		设有更衣、洗手、消毒设施	※		
		设有符合要求的空气消毒设施、空调设施（备餐间除外）	※		
		设有相应容量的专用冷藏设施（备餐间除外）	※		

续表

类别	子类别	审查内容	分值	得分	小计
	专间要求（6分）	设专用加工工具	※		
		采用非手动式的水龙头	2		
		设有能够开合的食品传送窗	2		
		地面采用带水封的地漏排水（不得设置明沟）	2		
	烧烤间要求（14分）	分设出入口	2		
		依次设腌制区（间）、烧烤卤制区（间）和晾凉区（间）	10		
		有烧烤用具专用清洗、存放设施	2		
合计	128分				

注：a. ※是关键监督项目，如有一项不符合要求，则评为差。

b. 10分、5分、2分是按风险大小及对人体健康危害程度大小而定；如果不符合要求，该项不得分。

c. 可以有合理缺项，但需标化。标化分 = 实得的分数除以该单位应得的最高总分 ×100。

d. 结论：标化分85%以上为良好，60% ~85%为一般，60%以下为差。

e. 表中所列《规范》是指《餐饮业和集体用餐配送单位卫生规范》。

应得分：________________ 检查时间：________年__月__日__时

实得分：________________

标化分：________________

企业陪同检查人：________________ 监督员：__________ __________

二、经常性卫生监督管理

卫生监督员穿戴监督制服，佩戴标志，并备有监督证件、表格、采样工具、监督执法单据，有计划地对餐饮业进行巡回监督检查，其目的是对发现的存在问题进行技术指导，提出改进意见，对违法行为实行行政处罚。

在卫生监督员到来后，餐饮业领导部门应根据要求主动向他们汇报企业卫生状况的概貌、现状，提供有关资料。要陪同卫生监督员对重点车间、重点环节进行检查，并无偿提供样品以供采取及检验。如卫生监督员要求对监督记录进行签字，餐饮业领导应认真过目后签字，不得拒绝。必要时主动提供在场人的姓名、职务等。

卫生监督员对存在问题会提出改进的办法，并进行必要的技术指导。对需要改进的问题，提出改进时间，并到期复查。情节严重的，将按有关法规进行行政处罚。

我国实施了日常卫生监督的量化评价制度。在发放卫生许可证后，每年度使用日常卫生监督量化评分表（表8－3）对食品生产经营单位的建筑与布局、卫生管理制度落实情况、卫生状况、从业人员个人卫生、生产经营过程卫生等方面进行量化评价，做出良好、一般或差的检查结论。

表 8-3　　　　餐饮业日常卫生监督量化评分表

被检查单位：________________　结论：良好、一般、差

地址：________________　电话：________

类别	子类别	不合格项目	扣分值	得分	小计
证件（5分）	卫生许可证（5分）	伪造、涂改、出借卫生许可证	不予评级		
		过期或超许可范围经营			
		未亮证经营	5		
卫生管理（35分）	制度（10分）	卫生管理制度的不落实	10		
	组织机构（5分）	无专职或兼职卫生管理人员	5		
	从业人员个人卫生（20分）	从业人员无有效的健康合格证明及培训记录	10		
		在岗从业人员患有《规范》所列有碍食品卫生的疾患	5		
		在岗从业人员有不良卫生习惯	5		
建筑与布局		有擅自更改已核定的面积、设施与布局或使用功能等现象	※		
环境卫生（11分）		加工经营场所环境不整洁	5		
		墙壁、天花板、门窗不洁，存在表面材料脱落、发霉等现象	2		
		未按规定处理废弃油脂	2		
		废弃物存放容器或场所不密闭、外观不洁	2		
设施、设备与加工用具卫生（10分）		防蝇、防鼠、防尘等卫生防护设施不足或无效	5		
		使用非食品用容器或包装材料，加工用设施、设备、用具不洁	5		
原料采购与储存卫生（27分）	采购储存（17分）	采购、经营国家禁止生产经营的食品及原料	※		
		批量采购主要食品及原料未索证，或无购货凭证，无登记，无验收记录	5		
		食品库房脏乱，与非食品混放	2		
		食品库房内存放有毒有害物品	※		
		存放过期或腐败变质的食品及原料	10		
	热藏、冷藏（冻）（10分）	热藏、冷藏（冷冻）设施等维护不良，不清洁，保藏温度不符合要求	5		
		冷藏（冷冻）设施正常运转时，原料、半成品、成品堆积、挤压或混放	5		
加工操作卫生（77分）	一般要求（27分）	粗加工过程中动物性食品与植物性食品未分开	5		
		成品、半成品、原料的加工、存放存在交叉污染	10		
		餐具、食品或已盛装食品的容器直接置于地上	2		
		烹调后的熟食品存放不符合卫生要求	5		
		食品添加剂的使用不符合卫生要求	5		

续表

类别	子 类 别	不合格项目	扣分值	得分	小计
加工操作卫生（77 分）	餐饮具卫生（25 分）	餐饮具、容器未经彻底清洗、消毒	10		
		重复使用一次性餐具	5		
		保洁不符合卫生要求	5		
		使用的洗涤剂、消毒剂不符合卫生要求，消毒过程不符合操作规程要求	5		
	专间卫生（25 分）	更衣、洗手消毒设施、空气消毒设施、空调设施、冷藏设施等未能正常运转	10		
		五专（专用房间、专人制作、专用工具容器、专用冷藏设施、专用洗手设施）不符合要求	10		
		专间内温度大于 25℃（备餐间除外）	5		
165 分					

注：a. ※是关键监督项目，如有一项不符合要求，则评为差。

b. 10 分、5 分、2 分是按风险大小及对人体健康危害程度大小而定；如果不符合要求，该项不得分。

c. 可以有合理缺项，但需标化。标化分 = 实得的分数除以该单位应得的最高总分 ×100。

d. 结论：标化分 85% 以上为良好，60% ~85% 为一般，60% 以下为差。

e. 表中所列《规范》是指《餐饮业和集体用餐配送单位卫生规范》。

应得分：______________________　　检查时间：________年__月__日__时

实得分：______________________

标化分：______________________

企业陪同检查人：__________________　　监督员：__________　__________

三、食品卫生量化分级管理

食品生产经营单位的卫生信誉度等级随着食品生产经营单位卫生水平的变化而升降，同时也动态调整日常监督的频次。将食品生产经营单位的信誉度等级向社会公示，使消费者在知情的前提下做出消费选择，有利于接受社会监督。

卫生信誉度等级按以下情况分为 A、B、C 三级：

（1）卫生许可审查和日常卫生监督管理量化评价结论均为良好的，评为A 级；

（2）卫生许可审查和日常卫生监督管理量化评价结论一个为良好，另一个为一般的，评为 B 级；

（3）卫生许可审查和日常卫生监督管理量化评价结论均为一般的，评为C 级；

（4）卫生许可审查评价结论为良好或一般，但日常卫生监督管理量化评价结论为差，则责令限期整改，并依法处理。造成食物中毒事故的，直接降为 C 级，12 个月内不予重新评定等级。

对食品生产经营单位的监督频次依据其卫生信誉度等级依照表 8 －4 进行确定。

表 8－4　　卫生信誉度等级判定

卫生许可审查评价结论	日常卫生监督评价结论	卫生信誉度等级	监督频次
良好	良好	A	不少于 1 次/年
一般	良好	B	不少于 2 次/年
良好	一般		
一般	一般	C	不少于 3 次/年

卫生行政部门对企业颁发相应的食品卫生等级标牌，并定期向社会公告食品生产经营单位食品卫生等级核定结果。等级标牌上应当标示下列内容：① 中国卫生监督标志；② 食品卫生等级；③ 核定的卫生行政部门名称。

所有餐馆须在店堂入口处的明显位置张贴统一的食品卫生等级标志，消费者一进大堂，便可知该餐馆后厨的卫生情况。

一些企业通过制作信息公示牌，亮出每个餐馆的卫生管理员、从业人员体检和培训证明、食品卫生举报投诉电话等信息，在卫生许可证下加贴食品卫生等级，便于接受消费者监督。我国一些地方规定，凡三星级以上饭店、国家特级酒家和酒店的卫生水平都要达到 A 级，而所有一星及二星级饭店、星级餐馆、特色餐厅和国家一级酒店、旅游团定点餐馆和所有连锁餐饮企业卫生水平都要达 B 级。这对促进全行业食品卫生管理水平的提高具有推动作用。

有下列情形之一的，A、B 级食品生产经营单位应当自动停止使用食品卫生等级标志和标牌，卫生行政部门应当予以公告：① 连续六个月以上不生产经营食品的；② 被吊销或注销卫生许可证的；③ 造成食物中毒或其他食源性疾病的；④ 省级卫生行政部门规定的其他情形。这体现了食品卫生等级标志的流动性和卫生监督工作的灵活性。

第五节　卫生管理工作计划

以烹饪加工为中心，将菜单设计、原料采购到成品服务与环境保洁组成一个工作系统，围绕人员、食品、设备设施等方面，进行卫生、安全、保洁以及质量控制的综合设计，形成餐饮企业卫生管理工作计划。

制定卫生管理工作计划，是为实现企业预期的质量标准服务的，它能保证在每天日常工作及人员换班、换岗中，工作要点不被疏忽。也能保证在较长时期内经营质量的标准化和规范化。企业会从综合性的卫生计划中获益。

一、卫生管理工作计划的制定

制定企业卫生管理计划，包括确定卫生责任人和建立岗位卫生责任制度。

1. 卫生责任人的确定

在确定或招聘卫生责任人时，卫生管理员或经理应了解这一职位上工作应具有的卫生素养或职业技能，称职的人应具有什么个人品质，是否有能力完成，怎样使他履行好这一工作岗位的各种职责。

2. 卫生责任人工作任务的确定

要研究确定这一工作岗位应负的责任，卫生工作任务和职责范围，解决在这一岗位“做什么”的问题。要对工作按照何事、何时、何地、何由、如何做等方面加以细化，并确定完成任务的标准。

为了使卫生责任人能胜任相关的卫生工作，卫生管理员或经理除了公开工作任务的规定外，还可使用培训教学手段，考核责任人对工作任务理解程度来贯彻相关要求。

3. 岗位卫生责任制度

许多现代餐饮业，围绕食物的烹饪加工，都制定了详细的卫生制度，再将卫生制度汇编成册，构成企业卫生管理规范。下面以厨房冷菜间卫生制度、清洁日程制度为例，说明岗位卫生责任制度制定的一般方法。

（1）冷菜间卫生制度（见表 8－5） 显然，卫生制度应言简意明，应针对食品、人员、设备设施提出相关要求，目的是确保加工成品的卫生。这类卫生制度可以上墙悬挂，也可制成塑封卡片陈列于冷菜间。

表 8－5　　冷菜间卫生制度（样式）

① 冷菜间的生产、保藏必须做到专人、专室、专工具、专消毒、单独冷藏
② 操作人员严格执行洗手、消毒规定，洗涤后用 75% 酒精棉球消毒，操作中切配生原料后，切制冷荤熟食、凉菜前必须再次消毒，使用卫生间后必须再次消毒
③ 冷荤制作、储藏都要严格做到生熟食的分开，生熟工具（刀、墩、盆、秤、冰箱等）严禁混用，避免交叉污染
④ 冷荤专用刀、砧、抹布每日用后要洗净，次日用前消毒，砧板定期消毒
⑤ 盛装冷荤、熟肉、凉菜的盆、盛器每次使用前刷净、消毒
⑥ 生食食品（蔬菜、水果等）必须洗净后，方可放入熟食冰箱
⑦ 冷菜间紫外线消毒灯要定时开关，进行消毒杀菌
⑧ 冷菜熟肉在低温处存放次日要回锅加热
⑨ 保持冰箱内整洁，并定期进行洗刷、消毒
⑩ 非冷菜间工作人员不得进入冷菜间

（2）清洁日程计划制度表（见表 8－6） 对每一个需要清洁、消毒的设备和区域，都应当制定一份清洁程序，其中应包括对清洁任务的描述，完成任务必须遵守的步骤，所用清洁剂、消毒剂类型与使用浓度等。

表 8-6　　　　　　　　清洁日程计划制度（样式）

项　　目	频　　率	使用物品	方　　法
地面	每天完工或有需要时	扫帚、拖把、刷子、清洁剂及消毒剂	1. 用扫帚扫地 2. 用拖把以清洁剂、消毒剂拖地 3. 用刷子刷去余下污物 4. 用水彻底冲净 5. 用干拖把拖干地面
排水沟	每周一次或有需要时	铲子、刷子、清洁剂及消毒剂	1. 用铲子铲去沟内大部分污物 2. 用水冲洗排水沟 3. 用刷子刷去沟内余下污物 4. 用清洁剂、消毒剂洗净排水沟
墙壁、天花板（包括照明设施）及门窗	每月一次或有需要时	抹布、刷子及清洁剂	1. 用干布除去干的污物 2. 用湿布抹擦或用水冲刷 3. 用清洁剂清洗 4. 用湿布抹净或用水冲净 5. 风干
冷库	每周一次或有需要时	抹布、刷子及清洁剂	1. 清除食物残渣及污物 2. 用湿布抹擦或用水冲刷 3. 用清洁剂清洗 4. 用湿布抹净或用水冲净 5. 用清洁的抹布抹干/风干
工作台及洗涤盆	每次使用后	抹布、清洁剂及消毒剂	1. 清除食物残渣及污物 2. 用湿布抹擦或用水冲刷 3. 用清洁剂清洗 4. 用湿布抹净或用水冲净 5. 用消毒剂消毒 6. 风干
工具及加工设备	每次使用后	抹布、刷子、清洁剂及消毒剂	1. 清除食物残渣及污物 2. 用水冲刷 3. 用清洁剂清洗 4. 用水冲净 5. 用消毒剂消毒 6. 风干

续表

项目	频率	使用物品	方法
排烟设施	表面每周一次或有需要时	抹布、刷子及清洁剂	1. 用清洁剂清洗 2. 用刷子、抹布去除油污 3. 用湿布抹净或用水冲净 4. 风干
废弃物暂存容器	每天完工或有需要时	刷子、清洁剂及消毒剂	1. 清除食物残渣及污物 2. 用水冲刷 3. 用清洁剂清洗 4. 用水冲净 5. 用消毒剂消毒 6. 风干

二、卫生管理计划的实施

卫生管理计划应成为企业的正式规定。在确定卫生管理工作目标的前提下指定专人负责落实实施，做到责任到人，然后由卫生管理员跟踪检查执行效果的评估。对卫生管理员也应制订卫生检查计划表，便于定期检查。

卫生检查内容参见表 8－7。

表 8－7　　餐饮业卫生管理自查项目

检查项目		结果
环境卫生	厨房内墙壁、天花板、门窗等是否有涂层脱落或破损	
	食品生产经营场所环境是否整洁	
	防蝇、防鼠、防尘设施是否有效	
	废弃物处理是否符合要求	
食品生产经营过程	加工用设施、设备工具是否清洁	
	食物热加工中心温度是否大于 70℃	
	10～60℃存放的食物，烹调后至食用前存放时间是否未超过 2 小时；存放时间超过 2 小时的食用前是否经充分加热	
	用于原料、半成品、成品的容器、工具是否明显区分，存放场所是否分开、不混用	
	食品原料、半成品、成品存放是否存在交叉污染	
	专间操作是否符合要求	
餐饮具、直接入口食品容器	使用前是否经有效清洗消毒	
	清洗消毒水池是否与其他用途水池混用	
	消毒后餐具是否储存在清洁专用保洁柜内	

续表

检 查 项 目		结果
个人卫生	从业人员操作时是否穿戴清洁工作衣帽，专间操作人员是否规范佩戴口罩	
	从业人员操作前及接触不洁物品后是否洗手，接触直接入口食品之前是否洗手、消毒	
	从业人员操作时是否有从事与食品加工无关的行为	
	从业人员是否留长指甲或涂指甲油、戴戒指	
	从业人员上厕所前是否在厨房内脱去工作服	
健康管理	从业人员是否有取得有效健康培训证明而上岗操作	
	从业人员是否有有碍食品卫生的病症	
食品采购	是否索取销售发票，批量采购是否索取卫生许可证、卫生检验检疫合格证明	
	食品及原料是否符合食品卫生要求	
食品储存	库房存放食品是否离地隔墙	
	冷冻、冷藏设施是否能正常运转，储存温度是否符合要求	
	食品储存是否存在生熟混放	
	食品或原料是否与有毒有害物品存放在同一场所	
违禁食品	是否生产经营超过保质期食品	
	是否生产经营腐败变质食品	
	是否生产经营其他违禁食品	

卫生检查和结果统计由卫生管理员负责进行。应对存在问题汇总整理，一方面教育职工改进提高，另一方面对企业决策者提出优化管理的建议。

第六节　卫生管理中 HACCP 的应用

危害分析与关键控制点（Hazard Analysis and Critical Control Point），简称 HACCP，是指对食品安全危害予以识别、评估和控制的一种系统化方法。运用这一方法对食品生产加工过程中可能造成食品污染的各种危害因素进行系统和全面地分析，从而确定能有效预防、减轻及消除危害的每一个加工环节（称之为“关键控制点”），进而在关键控制点对危害因素进行控制，并对控制效果进行监控和纠偏。它是一种用于保护食品防止受到生物性、化学性、物理性危害的有效管理工具。HACCP 管理方法是一个系统的方法，它对食品生产加工过程的各种因素进行连续系统地分析，是迄今以来人们在实践中总结的最有效的保障食品安全的管理方法。由于体系对食品从原料到最终产品进行纵向的、连续的分析和控制，所以又被称为食品安全的纵向保证法。

企业实施 HACCP 体系有以下优越性：

① 强调识别并预防食品污染的风险，克服传统的食品安全控制方法（通过成品检测，而不是在生产过程中预防）所带来的限制，使可能的、潜在的危害得到控制；

② 由于完整地保存各项数据记录，使得调查工作可以更有效开展，并且为制定以后的质量管理和安全生产提供了依据；

③ 有助于提高企业的信誉度和产品的竞争力。

HACCP 体系是一套十分严谨和完善的体系，应用于在加工过程上相对稳定，理化特性相对固定的产品，在此基础上通过对产品的描述，危害因素分析，根据危害因素在后续加工过程中的消长和严重程度确定关键控制点。对关键控制点要制定相应的控制措施，并保证控制措施尽量简便可行，以便于后续监控过程、纠偏过程和记录保持过程的进行。

我国餐饮业卫生规范规定：集体用餐配送单位、加工经营场所面积 2000 ㎡以上的餐馆、就餐场所有 300 座位以上或单餐供应 300 人以上的餐馆、食堂及连锁经营的餐饮业经营者宜建立和实施 HACCP 食品安全管理体系，制定 HACCP 计划和执行文件。

一、HACCP 体系建立的基本方法

HACCP 体系由 3 个准备步骤和 7 个基本步骤组成。

（一）准备工作

1. 组建 HACCP 小组

HACCP 小组应由多种专业人员和具有食品安全管理经验的人员共同组成，如部门经理、质量控制人员、加工操作人员（厨师、清洗消毒人员、服务员）等，以确保食品安全相关知识和经验的互补。若企业人员能力不能满足要求时，可以外聘专家。

HACCP 小组的主要职责是：① 负责编写 HACCP 体系文件；② 监督 HACCP 体系的实施；③ 从业人员培训；④ 执行和实施 HACCP 体系中的关键性工作。

HACCP 小组成员应具备以下工作能力：① 确定潜在的不安全因素及进行危害分析；② 提出监控方法、监督程序和补救措施；③ 在 HACCP 计划的信息不详的情况下提出解决办法。

2. 对菜品进行分类并描述

菜品品种繁多、花样经常翻新是各种类型、各种规模餐饮企业的共同特点。因此，餐饮企业在建立和实施 HACCP 的过程中，应先对菜品根据其加工特点进行归类，然后再行描述。我国餐饮食品按加工方式分类见表 8－8。

表 8－8　　餐饮食品按加工方式分类

餐饮食品类别	流　程
生食	原料接收—储存—粗加工—食用
热加工后即时食用	原料接收—储存—粗加工—加热烹调—食用
热加工后放冷食用	原料接收—储存—粗加工—加热烹调—常温或冷藏放置—食用
热加工后保温食用	原料接收—储存—粗加工—加热烹调—保温放置—食用
热加工后放冷，再加热供食用	原料接收—储存—粗加工—加热烹调—冷藏放置—再加热—食用

生食类产品在整个加工过程中没有加热的环节，在分析工艺时应考虑拌入调味品调味后可能影响食品的卫生状况。

热加工后即时食用的产品在烹调过程中有加热环节的存在，但不同的烹调方式加热的温度和时间有所不同。经过加热后的食品短时间内（不超过 2h）就供应食用，不存在放置中微生物繁殖的问题，但是其加热后的中心部分往往达不到杀灭微生物、寄生虫的要求，应当予以考虑。

热加工后放冷食用，或放冷再拌入调味品后食用的产品，在烹调热加工后，将菜品温度降到室温或冷藏后供食用。此种加工方式除了常见的冷荤菜外，还包括糕点制作的冷加工制品。

热加工后保温食用的产品，经烹调热加工后，保持菜品温度在 60℃ 以上，直至食用。部分快餐盒饭在送餐的过程中往往采用热保温的方法。

热加工后放冷，再加热供食用的产品，经烹调热加工后，温度在短时间内迅速降低到室温以下冷藏（0～5℃），在食用前再加热至食物熟透。除部分快餐盒饭采用此种方式外，常见的微波食品均可列入此类。

西餐加工流程可归纳为 3 类：

① 原料接收—储存—粗加工—放置—食用。该类不包含烹调过程。

② 原料接收—储存—粗加工—烹调—放置—食用。包括其他（如融化等）过程。

③ 原料接收—储存—粗加工—烹调—放冷—再加热—热保存—食用。其特点在于再加热后的热保存温度要控制好。

菜品描述内容可参见表 8－9。

表 8－9　　菜品描述内容

产品名称	烹饪原料	加工方法	成品特性	盛装方式	储存条件	运送方法	食用期	消费对象

在菜品描述中应注意：烹饪原料应包括主料、辅料及调味品的品种、产地等信息。加工方法包括各种烹调工艺的描述。成品特性指产品的形态等重要信息。盛装方式指采用什么容器盛装食品。储存条件包括储存的温度、湿度、环

境条件等。运送方法指采用什么形式送到消费者手中，如餐车、服务员端送、保温车等。食用期指最安全的食用期限。消费对象指产品主要的供应对象或主要的消费人群，由于一些产品在安全使用该产品的情况下具有独特的风险因素存在，潜在的使用者可能由于年龄、健康状况、免疫力低下等原因而有特殊的要求，这类敏感人群通常包括老人、婴儿、孕妇、病人、免疫系统缺陷者、过敏体质者。

3. 描绘生产加工流程图并进行现场验证

应对各类食品分别绘制流程图。一个好的流程图应清晰、准确和足够详尽，应包括从原料接收到食品供应整个过程的各个步骤，包括食品加工过程中的所有生产环节。

在流程图制作完成后需进行现场验证，以防止漏掉重要的工艺步骤引发损失惨重的后果。

（二）基本步骤

1. 进行危害分析确定预防控制措施

HACCP 小组应对加工过程的所有步骤进行逐一分析，确定哪一个或哪些步骤可能会引入危害，并确定其显著性，同时确定相应的预防控制措施。当环境、加工工艺等发生变化、体系验证结果有新要求时，HACCP 小组应重新进行危害分析。分析结果填入表 8－10。

表 8－10　　餐饮业食品生产加工危害分析工作单

步骤	食品安全危害（1）	显著性（是/否）	判断依据	控制措施	CCP（是/否）
	生物性				
	化学性				
	物理性				

（1）确定是否是显著性危害的依据　进行危害分析时应将安全问题与一般质量问题区分开。显著应考虑的涉及安全问题的危害包括：

① 生物性危害：细菌及其毒素、病毒、寄生虫和有害生物因子；

② 化学性危害：天然的化学物质（霉菌毒素、组胺等），有意加入的化学品（食物添加剂、防腐剂、营养素添加剂、色素添加剂），无意或偶然加入的化学品（农业上的化学药品、禁用物质、有毒物质和化合物、工厂化学物），生产过程中所带入的有害化学物质（润滑剂、清洁化合物）；

③ 物理性危害：任何潜在于食品中不常发现的有害异物（如玻璃、金属等）。

进行危害分析时应将安全问题与一般质量问题区分开。应划分显著危害与危害的区别。显著危害表明危害是严重的，是消费者不可接受的，如致病菌。而如食品添加剂在规定的限量之内，相对的危害程度要小。对极有可能发生的危害应确定为显著危害。

HACCP 具有产品、工序和企业的特异性，不同的产品存在许多不同的危害，同一产品不同的加工方式存在的危害不同，同一产品相同加工工序在不同的加工环境仍然存在着不同的危害。实际分析时，应根据生产管理经验、流行病学调查、客户投诉等多渠道信息，作出准确判断。

（2）列出危害分析工作单　危害分析工作单可以用来组织和明确危害分析的思路，见表8－11。

表8－11　　危害分析工作单

单位名称：　单位地址：　产品名称：
储存和销售方法：　签名：　预期用途和用户：　日期：

（1）烹饪原料/加工步骤	（2）确定本步骤引入的，受控的或增加的潜在危害	（3）潜在的食品安全危害是显著的吗？（是/否）	（4）对第三栏的判断提出依据	（5）应用什么预防措施来防止显著危害？	（6）这步骤是关键控制点吗？（是/否）

HACCP工作小组还应考虑对每一危害可采取哪种控制措施。常见加工方式存在的危害及控制措施见表8－12。

表8－12　　常见加工方式存在的危害及控制措施

加工类型	存在危害	控制环节	控制措施
生食	原料中的生物及化学污染 加工污染	控制原料 预防交叉污染	购买合格原料 执行清洗程序 保持加工人员及工器具洁
热加工后即时食用	原料化学污染 成品生物污染	控制原料 烹调	购买合格原料 加热食品到杀灭微生物的温度和时间
热加工后放冷食用	原料化学污染 生物污染	控制原料 放置或冷藏 环境与温度	购买合格原料 保持存放环境清洁 控制存放时间和温度
热加工后保温食用	原料化学污染 生物污染	控制原料 保温环境	购买合格原料 控制存放时间和温度
热加工后放冷，再加热供食用	原料化学污染 生物污染	控制原料 冷藏及加热 环境与温度	购买合格原料 保持存放环境清洁 控制存放时间和温度

2. 确定关键控制点

(1) 关键控制点与一般控制点的区别　关键控制点与一般控制点是有区别的。关键控制点（Critical Control Point，CCP）是食品生产过程中的某一个点、步骤或过程，通过对其实施控制，能预防或消除一个或几个食品安全危害，或将其降低到可接受水平。控制包括控制因素或者控制变量，CCP的控制措施是指能够预防或消除一个食品安全危害，或将其降低到可接受水平的任何措施和行动。而一般控制点（CP）是指能控制生物、化学或物理因素的任何点、步骤或过程。

一般控制点多与产品质量、生产有关，而与产品的安全无关，除非该控制点主持一个关键控制点，这可从以下两方面加以区分：① 如果此步骤失去控制，是否有后续步骤（如一个杀菌步骤，一个化学品清洗步骤，一个冷冻步骤）可有效控制该危害？如果答案是“是”，那么该步骤很可能是一个CP；如果答案是“否”，则问下一个问题。② 如果此步骤失去控制，该产品可能会导致疾病或伤害吗？如果答案是“是”，那么该步骤很可能是一个CCP。

(2) 关键控制点的确定　HACCP小组应当分析显著危害的控制措施，应用关键控制点判断树（图8-1）确定关键控制点，并将结果填入表8-10。

餐饮食品加工过程常见关键控制点有：原辅料的采购验收及储藏、烹调、食品的冷却、冷藏、运输、再加热、餐饮前台服务、餐饮具的清洗消毒等。对这些关键控制点，围绕有毒动植物或含天然毒素原料的控制，原料、半成品与成品的储存，加工过程的交叉污染，熟制过程的烧熟煮透等方面，设置关键限值。

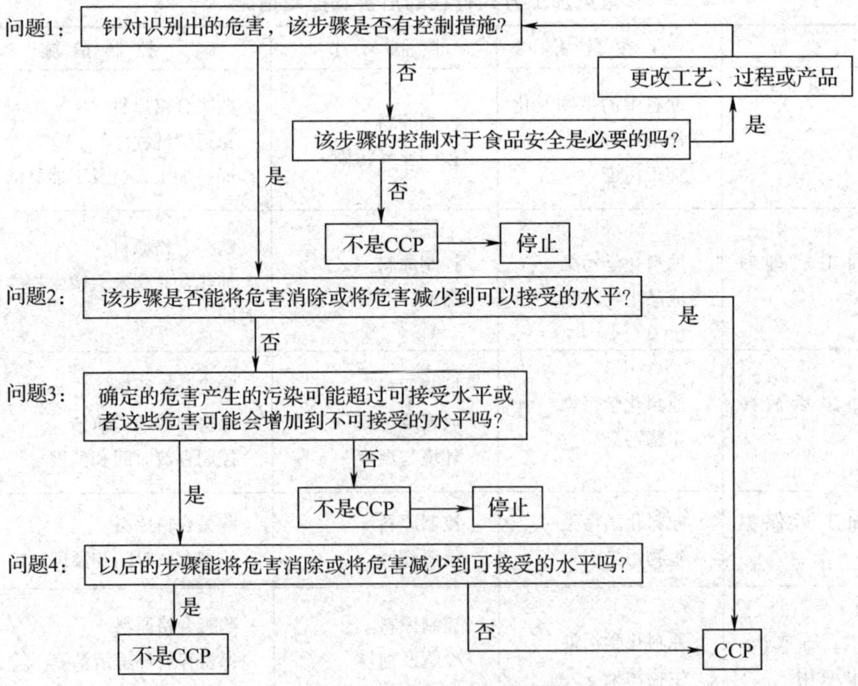

图8-1　关键控制点判定树

3. 关键限值的确定

关键限值（CL）是在 CCP 点上的针对危害的预防控制措施中必须达到的标准，是控制生物、化学或物理参数的最大或者最小值。它是区分食品安全与不安全的界限。每个 CCP 都必须建立相应的 CL。

CL 可以是技术参数，也可以是文字性的规定或要求。餐饮企业常用关键限量所使用的指标包括：温度、时间、湿度、pH、水分活性、含盐量、含糖量、有效氯、添加剂含量、索证以及感官指标，如外观和气味等。

每个关键控制点会有一项或多项控制措施确保预防、消除已确定的显著危害或将其减至可接受的水平。每一项控制措施要有一或多个相应的关键限值。

关键限值的确定应以科学为依据，可依靠科学刊物、法规性指南、专家、试验研究等加以建立。用来确定关键限值的依据和参考资料应作为 HACCP 方案支持文件的一部分，以便于认证。

确定关键限值应坚持三项原则：① 高效：在此范围内，显著危害能被防止、消除或降低到可接受水平；② 简单：简便快捷，易于操作，可在生产线不停顿的情况下快速监控；③ 经济：只需较少的投入。

关键限值建立后，宜建立操作限值（Operation Level ，OL）。操作限值是比关键限值更为严格的标准，其建立的目的是为了防止关键限值出现日常偏差，这样在 CCP 超过关键限值以前就能及时调整生产操作以维持控制。

4. 关键控制点的监控

对于 CCP 的监控活动是 HACCP 系统成功运行的关键，其目的是为了掌握各关键控制点的受控状态，使关键限值不被逾越。监控也提供了早期的预警，这种预警告诉你：生产处理流程正在失去控制或事实上已失去控制。

监控要做的工作是：收集数据，随后从数据中获得信息，根据所获得的信息做出基本的决定或采取正确的行动。

HACCP 小组应对每个 CCP 的监控活动制定出相应的工作程序，确定监控的对象、方法、频率及健康人员，并将结果填入表 8－13。

表 8－13　HACCP 计划表

CCP	显著危害	控制措施	关键限值	操作限值	监控				纠偏措施	记录	验证
					对象	方法	频率	人员			

当实施标准化操作，将危害控制到安全范围后，监控可适当简化或缩减监控频率。

5. 确定纠偏措施

在 HACCP 计划中，对每一个关键控制点都应预先建立相应的纠偏措施。当

CCP 的关键限值被超越时，必须及时采取纠偏行动，以尽快把失控的生产和受影响的产品校正到正常的控制范围内。餐饮企业常见的纠偏措施包括：确定并纠正引起偏离的原因；明确受影响的菜品及其处理方法，如退货、重新加工、销毁产品、隔离和保存并做安全评估等；记录纠偏行动，包括偏离的描述、产品处理方法、纠偏人员姓名等，见表 8－14。

表 8－14　　纠偏记录表

产品名称：

关键点：		日期：		批次：	
纠偏项目：		关键限值：		实际值：	
操作人员			检查人员		
过程描述					
纠偏措施					
部门		人员		时间	
验证结果					
部门		人员		时间	

在餐饮业，当关键控制点超出关键限值时，不同的关键控制点应采取相应的纠偏措施以保证食品安全，常用的纠偏措施见表 8－15。

表 8－15　　餐饮业常用纠偏措施

关键控制点	纠 偏 措 施
采购和验收原料	不予入库
烹调	加热至限量指标
不再加热的食品的处理（冷荤类）	重新加热或销毁
食品的带热存放（自助餐类）	重新加热、调整温度或销毁
设备、餐具的消毒	重新清洗消毒

6．对 HACCP 体系进行验证

由于 HACCP 是一种对食品安全危害进行连续控制的体系，所以 HACCP 计划的实施需要被验证或审核。验证分为两种，一种是即时验证，这种验证实施的频率较高，如每天、每周或每月。其目的是确保 HACCP 计划和标准操作程序能持续实施，有效控制危害。例如 CCP 记录的复查、对监控设备的校准及其记录的检查等。另一种是长期验证，这种验证实施的频率较低，通常每年进行一次，或在系统发生故障时、产品原材料或加工过程发生显著改变时或发现了新的危害时进行。其目的是确定 HACCP 的实施是有效的。例如检查 CCP 是否按 HACCP 的要求被监控；监控活动是否按照 HACCP 计划中规定的频率执行；当监控表明发生了偏离关键限制的情况时，是否执行了纠偏行动等。

7. 保持记录

一般来讲，HACCP 体系须保存的记录应包括：危害分析小结、HACCP 计划、HACCP 计划实施过程中发生的所有记录及其他支持性文件例如验证记录，包括 HACCP 计划的修订等。餐饮企业的记录可以适当简化，并可以不同形式存在，只要它能证明企业是按照 HACCP 计划运行即可。

记录的保存期，对于冷藏食品至少保存 1 年，冷冻食品保存 2 年。对于其他有关加工设备、加工工艺等方面的研究报告、科学评估的结果应至少保存 2 年。

在餐饮业实施 HACCP 管理中，为了节约成本和时间并便于推广，成立 HACCP 小组、进行验证、纠偏、记录保持等复杂的过程在餐饮业均可以省略或简化，而重点在于就企业的硬件条件进行认真的分析，找出在这样的条件下食品安全危害可能存在的环节，并提出相应的控制措施。比较可行的操作方式是制定各关键环节的岗位操作规范，如制定原料验收程序及原料等级验收标准、原料出入库操作规定、原料储藏间卫生控制程序、员工洗手消毒程序、蔬菜初加工程序手册、烹饪加工程序、备餐卫生操作程序、餐具清洗消毒程序等操作规范，并把规范以文字和图形相结合的方式张贴在相应岗位附近的醒目位置，便于员工遵照执行。

二、HACCP 认证

企业的 HACCP 体系认证是指企业委托有资格的认证机构对本企业所建立和实施的 HACCP 管理体系进行认证的活动。一个企业的生产过程获得 HACCP 体系认证，就意味着该企业的食品加工过程中对有关食品危害的预防和控制体系已经通过了国家认可的权威机构的认证，获得该机构颁发的认证证书；其产品的生产过程也将获得认证机构持续的监控和评估；也就是说，在该企业生产的食品中，能够构成对消费者产生危害的因素已经得到持续有效的控制，该类产品应属安全食品。

HACCP 的认证工作由国家认监委负责监督和管理。

HACCP 体系的认证程序是：企业向认证机构提出申请，认证机构接受企业的申请，并与企业签定认证合同，对企业进行第一阶段的审核并提出意见，企业整改后进行第二阶段的审核，审核通过后进行评定、作出认证决定并批准注册，颁发证书及标志，年度监督审核及复评。

第七节　绿色饭店的创建与评定

为了适应我国全面建设小康社会和国际绿色化浪潮的要求，国家经贸委颁布了《绿色饭店等级评定规定》国家行业标准，于 2003 年 3 月 1 日起在全国正式实行。这意味着我国餐饮业的发展有了新的规划，并将进入绿色时代。

一、绿色饭店的概念

绿色饭店（Green hotel）是指运用安全、健康、环保的理念，坚持绿色管理，倡导绿色消费，保持生态和合理使用资源的饭店。其核心是在为顾客提供符合安全、健康、环保要求的绿色餐饮的同时，在生产过程中加强对环境的保护和资源的合理利用。

安全是绿色饭店的一个基本特征，包括餐饮业的公共安全和食品安全。健康是指企业为消费者提供有益于身心健康的产品和服务。环保则是要求企业在经营过程中减少对环境的污染以及节能降耗。

在当今社会，人们不断追求经济的发展和生活质量的提高，但在这个过程中，人们的生存空间遭到严重破坏。人类不得不选择一种既满足发展要求，又能保护环境的发展方式——可持续发展。保护环境的最根本目标是保护人体健康，保护人类享有健康生存空间的权利，所以，实现可持续发展，创造良好的生存空间，是建立绿色饭店的基础。

绿色饭店的创建是对传统餐饮功能配置、经营模式的改进，就食品安全来说，绿色饭店对食品原料的采购、初加工、保藏、烹调服务和餐饮废弃物处理等方面都有具体要求。

国外绿色饭店的发展始于20世纪80年代末期，欧洲的一些饭店意识到餐饮经营对环境保护的作用，逐渐开展环境管理工作，建立自己的环境标准，形成“绿色饭店”的理念。

20世纪90年代中期，国外“绿色饭店”的概念传入中国，在北京、上海、广州等一些大城市的外资、合资饭店和一些由国外管理集团管理的饭店开始实行“绿色行动”。1999年，“中国生态旅游年”开幕，为配合这一主题，浙江省旅游局、计划与经济委员会、环保局共同发起创建“绿色饭店”活动，2000年评出了一批“绿色饭店”，学术界随之也出版了《绿色饭店》的书籍，展开相关的研究。在这基础上，全国各地的饭店都积极实施“绿色饭店”工程。中国饭店协会于2002年7月制定了相关等级评定规范，取得了试行经验后，经政府批准，2003年3月起作为国家标准在全国实施。从此，我国创建绿色饭店，发展绿色消费服务的工作在全国各地逐步展开。

二、绿色饭店对环境保护和资源利用的要求

绿色饭店应做到对环境的破坏最小，运行过程中资源能源消耗尽可能降低，向客人提供符合人体健康需求的产品，并积极参与社会的环境保护活动。

（一）企业建设的要求

饭店的建设需要使用土地、绿地、水体、森林等资源。饭店的建设和经营产生的废弃物排放将影响饭店周围的生态环境和质量。所以，饭店的建设必须经过科学论证、合理规划设计，充分利用自然资源，减少人为的影响和破坏，将周围环境质量包括自然景观、城市景观的质量损失降到最低点。

（二）企业设备运行的要求

饭店设备运行对环境的保护表现为：设备消耗能源和“三废”污染。饭店所

需的燃油、煤在自然界储量有限，燃烧过程中会对大气产生污染；饭店的大量设备以电为动力，电的生产也会对环境造成污染，所以饭店应选择节能设备，减少对能源的利用及由此带来的污染。饭店应合理运行，采用自动化控制技术，提高设备运行效率，减少对外界环境的排放。

（三）企业物资消耗方面的要求

企业生产经营离不开对各种物资的消耗，客人的消费过程和对客人的服务过程会大量消耗物资。物资生产本身又会使用各种资源，生产的过程会产生废弃物的排放，影响环境。如果物资利用效率低，饭店生产将产生大量的废弃物，特别是固体废弃物。所以饭店要在内部尽可能实现物资的回收循环利用，提高物资的使用效率，减少浪费，减少固体废弃物的排放，推动全社会的物资回收与再利用。

（四）健康要求

饭店内部生存空间质量直接关系到人们的健康。要确保饭店内外环境符合卫生标准，同时努力开发各种环保产品、绿色产品以满足人们的需要。如开设无烟餐厅、绿色食品宴席，药膳保健服务。重视室内外的环境绿化，为客人创造良好的自然空间。

（五）参与社会环境保护活动的要求

要严格执行国家颁布的各项环保法规，积极配合政府进行的各项环境整治活动，主动为社区环境保护作贡献。

三、绿色饭店的标识

国家经贸委是餐饮行业的领导部门。根据企业在提供绿色服务、保护环境等方面的状况，将条件合格的企业，定为绿色饭店，用具有中国特色的银杏叶作为标志，制成牌匾，便于陈列或悬挂，同时颁发绿色饭店的相应证书。绿色饭店分为 A 到 AAAAA 共 5 个等级。这样，消费者在根据星级选择饭店硬件的同时，也能凭借“绿叶”等级标识，选择安全、健康与环保。

创建绿色饭店与提高卫生管理水平是紧密联系在一起的。绿色饭店的创建会给企业带来新的发展机遇和动力，也是我国餐饮业发展与国际接轨的一个重要标志。

本章小结

近年来，有识之士不断呼吁餐饮业应当“向卫生要效益”、“向管理求发展”。管理是个很深奥的概念，它本身也是一门科学。卫生管理是餐饮业综合管理的有机组成部分。本章从饮食业卫生管理的机构设置、人员配备、任务等一般规律入手，阐述卫生管理的作用和提高卫生管理水平的方法。良好的卫生意识和管理措施是企业竞争的优势之一。餐饮业作为服务业的一种，其宗旨是使顾客满意，而从顾客处及时反馈信息，正确评价卫生管理工作的绩效，不断研究提高管理水平的新思路、新举措，都将有利于企业的发展。

餐饮业食物加工体系各环节的卫生管理都与人员、物资有关，但各有其自身特点。理顺其基本关系，将有助于卫生管理工作计划的制订与实施。

餐饮业作为食品生产经营企业的一个门类，其经营的食品及经营的过程都必须符合食品卫生法规要求，要接受卫生行政机构的监督检查。将卫生监督的标准和要求作为企业自身的卫生工作规范，则高卫生质量的产品必然使得顾客满意，也能使企业经营走向成功。

我国近年出台了《餐饮业和集体用餐配送单位卫生规范》、《食品卫生监督量化分级管理制度》、《餐饮业卫生管理办法》一些快餐企业和旅游饭店正积极开展HACCP应用的研究，通过运用先进的卫生管理技术，实现企业向国际化和标准化发展的目标。

过去餐饮业的发展片面地强调“为经济建设作贡献”，忽略了生态环境的保护和可持续发展。从事餐饮管理的企业家必须树立安全、健康的“以人为本”理念以及保护环境、崇尚自然的可持续的科学的发展观。创建绿色饭店意味着在餐饮业开通绿色渠道、倡导绿色消费、提供绿色服务，是企业发展的方向。

习　题

1. 概述卫生管理对企业发展的促进作用。
2. 卫生管理员有什么素养要求？应做好哪些卫生管理工作？
3. 卫生管理员对企业自身卫生状况检查时，应重视哪些关键环节？
4. 说明良好的卫生管理工作计划的实施是怎样使顾客的愿望得到满足的。
5. 怎样制定卫生管理工作计划？
6. 以厨房某加工车间为例，拟订一份岗位卫生责任制度。
7. 怎样确保卫生管理工作计划落实到位？
8. HACCP管理与传统食品卫生质量管理有哪些区别？
9. 如何进行食品的危害分析及确定关键控制点？
10. 如何理解绿色饭店对安全、健康和环保方面的要求？
11. 举例说明创建绿色饭店对环境保护的意义。
12. 名词解释：食品卫生法规、食品卫生标准、食品卫生监督制度、卫生管理工作计划、HACCP、绿色饭店。

实 验 教 程

实 验 须 知

烹饪卫生与安全学实验课的目的是训练学生掌握食品卫生理化检验最基本的操作技能，加深理解课堂讲授的某些卫生理论。同时，通过实验，培养学生观察、思考、分析问题和解决问题的能力，实事求是，严肃认真的科学态度以及勤俭节约爱护公物的良好作风。

（一）实验教学基本要求

为了上好实验课，并保证安全，特提出如下注意事项：

① 每次实验前必须对实验内容进行充分预习，以了解实验的目的，原理和方法，做到心中有数，思路清楚，切勿忙乱。

② 实验操作必须规范化、标准化，切勿马虎，要认真及时做好实验记录，对于当时不能得到结果而需要连续观察的实验则需记下每次观察的现象的结果，以便分析。

③ 实验室内应保持整洁，勿高声谈话和随便走动，保持室内安静。

④ 实验过程中，切勿使酒精、乙醚、丙酮等易燃药品接近火焰，如遇火险，先关掉火源，再用湿布或砂土掩盖灭火，必要时用灭火器。易燃试剂储存温度≤28℃，易燃试剂≤30℃。

⑤ 实验时小心仔细，全部操作应严格按操作规程进行，万一遇有意外情况发生时，应立即报告指导教师，及时处理，切勿隐瞒。

⑥ 使用贵重仪器时，要求小心操作，特别爱护，对消耗材料和药品等要力求节约，用毕仍放回原处。精密仪器要登记使用记录卡。学生操作必须服从专人指导、示范、辅助上机。

⑦ 每次实验完毕后，必须把所用仪器抹净放妥，将实验室收拾整齐，擦净桌面。

⑧ 实验室物品等，未经教师许可，不得携出室外。

⑨ 每次实验的结果，应以实事求是的科学态度填入报告内容中，力求简明准确，及时汇交给教师批阅。

⑩ 离实验室前应将手洗净，注意关闭门窗、灯、火等。

（二）样品及制备

1．*采样方法*

首先要正确选择适合于检验目点样品，其次是决定采样部位和采样量，最后要记录样品名称，产地，采样日期，采样地点及采样者姓名等，附在所采样样品上。

2. 取样方法

采取的样品要有代表性，尽可能注意不使样品质量发生变化。采样后如不立即进行分析，要采取与检品种类适应的运送和保存方法，特别要充分考虑温度和湿度。

3. 样品的缩分操作

（1）对角分割法　对于果实等形状近似于对称的样品，进行分割时，为了尽可能缩小部位之间的差异，要收集对角部位，见图1。

（2）间隔切割法　对于细长，扁平或浓度在各部分有差异的样品，一定要间隔一定的幅度取多数小片进行缩分，见图2。

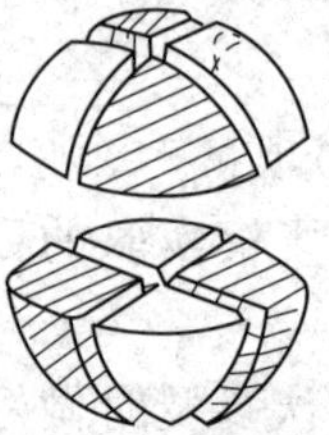

图1　对角分割法

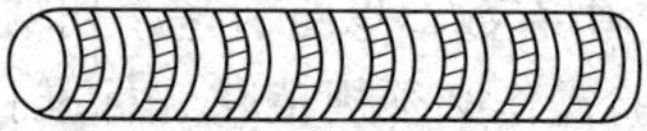

图2　间隔切割法

（3）圆锥四分法　缩分谷类和豆类等粒状，粉状或类似的样品，使用圆锥四分法或相互铲取法。

圆锥四分法是把样品充分混合后堆砌成圆锥体，再把圆锥体压成扁平的圆形，然后通过中心划两条相互交叉的直线，分成对称的四等份。弃去相对应的两个四分之一圆，剩余部分再混合。反复用四分法缩分，直到得到适当的样品量，见图3。

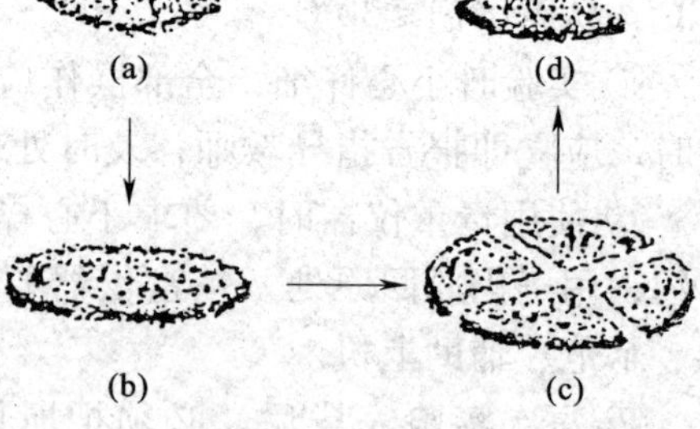

图3　圆锥四分法

（4）相互铲取法　相互铲取法是把充分混匀的样品堆砌成圆锥形，用适当的容器铲取样品，取奇数次，舍偶数次。奇数次再次按同样方法缩分，直到得到适当的样品量。

4. 样品的保存

要考虑样品分析前使样品不发生变化的保存方法。各种使食品样品发生变化的因素及控制措施如下：① 水分或挥发性成分的挥发或吸收：防止措施是把样品装入密闭容器中保存。② 空气氧化：防止措施是设法使样品不与空气接触，在冷暗处保存。③ 样品中酶的作用与微生物的分解：防止措施是在低温保存样品以降低或终止酶及微生物的活性，抑制食品中酶活性作用的较为理想温度是 −45 ~ −50℃。各类样品的保存见表1。

表1　　　　　　　　　　　　　　各类样品的保存

样　　品	保 存 方 法
粮谷、豆类	可用布袋，纸袋盛装，常温，通风良好时，也可用玻璃广口瓶装
面粉、奶粉、豆粉	可用食品塑料袋盛装，短期也可用广口瓶盛装。如测定霉菌毒素类则不宜用玻璃瓶装。在常温，通风良好条件下保存
酱油、醋、酒、奶油	可用玻璃瓶盛装，不宜用塑料容器盛装。酱油，醋等不能用金属容器盛装
半流体样品，如大酱类、虾酱类	用广口瓶盛装
鱼、贝、藻类动物性食品	用食品塑料袋装，低温下保存
糕点、糖果类	可用食品塑料袋盛装，注意防止糕点油质氧化，发霉。通风良好或低温下保存
瓜果、蔬菜类	可用食品塑料袋盛装，注意防止腐烂
中毒性样品	宜用玻璃广口瓶盛装和保存，并尽快化验分析
豆腐、凉粉等制品	可用食品塑料袋，金属容器保存，如不能及时处理可放低温保存
粉丝、腐竹、干菜类	可用食品塑料供袋或纸袋保存，应放通风良好，不被虫蛀，不易发霉地方保存
盐渍制品	应放玻璃广口瓶中保存
原有包装的食品（罐头，汽水等）	原包装中保存

5. 样品的制备

（1）谷类、薯及淀粉类、籽、豆类　流水洗净样品用滤纸汲取表面水分，薯类等首先去皮，再用缩分法缩分。要选择污染最小的器械进行缩分，在短时间内高效率地把样品均一化。

（2）砂糖和甜味类　粉末状物要充分混合后缩分。糖稀，蜂蜜等液体经充分搅拌后再取样，搅拌时如果发现有结晶析出时，要在低于50℃水浴中加温使样品均一化。

（3）糕点类　硬糕点类要用乳钵粉碎混合。中等糕点用刀具等切细均一化后作为样品。软糕点按其形状进行分割和缩分，或者使用均化器混匀后作为样品。

（4）油脂类　液体样品经充分搅拌即可使用。诸如黄油等食品要经水浴软化后再充分搅匀作为样品。

（5）畜禽肉类　把可食部分充分切细，用均化器使之均一化。

（6）蛋类　鲜蛋以全蛋作为分析对象，磕破蛋，去除蛋壳，充分搅拌。蛋黄蛋白分别取样时，按通常的烹调方法把蛋黄和蛋白分开即可。

（7）蘑菇和藻类　除去异物后，切细，粉碎或用均化器使之均一化。

（8）饮料类、粉末、粒状物　可按各类样品的处理方法进行处理，液体物要充分搅拌，有沉淀物的样品要用均化器使之均一化。

(9) 调料及香料类　因种类不同且形态各异，可按上述的方法进行处理。

(10) 烹调加工食品类　以主要原料为主，按已介绍的方法进行处理。

(三) 样品的前处理

许多食品样品经前处理后，即可直接测定。但是，大多数检验项目不能用检样直接测定，必须经过一定的处理，制成可测定的形态，通常叫做样品溶液的制备。在制备样品溶液时，要求制备过程中不得引入待测的组分和干扰测定的组分，也不得使待测的组分丢失。所用的试剂、器材、反应产物等均不得对以后检验带来不良影响。

实验一　肉类卫生质量检验

一、目 的 要 求

通过本试验要求掌握半微量凯氏定氮法测定总挥发性盐基氮（TVBN）的原理和方法，了解 TVBN 作为肉新鲜度指标的食品卫生学意义，了解 pH 在肉类品质检测中的应用。

二、基 本 原 理

挥发性盐基氮是指动物性食品由于酶和细菌的作用，在腐败过程中，使蛋白质分解而产生氨以及胺类等碱性含氮物质。此类物质具有挥发性，在碱性溶液中蒸出后，用标准酸滴定计算含量。

肉在进入腐败后的 pH 不断升高，测定浸没在肉和肉制品试样中的玻璃电极和参比电极之间的电位差，由 pH 计转化为 pH，直接读数。

三、材料和器皿

半微量定氮器（图 4）、微量滴定管（最小分度 0.01mL）、回流消化装置、

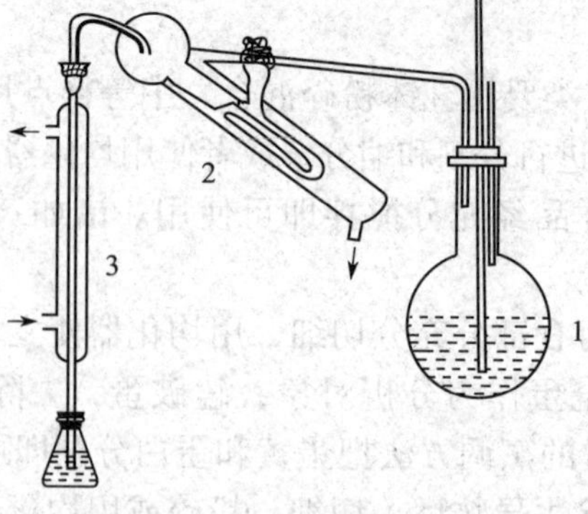

图 4　凯氏定氮蒸馏装置

1—蒸馏瓶　2—反应瓶　3—冷凝管

天平、吸管、乳钵、剪子和镊子、锥形瓶、漏斗、氧化镁混悬液（10g/L)、2%硼酸溶液、混合指示剂（0.2%甲基红乙醇溶液、0.1%次甲基蓝溶液，临用时等量混合）、0.100mol/L盐酸标准溶液；pH计（精确度为0.05pH单位），复合pH玻璃电极，蒸馏水，绞肉机（孔径不超过4mm）。

四、TVBN测定与结果判定

1．样品处理

将样品除去脂肪、骨及腱后，切碎搅匀，称取约10.00g，置于锥形瓶中，加100mL水，不时振摇，浸渍30min后过滤，滤液置冰箱备用。

2．蒸馏滴定

将盛有10mL吸收液及5~6滴混合指示液的锥形瓶置于冷凝管下端，并使其下端插入吸收液的液面下，准确吸取5.0mL上述样品滤液于蒸馏器反应室内，加5mL氧化镁混悬液（10g/L），迅速盖塞，并加水以防漏气，通入蒸汽，进行蒸馏，蒸馏5min即停止，吸收液用盐酸标准滴定溶液（0.01mol/L）溶液滴定，终点至蓝紫色。同时做试剂空白试验，见表2。

表2　TVBN测定程序

操作步骤	空白管	测定管
2%硼酸/mL	10.0	10.0
混合指示剂/滴	5~6	5~6
放于锥形瓶中，并插入蒸馏器冷凝管下端		
样品滤液/mL	—	5.0
水/mL	5.0	—
氧化镁混悬液/mL	5.0	5.0

3．计算

$$食品中总挥发性盐基氮（mg/100g）=(V_1-V_2)\times c_s\times 14\times 100/(m\times 5/100)$$

式中，V_1为样液消耗盐酸标准溶液体积（mL），V_2为试剂空白消耗盐酸标准溶液体积（mL），c_s为盐酸标准溶液的实际浓度，14为1mol/L盐酸标准液1mL相当氮的毫克数，m为试样质量（g）。

要求三次测定的允许相对相差≤10%。

4．结果判定

TVBN（mg/100g）卫生指标：鲜、冻片猪肉≤20，鲜（冻）鸡肉≤15，淡水鱼≤20，海水鱼≤30。

5．注意事项

（1）肉浸液过滤可采用数层纱布除肉渣；

（2）蒸馏过程中，冷却水不能中断；

（3）通入蒸汽时所有管道应密闭，不能漏气；

（4）半微量定氮器在使用前、后均需用蒸汽充分洗净，并先作空白试验，空白值很低时，样液方可检测；

（5）每个样品检测之间应用蒸馏水洗 2 ~ 3 次。

五、pH 测定与结果判定

1. 样品制备

采样：试样须两次通过绞肉机，混匀以达到均质化。至少取有代表性的试样 200g，立即测定 pH，或以适当的方法保存试样，要保证其 pH 变化控制在最小限度之内。

样液制备：取肉糜 2g 于烧杯中，加水（中性）20mL 混匀，浸渍 15min，如样液无油脂，可直接检测，否则应过滤再检测。

2. 测定

以 29A 型酸度计（图 5）为例，步骤如下：

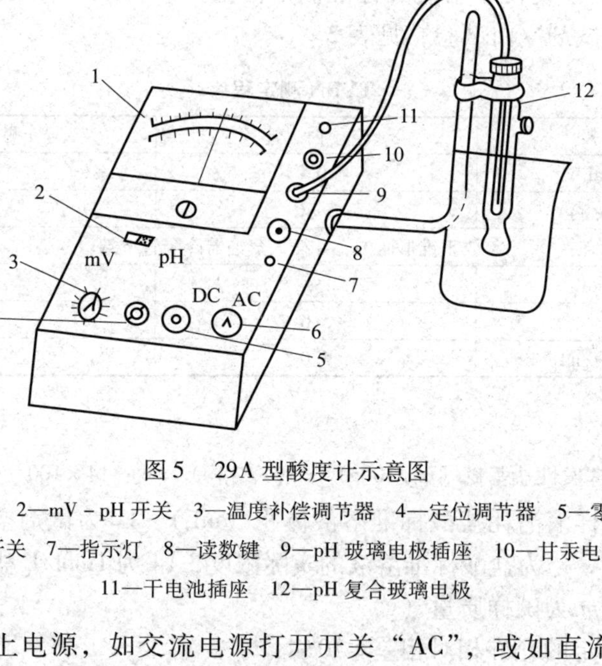

图 5　29A 型酸度计示意图

1—指示表头　2—mV－pH 开关　3—温度补偿调节器　4—定位调节器　5—零点调节器
6—电源开关　7—指示灯　8—读数键　9—pH 玻璃电极插座　10—甘汞电极插座
11—干电池插座　12—pH 复合玻璃电极

① 酸度计接上电源，如交流电源打开开关“AC”，或如直流电源打开开关“DC”，预热 10min。

② 调节温度补偿开关，使与溶液温度一致。

③ 调节零点，使指针在 pH 2 处。

④ 将复合 pH 玻璃电极从去离子水中取出，用吸水纸吸净水，然后插入标准 pH 缓冲液中。

⑤ 揿“读数”，调节“定位”使指针符合标准 pH 缓冲液数值。

⑥ 放开“读数”，再重复⑤，直至稳定，水洗电极，用吸水纸吸净。

⑦ 将复合 pH 玻璃电极插入被检液，揿“读数”，记录所得 pH。同一个试样进行三次测定，读数精确到 0.05pH 单位。由同一分析者同时或相继进行的三次测定结果之差≤0.15pH 单位。

⑧ 检毕，用水清洗电极，电极浸于 3mol/L KCl 溶液中，备用，关闭电源。

3. 计算

取三次测定的算术平均值作为结果。精确到 0.1pH 单位。

4. 结果判定（表 3）

表 3　　　　肉类 pH 表

肉种类	pH		
	新鲜	新鲜可疑	变质
冻肉	6.0 ~ 6.5	6.6 ~ 6.7	6.8 以上
鲜肉、冷藏肉	5.8 ~ 6.4	6.5 ~ 6.7	6.8 以上

5. 注意事项

（1）新的玻璃电极的膜应浸在水中保存 12h 以上，复不用时也宜浸入蒸馏水中保存。

（2）玻璃电极的膜如沾上油污，应先用乙醇、后用乙醚、再用乙醇浸洗，最后用水洗净。玻璃膜易损，使用时应小心。

（3）酸度计的玻璃电极插孔必须保持清洁、干燥，并防灰尘与湿气进入。

（4）缓冲液浑浊、沉淀，则不能使用，须重新更换或配制。

六、思考题

（1）据你所知，有哪些方法可以评价肉的新鲜度和品质？它们间的关系如何？

（2）TVBN 测定的关键步骤有哪些？

（3）分析 TVBN、pH 测定误差的起因与控制。

七、附录

标准缓冲溶液的配制

所用试剂均为分析纯，所用水为蒸馏水或相当纯度的水。

（1）0.05mol/L 苯二甲酸氢钾缓冲液配制　称取苯二甲酸氢钾［$KHC_6H_4(COO)_2$］10.21g，预先在 125℃烘干至恒重，溶于水中，稀释至 1000mL。该溶液的 pH 在 20℃时为 4.00。

（2）0.025mol/L 磷酸盐缓冲液配制　称取 KH_2PO_4 3.39g 及 Na_2HPO_4 3.39g，预先在 125℃烘干至恒重，溶于水中，稀释至 1000mL。该溶液的 pH 在 20℃时为 6.88。

不同温度时缓冲液的 pH 见表 4。

表4　　　　　　　　　　　　不同温度时缓冲液的pH

温度/（℃）	0.05mol/L苯二甲酸氢钾液	0.025mol/L磷酸盐液
5	4.01	6.95
10	4.00	6.92
15	4.00	6.90
20	4.00	6.88
25	4.00	6.86
30	4.01	6.85
35	4.02	6.84
40	4.03	6.84

实验二　蛋类卫生质量检验

一、目 的 要 求

掌握使用密度检验法、灯光透视法评价蛋的卫生质量。

二、基 本 原 理

新鲜蛋的相对密度为1.08～1.09，陈蛋相对密度减轻。

鲜蛋透视检查气室小，蛋黄不见或略有红色阴影，为新鲜程度高；稍平、扁则较差。生蛋白黏稠度大紧包黄，则新鲜度高；变稀薄，鲜度差。新鲜程度不一，均可食用；如腐败变质、变臭，不可供食用。

蛋在保藏中，由于水分不断蒸发，可使气室空间日益扩大，测定气室高度有助于判定蛋的新鲜度。

三、鲜蛋的密度检验

（一）材料和器皿

① 玻璃缸。

② 食盐水：取1000mL水，加入60g食盐，制成相对密度1.027的盐水。

③ 不同新鲜度的鲜蛋，以铅笔编号。

（二）方法和步骤

将食盐水倒入玻璃缸内，把蛋放入盐水中观察。

（三）结果判定

① 刚生产的鲜蛋横沉缸底；

② 生产后1周的鲜蛋沉于缸底，钝端稍朝上；

③ 次鲜蛋沉于缸底，直立，钝端朝上；

④ 陈旧蛋浮于水中间，钝端朝上；

⑤ 腐败蛋钝端朝上，浮出水面。

四、鲜蛋灯光透视法检验

（一）材料和器皿

① 灯光照蛋器。

② 不同新鲜度的鲜蛋，以铅笔编号。

（二）方法

利用灯光照蛋器透视检查蛋的内容物变化（气室、蛋白、系带、蛋黄、胚胎的形状），以确定其新鲜程度和卫生质量。

照验具体方法：

① 用拇指、食指、中指捏起一只蛋；钝端向上塞在照蛋灯孔上；手心向上蛋与照蛋箱成30°倾斜（看气室大小）；

② 随之向内、外旋转半圈，观察蛋内容物，蛋白浓度，系带松弛度，气室稳定状态，及有无霉斑、异物阴影等。

正常的蛋照验时，气室固定，顶端直径为5～7mm；蛋白浓清晰无色；蛋黄不很明显，仅见粉红色；系带略见阴影；蛋黄上胚胎有时隐约可见。

（三）不同质量鲜蛋特征和卫生处理（见表5）

表5　不同质量鲜蛋特征和卫生处理

名称	特　征	卫生处理
良好鲜蛋	壳上有白霜，完整清洁，灯光透视，透明、气室小、蛋黄略有阴影、无斑点	可供食用
裂纹蛋（哑子蛋）	壳裂纹成缝，壳膜未破，击碰蛋壳时发出哑声	标明品质，短期内销掉，不宜久藏。可加工冰蛋或蛋粉
硌窝蛋	壳局部破裂凹下，未破。蛋液不外流	同裂纹蛋
流清蛋	壳破损，蛋膜破裂，蛋液外溢，蛋黄完整良好	立即销售，交待消费者高温蒸煮后食用
热伤蛋	蛋受热较久，胚胎未发育（蛋未受精或胚胎死亡），灯照透视，可见胚胎增大，但无血管出现，蛋白稀薄，蛋黄增大而软，蛋黄膜松弛	标明品质，短期内销售食用，不宜久藏。可加工冰蛋或蛋粉
血圈蛋	受精蛋因受热胚胎开始发育。灯光透视蛋黄呈现小血圈	短期内销售食用，不宜久藏

续表

名称	特　征	卫生处理
红粘壳蛋（红搭壳蛋）	蛋经储存因未及时翻动或受潮，蛋白变稀，系带松弛。因蛋黄相对密度小于蛋白，故蛋黄上浮，贴于蛋壳上，灯光透视时气室增大，粘壳处呈红色，打开后蛋壳内壁可见蛋黄粘连痕迹，蛋黄蛋白界限分明，无异味	不得鲜销，可供食品厂作高温食品原料或集体食堂充分煮透后食用，不可炒食
轻度霉变（芝麻搭壳）	红粘壳蛋形成日久粘壳处变黑，灯光透视时黑色斑点面积占粘壳蛋黄二分之一以下者，蛋黄粘壳处，部分呈黑色阴影，其余部分蛋黄呈红色。打开后可见粘壳处有黄中带黑的粘连痕迹，蛋白变稀，蛋黄蛋白界限分明，无异味	近期内鲜销食用，不可久藏，可加工冰蛋和蛋粉
散黄蛋（烊黄蛋）	鲜蛋储藏日久或受热、受潮、蛋白变稀，水分渗入蛋黄而使蛋黄膨胀，蛋黄膜破裂。灯光透视时蛋黄不完整或散如云状，打开后蛋白混杂，但无异味	不得鲜销，可加工为高温食品原料，或供集体食堂烧熟煮透食用
孵化蛋（喜蛋）	受精蛋经孵化后胚胎发育，壳的颜色呈暗黑色，灯光透视时胚胎盘处大块黑色。打开后，鸡胚形成增大。无臭味	按地区食用习惯处理，不变质发臭，可供食用
泻黄蛋	由于蛋的储藏条件不良，蛋内微生物作用形成。灯光透视黄白混杂不清，呈均匀灰黄色，打开后蛋液稀薄呈灰黄色，浑浊，有异臭	不得供食用
黑腐蛋（臭蛋、坏蛋）	严重变质的蛋，蛋壳乌黑色，灯光透视时蛋大部分可全部不透光，呈灰黑色。打开后，蛋液呈灰绿色或暗黄色，并有硫化氢恶臭味	不得供食用
重度黑粘壳蛋	由轻度粘壳蛋发展而成，其粘壳部分超过粘壳蛋黄面积二分之一以上，蛋液有异味	不得供食用
重度霉变蛋	霉变严重，灯光透视时蛋壳及蛋内部均有黑点或有粉红色斑点，打开后蛋膜及蛋液内均有霉斑或蛋白呈胶冻样霉变，并带有严重霉气味及蛋内部均有黑点或有粉红色霉点	不得供食用

（四）结果记录（表6）

表6　　实验结果记录

类别	蛋号	类别	蛋号
新鲜蛋		轻度霉蛋	
裂纹蛋		散黄蛋	
硌窝蛋		泻黄蛋	
流清蛋		黑腐蛋	
热伤蛋		重度黑粘壳蛋	
红粘壳蛋		重度霉蛋	

五、鲜蛋气室高度的测定

（一）材料和器皿

① 带有规尺的照蛋器。测定气室高度的规尺是用塑胶片制成，上面带有半圆形的切口，切口两侧刻有平行的刻度，刻度间距为1mm，用时将规尺固定在照蛋器孔口上。

② 各种不同等级的鲜蛋若干个。

（二）方法和步骤

1．操作方法

测定时将蛋的大头向上，使蛋的顶点和规尺上的零线重合。检验者的视线应和蛋的顶点取平，然后读取气室左右两端落在规尺刻度线上的刻度数（即气室左、右边的高度）。

2．计算

$$气室高度（mm）=（气室左边的高度+气室右边的高度）/2$$

（三）结果判定

特级鲜蛋高度≤3mm；一级鲜蛋高度4～5mm；二级鲜蛋高度≤10mm；三级鲜蛋高度：11 mm以上但不超过蛋长轴的1/3；陈旧蛋高度：超过蛋长轴的1/3。

六、咸蛋的检验

1．良质咸蛋的灯光透视检验

气室小，蛋白透明，亮度清晰，蛋黄缩小，靠近蛋壳。

2．变质咸蛋的灯光透视检验

① 混黄蛋：蛋内透光度差，模糊不清，颜色发暗。

② 黑黄蛋：轻度者，蛋黄发黑，蛋白稍浑浊；重度者，整个蛋呈黑色。

七、开 蛋 检 验

把蛋打开后，将其内容物置于玻璃平皿或瓷碟上，观察蛋黄与蛋白的颜色、稠度、性状；有无血液，胚盘是否发育；有无异物和臭味。以蛋白扩散面积小，蛋黄呈圆形、水样蛋白量少为上品。

八、思 考 题

（1）影响蛋新鲜度的因素有哪些？

（2）评价蛋新鲜度的指标有哪些？概述其机理。

实验三　鱼类卫生质量检验

一、目 的 要 求

了解鱼类三甲胺、组胺等成分分析法，学习动物毒性试验及临床病理资料整理、记录的一般方法。

二、基本原理

在腐败菌作用下，鱼肉类食品中的氧化二甲胺［（CH_3）$_3NO$］还原而产生三甲胺［（CH_3）$_3N$］，三甲胺含量高则鱼肉的新鲜度低。将三甲胺抽提于甲苯溶液中，加显色剂（苦味酸甲苯液），形成黄色的苦味酸三甲胺盐，与标准比色定量。

组胺又叫组织胺，是组氨酸分解产物，是淡水鱼的新鲜度指标，又是青皮红肉海产鱼的安全指标。组胺与重氮盐在弱碱性环境中进行偶氮反应，生成橙色偶氮化合物，与标准比色定量。

以一定量河豚毒素（TTX）腹腔注射小鼠，因小鼠细胞膜 Na^+通道被阻断，出现一系列中毒症状，最后死亡。以能使小鼠死亡的 TTX 最小剂量定义为 1 鼠单位（Mouse unit，MU），再换算出 TTX 浓度。

三、三甲胺测定

（一）试剂

① 20% 三氯乙酸溶液。

② 无水硫酸钠（A. R.）。

③ 1∶1 碳酸钾溶液　称取 100g 碳酸钾，溶于 100mL 水中。

④ 甲苯（A. R.），用无水硫酸钠脱水，再用 1mol/L（$\frac{1}{2}H_2SO_4$）振摇，除干扰物质，最后再用无水硫酸钠脱水。

⑤ 苦味酸甲苯溶液　Ⅰ. 2% 储备液：取 2g 干燥的苦味酸溶于 100mL 无水甲苯中；Ⅱ. 0.02% 应用液：取储备液 1mL 以甲苯稀释至 100mL。

⑥ 20% 甲醛溶液　先将 100mL 甲醛溶液（36% ~38%）与 10g 碳酸镁振摇至接近无色并过滤，然后取 50mL 滤液用水稀释至 100mL。

⑦ 三甲胺 - 氮标准溶液配制

a. 三甲胺 - 氮标准储备液（100μg TMA - N/mL）：称取 0.682g 盐酸三甲胺，加 1∶3 盐酸 1mL，溶解后稀释成 100mL；取其 5mL 再稀释成 100mL；取最后稀释液 5mL 用微量或半微量凯氏蒸馏法准确测定三甲胺 - 氮量，并计算出每毫升的含量，然后稀释使每毫升含有 100μg 的三甲胺 - 氮，作为储备液用。

b. 三甲胺 - 氮标准应用液（10μg TMA - N/mL）：准确吸取 10mL 上述三甲胺 - 氮标准储备液于 100mL 定量瓶中，以水稀释定容至刻度。

（二）仪器

分光光度计，微量或半微量凯氏蒸馏器，100mL 或 150mL 玻塞三角瓶，100mL 量筒，试管，吸管。

（三）方法和步骤

1. 检样处理

（1）取被检肉样20g（视检样新鲜程度确定取样量）剪细研匀，加水70mL移入玻塞三角瓶中，并加20%三氯乙酸10mL，振摇，沉淀蛋白后过滤，得滤液。

（2）取上述滤液5mL（亦可视检样新鲜程度确定之，但必须加水补足至5mL）于具塞试管中，加10%甲醛溶液1mL，甲苯10mL及1:1碳酸钾溶液3mL，立即盖塞，上下剧烈振摇60次，静置20min，待分层。

（3）吸取甲苯层10mL于试管中，加无水硫酸钠约0.5g，进行脱水，振摇，静置分层。

2. 测定

准确吸取5mL甲苯层于预先已置有0.02%苦味酸甲苯液5mL的试管中，轻轻混匀，用波长410nm，试剂空白液调零比色，读取吸光度A值。

3. 制备标准曲线

准确吸取三甲胺氮标准应用液（10μg TMA－N/mL）0.0、1.0、2.0、3.0、4.0、5.0mL（相当于0、10、20、30、40、50）按上述检样处理和测定程序同样操作，以测得的吸光度绘制标准曲线。

4. 计算

$$食品中三甲胺-氮含量（mg/100g）=c_s \times 100/[m \times (V_1/V) \times 1000]$$

式中，c_s为样液的A值查标准曲线得对应含量（μg），m为样品质量（g），V为样品提取后的总体积（mL），V_1为测定用样液体积（mL）。

（四）结果判定

新鲜鱼虾等水产品、肉中没有三甲胺，初期腐败时，其量可达4～6mg/100g。

（五）注意事项

（1）操作用水均为无氨水；

（2）用三氯乙酸沉淀蛋白应彻底，滤液应清晰；

（3）用甲醛甲苯溶液提取样液后分层，吸去下面水层，不要将甲苯层带出；

（4）甲苯提取液加无水硫酸钠脱水应彻底，若仍有水珠时，可再加无水硫酸钠脱水。

四、组胺的测定

（一）试剂

① 正戊醇。

② 三氯乙酸溶液（100g/L）。

③ 碳酸钠溶液（50g/L）。

④ 氢氧化钠溶液（250g/L）。

⑤ 偶氮试剂。

甲液：称取0.5g对硝基苯胺，加5mL盐酸溶液溶解后，再加水稀释至

200mL，置冰箱中。

乙液：亚硝酸钠溶液（5g/L），临用现配。

甲液5mL、乙液40mL混合后立即使用。

⑥ 磷酸组胺标准储存液（1mg组胺/mL）：准确称取0.2767g于105℃干燥2h的磷酸组织胺（$C_5H_9N_3 \cdot H_3PO_4$），溶于水，移入100mL容量瓶中，再加水稀释定容至刻度。

⑦ 磷酸组胺标准使用液（20μg组胺/mL）：准确吸取1.0mL组胺标准储存液，置于50mL容量瓶中，加水稀释定容至刻度。

（二）仪器设备

分光光度计，其余常规设备同三甲胺测定。

（三）方法和步骤

1. 样品处理

（1）称取10.00g肉糜样品于具塞锥形瓶中，加入15～20mL三氯乙酸溶液100g/L，浸泡2～3h，振荡过滤。

（2）取1.0mL滤液于分液漏斗中，加25%氢氧化钠溶液使呈碱性，每次加入3mL正戊醇，振摇5min，提取3次，合并正戊醇于试管中，用正戊醇补足至10.0mL。

（3）吸取1.0mL正戊醇提取液于另一分液漏斗中，每次加3mL1mol/L盐酸，振摇提取3次，合并盐酸提取液于试管中，用1mol/L盐酸补足至10.0mL。

2. 测定

准确吸取1.0mL盐酸样品于另一试管中，加3mL 5%碳酸钠溶液提取液、3mL偶氮试剂，用水补足至10mL，混匀，放置10min后，用分光光度计、杯径1cm比色皿，以试剂空白液零点，于波长480 nm比色，记录吸光度A值，查标准曲线对应含量。

3. 标准曲线制备

准确吸取0、0.20、0.40、0.60、0.80、1.0mL组胺标准使用液（相当于0、4、8、12、16、20μg组胺），分别置于具塞试管中，各加1mL1mol/L盐酸、3mL偶氮试剂，加水补足至10mL，混匀，放置10min后，用分光光度计、杯径1cm比色皿，以零管零点，于波长480 nm比色，记录各管吸光度，绘制标准曲线。

4. 计算

$$食品中组胺含量（mg/100g）=（c_s/1000）\times 100/[m\times（1/V_1）\times（1/10）\times（1/10）]$$

式中，c_s为测定时样品中组胺的含量（μg），m为样品质量（g），V_1为加入10%三氯乙酸溶液的体积（mL）。

结果的表述：报告算术平均值精确至小数点后一位。允许差相对读差≤10%。

（四）结果判定

GB 14939《鱼罐头卫生标准》规定，鱼罐头的组胺≤100mg/100g。人体中毒的组胺摄入量为1.5mg/（kg体重·d），一个成年人一次性摄入100mg组胺即引起中毒。当摄入鱼肉中的组胺达到4～10mg/100g，就会发生变态反应样的食物中毒。

（五）注意事项

① 在样品处理时用三氯乙酸去除样液中的蛋白要彻底。

② 在测定操作过程中，必须以pH试纸来判断酸性与碱性。

③ 在测定过程中，对组胺标准系列溶液要分别加入1mL1mol/L盐酸；但是，样品盐酸提取液中，不必再加1mol/L盐酸，否则过量的盐酸会使结果偏低。

五、TTX测定

（一）试剂与实验器材

① 试剂：甲醇（A. R.）、乙醚（A. R.）、无菌蒸馏水（样液稀释用）。

② 河豚鱼：新鲜样品自采集后立即于－18℃低温保存。

③ 小鼠：ICR品系，体重15～20g，雄性，试验前健康无病。

④ 冷凝回流装置；

⑤ 高速离心机（4×10^3r/min）；

⑥ 漏斗式滤器；

⑦ 蒸发皿。

（二）方法和步骤

1．样品处理

将冷冻鱼样品解冻，经蒸馏水清洗后，用滤纸吸干，然后将鱼体分解成鱼肉、鱼肝、鱼皮、卵巢（或精巢）、肠道、血液诸部分，用蒸馏水洗去血污，再用滤纸吸干，称重，备检。

2．TTX提取

称取5～10g样品，捣碎、混匀，置抽提瓶中，加入50mL甲醇，调pH4～5后，回流20～30min，离心分离，取上清液于蒸发皿中，于水浴上蒸干。用3～5mL乙醚洗涤油脂后，用水溶解过滤，使滤液每毫升相当于0.5g样品。

3．小鼠生物试验与TTX检测

将上述滤液用水稀释成不同的浓度，各取1mL注入3只体重相似的小鼠腹腔内，记录小鼠出现中毒特有症状的时间，以三组值之中位数表示。

小鼠开始很平稳，接着很快地激烈翻滚，步行困难，边走边作大呼吸，最后迅速跳跃翻倒，四肢抽搐而死亡，以此作为判断TTX中毒的判定依据。

TTX毒性的表达式为：

$$\text{TTX毒力（MU/g）}=V_1\times m_1/(m_2\times V_2\times K)$$

式中，V_1为样液总体积（mL），V_2为注射稀释液体积（mL）m_1为小鼠体重（g），m_2为样品总量，K为小鼠最小致死量的原液稀释度。

TTX毒力如换算成μg/g，则再乘于0.178。

（三）结果判定

以 TTX 含量 >1000 MU/g 为剧毒，100 ~ 999 MU/g 为强毒，10 ~ 99 MU/g 为弱毒，≤9 MU/g 为无毒，作为评价标准，比较各部位毒性大小。

六、思 考 题

（1）评价鱼类卫生质量的指标有哪些？简述其卫生学意义。

（2）影响河豚鱼 TTX 分布的因素有哪些？

（3）概述小鼠 TTX 中毒的表现症状。

实验四　果蔬卫生质量检验

一、目 的 要 求

通过本试验要求掌握测定食品中硝酸盐、亚硝酸盐的原理和方法，了解食品亚硝酸盐含量标准及其卫生学意义。

二、基 本 原 理

亚硝酸盐测定使用盐酸萘乙二胺法。试样经沉淀蛋白质、除去脂肪后，在弱酸条件下亚硝酸盐与对氨基苯磺酸重氮化后，再与盐酸萘乙二胺偶合形成紫红色染料，与标准比较定量。

硝酸盐测定使用锡柱法。试样经沉淀蛋白质、除去脂肪后，溶液通过锡柱，使其中的硝酸根离子还原成亚硝酸根离子，在弱酸性条件下，亚硝酸根与对氨基苯磺酸重氮化后，再与盐酸萘乙二胺偶合形成红色染料，测得亚硝酸盐总量，由总量减去亚硝酸盐含量即得硝酸盐含量。

三、亚硝酸盐的测定

（一）试剂

① 亚铁氰化钾溶液：称取 106.0g 亚铁氰化钾，用水溶解，并稀释至1000mL。

② 乙酸锌溶液：称取 220.0g 乙酸锌，加 30mL 冰乙酸溶于水，并稀释至1000mL。

③ 饱和硼砂溶液：称取 5.0g 硼酸钠，溶于 100mL 热水中，冷却后备用。

④ 4g /L 对氨基苯磺酸溶液：称取 0.4g 对氨基苯磺酸，溶于 100mL 20% 盐酸中，置棕色瓶中混匀，避光保存。

⑤ 2g/L 盐酸萘乙二胺溶液：称取 0.2g 盐酸萘乙二胺，溶解于 100mL 水中，混匀后，置棕色瓶中，避光保存。

⑥ 亚硝酸钠标准溶液：准确称取 0.1000g 于硅胶干燥器中干燥 24h 的亚硝酸钠，加水溶解移入 500mL 容量瓶中，加水稀释至刻度，混匀。此溶液每毫升相当

于200μg的亚硝酸钠。

⑦ 亚硝酸钠标准使用液：临用前，吸取亚硝酸钠标准溶液5.00mL，置于200mL容量瓶中，加水稀释至刻度，此溶液每毫升相当于5.0μg亚硝酸钠。

（二）仪器

① 小型纹肉机。

② 分光光度计。

（三）分析步骤

1. 试样处理

称取5.0g经切碎混匀的试样，置于50mL烧杯中，加12.5mL硼砂饱和液，搅拌均匀，以70℃左右的水约300mL将试样洗入500mL容量瓶中，于沸水浴中加热15min，取出后冷却至室温，然后一面转动，一面加入5mL亚铁氰化钾溶液，摇匀，再加入5mL乙酸锌溶液，以沉淀蛋白质。加水至刻度，摇匀，放置0.5h，除去上层脂肪，清液用滤纸过滤，弃去初滤液30mL，滤液备用。

2. 测定

吸取40.0mL上述滤液于50mL带塞比色管中，另吸取0.00，0.20，0.40，0.60，0.80，1.00，1.50，2.00，2.50mL亚硝酸钠标准使用液（相当于0，1，2，3，4，5，7.5，10，12.5μg亚硝酸钠），分别置于50mL带塞比色管中。于标准管与试样管中分别加入2mL对氨基苯磺酸溶液（4g/L），混匀，静置3～5min后，各加入1mL 2g/L盐酸萘乙二胺溶液，加水至刻度，混匀，静置15min，用2cm比色杯，以零管调节零点，于波长538 nm处测吸光度，绘制标准曲线比较，同时做试剂空白。

3. 计算

$$食品中亚硝酸盐的含量（mg/kg）= m_1 \times 1000 / [m \times (V_2/V_1) \times 1000]$$

式中，m为试样质量（g）；m_1为测定用样液中亚硝酸盐的质量（μg）；V_1为试样处理液总体积（mL）；V_2为测定用样液体积（mL）。

计算结果保留两位有效数字。要求在重复性条件下获得的两次独立测定结果的绝对差值不得超过算术平均值的10%。

四、硝酸盐测定

（一）试剂

① 氨缓冲溶液（pH9.6～9.7）：量取20mL盐酸，加50mL水，混匀后加50mL氨水，再加水稀释至1000mL，混匀。

② 稀氨缓冲液：量取50mL氨缓冲溶液，加水稀释至500mL，混匀。

③ 0.1 mol/L盐酸溶液：吸取5mL盐酸，用水稀释至600mL。

④ 硝酸钠标准溶液：准确称取0.1232g于110～120℃干燥恒重的硝酸钠，加水溶解，移于500mL容量瓶中，并稀释至刻度。此溶液每毫升相当于200μg亚硝酸钠。

⑤ 硝酸钠标准使用液：临用时吸取硝酸钠标准溶液 2. 50mL，置于 100mL 容量瓶中，加水稀释至刻度。此溶液每毫升相当于 5μg 亚硝酸钠。

⑥ 亚硝酸钠标准使用液：同亚硝酸钠测定。

（二）仪器

① 分光光度计。

② 镉柱（见图 6）。

a. 海绵状镉的制备：投入足够的锌皮或锌棒于 500mL 硫酸镉溶液（200g /L）中，经 3 ~ 4h，当其中的镉全部被锌置换后，用玻璃棒轻轻刮下，取出残余锌棒，使镉沉底，倾去上层清液，以水用倾泻法多次洗涤，然后移入组织捣碎机中，加 500mL 水，捣碎约 2s，用水将金属细粒洗至标准筛上，取 20 ~ 40 目之间的部分。

b. 镉柱的装填：如图 6。用水装满镉柱玻璃管，并装入 2cm 高的玻璃棉做垫，将玻璃棉压向柱底时，应将其中所包含的空气全部排出，在轻轻敲击下加入海绵状镉至 8 ~ 10cm 高，上面用 1cm 高的玻璃棉覆盖，上置一储液漏斗，末端要穿过橡皮塞与镉柱玻璃管紧密连接。

如无上述镉柱玻璃管时，可以 25mL 酸式滴定管代用。

当镉柱填装好后，先用 0.1 mol/L，25mL 盐酸洗涤，再以水洗两次，每次 25mL，镉柱不用时用水封盖，随时都要保持水平面在镉层之上，不得使镉层夹有气泡。

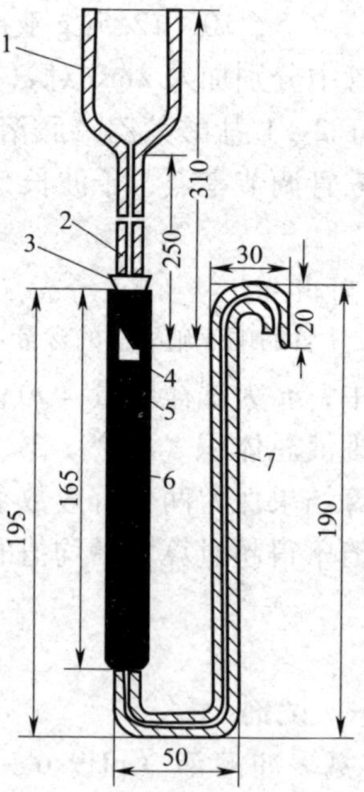

图 6　镉柱示意图

1—储液漏斗，内径 35mm，外径 37mm
2—进液毛细管，内径 0. 4mm，外径 6mm
3—橡皮塞　4—镉柱玻管，内径 12mm，外径 16mm　5—玻璃棉　6—海绵状镉　7—出液毛细管，内径 2mm，外径 8mm，其余单位均为 cm

c. 镉柱每次使用完毕后，应先以 0. 1mol/L 25mL 盐酸洗涤，再以水洗两次，每次 25mL，最后用水覆盖镉柱。

d. 镉柱还原效率的测定：吸取 20mL 硝酸钠标准使用液，加入 5mL 稀氨缓冲液，混匀后，吸取 20mL 处理过的样液于 50mL 烧杯中，加 5mL 氨缓冲溶液，混合后注入储液漏斗，使流经镉柱还原，以原烧杯收集流出液，当储液漏斗中的样液流完后，再加 5mL 水置换柱内留存的样液。将全部收集液如前再经镉柱还原一次，第二次流出液收集于 100mL 容量瓶中继以水流经镉柱洗涤三次，每次 20mL，洗液一并收集于同一容量瓶中，加水至刻度，混匀。

取 10. 0mL 还原后的溶液（相当 10kg 亚硝酸钠）于 50mL 比色管中，吸取 40. 0mL 上述滤液于 50mL 带塞比色管中，另吸取0.00，0.20，0.40，0.60，0.80，1.00，1.50，2.00，2.50mL亚硝酸钠标准使用液（相当于0，1，2，3，4，5，7.5，10，12.5μg亚硝酸钠），分别置于50mL带塞比色管中。于标准管与试样管中分别加入2mL对氨基苯磺酸溶液（4g/L），混匀，静置3～5min后各加入1mL盐酸萘乙二胺溶液（2g/L），加水至刻度，混匀，静置15min，用2cm比色杯，以零管调节零点，于波长538nm处测吸光度，绘制标准曲线比较，同时做试剂空白。根据标准曲线计算测得结果，与加入量一致，还原效率应大于98%为符合要求。

e. 计算：

$$还原效率\ X = (m/10) \times 100\%$$

式中，X为还原效率；m为测得的亚硝酸盐的质量（μg）；10为测定用溶液相当亚硝酸盐的质量（μg）。

（三）分析步骤

1. 试样处理

同亚硝酸盐测定。

2. 测定

（1）先以25mL稀氨缓冲液冲洗镉柱，流速控制在3～5mL/min（以滴定管代替的可控制在2～3mL/min）。

（2）吸取20mL处理过的样液于50mL烧杯中，加5mL氨缓冲溶液，混合后注入储液漏斗，使流经镉柱还原，以原烧杯收集流出液，当储液漏斗中的样液流完后，再加5mL水置换柱内留存的样液。

（3）将全部收集液如前再经镉柱还原一次，第二次流出液收集于100mL容量瓶中，继以水流经镉柱洗涤三次，每次20mL，洗液一并收集于同一容量瓶中，加水至刻度，混匀。

（4）亚硝酸钠总量的测定：吸取10～20mL还原后的样液于50mL比色管中，另吸0.00，0.20，0.40，0.60，0.80，1.00，1.50，2.00，2.50mL亚硝酸钠标准使用液（相当于0，1，2，3，4，5，7.5，10，12.5μg亚硝酸钠），分别置于50mL带塞比色管中。于标准管与试样管中分别加入2mL对氨基苯磺酸溶液（4g/L），混匀，静置3～5min后各加入1mL盐酸萘乙二胺溶液（2g/L），加水至刻度，混匀，静置15min，用2cm比色杯，以零管调节零点，于波长538 nm处测吸光度，绘制标准曲线比较，同时做试剂空白。

（5）亚硝酸盐的测定：吸取40mL经处理的样液于50mL比色管中，另吸取0.00，0.20，0.40，0.60，0.80，1.00，1.50，2.00，2.50mL亚硝酸钠标准使用液（相当于0，1，2，3，4，5，7.5，10，12.5μg亚硝酸钠），分别置于50mL带塞比色管中。于标准管与试样管中分别加入2mL对氨基苯磺酸溶液（4g/L），混匀，静置3～5min后，各加入1mL盐酸萘乙二胺溶液（2g/L），加水至刻度，混匀，静置15min，用2cm比色杯，以零管调节零点，于波长538 nm处测吸光度，绘制标准曲线比较，同时做试剂空白。

3. 计算

试样中硝酸盐的含量（mg/kg）= $\{m_1 \times 1000/[m \times (V_1/V_2) \times (V_4/V_5) \times 1000 - m_2 \times 1000/]\ m \times (V_6/V_5) \times 1000\} \times 1.232$

式中，m 为试样的质量（g）；m_1为经镉粉还原后测得亚硝酸钠的质量（μg）；m_2为直接测得亚硝酸盐的质量（μg）；1.232 为亚硝酸钠换算成硝酸钠的系数；V_1为测总亚硝酸钠的试样处理液总体积（mL）；V_2为测总亚硝酸钠的测定用样液体积（mL）；V_3为经镉柱还原后样液总体积（mL）；V_4为经镉柱还原后样液的测定体积（mL）；V_5为直接测亚硝酸钠的试样处理液总体积（mL）；V_6为直接测亚硝酸钠的试样处理液的测定用样液体积（mL）。

计算结果保留两位有效数字。

五、结果判定

蔬菜中硝酸盐限量应符合表 7 规定。我国规定蔬菜亚硝酸盐含量≤4 mg/kg。

表 7　　蔬菜中硝酸盐限量

蔬菜类别	硝酸盐（以 NO^- 计，mg/kg·鲜重）
茄果类、瓜类、豆类	≤440
茎菜类	≤1 200
根菜类	≤2 500
叶菜类	≤3 000

六、思考题

（1）影响蔬菜硝酸盐、亚硝酸盐含量的因素有哪些？

（2）测定食品亚硝酸盐含量的意义？

实验五　粮谷类卫生质量检验

一、目的要求

掌握粮谷类水分活度 A_w 测定法，了解评价其新鲜度的愈创木酚反应法、愈创木酚与对苯二胺并用法、酸碱指示剂法、酸度检验法的基本原理和方法。

二、基本原理

食品水分活度测定仪工作原理是在一定的温度下，用标准饱和溶液校正 A_w 测定仪的 A_w 值，在同一条件下测定样品，利用测定仪上的传感器，根据食品中的蒸汽压力的变化，从仪器上的表头上读出指示的水分活度。

粮食试样加入 1% 愈创木酚溶液及过氧化氢进行显色反应，颜色愈深，表示酶的活力越强，粮食新鲜度越大。

面粉在储存期间，酸度是衡量、评价面粉新鲜度和质量的主要指标。面粉的酸度指中和100g面粉中的酸所需1mol/L碱液的毫升数，以度表示。

三、水分活度测定

食品水分活度测定仪采用传感器的电阻或电容的变化来测定相对湿度。

（一）仪器与试剂

① A_w 测定仪；

② 20℃恒温箱；

③ 氯化钡饱和溶液。

（二）方法和步骤

1．仪器校正

用小镊子将两张滤纸浸在 $BaCl_2$ 饱和溶液中，待滤纸均匀地浸湿后，轻轻地把它放在仪器的样品盒内，然后将具有传感器装置的表头放在样品盒上，小心拧紧，移至20℃恒温箱中，维持恒温3h后，再将表头上的校正螺丝拧动使 A_w 值为9.000。重复上述过程再校正一次。

2．样品测定

取经15~25℃恒温后的适量试样，置于仪器样品盒内，保持表面平整而不高于盒内垫圈底部。然后将具有传感器装置的表头置于样品盒上（切勿使表头沾上样品）轻轻地拧紧，移至20℃恒温箱中，保持恒温放置2h以后，不断从仪器表头上观察仪器指针的变化状况，待指针恒定不变时，所指示数值即为此温度下试样的 A_w 值。

如果试验条件不在20℃恒温测定时，可根据表8所列的 A_w 校正值即可将其校正为20℃时的数值。

表8　A_w 值的温度校正表

温度/（℃）	校正值	温度/（℃）	校正值
15	-0.010	21	+0.002
16	-0.008	22	+0.004
17	-0.006	23	+0.006
18	-0.004	24	+0.008
19	-0.002	25	+0.010

（三）注意事项

① 取样时，对于果蔬类样品应迅速捣碎或按比例取汤汁与固形物，肉和鱼等样品需适当切细。

② 所用的玻璃器皿应该清洁干燥，否则会影响测量结果。

③ 仪器在常规测量时一般0.5d校准一次。当要求测量结果准确度较高时，则

每次测量前必须进行校正。

④ 测量头为贵重的精密器件，在测定时，必须轻拿轻放，切勿使表头直接接触样品和水；若不小心接触了液体，需蒸发干燥进行校准后才能使用。

⑤ 温度的校正方法如下：如在15℃时测得某样品的 $A_w=0.930$，查表15℃时校正值为 -0.010，故样品在20℃时的 $A_w=0.930+(-0.010)=0.920$；反之，在25℃某样品 $A_w=0.940$，查表校正值为 $+0.010$，故该样品在20℃时的 $A_w=0.940+(+0.010)=0.950$。

四、粮谷新鲜度检验

（一）材料及试剂

① 1% 愈创木酚溶液；

② 3% 过氧化氢溶液；

③ 2% 对苯二胺溶液；

④ 甲基红；

⑤ 溴百里酚蓝。

（二）方法和步骤

1. *愈创木酚反应法*

（1）取粮食试样50～100粒置于试管中，加入1% 愈创木酚溶液2mL，振动后再加3% 过氧化氢溶液1～3滴，振动，放置片刻。粮食和溶液便显色。同时作对照试验比较。显色越深，表示酶的活力越强，说明粮食新鲜度越大。

（2）取大米约5g置于试管中，加1% 愈创木酚溶液20mL，振动20次左右，将愈创木酚溶液移入另一试管中，静置后加入1% 过氧化氢溶液3滴，在静置状态下，观察愈创木酚溶液显色程度。如是新米，经过1～2min，白浊的愈创木酚溶液从上部开始呈浓赤褐色，陈米则完全不着色。如是新、陈米混合，新米比例大，呈色反应快，而且呈浓赤褐色；陈米比例大，呈色反应慢，而且呈淡赤褐色。

2. *愈创木酚、对苯二胺并用法*

取试样50～100粒置于试管中，加入1% 愈创木酚溶液4mL，振动后静置2min左右。再加入3% 过氧化氢溶液3～4滴，振动后加入2% 对苯二胺溶液3mL，振动，静置后倒掉试管中溶液，用水冲洗试样，进行观察。新粮，酶活力强，显色深；陈粮，酶活力弱，着色慢而浅。

3. *酸碱指示剂法*

（1）原液配制　取甲基红0.1g、溴百里酚蓝0.3g溶于150mL乙醇，加水稀释至200mL，作为原液。

（2）判断试样的新、陈　将原液与水按1∶50混合，作为使用液。取试样5g加10mL使用液，振动后观察溶液显色情况。米粒越新越绿，已氧化的由黄色变为橙色。

（3）判断新、陈米混合比率　将原液与水按1∶4混合，用碱液滴定红色液至黄色（残留黄色变为绿色的不行），作为使用液。取试样20～100粒，加入10mL

使用液，振动后，待米粒着色后，立即用水冲洗，根据着色情况判断新陈。随着氧化情况呈现绿色→黄色→橙色。

五、面粉酸度测定

1. 方法与步骤

称取样品5g，置于250mL锥形瓶中，加入50mL水，摇匀，使面粉均匀悬于水中，再以少量水将黏在瓶壁上的面粉洗下，加入酚酞指示剂2滴，用0.1mol/L氢氧化钠标准溶液滴定至显粉红色，在30s内不褪色为终点。

2. 计算

$$酸度（°T）=V\times100/（m\times10）$$

式中，V为消耗0.1mol/L氢氧化钠的体积（mL）；m为样品的质量（g）。

3. 结果判定

级别高的面粉酸度为2~3°T，级别低的面粉为3~4°T。

六、思考题

（1）用A_w值取代含水量评价粮食干燥度有什么意义？

（2）分析粮食存放中酸度变化的起因。

实验六　油脂卫生质量检验

一、目的要求

掌握油脂酸败指标酸价、过氧化值卫生指标的测定方法，了解羰基价、巴比妥值的测定法。

二、基本原理

酸价测定使用KOH滴定法，利用游离脂肪酸能溶于有机溶剂的特性，提取出肉脂中游离脂肪酸，然后用已知浓度的KOH液滴定中和，根据所消耗的KOH液毫升数，算出脂肪的酸价。

油脂中的过氧化物与碘化钾作用，析出游离的碘，再用硫代硫酸钠标准液滴定碘，以其消耗的量求出过氧化值，以碘的百分数表示。

以苯作溶剂，三氯乙酸作酸性介质，并利用三氯乙酸的催化作用，使油样中的羰基化合物与2，4－二硝基苯肼反应生成腙，在碱性条件下转变成醌式结构，呈褐红色，于440nm波长处测定吸光度，便可计算出羰基价。

油脂中不饱和脂肪酸经氧化分解产生丙二酸乙醛，经在酸性条件下随水蒸气蒸出，与硫代巴比妥酸试剂作用生成红色化合物，在波长520nm下与标准比色定量反应，测定油脂的巴比妥值。本法能准确地判定动物油脂酸败变质的程度，是目前国际上评定动物油脂品质最常采用的一种检测方法。

三、油脂酸价测定

（一）仪器与试剂

① 碱式微量滴定管。

② 1% 酚酞乙醇溶液：1g 酚酞溶于 95% 乙醇 100mL 中，储于棕色试剂瓶中。

③ 中性醇醚混合溶液：乙醚 2 份和 95% 乙醇 1 份等量混合，每 100ml 混合液中加 1% 酚酞乙醇溶液 0.5mL，用 0.1mol/LKOH 溶液中和至刚显微红色。

（二）测定方法

① 取已融化的油脂 3g 于具塞锥形瓶中，加中性醇醚混合液 50ml，混匀，于≤40℃水浴中，不断振摇至透明。

② 取出锥形瓶，冷却，加指示剂 3 滴，用 0.1mol/LKOH 溶液滴定至浅红色，记录消耗毫升数。重复一次滴定。

（三）计算

$$油脂酸价 = (V \times c_B \times 5.61) / m$$

式中，V 为消耗 0.1mol/LKOH 溶液的毫升数；m 为试样质量（g）；c_B 为氢氧化钾溶液浓度；5.61 为 1mL0.1mol/LKOH 标准溶液所含 KOH 的毫克数。

（四）结果判定

我国规定花生油、菜子油、大豆油≤4、棉子油≤1；广式腊肉（mg/g 脂肪，以 KOH 计）≤4。

（五）注意事项

① 采油脂样品时，多切取很少接触空气的内层油膘，因为表层的油膘已有程度不同的浅黄色脂肪氧化的酸败物质，影响测定值，并不能反映整个油脂的酸败变质程度。

② 液体油脂用干燥的特制镀镍杆状采样器，斜角插入油桶至桶底，盛满检样后取出，移入广口瓶中待检，每份样一般为 500g。

③ 对于油脂测试的样品一般称取 5g 左右，如酸价高的试样可称取 1g。

④ 如油脂或肉脂黄色很深，指示剂改用 1% 麝香草酚蓝乙醇溶液。

⑤ 滴定所用 KOH 溶液不能过量，以免皂化水解，发生混浊，使结果偏低。

⑥ 两次平行测定相差不应大于 0.1mg，酸价高的试样可适当放宽。

⑦ 由于有机溶剂的膨胀系数比水大，故必须注意标定时和滴定时的温度是否一致。

四、油脂过氧化值测定

（一）仪器与试剂

① 微量滴定管。

② 碘化钾饱和溶液：称取碘化钾 20g，加水 10mL，微热助溶，冷后储于棕色瓶中，避光保存。

③ 0.0010ml/L 硫代硫酸钠标准溶液（可根据需要适当增加浓度）。

④ 0.5% 淀粉指示剂：称取可溶性淀粉 0.5g，加水 5mL，混匀，慢慢倒入沸水 100mL 中，不断搅拌，煮沸至呈稀薄半透明溶液，临用时配制。

⑤ 冰乙酸－氯仿溶液：量取氯仿 40mL 加 60mL 冰乙酸，混匀。

（二）测定方法

① 取已溶油脂 3g 于具塞锥形瓶中，加冰乙酸－氯仿溶液 30mL，振摇溶解，加碘化钾饱和溶液 1ml，轻轻摇匀。

② 放暗处 3min 后，加水 100mL，摇匀，立即用 0.0010mol/L 硫代硫酸钠标准溶液滴定至淡黄色。

③ 加淀粉指示剂 1mL，混匀。再用 0.0010mol/L 硫代硫酸钠标准溶液滴定至蓝色消失为终点，记录用量（同时做试剂空白试验）。

（三）计算

$$油脂中过氧化值含量（\%）=(V_1-V_2)\times c_B\times 0.1269\times 100/m$$

式中，V_1为样液消耗硫代硫酸钠标准液体积（mL）；V_2为试剂空白消耗硫代硫酸钠标准液体积（mL）；c_B为硫代硫酸钠标准液浓度；m 为试样质量（g）；0.1269 为 0.5mol/L 硫代硫酸钠标准液 1mL 相当于碘的克数。

（四）结果判定

我国规定食用植物油过氧化值含量（%）≤0.15；联合国粮农组织和世界卫生组织所组成的国际食品标准委员会，其所属国际油脂规格委员会规定零售油脂过氧化值含量（%）≤0.10。

（五）注意事项

① 固体试样不易溶解时，可轻微加热，使其溶解，或根据需要增加溶剂量。

② 在 100mL 淀粉指示剂中加 0.125g 水杨酸，有防腐作用，并需于冰箱中保存。

③ 淀粉指示剂在使用前要检查其灵敏度，加 20mL 水于 0.5mL 淀粉溶液中，保存在 15℃下，加 0.005mol/L 碘溶液 0.2mL，如呈蓝色即可使用。

④ 淀粉指示剂在滴定过程中，由于淀粉吸附碘产生蓝色，故不应过早加入，以免吸附太多碘而解吸不完全，造成测定误差。

⑤ 碘易挥发，故滴定时溶液的温度不能高；滴定时不要剧烈摇动溶液。

⑥ 为防止 I^- 被氧化，应放在暗处，避免阳光照射；析出 I_2后，应立即用硫代硫酸钠标准液滴定，滴定速度应适当快些。

⑦ 硫代硫酸钠溶液在日光下易分解，应储于棕色瓶中。

五、油脂羰基价的测定

（一）仪器与试剂

① 分光光度计。

② 三氯乙酸溶液。

③ 2，4－二硝基苯肼溶液。

④ 氢氧化钾乙醇溶液。

（二）测定方法

1. 操作

称取一定量的油样，置于容量瓶中，加苯溶解并稀释至刻度。吸取数毫升于具塞试管中，加三氯乙酸溶液和2，4－二硝基苯肼溶液，混匀，在水浴中加热，冷却后沿试管壁慢慢加入氢氧化钾乙醇溶液，密塞，剧烈振摇，放置10min，以1cm吸收池，用试剂空白调零，在440nm波长处测定吸光度。

2. 计算

$$油脂的羰基价（meq/kg）=A\times1000/[854\times m\times(V_1/V)]$$

式中，A为测定的样品的吸光度；m为油样的质量（g）；V为油样稀释液的总体积（mL）；V_1为测定用油样稀释吸收液的体积（mL）；854为各种醛的摩尔吸光系数的平均值。

（三）结果判定

我国卫生标准规定，食用煎炸油中的羰基价应≤50meq/kg。正常油一般不超过20meq/kg，而酸败油或加热劣化油大多超过50meq/kg。

（四）注意事项

① 乙醛中常混有醇类的氧化产物醛类等，对本法有干扰，故所用乙醇须精制。可加入铝粉和氢氧化钾在热水浴中回流，利用氢的还原性除去乙醇中的羰基化合物。

② 苯中若含有干扰试验的物质，可用浓硫酸洗涤苯，然后通过蒸馏来精制。也可在1L苯中加入5g 2，4－二硝基苯肼和1g三氯乙酸，回流1h后，蒸馏，收集馏液备用。

六、油脂硫代巴比妥酸值的测定

（一）仪器与试剂

① 分光光度计。

② 蒸馏装置。

③ 凯氏定氮烧瓶。

④ 1∶2盐酸溶液。

⑤ 液体石蜡。

⑥ 0.02mol/L硫代巴比妥酸试剂：称取α－硫代巴比妥酸（TBA）0.2883g，溶于90%醋酸中成100mL，在水浴中加热助溶，储于棕色试剂瓶中。

⑦ 丙二醛标准储存溶液（100μg丙二醛/mL）：精密称取1，1，3，3－四乙氧基丙烷（TEP）0.3131g于1000mL容量瓶中，水溶后并定容至刻度，冰箱中保存1周左右。

⑧ 丙二醛标准应用液（1μg丙二醛/mL）：准确吸取丙二醛标准储存溶液1mL于100mL容量瓶中，加水定容至刻度。

（二）方法与步骤

1. 样品处理

称取10g液态试样于凯氏烧瓶中，加水20mL及1∶2盐酸溶液1mL，再调节pH为1.5，加液体石蜡2mL，然后连接蒸馏装置进行蒸馏，收集蒸馏液50mL。同时做空白试验。

2. 样品测定

准确吸取样品蒸馏液与试剂空白蒸馏液各 5mL 于具塞试管中，各加 TBA 试剂 5mL，混匀，置沸水浴 35min。取出于冷水中冷却 10min，于波长 535nm，1cm 比色皿比色，空白液调零，记录吸光度 A 值。

3. 标准曲线制备

准确吸取丙二醛标准应用液 0.0、1.0、2.0、3.0、4.0、5.0mL，各管用水补足至 5mL。然后各管加 TBA 试剂 5mL，混匀，以下操作同样品测定程序。以各管吸光度为纵坐标，浓度为横坐标，在数学坐标上绘制标准曲线。

（三）计算

$$油脂中丙二醛含量（mg/kg）=（c_s \times 1/1000）\times 1000/［m \times（V_1/V）］$$

式中，c_s 为样液吸光度查标准曲线得丙二醛含量（μg）；m 为试样质量（g）；V 为收集蒸馏样液的总体积（mL）；V_1 为测试用蒸馏样液的体积（mL）。

（四）结果判定

猪油的硫代巴比妥酸值为：一级猪油≤0.5（mg/kg）、二级猪油≤1.0（mg/kg）、变质猪油 >0.1（mg/kg）。

（五）注意事项

① 肉脂或生脂肪需炼制成油脂待处理。如油脂凝固，需在 80℃水浴上融化后备用。

② 一般先将试剂空白蒸馏，这样空白值不会增高。蒸馏时应防止漏气。

③ 当油脂严重酸败后，测得的 TBA 值比开始酸败时的值低。这可能因脂肪酸被氧化成醛后，再进一步氧化成酸的原因。

④ 如果没有 TEP 试剂，则样品与试剂空白蒸馏各收集 50mL，用水调零，在波长 535nm 比色得：样品吸光度（U_A）与空白吸光度（B_A），然后按下式计算丙二醛含量。

$$油脂中丙二醛含量（mg/kg）=（U_A - B_A）\times 7.8$$

⑤ 本试验以丙二醛含量称量配制标准溶液。因为 TEP 相对分子质量为 220.31，丙二醛相对分子质量为 74.06，其 TEP 含量为 95%，故 0.3131gTEP 相当于 1g 丙二醛。

七、思 考 题

（1）油脂酸败产物有哪些？有哪些评价指标？

（2）哪些属于油脂的品质指标？为什么？

实验七　餐厅空气卫生评价

一、目 的 要 求

了解微小气候的卫生指标及卫生评价方法，巩固餐厅环境卫生的理论知识，学会风速、风量、噪声、照度等指标测试用仪器有关使用方法。

二、仪 器 设 备

1. 智能热球式风速计（ZRPF－D 型），见图 7 及图 8。

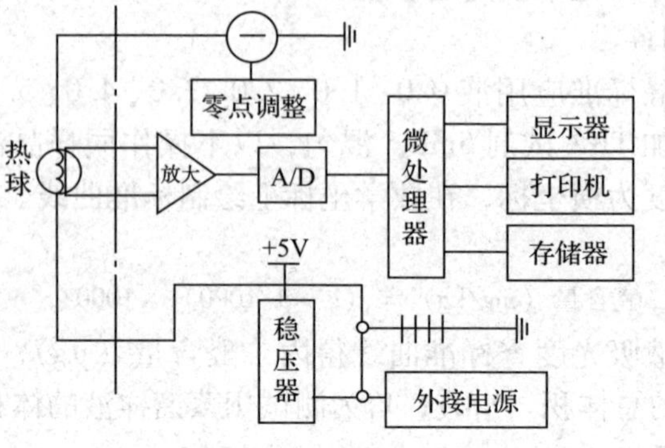

图 7　智能热球式风速计原理

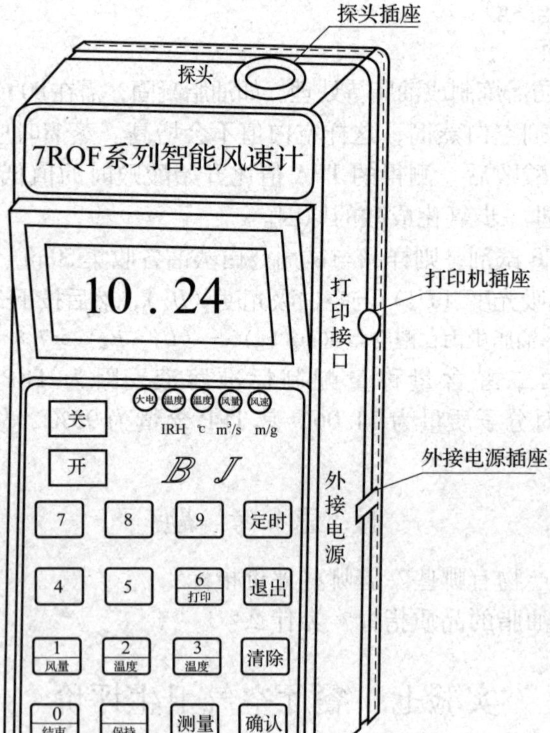

图 8　智能热球式风速计外形结构示意图

1—传声器　2—显示器　3—声级过载指示　4—电池检查指示　5—最大值保持开关

6—功能选择开关　7—电源开关　8—动态特性（快、慢）选择开关　9—声级设定电位器

2. 精密空盒气压表（DYM4－1 型）。

3. 自动换挡数字式照度计（ZDS－10 型）。

4. 数字声级计（HS－5633 型）见图 9。

5. 粉尘采样器（3FZ－2 型）。

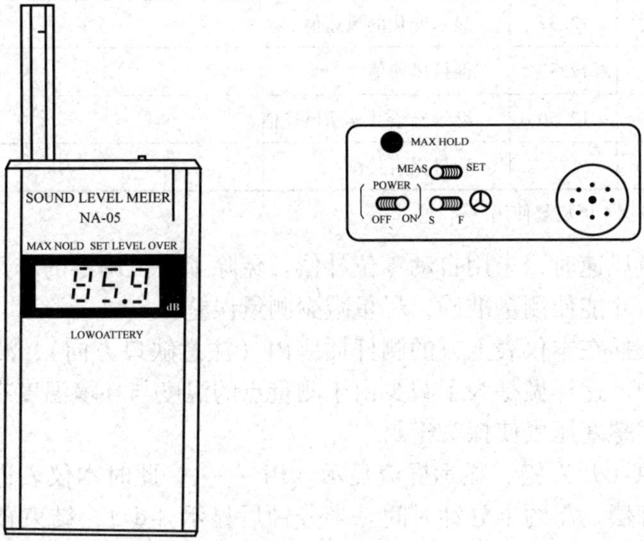

图 9　声级计结构

三、基 本 原 理

智能热球式风速计采用量热式原理测量风速，测量风速的敏感元件为一个直径约 0.8 mm 的热球。采用精密热敏电阻作为测量温度的敏感元件，利用了热敏电阻的阻值随温度变化的特点来测量温度。采用相对湿度传感器测量，利用其输出电压随相对湿度而变化的特点来测量相对湿度。

自动换挡数字式照度计采用硅光电池作为光敏感测量元件，经高性能集成运算放大器放大，并经 A/D 转换后由液晶屏显示。

数字声级计由液晶显示器指示测量结果，具有现场声学测量的全部功能。

精密空盒气压表由随大气压力变化而产生轴向转动的空盒组作为感应元件，它通过拉杆和传动机构带动指针，指示出当时的大气压力。

粉尘采样器为滤膜测尘的手样器，由仪器主体、三脚架、FC－2A 电源三部分组成。

四、测 定 方 法

（一）风速测定

1. 拉动测杆，使被测风通过敏感元件所在的窗口，并且使红点迎向来风。

2. 快捷方式测定风速（见表 9）。

表 9　　风速测定步骤

步骤	按键	显示	说　明
1	开	Bj－－	开机，仪器预热 0.5min，测杆垂直向上，放在被测环境中
		d	自动零位补偿结束
2	测量	12.37	显示变化的风速值
3	保持	12.37	保持风速值
4	测量	12.56	继续测量并显示风速值
5	关		测量完后关机

注：步骤 3 和步骤 4 可反复使用。

本仪表测量风速时，未用自动零位补偿，免除了手工调零的麻烦，但是必须按以下方法操作，才能使测量准确，尽量减少测量误差。

将测杆插头插在本仪表上方的测杆插座内（注意缺口方向），测杆垂直向上放置于被测环境中。这样做是为了减少由于测量点的温度与环境温度有差异而造成的零位补偿误差，螺塞压紧使探头密封。

按一下电源（开）键，显示屏应显示［Bj－－］，此时本仪表进入预热状态并自动进行零位补偿，需约半分钟时间。半分钟后显示［d］，结束预热和自动零位补偿，进入工作状态。

本仪表最大量程为 10 m/s；当被测风速超过量程后，显示的风速值前将会出现提示符“F”，以示该值可能有误差仅供参考。

（二）风量的测定

风量 = 风速 × 截面积

本仪表在开机后默认的状态为风速测量，在需要测量风量时，应在仪表显示窗提示［A－－］时按一下［风量］键，风量指示灯亮，仪表显示窗将再次提示［A－－］。选择［测量］或［定时］，即可进入风量测定状态。

（三）风温测定

将探头垂直向上，指示藏于杆内，放在被测环境中。开机后，本仪表显示［Bj－－］，首先进行预热并对风速的零位实行补偿。完成后显示［d］，此时即应将探头拉出，使敏感元件暴露在被测环境中，键入测量时间（参见表 10，如此操作可以减少等待时间）。测量时间键入后，即自动开始测量风温，显示屏显示［CE1］，这是进入测量风温的提示符，稍等几秒钟后即显示出风温的数值，稳定后按［确认］键，显示屏即会显示［A－－］。

（四）相对湿度测定

由于相对湿度的值与温度有关，所以测量相对湿度应在测量风温后进行。在功能选择状态，即提示［A－－］时，按一下［湿度］键，首先显示［CE2］，等待十几秒后即会显示出相对湿度的值。稳定后再按一下［确认］键，即退回功能选择状态，显示［A－－］。

（五）照度测定

① 将照度计的接收器插头插入仪器输入插口（INPUT），接收器置于被测点。

② 将开关拨向“ON（开）”位置。

③ 打开接收器遮光罩，则仪器显示屏就显示出被测点的照度读数。

④ 若测量场合的照度多变时，为了便于读数，可将读数保持开关拨向“KEEP（保持）”一端，便可使显示屏上的计数保持不变：待读数结束后再将该开关拨向“ON（开）”一端，即可进行下一次测量。

⑤ 当仪器工作时，如液晶显示屏左上方出现“LOBAT”符合时，说明机内电源电压已不足，应更换新电池。

⑥ 仪器使用完毕，应将电源开关拨向“OFF（关）”位置，以防电池空耗。

⑦ 注意事项：在读数时应注意：显示屏的右方有四个箭头（在任何情况下只有一个箭头显示出来），当箭头指在 $\times 10^{-1}$ 挡位上时，应将显示屏上的读数乘以 10^{-1} 倍（即乘以 0.1）后才是被测点的照度值。同理，当箭头指在 $\times 10^{0}$ 挡时，显示屏上的读数就是被测点的照度值。当箭头指在 $\times 10^{1}$ 挡时，则应将显示屏上的读数乘以 10^{1} 倍（即乘以 10）后才是被测点的照度值。当箭头指在 $\times 10^{2}$ 挡时，则应将显示屏上的读数乘以 10^{2} 倍（即乘以 100）后才是被测点的照度值。箭头指在哪一挡是由被测点的照度值决定的。当某挡读数 <100 时，箭头将自动往上跳，同时显示屏上的读数将扩大 10 倍（相应的倍率则缩小 10 倍）。反之，当显示屏上的读数 >1999 时，箭头将往下跳，同时显示屏上的读数缩小 10 倍（相应的倍率则扩大 10 倍）。

（六）噪声测定

1. 声级计使用前准备

（1）装置电池

① 拧松底盖螺钉。

② 拉开连接电池盒的拉扣，拿出电池盒。

③ 按电池盒上的标记的极性装入 4 节 5 号电池。

④ 放入电池盒并连接拉扣。

⑤ 装入电池盖板，拧紧螺钉。

注：电池电压下降到正常工作的电压以下，电池检查指示④ 亮时，应换新电池。

（2）声级过载指示的设定

① 电源开关置于“ON”。

② 将功能选择置于“SET”。

③ 调节声级设定电位器，使显示器显示所需设定的声级。

④ 把功能选择开关转置“MEAS”。

注：设定结束后，当输入声级超过设定的声级时，过载指示灯将亮。HS-5633 型声级计测定范围：40～130dB。

2．测量

（1）接通电源开关。

（2）把动态特性选择开关置于“F”（快）或“S”（慢）。

（3）将功能选择开关置于“MEAS”。

（4）显示器上的读数则为测量结果。

（七）气压的测定

① 读数前轻敲空盒气压表外壳。

② 观测者视线应与度盘平面垂直。

③ 气压读数必须精确到小数点后一位。

五、结果记录与判定

将测定结果填入表10。

表10　　　　餐饮业环境卫生标准值

项目	环境	国家标准值	实测值	评价
温度/℃	餐厅	18～20		
	客房	冬季：<20； 夏季：<26（3～5星级） <28（1～2星级）		
相对湿度/%	餐厅	40～80		
	客房	40～65		
风速 m/s	餐厅	≤0.15		
	客房	≤0.3		
可吸入颗粒（mg/m^3）	餐厅	≤0.15		
	客房	≤0.15		
照度/lx	餐厅	≥50		
	客房	台面照度≥50		
新风量/m^3/（n人）	餐厅	≥20		
	客房	（3～5星级）≥20 （1～2星级）≥30		
噪声/C［dB（c）］	客房	（3～5星级）≤45 （1～2星级）≤55		

六、思　考　题

（1）影响风速测定值准确性的因素有哪些？

（2）噪声可能对人体健康有什么危害？

（3）如何进行可吸入颗粒指标的测定？

实验八　餐饮企业卫生调查

一、实 验 目 的

以餐饮业的食品卫生工作现状为主要调查对象，了解餐饮业卫生管理的主要内容和一般工作方法。

二、调 查 内 容

（一）企业组成与布局的卫生调查

餐饮业及集体食堂应由原料储藏、加工烹调、餐具洗涤消毒、营业场所及辅助用房等组成。

1．原料储藏场所

应包括主食库、冷藏库（或冰箱）、油脂及调味品、及干菜等存放场所。检查原料储藏场所有无专人负责及验收制度，对发现的腐败变质、有毒有害原料有无处理记录。各种物料堆放及盛放原料的容器外面应有标记，以防误食；容器应加盖加罩，做到整洁、有条理，并按品种分段（库）存放，杂物与食物，生与熟，成品与半成品分开。查看库存食品品质及有无虫害侵入；库存食品能做到先进先出，易变质的先用。粮食等无缸存放的食品要离地、离墙、保持干燥。所有原料储藏场所有无防潮、防霉、防虫、防鼠措施，查看鼠害情况。

2．冷库

有无专人负责定期清理，做到冷凝管霜薄无结冰现象，库内无异味、臭味。库内食品做到分类堆放，整齐有条理，标明进货日期，先进先用。

冰箱内食品存放是否做到生与熟、成品与半成品严格分开；有无储放私物、药物及杂物。

3．加工烹调场所

应包括原料加工处理、主食加工、熟食加工等场所或专用间及厨房，地面应便于清扫冲洗。

（1）原料加工处理场所　有无专用工具、盛器；清洗原料是否做到荤、素分开，与清洗污物分开；有无垃圾桶及防蝇设施，是否当日垃圾当日清完。

（2）厨房　天花板、墙面有无霉斑、油污、剥落现象，采光照明、通风是否符合有关要求；排气罩是否清洁，有无滴水、滴油；以煤柴为燃料的灶应为隔壁式。厨房设防蝇防尘设施，整洁，无臭味，无害虫，地面无积水，排水沟畅通，无积垢。

（3）熟食间　熟食间及熟食间内的用具应做到专用，用具每次使用后应严格消毒；熟食间内还应有降温或保温装置，以及存放熟食的冷藏设备；应有专人操作，工作人员应穿戴白色工作衣、帽、口罩；室内应有洗手、消毒设备，地面易于清扫、冲洗，有防尘、防蝇、防鼠措施。熟食间不得存放杂物、私人物品。

（4）餐具洗涤、消毒场所　有无上下水道和固定的洗消设施；以煤、煤气、木柴等为燃料加热消毒的应通风良好；有无收集废弃物的带盖桶；有无储藏已消毒后的食具专用保藏柜，防止二次污染。

（5）营业场所　营业场所包括就餐室（间）、服务台。应检查有无洗手池；店堂餐具、四壁、地面是否整洁；已消毒的筷、勺，是否放在防止污染的容器内。了解供顾客使用的酱油、醋是否符合卫生标准，必要时应烧煮，米醋过滤；检查酱油、醋有无霉花浮膜、蝇蛆及异物。查看“食品卫生许可证”是否悬挂在明显处。

（6）辅助设施　包括更衣室（柜）、浴室、卫生间、燃料、废弃物的堆放处等。更衣室、厕所应做到清洁，无蚊蝇孳生。应有足够的洗手设施。

4．企业布局的调查

检查整体布局是否有系统有次序，厨房、餐厅（营业场所）相互间的位置是否合理，内部布局能否按主副食品的储存、加工，备餐供应的次序连贯，做到生食品、半生食品、熟食品之间无交叉污染。

（二）原料的卫生调查

检查原料时，除依照国家食品卫生标准判断外，重点是发现食品有无腐败变质、油脂酸败、发霉、虫蛀、污秽不洁及化学污染现象。

1．粮食的卫生

所用粮食应有正常的色泽、气味，无发霉黄变、结块，无仓储虫害及其他污染。

2．菜肴原料的卫生监督

（1）肉禽类　肉禽类食品应新鲜，检查有无血、毛、粪污物，有无伤痕、病灶及有毒腺体，有无腐败变质现象。对自行采购的肉禽类食品检查有无检疫印戳（或质量安全证明）。

（2）水产品　检查有无有毒鱼类及其内脏，对青皮红肉的鱼类尤其应注意新鲜度，已死亡的贝壳类不应加工制作供食用。

（3）豆制品　无异味、杂质、污物和霉变，不发酸、不发黏。

（4）蔬菜类　无腐烂、发霉、枯萎、干瘪现象。

3．辅料、调料的卫生监督

油、盐、酱、醋、酒等调料及淀粉等辅料无变质、异味、昆虫、霉花浮膜等。

（三）加工的卫生

1．原料验收卫生检查

原料有无进货验收，严格把关的制度，以达到原料新鲜。无腐败变质，保证食品的卫生质量。监督员可查看验收记录等。

2．用具及容器卫生检查

食品生熟用具、容器应有明显标志，做到生熟分开使用，注意配菜盆（盘）与熟菜盘（盆）是否分开。接触直接入口食品的工用具、容器、抹布及工作人员的双手消毒是否符合卫生要求。

3．初加工卫生检查

加工原料有无容器盛放，是否做到不着地污染。蔬菜是否做到先拣、后洗、再切。检查已洗净的蔬菜是否洁净，有无泥沙、杂质、昆虫。菜馅是否做到拣、洗、烫、漂、切。动物性食品应无血、毛污、血污、内脏洗净，检查有无有毒腺体、有毒鱼类及有毒鱼肝。清洗加工后的原料是否存放在清洁盛器内，有无随地堆放造成再污染。

4．烹饪卫生检查

检查油炸食品及整只鸡、鸭及大块动物性食品有无外熟里生的现象。循环使用的食油要经常加入新油，每日沥去油渣沉淀物。检查配菜、烧煮、发菜有无交叉污染，是否做到熟菜分台、分层放置，是否用勺子尝味；使用的调料辅料有无霉变、生虫和用后加盖（罩）；是否滥用食品添加剂。对单位食品还要注意检查隔夜饭菜有无妥善保藏或冷藏；食堂有无供应生食、不洁水产品或不符合卫生要求的食品，严防此类食品引起集体性食物中毒或食源性疾患。

豆浆必须煮开，浆桶加盖；要经常抽验豆浆中脲酶含量，严防食物中毒。

（四）成品质量鉴定

各类食品质量鉴定一般以感官检查为主。不同类食品都应具有该食品的外形和固有的色、香、味，不得混有昆虫异物，无异味、霉变，无外熟里生或明显污染的现象。

除对食品进行感官质量鉴定外，还应按有关卫生标准的各项规定定期地对冷荤食品（灌肠类、烧烤类等）及糕团等食品进行实验室的卫生质量检验，综合分析，做出正确结论。

（五）服务卫生检查

销售供应各类直接入口食品应有专用场所，不得与生食品、半成品以及其他非食品同时销售；应有防蝇防尘措施；销售时应做到货款分开，不能用手抓取；各种熟食盛器、工具、用具应保持洁净；包装材料符合卫生要求。检查时应注意有无出售落地、变质、污秽不洁的食品；集体食堂隔夜饭菜是否做到食前回锅烧透。是否实行分餐制，餐厅空气条件是否合格，其他公共区域是否整洁。

（六）餐（饮）具消毒卫生检查

1．设备及水源卫生检查

检查餐具、饮具清洗消毒的设备是否齐全，要求有三个水池。做到洗、冲、消毒三池分开。先用碱水洗干净后再用清水过清。清洗消毒有无专人负责。食具洗池有无清洗食品或其他污染物。用水是否符合饮用水卫生要求，水量是否足够。已经洗净的食（用）具有无油腻、食物残渣粘附。

2．消毒卫生检查

提供煮沸消毒。使用蒸汽消毒的温度做到100℃持续5min以上，要测量水温或消毒箱内的温度，记录消毒时间。煮沸消毒水量是否足够，有无油沫或油垢。对不适宜蒸、煮沸消毒的饮具、茶杯、酒杯，可在洗净后用化学药物消毒。应检查消毒液配制方法、浓度、消毒时间等是否符合卫生要求，已洗净、消毒的酒杯具有无酒味或饮料残留。所使用“洗涤剂”应检查是否为已批准的品种。对患用传染病的顾客食用后的食具应分开处理，先煮沸消毒后再洗净，然后再消毒。

3. 餐具保洁卫生检查

已消毒的餐具要放置在专用的保洁橱（柜）内，存放整洁，防止餐具重复污染。

实行职工自行保管餐具的集体食堂应有足够的冷热供水的水龙头，便于清洗，清洗后的餐具应有固定的放置食用的专用场所，以防污染。

对已消毒的餐（用）具可不定期进行细菌学检查，以考核消毒效果。

（七）个人卫生的检查

注意厨师、服务人员是否持有当年的健康检查证，从业人员是否经过卫生知识培训和考核。操作时应穿着清洁的工作服、戴工作帽、头发不外露，销售熟食及直接入口食品时应戴口罩和洗手消毒。厨师、炊事员不应留长指甲、不戴戒指、不涂指甲油、操作食品时不吸烟。

三、结果记录

对照标准分，列出各项应得分，分析扣分原因，结果填入表11内。

表11　　餐饮行业及集体食堂卫生检查评分表

分类	项　目	标准分	得分	扣分原因
原料质量及初加工	原料有专人验收（2分）	8		
	发现腐败变质、有毒有害原料有处理记录（2分）			
	原料有容器盛放、不着地污染（1分）			
	清洗原料做到荤熟池、污染物池分开（1分）			
	原料初加工后有保洁保鲜措施（1分）			
	原料加工有专用场地（1分）			
食品储存	冷库有专人负责，处理食品有记录（2分）	18		
	冷库内食品分类堆放（1分）			
	冷库定期清扫，保持整洁（1分）			
	冷库内无臭味，无异味（1分）			
	库存食品标明进货日期，先进先用（2分）			
	冰箱内食品做到生熟分开储存（2分）			
	冰箱内不存放药物、杂物（1分）			
	有专用粮食仓库（1分）			
	有专用堆放架离地离墙（1分）			
	粮食仓库干燥、有防潮防霉防鼠措施（2分）			
	调料、辅料有专间保管（1分）			
	库存调料、辅料加盖（1分）			
	调料、辅料标明品名、分类存放（1分）			
	调料、辅料容器清洁（1分）			

续表

分类	项　目	标准分	得分	扣分原因
切配烹调	原料新鲜有专人检查质量（2分）	17		
	食品烧熟煮透，无外熟里生（2分）			
	盛菜盘（盆）生熟分开（2分）			
	生熟菜进出做到台面分层或分挡（1分）			
	不用菜勺试味（1分）			
	发菜用夹子（牌子）不接触熟食品（1分）			
	配菜、烧煮、发菜无交叉污染（2分）			
	灶面无油垢，食用工具清洁（1分）			
	调料、辅料无霉变、生虫，用后加罩（2分）			
	使用添加剂符合国家卫生标准（1分）			
	肉食、豆浆等应烧热、煮透的达到要求（2分）			
熟食专间	有防蝇、防尘设施（2分）	13		
	刀、砧板、抹布专用，用后清洗消毒（2分）			
	专用盛皿，使用前清洗消毒（2分）			
	有专人操作加工（2分）			
	有专用冰箱（1分）			
	有降温措施（1分）			
	有洗手消毒设施（2分）			
	专间内不存放杂物和私人用品（1分）			
销售与服务卫生	直接入口食品加盖加罩（1分）	9		
	销售直接入口食品用夹具、不用手抓（1分）			
	隔夜食品回烧后销售（1分）			
	餐厅服务实行分餐制或设置公筷公勺（1分）			
	落地、变质、污秽不洁食品不出售（1分）			
	销售食品做到货款分开（1分）			
	包装材料符合卫生要求（1分）			
	豆浆辅料加盖，加料时用夹具（1分）			
	餐厅用酱油应烧煮、容器清洁（1分）			
餐具饮具消毒	有专人负责消毒（2分）	9		
	煮沸消毒有足够水量，无油垢（1分）			
	煮沸消毒时水应烧开（1分）			
	药物消毒，消毒剂经国家批准（1分）			
	药物消毒达到卫生要求（1分）			

续表

分类	项　目	标准分	得分	扣分原因
餐具饮具消毒	消毒池洗、冲、消毒分开（1分）	9		
	消毒池不洗食品和药物（1分）			
	消毒后餐、饮具有保洁措施（1分）			
个人卫生	经体检合格，领有健康证（1分）	9		
	穿戴清洁工作衣帽，头发不外露（1分）			
	销售熟食时戴口罩（2分）			
	销售直接入口食品洗手（1分）			
	不穿工作衣进厕所，便后洗手（1分）			
	工作时不吸烟（1分）			
	工作时不戴戒指，不涂指甲油（1分）			
	不随地吐痰，乱丢废弃物（1分）			
环境卫生	有垃圾箱，垃圾入箱（1分）	8		
	有废物容器、加盖，及时消除（1分）			
	厕所清洁，有洗手设施（1分）			
	无蚊蝇孳生地，有灭蝇措施（1分）			
	有下水道，阴沟畅通（1分）			
	排气罩清洁，不滴油（1分）			
	厨房墙壁、天花板无霉斑、无脱落（1分）			
	营业场所整洁，无死角、无积灰（1分）			
卫生管理合计	有食品卫生许可证，悬挂明显处（2分）	9		
	有卫生组织及食品卫生人员（2分）			
	定期学习《食品卫生法》和卫生知识（2分）有卫生制度定期检查（2分）			
	经常开展食品卫生宣传（1分）			
	100分			

四、作　业

结合本次调查结果，对经理提出主要存在问题和改进意见（不少于500字）。

参 考 文 献

1. 崔生发主编．烹饪卫生学．北京：中国商业出版社，1990

2. 蒋云升主编．烹饪卫生学．北京：中国轻工业出版社，2000

3. 蒋云升主编．烹饪卫生与安全学（第二版）．北京：中国轻工业出版社，2005

4. 蒋云升主编．烹饪微生物．北京：中国轻工业出版社，2007

5. 汪志君主编．食品卫生与安全．北京：高等教育出版社，2004

6. 卫生部等．餐饮业卫生规范管理图解．北京：人民卫生出版社，2006

7. 王秉栋主编．食品卫生检验手册．上海：上海科学技术出版社，2003

8. ［美］饭店业卫生管理．张道一译．北京：旅游教育出版社，1994

9. ［日］实用食品卫生．张洪洋等译．北京：北京大学出版社，1992

10. 季鸿崑著．烹饪学基本原理．上海：上海科学出版社，1993

11. 徐传骏编著．烹饪分析方法．上海：上海科学出版社，1992

12. 南俊华主编．餐饮业食品安全控制．北京：中国标准出版社，2005

13. 邹翔主编．餐饮业 HACCP 实用教程．北京：中国轻工业出版社，2005

14. 赵建民主编．餐厅卫生与菜品安全控制．沈阳：辽宁科学技术出版社，2003

15. 付述敏主编．饮食卫生学．黑龙江：科学技术出版社，1992

16. 蒋云升等．烹饪微生物学新型课程体系的构建，扬州大学烹饪学报，2007，24（3）：42～44

17. 董杰等．提高烹饪卫生学实验课教学质量的设想与建议．四川烹饪高等专科学校学报，2008（1）：57～58

18. 蒋云升等．醉制食品的卫生研究．中国调味品，2007（3）：49～53

19. 蒋云升等．调味品味型对同一原料生食菜肴卫生质量控制的研究，中国调味品，2007（1）：48～51

20. 蒋云升等．黄瓜生食菜肴卫生研究．食品科学，1997（11）：57～60

21. 董杰等．糖醋味生食菜肴卫生研究．中国烹饪研究，2000，17（1）：24～27

22. 王小静等．同一原料不同味型生食菜肴卫生研究．中国烹饪研究，2000，17（2）：19～23

23. 崔竹梅等．生鱼片卫生研究．扬州大学烹饪学报，2001，18（3）：22～25

24. 施晓毅等．生食虾类菜肴卫生评价．中国烹饪研究，1998，15（4）：23～25

25. 徐胜雷等．温度对包子馅心品质的影响探讨．中国烹饪研究，1999，16（1）：28～30

26. 李华等．煎炸过程中油脂劣变的控制．食品工业科技，2008（1）：259～260

27. 蒋云升等．烹饪过程中丙烯胺的形成与控制，食品科技，核心期刊，2007－3：49～53

28. 蒋云升等．扬州豆腐干风味制品核辐照综合保质技术研究．核农学报，2008，22（2），206－208

29. 席军等．香肠自然风干过程中微生物和部分理化性质变化的研究．农产品加工，2007（4）13～15

30. 蒋云升等．HbNO 在发酵灌肠制品中的应用研究．食品科学，2007，28（7）：166～170

31. 蒋云升等．干腌火腿中微生物生境与菌群关系的研究，食品科学，核心期刊，2007－28

(9)：336～339

32. 董杰等．调味品对凉拌海蜇卫生质量控制的研究．食品科技，2007，32（5）：171～173

33. 蒋云升等．河豚毒素生物传感器的研究，食品科学，2006，27（11）：109～111

34. 张庆成等．鹅脂的抗氧化保质研究，河南工业大学学报（自然科学版），2006，27（6）：78～80

35. 薛党辰等．烹制对盐水鹅复合保鲜剂吸收的影响，食品科学，2004，25（10）：181～183

36. 陈忘名等主编．HACCP体系实施指南．北京：中国农业科学技术出版社，2002

37. 王旭东．从法律角度看中餐分食制．东方美食（学术版），2003（4）：12～15